质谱技术
在临床医学中的应用

主　编　吴立军　王晓波
编　者　（以姓氏笔画为序）
　　　　王立波（哈尔滨医科大学药学院）
　　　　王晓波（中国人民解放军第 210 医院）
　　　　张治然（中国人民解放军第 210 医院）
　　　　吴立军（哈尔滨医科大学药学院）
　　　　李　玮（北京和合医学诊断技术股份有限公司）
　　　　李　倩（哈尔滨医科大学药学院）
　　　　陈丽霞（沈阳药科大学中药学院）
　　　　杨春娟（哈尔滨医科大学药学院）
　　　　倪君君（北京和合医学诊断技术股份有限公司）
　　　　唐景玲（哈尔滨医科大学药学院）
　　　　袭荣刚（中国人民解放军第 210 医院）
秘　书　安　然（哈尔滨医科大学药学院）

人民卫生出版社

图书在版编目（CIP）数据

质谱技术在临床医学中的应用／吴立军，王晓波主编．
—北京：人民卫生出版社，2016
ISBN 978-7-117-22790-2

Ⅰ．①质…　Ⅱ．①吴…②王…　Ⅲ．①质谱法－应用－
临床医学　Ⅳ．①R4

中国版本图书馆 CIP 数据核字（2016）第 138189 号

人卫智网	www.ipmph.com	医学教育、学术、考试、健康，购书智慧智能综合服务平台
人卫官网	www.pmph.com	人卫官方资讯发布平台

质谱技术在临床医学中的应用

主　　编：吴立军　王晓波
出版发行：人民卫生出版社（中继线 010-59780011）
地　　址：北京市朝阳区潘家园南里 19 号
邮　　编：100021
E - mail：pmph @ pmph.com
购书热线：010-59787592　010-59787584　010-65264830
印　　刷：三河市博文印刷有限公司
经　　销：新华书店
开　　本：787×1092　1/16　印张：26
字　　数：633 千字
版　　次：2016 年 8 月第 1 版　2017 年 11 月第 1 版第 2 次印刷
标准书号：ISBN 978-7-117-22790-2/R·22791
定　　价：62.00 元

打击盗版举报电话：**010-59787491　E-mail：WQ @ pmph.com**
（凡属印装质量问题请与本社市场营销中心联系退换）

序

　　质谱技术是一种鉴定技术，最早应用于计量和化学领域，是药物分析、药物代谢等方面研究中必不可少的工具。在临床研究和应用中，质谱联用技术已成为体内药物定量分析的首选技术，广泛应用于临床药物代谢动力学研究。最近几年，质谱技术的应用已推广到临床疾病的诊断和临床药物监测等领域。寻找并研究体内生物标志物并将其应用于疾病的诊断、早期预测以及治疗具有非常重要的意义。质谱联用技术具有高通量、高灵敏度、高专一性，所需样品量少，样品前处理简单，分析速度快，能够多组分同时分析的特点，非常适合对复杂的生物样品进行定量分析。近年来，越来越多的人开始尝试将质谱联用技术应用于临床的疾病诊断、筛查及治疗药物监测，使其临床应用范围越来越广。目前质谱技术已成为专家和学者关注的重点，并且随着质谱技术的发展，其在临床医学领域中将发挥越来越重要的作用。

　　《质谱技术在临床医学中的应用》以临床医学检验和诊断为核心，向读者系统的概述了质谱技术在疾病诊断与药物监测中的应用。本书的编者具有天然药物化学、药剂学、药物分析学、临床药学等教学以及科研经历，能够立足于国家聚焦的科研领域，以医学、药学理论知识为基础，结合自身的实践经验以及最前沿的研究热点，将质谱技术在临床医学中的应用进行总结并以案例的形式进行阐述。《质谱技术在临床医学中的应用》对临床医学、临床药学、临床检验的学者及工作人员均有很好的指导作用和参考价值。

哈尔滨医科大学
中国工程院院士

2016 年 5 月于哈尔滨

3

前　言

　　质谱技术最先应用于计量和分析化学领域，因其具有灵敏度高、分析速度快、样品用量少、分离和鉴定同时进行等优点，而在其他领域如医学、环境、生命科学、材料科学等都有应用。在全世界都关注人类健康的今天，医学等相关科学技术的发展已成为科学研究中的热点，对疾病诊断、药物监测的精准度和速度有着更高的要求。质谱在临床医学中的应用时间虽然较短，但是由于其具有其他医学技术不可替代的技术优势，使得质谱技术在临床疾病诊断和药物监测的应用中占有越来越大的比重，经查阅近十多年的文献发现，其在常见疾病诊断和药物的监测方面有大量的研究。

　　本书将质谱技术在临床中的应用进行了全面的整合。主要介绍了质谱技术在临床疾病诊断方面的应用，包括有机酸血症、内分泌疾病、新生儿氨基酸代谢病、中枢神经系统疾病、恶性肿瘤以及糖尿病等疾病的诊断；在药物的监测方面，本书对质谱技术在强心苷类、免疫抑制剂、抗凝血药、抗精神病类药物、雌激素类药物、镇静催眠药、镇痛药以及抗恶性肿瘤等药物监测中的应用进行了总结；除此之外，本书还介绍了质谱技术在蛋白质组学和药物代谢物鉴别方面的应用，同时还介绍了质谱成像技术在有机体内药物分布中的应用。

　　本书的主要特色包括在临床疾病的诊断和药物监测方面进行了细致全面的总结，这是目前已出版的质谱类书籍所没有涵盖的内容；对质谱在临床医学中的疾病诊断与临床药物监测方面的应用进行了较全面的介绍，具有前瞻性和可操作性；注重理论与实践相结合，使内容更具有逻辑性、层次性、实用性。对质谱技术在常见肿瘤诊断中的应用、在药物监测中的应用以及在质谱成像技术等方面进行了详细的介绍，这是其他质谱类书籍没有涉及的内容。

　　本书的编者具有天然药物化学、药剂学、药物分析学、临床药学等教学及科研经历，结合自身的实践经验以及最前沿的研究热点，将质谱技术应用总结并编纂成书，相信对临床医学、临床药学、临床检验专业的学生及工作人员均有较高的参考和实用价值。

　　由于编写水平有限，各位编者教学与科研工作繁忙，书中难免存在疏漏与错误之处，衷心希望读者给予批评指正。

编　者

2016 年 2 月

目　录

第一章　质谱技术在临床中的应用简介

质谱(mass spectrum,MS)是样品分子或原子在外部能量作用下电离或电离后进一步分解而生成碎片离子,这些离子在质量分析器(通常是电场或磁场)作用下按照带电粒子的质量对所带电荷之比值的不同而分离排列的图谱,并在此基础上进行各种有机物、无机物的定性和定量分析。质谱的形成过程是气态样品通过导入系统进入离子源,被电离成分子离子和碎片离子,由质谱分析器将其分离并按照质荷比大小依次进入检测器,信号经放大、记录得到质谱图。质谱仪包括进样器、离子化源、质量分析器、控制系统和数据分析系统。质谱仪的核心是离子源和质量分析器。离子源的种类很多,在真空状态下工作的离子源有电子轰击源(electron impact ion source,EI)、化学电离源(chemical ionization,CI)、激光表面解析源(laser desorption,LD)、场解析(软电离)源(field desorption,FD)、快原子(快离子)轰击源(fast atom bombardment,FAB)等;在低压下工作的离子源有电(离子)喷雾(electron/ion spray,E/IS)、电感耦合(inductively coupled plasma,ICP)等离子源。质量分析器的主要类型有磁偏转质谱、四级杆质谱(quad)、离子阱质谱(IT)、飞行时间质谱(TOF)、傅里叶变换离子回旋共振质谱(FT-ICR)等。不同的分析器与离子源之间有多种组合,构成不同的质谱仪。质谱是强有力的结构解析工具,能为结构定性提供较多的信息,作为理想的色谱检测器,不仅特异性强,而且具有极高的检测灵敏度。自1983年McLafferty等开发串联质谱技术(MS/MS)以来,串联质谱已成为一种成熟的技术,在许多领域特别是在医药临床研究领域发挥着巨大作用。串联质谱法是指质量分离的质谱检测技术,在单极质谱给出化合物相对分子量的信息后,对准分子离子进行多级裂解,进而获得丰富的化合物碎片信息,确认目标化合物,对目标化合物进行定性、定量。串联质谱有分离、结构解析同步完成的特点,能直接分析混合物组分,有高度的选择性和可靠性,其检测水平甚至可以达到皮克(pg)级,因此用串联质谱可解决医药领域中的许多问题。色谱 - 质谱联用技术结合了分离能力强、应用范围广的色谱和灵敏度高、准确性好的质谱优点,同时具有对检测样本处理要求不高、灵敏度高、线性范围宽等优点。根据前端色谱仪的不同,色谱 - 质谱联用技术包括气相色谱 - 质谱联用(GC-MS)、液相色谱 - 质谱联用(LC-MS)和毛细管电泳 - 质谱联用(CE-MS)等。根据后端质谱仪的不同可分为四级杆串联质谱(QQQ/MS)、离子阱质谱(IT/MS)、飞行时间质谱(TOF/MS)、傅里叶变换质谱(FT/MS)等。色谱与质谱部分可以根据需要进行不同的组合,构成不同类型的质谱联用仪,如气相色谱 - 四级杆质谱联用仪(GC-QQQ/MS)、液相色谱 - 四极杆飞行时间质谱联用仪(LC-QTOF/MS)等。

一、质谱技术在生物大分子分析中的应用

由于生物大分子如蛋白质、酶、核酸和多糖等具有非挥发性、热不稳定且相对分子质量大等特性,使传统的电离子轰击、化学离子源等电离技术的应用受到极大限制。20世纪80

年代出现的软电离技术为质谱在生物大分子的研究领域中开辟了广阔前景。软电离技术的出现,使生物大分子转变成气相离子成为可能,大大提高了质谱的测定范围,改善了测量的灵敏度,并在一定程度上解决了溶剂分子干扰等问题,使质谱更适合于分析生物大分子聚合物,如蛋白质、核酸和糖类,开创了质谱分析研究生物大分子的新领域。软电离质谱主要包括电喷雾电离质谱(electrospray ionization mass spectrometry,ESI-MS)、基质辅助激光解析电离质谱(matrix assisted laser desorption/ionization mass spectrometry,MALDI-MS)、快离子轰击质谱(fast atom bombardment mass spectrometry,FAB-MS)、离子喷雾电离质谱(ion spray ionization mass spectrometry,ISI-MS)、大气压电离质谱(atmospheric pressure ionization mass spectrometry,API-MS)。以上软电离质谱技术中,ESI-MS 和 MALDI-MS 研究最多,应用也最广泛。其可以提供快速的、易解的多组分的分析方法,且灵敏度高、选择性强、准确性好,尤其是在蛋白质组学中的应用越来越广泛。蛋白质组学(proteomics)是从整体水平上研究细胞内蛋白质的组成、活动规律及蛋白质与蛋白质的相互作用,是功能基因组学领域中的新学科。基于质谱发展起来的平台有利于研究细胞内蛋白质组分数量的变化,目前质谱越来越多地被用于蛋白质或肽的相对或绝对定量的研究中。质谱可以用来研究蛋白质化学修饰的关键技术,可以定位修饰位点、定量化学修饰蛋白及检测新型结构。定向蛋白质组学是基于质谱技术快速检测目标蛋白的技术,基于质谱的鸟枪蛋白质组学研究是将蛋白质酶解、片段化成肽片段进行质谱分析。质谱在功能蛋白质组学中也有应用。质谱蛋白质组学方法可在鉴定细胞、亚细胞或有机体蛋白质中发挥重要作用,并可提供细胞生物过程和信号传导途径中的重要信息。质谱在核酸和蛋白质的序列分析、结构分析、分子量测定和各组分的含量测定中也有应用,还可用于非共价键结合体如抗原 - 抗体结合的测定。

二、质谱技术在小分子分析中的应用

在小分子生物标志物的临床检测方面,质谱分析的项目主要包括氨基酸、脂肪酸、有机酸及其衍生物、单糖类、前列腺素、甲状腺素、胆汁酸、胆固醇和类固醇、生物胺、脂类、碳水化合物、维生素、微量元素及某些微生物的鉴别等。

GC-MS、GC-TOF/MS 不仅能够检测到氨基酸、核苷酸、有机酸、胺类、糖类等极性大的代谢物,而且还能够检测到脂肪酸等极性小的代谢物。也就是说,生物体内的三羧酸循环、糖酵解、磷酸戊糖代谢、尿素循环、脂肪酸代谢、多种氨基酸代谢等多条主要代谢路径的相应成分均能得到检测。因此 GC-MS 在代谢组学研究中得到了迅速发展,同位素稀释 GC-MS 也已经成为定量和定性分析小分子的强有力的临床工具,为众多生物小分子的检测提供参考方法。该方法的特点是先用气相色谱对样品进行分离,使绝大部分的样品基质和干扰物质与被测组分相分离,被测组分在载气的带动下经接口进入质谱,从而避免了复杂的样品基质对测定的干扰,保证了质谱定性的可靠性,极大地提高了定量测定的准确性。液相色谱主要有高效液相色谱(HPLC)、反相高效液相色谱(RP-HPLC)和超高效液相色谱(UPLC)等形式。其中超高效液相色谱 - 飞行时间质谱联用(UPLC-QTOF/MS)与传统的 HPLC 相比,具有分析速度更快、分离效率更高的优点,近年来逐渐成为代谢组学研究的常用方法。毛细管电泳 - 串联质谱法(CE-MS)兼有高压电泳及高效液相色谱等优点,基本原理是根据在电场作用下离子迁移速度不同而对组分进行分离和分析。CE-MS 可检测多种生物样品,如血清、血浆、尿样、脑脊液、红细胞、体液、组织及实验动物活体等。与 LC-MS 和 GC-MS 相比,CE-MS

的分辨率更高、分析速度更快、所需检测的样品和底液量更少。

三、质谱技术在临床疾病诊断中的应用

生物体是体液、细胞和组织中的代谢物处于动态平衡的完整体系,当机体产生疾病时,病理状态下的机体会引起一些内源性代谢物的种类及浓度发生改变,应用代谢组学技术对其进行全面分析,可为临床诊疗提供依据。

代谢组学(metabonomics)是继基因组学、蛋白质组学、转录组学后出现的以定量描述生物体内的代谢物多参数变化为目标的新兴"组学",是系统生物学的重要组成部分。其关注的是代谢路径中相对分子质量在 1000 以下的小分子代谢物的变化,反映受外界刺激或遗传修饰下细胞或组织的代谢应答变化。色谱 - 质谱联用技术对于样本中浓度相差大的代谢化合物可达到很好的检测效果,已成为代谢组学研究技术平台中愈加重要的方法。首先,质谱联用技术在肿瘤代谢组学的研究中得到了广泛应用。由于遗传学和表观遗传学的基因突变,从而导致肿瘤细胞的代谢表型发生改变,其异常代谢所产生的中间产物和终产物均可作为肿瘤发生和发展的标志物,因此运用代谢组学技术从机体的代谢途径中寻找肿瘤特异性代谢产物已成为国内外学者研究的热点。应用生物质谱技术检测肿瘤标志物是临床诊断肿瘤的重要检验方法。由于恶性肿瘤是威胁人类健康的主要疾病,所以人们一直在研究其早期诊断方法,肿瘤标志物的检测就是其中的一个主要方法。通过 LC-MS 法对健康女性和患有卵巢上皮细胞癌的患者血清进行代谢组学分析,发现 27-nor-5β-cholestane-3,7,12,24,25-pentolglucuronide(CPG)可以作为潜在的肿瘤标志物的代谢产物,与 CA125 相互补充,有利于卵巢上皮细胞癌的早期诊断。采用 GC-MS 法对肺癌患者及其他肺部疾病患者的血清及尿液进行代谢组学分析,发现血清中有 13 种差异代谢标志物、尿液中有 7 种差异代谢标志物。利用 GC-TOF/MS 法对肾细胞癌患者进行代谢组学分析显示,与正常组织相比,原位肿瘤组织存在 α- 生育酚、马尿酸、肌醇、1- 磷酸果糖等代谢异常;远端转移肿瘤组织存在花生四烯酸、游离脂肪酸、脯氨酸等代谢异常。检测尿液中的 α- 生育酚有可能成为肾细胞癌肿瘤组织与非肿瘤组织的鉴别方法,得到 18 种尿液代谢标志物,其中包括辛二酸、庚二酸、乙二酸、甘氨酸、木糖醇、尿素、磷酸盐、丙酸、嘧啶、苏氨酸、丁二酸、丁酸、三羟基戊酸、次黄嘌呤、酪氨酸、阿拉伯呋喃糖、羟基脯氨酸二肽和木糖酸。结合血清传统标志物甲胎蛋白的检测结果建立诊断模型,大大提高了临床诊断的准确性。

其次,质谱联用技术在肝肾疾病代谢组学研究中也有应用。通过 UPLC-QTOF/MS 技术和多变量数据分析证实,纤溶酶 LPCs 是区别酒精性肝损伤和肝癌的生物标志物。采用 UPLC-TOF/MS 研究暴露于不同浓度的全氟辛酸(PFOA)72 小时的正常人 L-02 肝细胞内代谢谱的变化,筛选出 18 种与全氟辛酸毒性密切相关的生物标志物,包括肉碱和酰基肉碱、核苷及其同源物、氨基酸及其同源物等。Oresic M 等应用 UPLC-MS 与 GC-TOF/MS 技术,分别对精神分裂症患者血浆内的脂质和小分子极性代谢物进行分析表明,患者体内的糖代谢和脯氨酸代谢异常可能是与该病有关的两条代谢途径。采用 UPLC-QTOF/MS 技术对孤独症儿童的血清进行代谢组学分析,共鉴定出 14 个潜在生物标志物,其中鞘脂类和溶血磷脂类物质在孤独症儿童组明显增多,而不饱和脂肪酸和脂酰肉毒碱明显减少。用 UPLC-QTOF/MS 技术分析高尿酸血症患者的血浆代谢物图谱,发现有 6 种质荷比较小的代谢物是区分高尿酸血症患者与健康人群的潜在标记物,主要包括脂肪酸和短肽等。

质谱联用技术在中医证候代谢组学中也有较好的应用。从整体观念来看,证候是由外源性刺激(外邪)或基因变异(内因)所致的病理变化过程,该过程使生物代谢网络和细胞产生的内源性物质的种类、浓度、相对比例发生扰动,体现在小分子代谢产物集合轮廓的改变。而代谢组学正是通过考察这种改变来揭示病理状态变化规律,非常符合中医整体观念和辨证论治特点的需要。通过 GC-MS 及模式识别为主的代谢组学方法对慢性心力衰竭(CHF)肾阳虚证患者的代谢模式进行了研究。通过 PCA 模式识别,慢性心力衰竭肾阳虚证组、非肾阳虚证组与正常组的主成分积分(枸橼酸、丙氨酸、3- 甲基戊烯二酸、丙胺、组胺)在空间分布上明显分开,证实慢性心力衰竭肾阳虚证患者、非肾阳虚证患者和正常人具有不同的代谢模式。用 LC-TOF/MS 对高血压肝阳上亢证患者进行主成分分析,通过 Metlin 数据库鉴定相关代谢物及代谢通路,结果 PCA 得分图中健康志愿者的数据离散度较大,而阴阳两虚证组和肝阳上亢证组的数据则呈聚集,两证候组的数据在空间上分离良好,组间存在较大差异,共鉴定出 6 种代谢物:雌二醇、白三烯、葡萄糖神经酰胺、神经酰胺、甘油三酯及甘油二酯,或能成为两种高血压证候的鉴别点。采用 GC-MS 对冠心病(CHD)心血瘀阻证组、CHD 非心血瘀阻证组、健康对照组进行血浆代谢产物 PCA 分析。通过 PCA 积分三个实验组分别聚于椭圆形散点图的三个区域,花生四烯酸、硬脂酸、乳酸、尿素、枸橼酸、β- 羟基丁酸、油酸、葡萄糖、丙氨酸为 CHD 心血瘀阻证患者血浆中的重要指标性代谢产物。

遗传性代谢疾病(inherited metabolic diseases,IMD)又称为先天性代谢缺陷疾病(inborn errors ofmetabolism,IEM),是指由于基因突变引起酶缺陷、细胞膜功能异常或受体缺陷而导致机体生化代谢紊乱,造成中间或旁路代谢产物蓄积,或终末代谢产物缺乏引起一系列临床症状的一组疾病。新生儿疾病筛查(newborn screening)是指在新生儿期对某些危害严重的先天遗传代谢性疾病进行群体筛检,使患儿得到早期诊断和治疗,避免智能残疾的发生,提高人口质量。此类疾病在新生儿期甚至在小婴儿期常缺乏特异性症状,一旦出现症状患儿已发生中枢神经系统的不可逆性损伤,失去了最佳治疗时机。而患儿在新生儿期血液内的生化、代谢等指标已有变化,因此可利用实验室检测方法作出早期诊断。新生儿疾病筛查是现代预防医学的重要内容,对优生优育、提高人口素质具有深远而积极的意义,也是从根本上降低出生缺陷、提高人口质量的重要措施之一。从苯丙氨酸的细菌抑制法至荧光定量检测,干血斑促甲状腺激素(TSH)检测法中的放免法、酶联免疫吸附法(ELISA)、时间分辨荧光免疫法(DELFIA)的演进,到干血斑的 MS/MS 分析技术,新生儿疾病检测技术不断改进,可检测的病种逐渐增多,检测效率和准确度也大大提高。串联质谱技术可通过一次进样检测多种疾病,极大地拓展了 IMD 筛查的种类。目前已可以用此技术检测的 IMD 包括氨基酸代谢紊乱、有机酸尿症、尿素循环障碍及脂肪酸氧化缺陷(酰基肉毒碱缺乏)等。

四、质谱技术在治疗药物监测中的应用

治疗药物监测(therapeutic drug monitoring,TDM)是指通过各种现代测试手段,测定血液或其他体液中的药物及其代谢物的浓度,探讨患者体内的血药浓度与疗效及毒性反应的关系,从而确定有效及毒性血药浓度范围。应用药动学原理调整给药方案,包括最适合的剂量、给药间隔及给药途径,提高疗效和减少不良反应,达到安全、有效的个性化治疗的目的,以避免体内药物浓度过低所致的治疗失败或体内药物浓度过量导致毒性反应。需要进

行临床监测的药物主要包括以下几类:第一类为治疗指数低、毒性大的药物,如地高辛、氨茶碱、环孢素、氨基糖苷类抗生素、锂盐等。第二类为药物动力学呈非线性特征的药物,这类药物随剂量增大血药浓度可不成比例地猛增,并伴以半衰期明显延长,如苯妥英钠、普萘洛尔、阿司匹林等。第三类为需长期使用的药物,易出现慢性中毒或达不到血药浓度,常不易觉察,如抗癫痫药等。第四类为需要优化个体化给药方案的药物,如患有肝、肾、心脏和胃肠道等脏器疾病的患者使用的药物,这类药物在体内的药物动力学参数可发生显著改变。如胃肠道疾病可影响口服药物的吸收;心力衰竭患者由于肝、肾血流量减少而影响药物的代谢;肝功能不良者可使药物的代谢速率降低,并减少与血浆蛋白的结合;肾功能不良可影响药物的排泄。因此,这些患者应进行血药浓度监测,随时调整给药方案。第五类为过量后中毒症状与原疾病本身的症状类似的药物,如苯妥英钠中毒引起的抽搐与癫痫发作症状相似,不易区别,这类药物需要进行药物监测。第六类为合并用药时常需要进行药物监测。由于药物的相互作用而引起药物的吸收、分布或代谢的改变,通过血药浓度监测,可以有效地作出校正。

原有药物监测主要使用免疫化学技术和高效液相色谱技术。临床上多采用免疫化学技术,该技术简单易行,但是所测定的药物种类比较少;高效液相色谱技术测定的药物种类较多,但是定性的可靠性差,专属性比较低。色谱 - 质谱联用技术监测药物准确、快速、灵敏度高,几乎可以用于所有药物的监测,如强心苷、抗心律失常药、抗癌药、免疫抑制剂、抗生素等,所以色谱 - 质谱联用技术在治疗药物监测中将具有广泛的应用前景。

五、质谱成像技术在临床上的应用

质谱成像(mass spectrometry imaging,MSI)是一种新型的分子成像技术,它将质谱的离子扫描过程与专业的图像处理软件相结合,对样本表面分子或离子的化学组成、相对丰度及空间分布情况进行全面、快速的分析,应用这一技术,可以直接从生物组织切片表面获得多种蛋白质或小分子代谢物的空间分布信息。这种原位分析技术的原理是利用激光或离子束使组织切片表面的分子离子化,然后通过质谱测定这些离子化分子的质荷比(m/z),再由软件重构出分析物在组织中分布的图谱。该技术最早于 1997 年被应用于研究生物组织中蛋白质的分布。目前 MSI 技术已广泛用于蛋白质识别、生物标志物发现、医学诊断等研究。MSI 技术在疾病机制的研究中也有广泛的应用,例如对阿尔茨海默病患者的脑组织进行质谱成像分析发现两个具有特征分布的多肽,多肽 m/z 4330.9 主要集中分布于颅顶骨、枕骨的皮质突出部,多肽 m/z 4515.1 主要集中于海马区。进一步鉴定这两个组分,发现它们均为淀粉多肽。阿尔茨海默病的病理特征是在老年斑和血管壁上会出现淀粉多肽的沉积物,因此,研究者推测这些多肽的分布与阿尔茨海默病的发病机制有关。该技术可在无标记的条件下研究蛋白质或代谢物在组织中的分布,有助于了解疾病产生、转移和预后的机制。MALDI-MSI 技术还可用来划分肿瘤组织与周围正常组织的界限,可作为染色得到的组织学信息的补充。通过研究小叶状乳腺癌、胃肠道的环状体癌、胆管癌等生物组织中的癌细胞位置,当在显微镜下见不到明显可辨认的病理区域时,可使用质谱成像技术找出癌细胞侵袭区域,指导手术切除。

总之,自从质谱技术应用到临床以来,便以高灵敏度、低检测限、样本用量少、高通量、检测速度快、样本前处理简单的优势显示出巨大的生命力,尤其和气相、高效液相色谱仪的联用极大地扩展了质谱技术在临床中的分析范围。

（吴立军）

参 考 文 献

［1］Pandey A,Mann M. Proteomics to study genes and genomics[J]. Nature,2000,405(6788):837-846.

［2］Zhang Y,Xu B,Kinoshita N,et al. Label-freequantitativeproteomic analysis reveals strong involvement of complement alternative and terminal pathways in human glomerular sclerotic lesions[J]. J Proteomics,2015,123:89-100.

［3］Nicholson JK,Connelly J,Lindon JC,et al. Metabonomics:a platform for studying drug toxicity and gene function[J]. Nat Rev Drug Discov,2002,1(2):153-161.

第二章　质谱技术在有机酸血症诊断中的应用

第一节　概　述

一、有机酸血症简介

有机酸血症（organic academia/aciduria,OA）主要是指由于氨基酸、脂肪酸和糖代谢异常导致中间代谢产物——有机酸增加,从而引起一系列病理生理改变。多数为常染色体隐性遗传病,包括甲基丙二酸血症、丙酸血症、异戊酸血症、生物素酶缺乏症和多种羧化酶缺乏症。有机酸是氨基酸、脂肪酸、类固醇、碳水化合物或者某些药物在体内代谢的中间产物,由于代谢途径中某种酶的缺陷,导致其中间代谢产物和旁路代谢产物增加,最终导致有机酸血症。由于代谢过程中大部分有机酸需与辅酶 A 结合成酰基辅酶 A 才能逐步代谢,而有机酸血症的患者体内大量酰基辅酶 A 累积,酰基辅酶 A 与肉碱结合形成酰基肉碱,故有机酸血症患者体内相应的酰基肉碱也会大量增加。

二、目前临床诊断有机酸血症的方法

1. 酶学分析法　常用培养外周血白细胞或皮肤成纤维细胞的方法进行酶活性测定,以确定酶缺陷类型。
2. 基因检测　根据基因突变分析进行确诊。
3. 其他　辅助诊断方法包括影像学检查、脑电图和产前诊断等。

三、质谱技术在有机酸血症诊断中的应用

近年液相色谱 - 串联质谱技术和气相色谱 - 串联质谱技术已广泛应用于遗传代谢病的诊断和新生儿筛查中,通过监测干血滤纸片中氨基酸和酰基肉碱的水平来筛查不同的氨基酸、有机酸和脂肪酸代谢病。美国北卡罗来纳大学最先将串联质谱分析技术应用到新生儿疾病筛查中,并于 1997 年开始成立一个试点项目,在全州范围内研究脂肪酸氧化、有机酸和氨基酸酸紊乱的发病率和筛查情况。串联质谱主要通过监测血液中不同的酰基肉碱浓度来进行诊断和筛查有机酸血症,对于仅有丙酰肉碱（propinoylcanIitine,C3）增高的患儿,应首先分析是否伴有游离肉碱（C3/C0）（C0 为游离肉碱）或乙酰肉碱（C3/C2）（C2 为乙酰肉碱）比值的增高,以便排除 C3 增高的假阳性;其次分析是否伴有甘氨酸（glycine,Gly）增高,若伴有 Gly 增高可能为丙酸血症（propionic acidemia,PA）,若不伴有 Gly 增高则可能为甲基丙二酸血症（methylmalonic acidemia,MMA）。如图 2-1 所示为正常儿童和丙酸血症（propionic acidemia,PA）、甲基丙二酸血症（methylmalonic acidemia,MMA）、异戊酸血症（isovaleric acidemia,IVA）、戊二酸血症（glutaric acidemia,GA）Ⅰ型患儿的串联质谱图,疾病对应参数的

离子峰强度显著增高,与定量结果一致,PA 和 MMA 均表现为 C3 离子峰强度增高,PA 患儿 C3 增高更显著。

为了探讨串联质谱技术在遗传性代谢病高危儿童有机酸血症筛查和诊断应用中的意义,韩连书等人使用串联质谱技术对 1000 例遗传性代谢病高危儿童的血样进行了监测,在 1000 例高危儿童的筛查中确诊有机酸血症的有 40 例,如表 2-1 所示。其中甲基丙二酸血症最多,为 20 例(50%);其次为 PA 6 例(15%),异戊酸血症(isovaleric acidemia,IVA)3 例(7.5%),戊二酸血症(glutaric acidemia,GA)Ⅰ和Ⅱ型各 3 例(7.5%),生物素酶缺乏症 2 例(5%),3- 甲

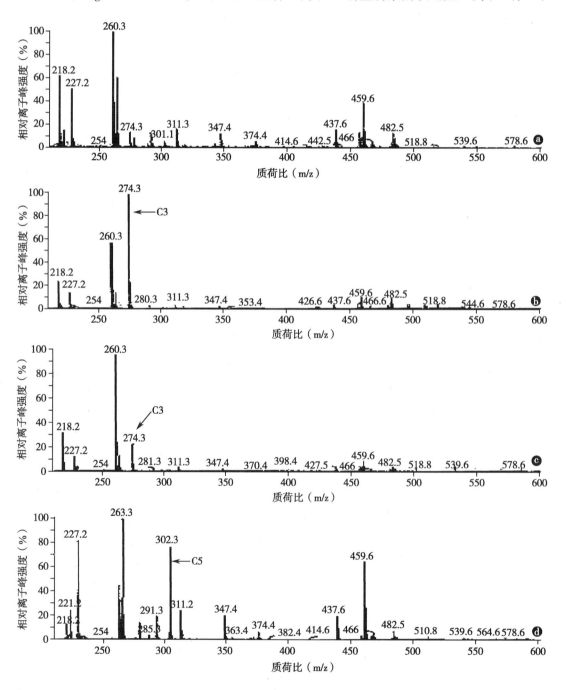

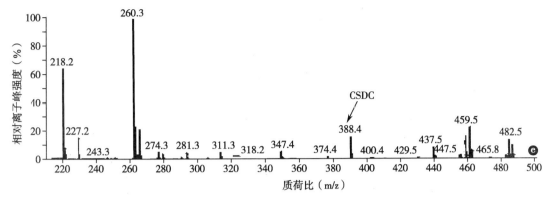

图 2-1　串联质谱图谱

a:正常儿童;b:丙酸血症(C3:丙酰肉碱);c:甲基丙二酸血症;d:异戊酸血症(C5:异戊酸肉碱);
e:戊二酸血症 I 型(CSDC:戊二酰肉碱)

表 2-1　40 例有机酸血症患儿的串联质谱筛查结果

疾病	例数	构成比 (%)	异常标志 (μmol/L)	浓度均值 (μmol/L)	正常上限值 (μmol/L)
甲基丙二酸血症	20	50	C3	11.24	5.00
			C3/C0	0.58	0.20
			C3/C2	1.34	0.30
丙酸血症	6	15	C3	39.80	5.00
			C3/C0	1.20	0.20
			C3/C2	2.23	0.30
异戊酸血症	3	7.5	C5	2.53	0.40
戊二酸血症 I 型	3	7.5	C5DC	2.14	0.15
戊二酸血症 II 型	3	7.5	多种酰基 肉碱增高		
3- 甲基巴豆酰辅酶 A 羧化酶缺乏症	1	2.5	C5-OH	2.42	0.60
3- 羟 -3- 甲基戊二酰辅酶 A 裂解酶缺乏症	1	2.5	C5-OH	3.79	0.60
生物素酶缺乏症	2	5.0	C3	8.75	5.00
			C3/C0	0.18	0.20
			C3/C2	0.31	0.3
β- 酮硫解酶缺乏症	1	2.5	C5-OH	5.50	0.70
			C5-OH	2.31	0.70
			C5:1	0.63	0.05

注:C3:丙酰肉碱;C5:异戊酰肉碱;C5DC:戊二酰肉碱;C5-OH:3- 羟基异戊酰肉碱;C5:1:异戊烯酰肉碱;C0:游离肉碱;C2:乙酰肉碱;羟基异戊酰肉碱;Gly:甘氨酸

基巴豆酰辅酶 A 羧化酶缺乏症(3-methylcrotonyl-CoAcarboxylase deficiency,3-MCC)、3- 羟 -3-甲基戊二酰辅酶 A 裂解酶缺乏症(3-hydroxy-3-methylglutaryl-CoAlyase deficiency,3-HMC)及 β-酮硫解酶缺乏症各 1 例(2.5%)。

根据有机酸血症的发病机制，对于一些有机酸血症，使用串联质谱技术可明确诊断。例如 C5 显著增高可诊断为 IVA，C5DC 单独增高可诊断为 GA-Ⅰ型，多种酰基肉碱增高可诊断为 GA-Ⅱ型（又称为多种酰基辅酶 A 脱氢酶缺乏症），甲基丙二酰肉碱（methyl malonyl carnitine）和 C3 同时增高可诊断为 MMA，C5-OH 和 C3 同时增高可诊断为多种羧化酶缺乏症。有些不同有机酸血症可能表现出同一种酰基肉碱增高的情况，如 PA 和 MMA 均为 C3 增高，但根据发病机制可加以排除，由于 PA 直接引起 C3 增高，而 MMA 间接引起 C3 增高，所以理论上当 PA 发病时 C3 增高更显著，这在研究串联质谱的 C3 检测结果中得到证实。当 C3>30μmol/L 时基本可排除 MMA，诊断为 PA；当 C3<15μmol/L 时基本可排除 PA，诊断为 MMA；当 C3 介于 15~30μmol/L 时需进行尿有机酸分析来鉴别。至于 MMA 患儿，甲基丙二酰肉碱（C4DC）不增高的原因可能与甲基丙二酰辅酶 A 不易与肉碱结合有关。虽然生物素酶缺乏症或多种羧化酶缺乏症中也有 C3 增高的情况，但会同时伴有 3-羟基异戊酰肉碱（C5-OH）增高，且以 C5-OH 增高为主，C3-C0 和 C3-C2 正常，而 MMA 和 PA 患儿则 C3-C0 和 C3-C2 显著增高，故易与 PA 或 MMA 相鉴别。对于 3-MCC、3-甲基戊烯二酰辅酶 A 水解酶缺乏症和 3-HMC 疾病，串联质谱分析均表现为 C5-OH 增高，且增高的程度无显著性差别，故单用串联质谱仅可提示为这三种疾病中的一种，需要对尿液进行气相色谱分析进行鉴别。

由于血中的酰基肉碱属微量物质，结合其结构特点，常规的实验室方法较难测定。目前临床主要采用气相色谱-质谱对尿液样品进行分析进而对疾病进行诊断。

第二节　质谱技术在甲基丙二酸血症诊断中的应用

一、甲基丙二酸血症简介

甲基丙二酸血症（methylmalonic acidemia，MMA）是一种常见的有机酸血症，属于常染色体隐性遗传病，主要是由于甲基丙二酰辅酶 A 变位酶（methyl malonyl coenzyme A mutase，MCM）或其辅酶钴胺素（coenzyme cobalamin）代谢缺陷所致。甲基丙二酸是异亮氨酸、缬氨酸、甲硫氨酸、苏氨酸、胆固醇和奇数链脂肪酸分解代谢途径中甲基丙二酰辅酶 A 的代谢产物。正常情况下在 MCM 和维生素 B_{12} 的作用下转化生成琥珀酸，参与三羧酸循环。MCM 缺陷或维生素 B_{12} 代谢障碍导致甲基丙二酸、丙酸、甲基枸橼酸等代谢物异常蓄积，从而引起神经、肝脏、肾脏、骨髓等多脏器损伤。钴酰胺（cobalamide，Cbl）和甲基钴胺素（methyl cobalamin，MeCbl）是甲基丙二酰辅酶 A（methyl malonyl coenzyme A，CoA）线粒体异构化成为琥珀酰辅酶 A 和同型半胱氨酸的胞质甲基化成蛋氨酸的过程中的重要辅酶，缺乏这两种辅酶会导致甲基丙二酰辅酶、变位酶和蛋氨酸合成酶的活性减小，血浆和尿液中的甲基丙二酸和同型半胱氨酸浓度增加、蛋氨酸浓度降低。

二、目前临床诊断甲基丙二酸血症的方法

（一）临床诊断

甲基丙二酸血症患儿的临床表现各异，往往容易误诊，最常见的症状是反复呕吐、嗜睡、惊厥、运动障碍、智力及肌张力低下。根据维生素 B_{12} 负荷试验，即连续 3 天肌内注射维生素 B_{12}，若症状好转、生化异常改善，则为维生素 B_{12} 有效型，无改善则为无效型。维生素 B_{12} 无

效型是 MMA 新生儿期发病最常见的类型,多由变位酶缺陷引起。出生时可能是正常的,但会迅速发展为嗜睡、呕吐并伴有脱水,出现代谢性酸中毒、呼吸困难、肌张力低下等。此外,也有一些无症状的"良性"甲基丙二酸血症患者,尿中的甲基丙二酸排泄量轻度增加,但其一级临床表现还有待于进一步的研究。

(二)实验室诊断

1. **实验**　可见代谢性酸中毒、乳酸增加、电解质紊乱,白细胞、血红蛋白及血小板减少,血糖降低、血氨升高,尿酮体及尿酸升高,肝肾功能异常等。

2. **酶学分析**　可通过对成纤维细胞、外周血淋巴细胞或肝组织成纤维细胞的酶活性检测及互补试验等分析确定 MMA 酶缺陷类型。

3. **基因检测**　基因突变分析是 MMA 分型最可靠的依据。其中 MCM 编码基因为 MUT,定位于 6p21.1;cblA 基因被定义为 MMAA,位于 4q31.1~q31.2;cblB 基因定义为MMAB,定位于 12q24;cblC 编码基因命名为 MMACHC,位于 1p34.1。通过对以上几种类型的基因突变的检测,可以明确分型。

4. **其他**　辅助诊断方法包括影像学检查、病历活检、脑电图和产前诊断。

三、质谱技术在甲基丙二酸血症诊断中的应用

以往有机酸血症的诊断多依赖生化与分子生物学方法,随着人类疾病谱的改变和对天生性缺陷病的重视,串联质谱技术得到了迅速发展。该技术可高效、快速地分析干血滤纸片上的氨基酸谱和酰基肉碱谱,为临床诊断提供重要的技术支持,提高了遗传性代谢病筛查和检验的准确性。

通过气相色谱 - 质谱检测尿、血、脑脊液中的有机酸和串联质谱检测血中的 C3 含量是确诊本症的首选方法。MMA 患儿尿液中的甲基丙二酸、甲基枸橼酸和 3- 羟基丙酸会显著增加,血液中的 C3、C3/C0 和 C3/C2 会升高。在单纯的甲基丙二酸血症患儿中,血液中的甲基丙二酸浓度为 220~2900mmol/L(正常值 <0.2mmol/L)。部分患儿的脑脊液中可检测到与血浆中等量的甲基丙二酸。在甲基丙二酸血症合并同型半胱氨酸血症的患儿中,显示血清和尿液中的同型半胱氨酸浓度增高,可与单纯甲基丙二酸血症患儿进行区别。

实例:串联质谱技术在甲基丙二酸血症诊断中的初步应用

样品来源:所有样品均来自于临床遗传性代谢病患儿,年龄为 2 天 ~14 岁,共 162 例。

实验仪器:API2000 型串联质谱仪购自美国生物应用系统公司(Applied Biosystems),高效液相仪采用美国安捷伦公司(Agilent 1100)的产品,GC-MS 分析为安捷伦 5890/5973N 型,96 孔板加热吹干装置为 Techne Dri-Block DB-30。

色谱及质谱条件:

(1)GC-MS:GC-MS 配备 7673 型自动进样器,HP-5 毛细管色谱柱,柱长 30m,直径 0.32mm,膜厚 0.25μm,无分流式进样,进样口温度 250℃。氦气为载气(1ml/min),界面温度 250℃。质谱检测采用电子离解模式总离子扫描方式(EI 70eV),质荷比(m/z)范围 50~600,扫描周期 0.4 秒。色谱柱箱程序升温从 60℃开始,20℃ /min 升温至 90℃后停留 4 分钟,然后以 8℃ /min 升温至 300℃,样本分析时间为 30 分钟。

(2)LC-MS:LC-MS 分析的流动相采用 80% 乙腈,四元泵的流速设置为 3μl/min,自动进样器设置为每次进样 20μl。每次测定采用 3 种扫描方式进行检测。中性氨基酸采

用中性丢失扫描方式（neutralloss scan），中性丢失片段的质荷比（m/z）为 102，扫描范围为 m/z 140~280，子离子为 m/z 85 片段，扫描范围为 m/z 210~502；甘氨酸（glycine，Gly）、鸟氨酸（ornithine，Orn）、精氨酸（arginine，Arg）、瓜氨酸（citrulline，Cit）采用多反应监测（multiple reaction monitor，MRM），一个样品的测试时间约为 2 分钟。

样品前处理方法：

（1）GC-MS 分析：干燥滤纸尿样用小于 2ml 的去离子双蒸水分次离心洗脱测定肌酐含量。取相当于 2.5μmol 肌酐的原尿，洗脱尿样，加入 50μg 内标十五烷酸和 2- 酮己酸，与 100μl 盐酸羟胺、200μl 0.25mol/L 硫酸、500μl 饱和氯化铵混合 45 分钟以完成 α- 酮酸的肟化反应，然后分别用 3ml 乙酸乙酯和乙醚两次萃取，合并有机溶剂相，并用无水硫酸钠去除残余水分，加入外标 C24，用纯净氮气吹干后，加入 100μl 甲基硅烷化衍生剂，置于干燥加热器上 60℃衍生 60 分钟，冷却后用正己烷稀释至 500μl。取 1μl 上样，进行 GC-MS 分析。

（2）LC-MS 分析：将干血滤纸片用打孔器制成直径 3mm 的圆形滤纸血片（相当于 3.2μl 全血），置于 96 孔过滤板中，每孔加入含氨基酸和酰基肉碱同位素内标的无水甲醇 100μl，室温放置 20 分钟，萃取血片中的氨基酸和酰基肉碱，然后离心至另一个 96 孔聚丙烯板中，50℃加热吹干，再加入 60μl 盐酸 - 正丁醇，用 Teflon 膜覆盖后置于 65℃恒温箱内 15 分钟，50℃加热吹干，再加入 80% 乙腈 100μl 溶解，铝膜覆盖，即可上样检测。

数据处理：定量分析采用软件 ChemoView 1.2 版本（美国生物应用系统公司），根据同位素内标和各种丁酯化的氨基酸与酰基肉碱的离子峰强度，自动计算出所测样品中氨基酸和酰基肉碱的浓度。

结果分析：MMA 患者与对照组的 SIM 色谱图如图 2-2 所示，儿童尿液气相色谱 - 质谱及血串联质谱检测结果见表 2-2。MMA 患者组尿中的甲基丙二酸、甲基枸橼酸水平及血中的 C3、C3/C2 水平均超出正常参考值上限，且显著高于对照组，差异均有统计学意义（$P<0.01$）。162 例患者的尿甲基丙二酸水平均高于正常参考值上限，145 例患者的尿甲基枸橼酸水平超出正常参考值范围。MMA 组患者血液中的 C0、C2、Met 水平虽低于对照组（$P<0.01$，表 2-2），但仍处于参考值范围内。162 例 MMA 患者中 15 例血液中的 C3 水平正常，而 C3/C2 高于

表 2-2　MMA 患者与对照组儿童的尿液气相色谱及血串联质谱检验结果比较

类型	尿液气相色谱及血串联质谱						
	甲基丙二酸	甲基枸橼酸	C0（μmol/L）	C2（μmol/L）	C3（μmol/L）	C3/C2	Met（μmol/L）
参考值	0.2~3.6	0~1.1	10.00~60.00	6.00~30.00	0.5~4.0	0.04~0.25	10.00~35.00
MMA 组	259.10	4.39	16.41	11.24	8.52	0.73	11.80
	6.73~6429.28	0~248.96	3.68~75.84	2.75~56.52	1.50~52.11	0.28~2.89	0.68~59.50
	0	0.10	24.12	13.73	1.40	0.10	15.59
对照组	0~1.87	0~1.84	12.11~49.62	6.94~31.52	0.53~3.90	0.04~0.23	10.20~34.68
		1		3.699		16.364	6.348
Z 值	17.150	5.598	5.693	<0.01	16.058	<0.01	<0.01
P 值	<0.01	<0.01	<0.01		<0.01		

注：MMA：甲基丙二酸血症；C0：游离肉碱；C2：乙酰肉碱；C3：丙酰肉碱；Met：蛋氨酸

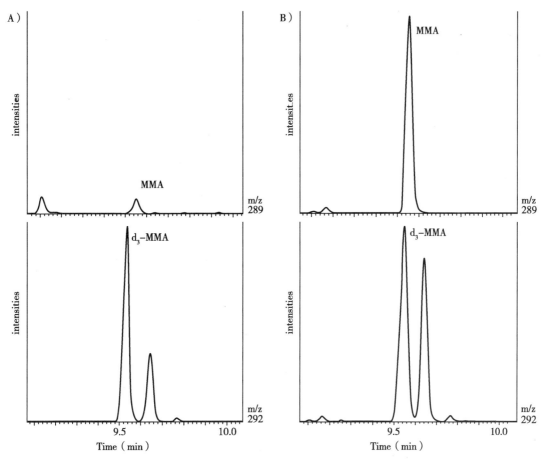

图2-2 干血滴样本中对照组与 MMAU 患者的典型 MMA SIM 色谱图

（A）对照组，浓度为 0.56nmol/ml；（B）MMAU 组，浓度为 67.7nmol/ml

参考值上限及对照组，差异有统计学意义（$Z=6.455$，$P<0.01$）；气相色谱 - 质谱检测尿甲基丙二酸及甲基枸橼酸水平显著增高，与对照组相比差异均有统计学意义（分别为 $Z=8.533$ 和 5.896，$P<0.01$），经基因检测确诊。

第三节 质谱技术在丙酸血症诊断中的应用

一、丙酸血症简介

丙酸血症（propionic acidemia，PA）是一种较常见的支链氨基酸和偶数链脂肪酸代谢异常的有机酸血症，为常染色体隐性遗传病，原因是丙酰 CoA 酶羧化酶（propionyl-coenzyme A carboxylase，PCC）活性缺乏，导致体内的丙酸及其代谢产物异常蓄积而出现的一系列生化异常、神经系统和其他脏器损害的症状。PA 的临床表现个体差异大，多数患儿在出生 1 个月内起病，临床表现为喂养困难、反复呕吐、嗜睡等。随着串联质谱和气相色谱 - 质谱技术的应用，越来越多的 PA 患儿得到诊断和早期治疗。

二、目前临床诊断丙酸血症的方法

由于 PA 的临床表现缺乏特异性,临床误诊率高,因此对于原因不明、反复发生呕吐、惊厥、难以纠正的酸中毒、昏迷和发育落后,尤其有类似家族史者应考虑到本病。应对患儿及早进行血尿常规、血气分析、血氨、血乳酸、血糖和心肌酶谱等一般生化检查,并尽快留取血滤纸片进行串联质谱酰基肉碱分析,留取尿液进行气相色谱 - 质谱有机酸分析。

1. **特殊生化诊断** 患者的串联质谱检测结果显示血样中的丙酰肉碱、丙酰肉碱与游离肉碱比值、丙酰肉碱与乙酰肉碱比值及甘氨酸水平均增高;若气相色谱 - 质谱检测结果显示尿样中有大量的甲基枸橼酸、3- 羟基丙酸和丙酰甘氨酸时,即可诊断为丙酸血症。

2. **基因诊断** 随着丙酸血症分子遗传学的研究进展,快速的基因诊断和进一步的产前诊断已成为可能。丙酰 CoA 酶羧化酶为 α 和 β 亚单位组成十二聚体,编码基因分别为 PCCA 和 PCCB,PCCA 突变位点主要集中在外显子 13、12、19 和 18,PCCB 突变位点多发生于外显子 12、15、11 和 6。

3. **产前诊断** 测定培养的羊水细胞、绒毛膜组织酶活性、突变基因,或羊水中甲基枸橼酸的水平可直接进行产前诊断。对未受损的绒毛膜细胞或培养的羊水细胞进行酶活性和基因突变分析,在 7~10 天可得到结果,该产前诊断方法快速可靠。当胎儿丙酰 CoA 活性缺乏时,羊水中的甲基枸橼酸水平为正常水平的 20~30 倍。

三、质谱技术在丙酸血症诊断中的应用

PA 早期或晚期发病可引起严重的永久性的神经损伤,神经损伤的程度与高血氨的水平相关。尿液气相色谱 - 质谱和质谱可以进行明确的诊断。

实例:气相色谱 - 质谱仪检测丙酸血症

样品来源:样品为来自于 248 例临床患者病理状态下的尿液,另外再取对照组 250 例,患儿的年龄为 1~10 天。

实验仪器:岛津 QP-5000 GC/MS 仪,分析毛细管柱(30m × 0.25mm,J&Wfused silica)。

色谱条件:应用安捷伦 5890/5973N 型 GC-MS 进行样本分析,质谱检测采用电子离解模式总离子扫描方式(EI 70eV),质荷比(m/z)范围为 50~600,扫描周期为 0.4 秒。分析毛细管柱的温度从 125℃开始,以 16℃ /min 升温到 325℃。

样品前处理方法:取病理状态下的患者尿液 0.1ml 加尿素酶 1mg,温浴除去尿素,然后加入 0.9ml 乙醇,混合,离心除掉蛋白。取上清液蒸发,再经氮气完全吹干。最后按 10∶1 的比例加入 0.1ml N-O-bis(trimethylsilyl)trifluoroacetamide(BSTFA)和 trimethylchlorosilane(TMCS),在 80℃ 30 分钟条件下萃取后,取 60μl 装瓶进行 GC/MS 检测。

结果分析:健康志愿者与患者尿液的色谱图如图 2-3 所示。丙酸血症发作时尿中出现大量 3- 羟基丙酸、甲基枸橼酸、甘氨酸,尿中的乳酸含量也会增高。患者筛查结果(表 2-3)显示还可出现微量的异常代谢产物,如 3- 羟基 -3- 甲基 -3- 戊二酸、2- 甲基 - 丁酰甘氨酸、2- 甲基 - 乙酰乙酸、2- 甲基 -3- 羟丁酸、2- 甲基 - 戊烯二酸、2- 羟基 -2- 甲基 - 丁二酸、3- 甲基 - 己二酸和戊二酸。尿中的 3- 羟丙酸和甲基枸橼酸在发作期和缓解期均可检出,这是本病化学诊断的最主要的指标。丙酸血症和甲基丙二酸血症患者的临床表现相似,且尿中均可测出甲基枸橼酸,鉴别诊断时必须注意,后者尿中还可检出甲基丙二酸。

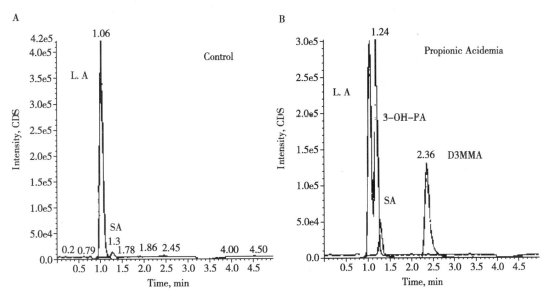

图 2-3 对照组与丙酸血症组的提取离子色谱图

表 2-3 筛查患者样品中的 MMA、3OH-PA 和 C4DC,假阳性的样品,C4DC- 阳性斑点和对照样品

样品	MMA（μmol/L）	3OH-PA（μmol/L）	C3（μmol/L）	C4DC（μmol/L）
PA1	ND	76	7.89	0.03
PA2	ND	69.4	8.79	0.03
PA3	ND	104	10.76	0.14
PA4	ND	106.7	11.83	0.41
MMA1	37.4	11.3	7.25	0.25
MMA2	109.2	31.9	9.84	0.32
MMA3	111.1	29.9	6.88	0.54
MMA4	83.5	29.4	0.86	0.09
MMA5	190	27.9	4.4	0.18
假阳性样品（n=124）	ND	ND	6.01~15.2	WR
C4DC 阳性样品（n=124）	ND	ND	WR	0.55~1.1
对照（n=250）	ND	ND	WR	WR
正常值	ND	ND	0.2~5.65	0.04~0.54

注:ND:不可检测;WR:可接受的区间内

第四节 质谱技术在异戊酸血症诊断中的应用

一、异戊酸血症简介

异戊酸血症(isovaleric acidemia,IVA)是由于异戊酰辅酶 A 脱氢酶(isovaleryl-CoAdehydrogenase,IVD)先天性缺陷所致的一种罕见的遗传代谢病,属于有机酸血症的一种,系常染色体隐性遗传病,是由于亮氨酸分解代谢不足导致异戊酰基 - 辅酶(CoA)脱氢酶缺乏,从而引起自由异戊酸、3- 羟基异戊酸、N 异戊酰基甘氨酸、异戊酰基肉毒碱(Isovaleryl carnitine,C5)在体内的积累。与此缺陷相关的各种临床症状包括进食障碍、呼吸急促、呕吐、精神萎靡、嗜睡、昏迷和脱水。这种缺陷的主要特征是异戊酰基甘氨酸的尿排泄。IVA 发病时亮氨酸分解过程中的分解代谢产物异戊酰辅酶 A 的正常代谢途径被阻断,导致旁路代谢生成的异戊酰甘氨酸和 3- 羟异戊酸在体内聚集,侵害患儿的神经与造血系统,导致发育迟缓、运动失调、昏迷甚至死亡。

二、目前临床诊断异戊酸血症的方法

IVA 患者中超过半数是新生儿期发生急性脑病,另外半数表现为婴儿和儿童期反复呕吐、嗜睡或昏迷及智力发育落后,根据这些临床症状可初步对该疾病进行诊断。近年来,随着串联质谱和气相色谱 - 质谱技术的发展,对血酰基肉碱谱和尿有机酸的监测变得更加方便。

三、质谱技术在异戊酸血症诊断中的应用

近年来,串联质谱分析技术在诊断该疾病的干血滤纸片中氨基酸和酰基肉碱水平检测分析过程中能够提供重要的技术支持,我国在 2002 年开始利用 MS/MS 方法对新生儿代谢紊乱疾病进行筛查和诊断,并建立了可靠的方法。

实例:使用串联质谱方法筛选临床患有先天性新陈代谢障碍的患者

样品来源:样品来自于 13 例先天性代谢障碍病患者,平均年龄为 1.1 岁(1 天 ~11 岁)。

实验仪器:API2000 串联质谱仪,购自 Applied Biosystems;高效液相色谱仪为 Agilent1100。

质谱条件:对于氨基酸,中性丢失扫描用 m/z 102,使用的扫描范围为 m/z 210~502,产物离子用 m/z 85 进行前体扫描;对甘氨酸、鸟氨酸、精氨酸和瓜氨酸进行多反应检测。

样品前处理方法:

(1)GC-MS 分析方法:4~7 天目标疾病的新生儿筛查后采集尿液标本、血液标本,采用 Guthrie 法处理。液体尿液或 GC-MS 测定的滤纸尿液样品的准备程序同本章第二节中的样品处理方法。

(2)LC-MS 分析方法:样品制备是将每个干血滤纸样品放到 3.2mm 直径的穿孔圆盘中并放置在 96 孔滤板中,每孔加 100μl 含有内标的甲醇,室温 20 分钟后离心,然后将液体加到 96 孔聚丙烯板中,50℃氮气流下吹干。随后每孔加 60μl 丁烷氯化氢,用聚四氟乙烯膜覆盖住板子,65℃孵育 15 分钟。然后每孔中注入 100μl 乙腈 - 水(4∶1,V/V),准备进样。

数据处理:用 ChemoView 1.2 软件依据内标指定值自动分析氨基酸和酰基肉毒碱水平。

结果分析:质谱图以及质谱检测的特征离子分别如图 2-4 和表 2-4 所示。

图 2-5 为使用 L- 肉碱和蛋白质控制饮食治疗前和治疗中的患异戊酸血症的新生儿血液斑点中的短或中长链的酰基肉碱的测定情况。注意乙酰肉碱(C2)浓度的正常值和异戊酰 2- 甲基丁酰肉毒碱(C5)、稳定同位素标记内标(IS)浓度的变化,以及正常对照组的血液斑点(母离子扫描为 m/z 99)。

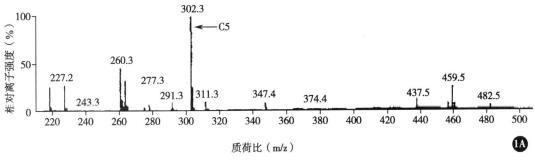

图 2-4　患儿的血串联质谱图谱

表 2-4　氨基酸结合物和其特有的 ESI-MS-MS 子离子片段以及 M[+] 质量 [a]

氨基酸结合物	特征子离子	M[+],质量单位 [b]
异戊酰天冬酰胺	144	273
异戊氨酸	212	296
异戊正弦	129	287
异戊酰色氨酸	243	345
乙酰色氨酸	201	303

注:[a]ESI-MS-MS 子离子片段和 M[+] 质量用于识别 IVA 患者的尿样异戊酰和乙酰氨基酸偶联物;[b] 原子量,原子质量单位

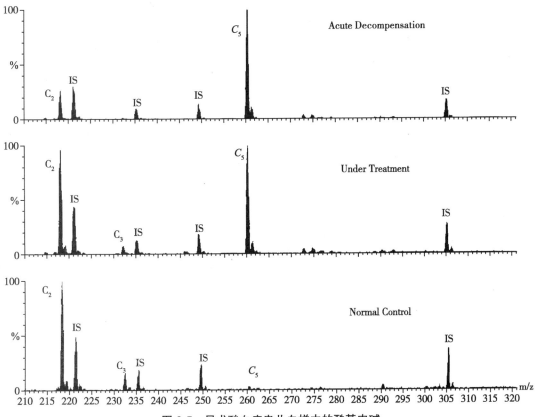

图 2-5　异戊酸血症患儿血样中的酰基肉碱

根据以往的研究可知异戊酸血症患者的尿液中会产生大量的 N- 异戊酰基组氨酸、赖氨酸、色氨酸以及乙酰色氨酸，这些氨基酸的结合可能造成显著的异戊酸血症的临床症状。血液串联质谱分析显示，C5 酰基肉碱水平明显升高，不伴有其他酰基肉碱或氨基酸异常。其父母血液中的氨基酸和酰基肉碱谱未见明显异常。患儿的尿液气相色谱 - 质谱有机酸分析显示异戊酰甘氨酸明显升高。结合患儿的临床症状和实验室检查，以及 MS-MS 和 GC-MS 结果，临床诊断为异戊酸血症（表 2-5）。

表 2-5 国内报道的 13 例异戊酸血症患者的特征

患者序号	性别	起病年龄	家族史	分型	尿有机酸	串联质谱
1	男	2 岁 7 个月	无	非典型	异戊酰甘氨酸明显升高	C5 明显升高
2	男	8 天	有	典型	异戊酰甘氨酸明显升高	C5、C5/C2 明显升高
3	男	7 天	有	典型	异戊酰甘氨酸升高	C5 明显升高
4	男	8 天	有	典型	—	血及尿串联质谱提示异戊酸血症
5	男	5 天	无	典型	异戊酰甘氨酸明显升高	C5 明显升高，苯丙氨酸轻度升高
6	女	8 天	有	典型	异戊酰甘氨酸、3- 羟基异戊酸明显增高	C5、C5/C2 明显升高
7	男	28 天	无	典型	代谢筛查提示先天性异戊酸血症	—
8	女	4 天	无	典型	—	C5、C5/C4 明显升高
9	男	11 岁	无	非典型	异戊酰甘氨酸明显升高	C5、C5/C2 明显升高；C4-OH 升高
10	女	2 个月	有	典型	—	提示异戊酸血症
11	女	11 天	有	典型	异戊酰甘氨酸、3- 羟基异戊酸明显升高	C5 明显升高
12	男	10 天	有	典型	异戊酰甘氨酸明显升高	C5 明显升高
13	男	10 天	有	典型	异戊酰甘氨酸、3- 羟基异戊酸明显升高	C5 明显升高

第五节　质谱技术在生物素酶缺乏症诊断中的应用

一、生物素酶缺乏症简介

生物素酶缺乏症是先天性生物素代谢异常的常见疾病，该疾病常表现为严重的神经和皮肤损害，可在各个年龄段发病，其死亡率、致残率极高，生物素补充治疗疗效明显。早期发现、合理治疗是挽救患儿、改善预后的关键。本症的发病情况目前国内报道甚少，自 1983 年首例生物素酶缺乏症被报道以来，此疾病逐渐受到世界各国的重视，为了使该疾病能够在出现症状前得到诊断，一些先进国家将此症列为新生儿筛查项目之一。本病的遗传方式为常染色体隐性遗传,致病基因为 BTD 基因。BTD 基因上有 4 个外显子,位于 3p25。生物素酶缺乏症可由全羧酶合成酶(holocarboxylase synthetase,HCS)、生物素基酶及外源性生物素缺乏所致,其中全羧酶合成酶及生物素基酶缺乏是导致多羧酶缺乏的主要原因,也是生物素酶缺乏的内源性因素。

一、目前临床诊断生物素酶缺乏症的方法

目前,该疾病的诊断主要依靠临床症状、化学分析手段监测血液酯酰肉碱谱、尿有机酸等。经气相色谱 - 质谱联用分析、尿有机酸测定及干燥滤纸血片生物素酶活性分析(比色法)确诊。同时通过血尿常规检查、血气分析、血氨、血糖、血乳酸、丙酮酸、肝肾功能、心肌酶谱、氨基酸分析、脑或脊髓 CT、MRI 等辅助检查了解病情。

三、质谱技术在生物素酶缺乏症诊断中的应用

对尿液中有机酸的分析是生物素酶缺乏症筛查与诊断的重要方法,典型患儿尿中可见大量丙酸、丙酮酸、乳酸、β- 甲基巴豆酰甘氨酸、巴豆酰甘氨酸、β- 羟基异戊酸、丙氨酸等异常代谢物。

实例: 串联质谱技术在生物素酶缺乏症鉴别诊断中的应用

样品来源: 临床疑似遗传性代谢病儿童 78 例,来自于全国 80 余家医院,年龄为 1 天 ~ 18 岁,平均年龄为 5.3 岁。

实验仪器: 采用岛津 GC/MS2QP2010 分析仪、安捷伦 1290 液相色谱系统和 Agilent6490 三重四极杆质谱仪。

色谱及质谱条件: 毛细管电压为 4000V。去溶剂化气体的温度和流速分别为 200℃和 11L/min。鞘气的温度和流速分别为 100℃和 3ml/min。碰撞能为 20V。

乙酰肉毒碱(acetyl carnitine,Ac)、丙酰肉毒碱(propionyl,Pc)、丙二酰肉碱(malonyl carnitine,Mc)、丙二酰肉毒碱(methyl malonyl carnitine,MMC)、3- 羟基异戊酸肉碱(3-hydroxy isovalerate carnitine,3HIAC)和 3- 甲基戊二酰肉毒碱(3-methyl-glutaryl carnitine,MGC)是在选择反应检测模式下进行检测。检测离子对分别为 m/z 204-85、218-85、248-85、262-85、262-85 和 290-85。

样品前处理方法: 按照采用串联质谱检测干血滤纸片中酰基肉碱和氨基酸的方法制备样品,干血滤纸片经含酰基肉碱和氨基酸内标的甲醇萃取,经盐酸正丁醇衍生后即可上样检测。质控样品采用美国疾病控制和预防中心新生儿筛查质控部门提供的串联质谱酰基肉碱血滤纸片。

结果分析: 液相色谱 - 质谱法测定尿液样品中的生物素依赖酶的离子色谱图如图 2-6 所示。这 4 种疾病患儿的丙酰肉碱水平均显著高于健康儿童的上限值。生物素酶缺乏症和全羧化酶合成酶缺乏症患儿同时伴有 C5-OH 显著增高(表 2-6)。生物素酶缺乏症、全羧化酶合成酶缺乏症、甲基丙二酰肉毒碱、3- 羟基 -3- 甲基戊二酰辅酶 A 还原酶缺乏症(3-hydroxy3-methyl-glutaryl,HMG)和酮基硫解酶缺乏症(keto thiolase deficiency,BKT)的串联质谱结果比较,这 5 种疾病患儿血中的 C5-OH 水平均高于健康儿童的上限值。MMC、HMG 患儿仅表现为 C5-OH 水平增高,不伴有其他酰基肉碱异常。生物素酶缺乏症和全羧化酶合成酶缺乏症同时伴有 C3 增高。BKT 同时伴有异戊烯酰基(C5:1)增高(表 2-7)。

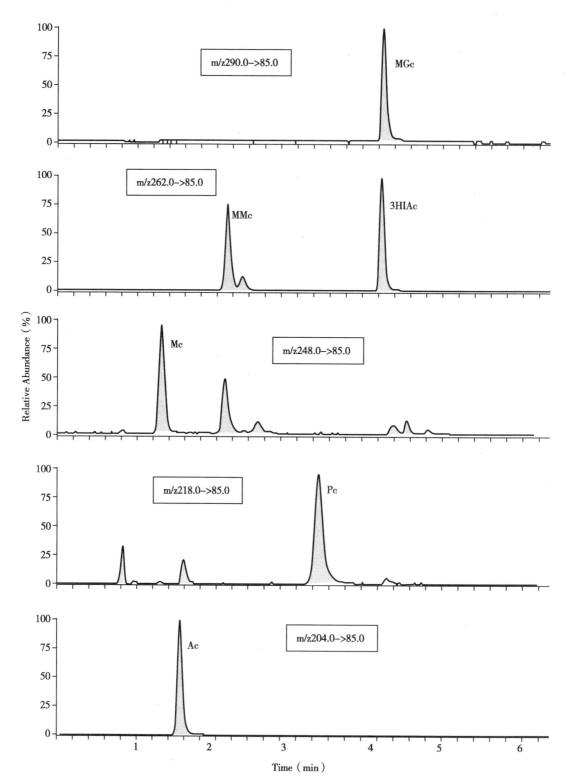

图 2-6 LC-MS/MS 测定尿液样品中的生物素依赖酶的离子色谱图

3HIA:3- 羟基异戊酸;MC:丙二酰肉碱;MGC:3- 甲基戊二酰肉毒碱;MMC:甲基丙二酰肉毒碱;
PC:丙酰肉毒碱;PCC:丙酰辅酶 A 羧化酶

表 2-6　PA、MMA、生物素酶缺乏症和全羧化酶缺乏症患儿的串联质谱检测结果比较($\bar{x} \pm SD$, μmol/L)

病种	n	C3	C3/C0	C3/C2	C5-OH	Gly
正常上限值		4.0	0.2	0.3	0.5	400.0
PA	10	30.6 ± 20.0	1.0 ± 0.5	1.9 ± 0.6	0.4 ± 0.2	599.0 ± 179.4
MMA	44	11.5 ± 5.4	0.8 ± 0.5	1.3 ± 0.9	0.2 ± 0.1	242.2 ± 101.1
生物素酶缺乏症	4	8.9 ± 2.8	0.2 ± 0.1	0.3 ± 0.1	4.1 ± 3.1	201.7 ± 91.0
全羧化酶缺乏症	2	9.3 ± 6.9	0.4 ± 0.5	0.5 ± 0.1	11.6 ± 3.7	287.838.4

注:C3:丙酰肉碱;C3/C0:C3 与游离肉碱比值;C3/C2:C3 与乙酰肉碱比值;C5-OH:3- 羟基异戊酰肉碱;Gly:甘氨酸

表 2-7　生物素酶缺乏症、全羧化酶合成酶缺乏症、MCC/HMG 和 BKT 患儿的串联质谱检测结果比较($\bar{x} \pm SD$, μmol/L)

病种	n	C5-OH	C5:1	C3
正常上限值		0.5	0.1	4.0
生物素酶缺乏症	4	4.1 ± 3.1	0.1 ± 0.08	8.9 ± 2.8
全羧化酶合成酶缺乏症	2	11.6 ± 3.7	0.1 ± 0.1	9.3 ± 6.9
MCC	5	2.6 ± 1.5	0.1 ± 0.1	1.9 ± 0.8
HMG	3	5.7 ± 2.4	0.1 ± 0.1	1.3 ± 0.4
BKT	4	1.5 ± 0.8	0.5 ± 0.2	1.0 ± 0.6

第六节　质谱技术在多种羧化酶缺乏症诊断中的应用

一、多种羧化酶缺乏症简介

多种羧化酶缺乏症(multiple carboxylase deficiency,MCD)是常染色体隐性遗传代谢病,根据缺乏酶的不同可分为生物素酶缺乏症(biotinidase deficiency,BTD)和全羧化酶合成酶(holocarboxylase synthetase,HCs)缺乏症(HCSD)。MCD 主要是由于生物素酶或 HCS 基因突变,相应酶的活性下降或丧失,导致生物素代谢紊乱而致病。BTD 是由于生物素酶活性下降,影响生物素的体内再循环及肠道吸收,导致内源性生物素不足;HCSD 是由于 HCS 活性下降,不能催化生物素与生物素依赖的羧化酶(乙酰 CoA 羧化酶、丙酰 CoA 羧化酶、丙酮酸羧化酶及 3- 甲基巴豆酰 CoA 羧化酶)结合。MCD 的临床表现缺乏特异性,常规诊断困难。目前通过先进的质谱技术、酶活性测定结合基因突变研究对该病进行早期筛查、诊断和生物素治疗,可降低误诊率、病残率及后遗症的发生率。

二、目前临床诊断多种羧化酶缺乏症的方法

该病的临床表现复杂多样,无特异性,涉及神经系统、皮肤、呼吸系统、消化系统和免疫系统等,新生儿、婴儿早期发病较严重,表现为喂养困难、呕吐、腹泻、难治性皮疹、脱发、肌张

力低下、惊厥、意识障碍、共济失调、智力和运动发育落后等。

(一) 实验室诊断

常规的生化检测难以诊断 MCD,对临床疑似的高危患儿可通过串联质谱分析、尿气相色谱 - 质谱分析、生物素酶活性测定及基因分析进行诊断。

(二) 生物素酶活性测定

进一步对 MCD 患儿进行生物素酶活性测定可以鉴别 BID 和 HCSD。酶活性低于健康人的 10%,考虑为完全型 BTD;10%~30% 为部分型 BID。若酶活性正常,则考虑为 HCSD。

(三) DNA 分析技术

DNA 分析技术是诊断遗传代谢病的特异性方法,能从基因水平明确诊断,准确性高。BTD 和 HCSD 已发现百余种突变,逐一检测,花费时间及精力较大,未来的基因芯片技术有可能在此领域得到发展及突破。

三、质谱技术在多种羧化酶缺乏症诊断中的应用

收集新鲜尿液 5~10ml,经萃取处理后,分析尿液中的 135 种代谢产物,对 MCD 等有机酸血症有特异性诊断价值。MCD 患儿尿液中的 3- 甲基巴豆酰甘氨酸、3- 羟基异戊酸、3- 羟基丙酸、甲基枸橼酸、甲基巴豆酰甘氨酸含量增高,并伴有乳酸、丙酮酸、3- 羟基丁酸、乙酰乙酸、丙酰甘氨酸等代谢产物的明显增高。

实例:UPLC-MS/MS 法测量生物素缺陷型患者尿液中的 3- 羟基异戊酸

样品来源:样品是从 10 位无明显症状的生物素缺乏症患者中同一时间获得的 60 个尿样。

实验仪器:使用超高效液相色谱(UPLC)系统(Waters,Millipore)、Thermo Electron TSQ 量子串联质谱仪(MS/MS)(San Jose,CA)对样品进行分析。使用 IEC CENTRA CL3-R 离心机器(Thermo IEC,Needham Heights,MA)除去尿中的沉淀物。

色谱条件:样品在自动进样器中冷却至 5℃,取样品各 1μl 注射到配有 HSS T3(2.1mm × 100mm,1.8μm)色谱柱(Millipore)的 UPLC 系统中,保持在 55℃。流动相为 0.01% 甲酸和甲醇。初始流动相为 0% 甲醇,时间保持 1 分钟恒定。接下来在 2 分钟内将甲醇含量线性增加至 100%,然后在 0.2 分钟以上降低到 0%。重新平衡 0.8 分钟以完成整个液质周期。整个 LC 周期流速保持 400μl/min 恒定。

样品前处理方法:将待测样品包括质量控制(QC)样品解冻,加热至 60℃,30 分钟,冷却至环境温度,在 3000g 下离心 10 分钟以沉淀尿样,取上清液。使用从健康志愿者中不定时收集的新鲜尿液制备 QC 标准品,采取 40ml 等份尿样,合并后,将尿液彻底混合,等分放入 15ml 管中,立即在 –20℃冷冻储存。

结果分析:UPLC-MS/MS 法测定(3-hydroxyisovaleric acid,3HIA)的色谱图如图 2-7 所示。MS/MS 仪检测结果显示 MCD 患儿的血 3- 羟基异戊酰肉碱(3-hydroxyisovaleryl-carnitine,C5-OH)增高,可伴有丙酰肉碱(propionylcarnitine,C3)或 C3 与游离肉碱(freecarnitine,C0)比值(C3/C0)、C3 与乙酰肉碱(acetylcarnitine,C2)比值(C3/C2)增高。10 例患儿的血 C5-OH 浓度(7.83 ± 3.1)μmol/L(正常值 <0.5μmol/L),3 例伴有 C3、C3/C0、C3/C2 增高,2 例 C3/C0、C3/C2 增高,3 例 C3 浓度(6.77 ± 1.86)μmol/L(正常值 <5.0μmol/L),5 例 C3/C00.58 ± 0.21(正常值 <0.25)、C3/C20.8 ± 0.34(正常值 <0.4)增高(表 2-8)。

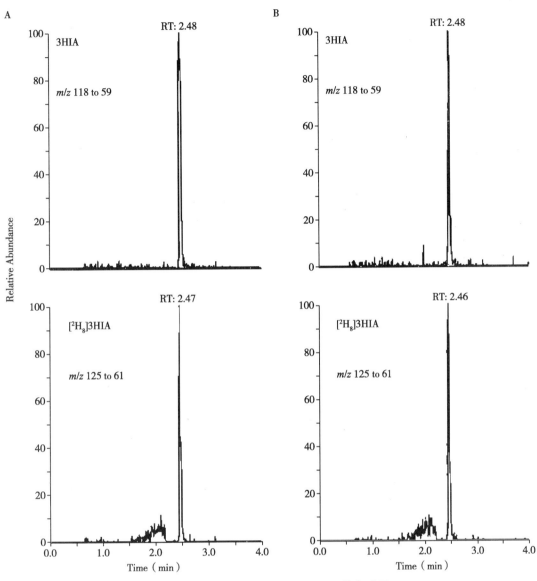

图 2-7 UPLC-MS/MS 法测定 3HIA 的色谱图

A:尿液 QC 样本;B:受试者尿样

表 2-8 10 例多种羧化酶缺乏症患儿治疗前后的质谱检测结果

序号	串联质谱				尿液气相色谱 - 质谱			
	3- 羟基戊酰肉碱(μmol/L)	3- 甲基巴豆酰甘氨酸	甲基枸橼酸	3- 羟基丙酸	丙酮酸	3- 羟基丁酸	3- 羟基异戊酸	甲基巴豆酰甘氨酸
1	8.9/0.2	34.1/ND	37.3/0.5	470.3/ND	494.3/ND	2419.9/ND	888.0/ND	15.0/ND
2	8.4/0.4	39.7/1.5	1.4/0.5	10.9/ND	87.3/7.6	10.4/ND	515.1/ND	97.2/0.5
3	68/0.8	90.8/ND	8.0/0.4	110.6/ND	188.1/3.3	3334.0/ND	466.8/ND	33.7/ND
4	3.8/0.5	32.0/ND	1.1/0.3	62.0/ND	360.0/1.2	678.0/ND	163.0/ND	17.0/0.7

续表

序号	串联质谱			尿液气相色谱 - 质谱				
	3- 羟基戊酰肉碱（µmol/L）	3- 甲基巴豆酰甘氨酸	甲基枸橼酸	3- 羟基丙酸	丙酮酸	3- 羟基丁酸	3- 羟基异戊酸	甲基巴豆酰甘氨酸
5	6.7/0.1	17.2/ND	2.0/ND	90.3/1.3	332.5/3.0	446.6/ND	308.8/ND	3.3/ND
7	11.7/4.1	156.0/3.7	15.8/1.6	ND/2.2	18.0/11.7	ND/ND	ND/14.8	156.0/1.0
8	7.0/4.5	20.1/3.4	2.0/0.8	168/3.5	14.8/6.0	3.4/ND	446.0/15.9	2.4/0.5
9	14.0/0.7	177.0/ND	12.0/ND	14.0/ND	41.4/1.8	10.4/ND	291.3/ND	2.3/ND
10	5.1/2.8	71.0/ND	7.7/11.0	221.0/ND	41.0/73	804.0/ND	908.0/ND	168.0/ND

注：结果以治疗前 / 末次随访时表示；ND：未检测出

气相色谱 - 质谱分析：收集新鲜尿液 5~10ml 或尿滤纸片，GC/MS 分析尿中的代谢产物。此方法是半定量法，结果用待测物质与内标的相对总离子流面积比值数表示。MCD 患者尿液中的 3- 甲基巴豆酰甘氨酸明显增高，可伴有 3- 羟基丙酸、甲基枸橼酸、3- 羟基异戊酸、甲基巴豆酰甘氨酸等增高及酮症等。3HIA 和 IS 分析的所有样品的保留时间在 2.44~2.48 分钟不等。3HIA 可作为生物素缺乏的一个指标，UPLC-MS/MS 方法可以用来测定 3HIA 的浓度。

由于 MCD 的临床表现多样化，常规的生化检测诊断困难。随着串联质谱和气相色谱 - 质谱技术的发展，对临床高度疑似为 MCD 的患者进行 MS/MS 和 GC/MS 检测，可早期诊断。MS/MS 检测血 C5-OH 增高是 MCD 的主要诊断指标，由于丙酰 CoA 羧化酶活性受影响，患者可伴 C3、C3/C0、C3/C2 增高。但其他有机酸血症如 3- 羟基 -3- 甲基戊二酸尿症（HMG）、3- 甲基巴豆酰辅酶羧化酶（MCC）缺乏症等血中 C5-OH 水平也增高，但不伴 C3、C3/C0、C3/C2 增高，进一步通过尿 GC/MS 分析进行鉴别：MCD、MCC 患者的尿液 3- 甲基巴豆酰甘氨酸、3- 羟基异戊酸均可增高，但 MCD 因多种羧化酶活性下降，可伴有 3- 羟基丙酸、丙酰甘氨酸、甲基枸橼酸、甲基巴豆酰甘氨酸、乳酸、丙酮酸及酮体增高，而 MCC 无这些代谢产物排出增多的情况；HMG 患者尿中的特异性 3- 羟基 -3- 甲基戊二酸排出增多，无酮体产生，易与上述两种疾病相鉴别（表 2-9）。案例中 10 例患儿的血 C5-OH 水平均明显增高，尿中的各种异常代谢产物排出增多符合 MCD 的诊断。诊断中 10 例患儿中仅 1 例诊断为生物素酶缺乏症，其余 9 例生物素酶活性正常，考虑为全羧化酶合成酶缺乏。因此，结果提示 MCD 患儿的病因多为 HCSD，而 BTD 较少见。

总之，对于临床上原因不明的神经系统损害、难治性皮肤损害、代谢性酸中毒等症，常规检查难以诊断、一般对症治疗无效者，应需警惕生物素代谢相关的有机酸血症（尤其 MCD），及早进行 MS/MS、GC/MS 联合分析及生物素酶活性测定，尽早明确疾病种类，进而早期治疗，降低病死率，改善患者的生活质量。

（李　倩　张治然）

参 考 文 献

［1］Frazier DM，Millington DS，McCandless SE，et al. The tandem massspectrometry newborn screening experience in North Carolina：1997-2005［J］. Journal of Inherited Metabolic Disease，2006，29（1）：76-85.

［2］韩连书，高晓岚，叶军，等 . 串联质谱技术在有机酸血症筛查中的应用研究［J］. 中华儿科杂志，2005，43（5）：325-330.

［3］韩连书，高晓岚，叶军，等 . 串联质谱技术在有机酸血症鉴别诊断中的应用［J］. 临床儿科杂志，2006，24（12）：970-974.

［4］黄铁栓，胡宇慧，廖建湘 . 儿童有机酸血症 12 例临床分析［J］. 海南医学，2010，21（12）：107-108.

［5］王斐，韩连书 . 甲基丙二酸血症诊治研究进展［J］. 临床儿科杂志，2008，26（8）：724-727.

［6］Thiele J，van Raamsdonk JM. Gene discovery in methylmalonic aciduria and homocystinuria［J］. Clin Genet，2006，69：402-403.

［7］La Marca G，Malvagia S，Pasquini E，et al. Rapid 2nd-tier test for measurement of 3-OH-propionic and methylmalonic acids on dried blood spots：reducing the false-positive rate for propionylcarnitine during expanded newborn screening by liquid chromatography-tandem mass spectrometry［J］. Clinical chemistry，2007，53（7）：1364-1369.

［8］顾学范，韩连书，高晓岚，等 . 串联质谱技术在遗传性代谢病高危儿童筛查中的初步应用［J］. 中华儿科杂志，2004，42（6）：401-404.

［9］Shigematsu Y，Hirano S，Hata I，et al. Newborn mass screening and selective screening using electrospray tandem mass spectrometry in Japan［J］. Journal of Chromatography B，2002，776（1）：39-48.

［10］Shigematsu Y，Hata I，Tajima G. Useful second-tier tests in expanded newborn screening of isovaleric acidemia and methylmalonic aciduria［J］. Journal of inherited metabolic disease，2010，33（2）：283-288.

［11］Fei W，Han L，Yang Y，et al. Clinical，biochemical，and molecular analysis of combined methylmalonic acidemia and hyperhomocysteinemia（cblC type）in China［J］. Journal of Inherited Metabolic Disease，2010，33（3 Supplement）：435-442.

［12］毋盛楠，韩连书，叶军，等 . 甲基丙二酸血症患者血串联质谱及尿气相色谱质谱检测分析［J］. 中华医学杂志，2013，93（008）：561-565.

［13］韩连书，胡宇慧 . 丙酸血症发病机制及诊治研究进展［J］. 实用儿科临床杂志，2008，23（20）：1561-1563.

［14］杨艳玲 . 六例丙酸血症的诊断和治疗分析［J］. 中华儿科杂志，2001，39（3）：170-171.

［15］Fenton WA，Gravel RA，Rosenblatt DS，et al. Disorders of Propionate and Methylmalonate Metabolism［J］. Organic Acids in Man，2001，2（1）：821-844.

［16］Sass JO，Hofmann M，Skladal D，et al. Propionic acidemia re-visited：A workshop report［J］. Clinical Pediatrics，2004，43（9）：837-843.

［17］DesviatLR，PérezB，Pérez-Cerd á C，et al. Propionic acidemia：Mutation update and functional and structural effects of the variant alleles［J］. Molecular Genetics and Metabolism，2004，83（1-2）：28-37.

［18］Al-Asmari AM，Al-Makadma AKS. Atypical presentations of propionic acidemia［J］. 2012，04（9）：Health（1949-4998）.

［19］彭海,孙圣刚.用气相色谱 - 质谱仪检出丙酸血症［J］.同济医科大学学报,2000,29（2）:136-137.

［20］付溪,高洪杰,吴婷婷,等.异戊酸血症 2 例患儿的临床研究并文献复习［J］.中华实用儿科临床杂志,2014,29（8）:599-604.

［21］Kuhara T,Ohse M,Inoue Y,et al. Gas chromatographic-mass spectrometric newborn screening for propionic acidaemia by targeting methylcitrate in dried filter-paper urine samples［J］. Journal of Inherited Metabolic Disease,2002,25（2）:98-106.

［22］Sweetman L,Williams JC. The metabolic and molecular basis of inherited disease［J］. Branched Chain Organic Acidurias,2001,345（20）:1505-1506.

［23］Loots D T,Mienie L J,Erasmus E. Amino-acid depletion induced by abnormal amino-acid conjugation and protein restriction in isovaleric acidemia［J］. European Journal of Clinical Nutrition,2007,61（11）:1323-1327.

［24］Vockley J,Ensenauer R. Isovaleric acidemia:new aspects of genetic and phenotypic heterogeneity［J］. Am J Med Genet Part C Semin Med Genet,2006,142C:95-103.

［25］Regina E,Ralph F,Maier E M,et al. Newborn screening for isovaleric acidemia using tandem mass spectrometry:data from 1. 6 million newborns［J］. Clinical Chemistry,2011,57（4）:623-626.

［26］Han LS,Ye J,Qiu WJ,et al. Selective screening for inborn errors of metabolism on clinical patients using tandem mass spectrometry in China:a four-year report［J］. Journal of Inherited Metabolic Disease,2007,30（4）:507-514.

［27］邱文娟,顾学范,叶军,等.异戊酸血症一例临床及异戊酰辅酶 A 脱氢酶基因突变研究［J］.中华儿科杂志,2008,46（7）:526-530.

［28］Toit L D,Elardus E,Mienie L J. Identification of 19 new metabolites induced by abnormal amino acid conjugation in isovaleric acidemia［J］. Clinical Chemistry,2005,51（8）:1510-1512.

［29］Matern D,Magera MJ. Mass spectrometry methods for metabolic and health assessment［J］. The Journal of Nutrition,2001,131（5）:1615S-1620S.

［30］Anna B,Horvath T D,Stratton S L,et al. Measurement of acylcarnitine substrate to product ratios specific to biotin-dependent carboxylases offers a combination of indicators of biotin status in humans［J］. Journal of Nutrition,2012,142（9）:1621-1625.

［31］王彤,叶军.多种羧化酶缺乏症的诊断及基因突变研究进展［J］.国际儿科学杂志,2008,6（6）:564-566.

［32］Horvath T D,Matthews N I,Stratton S L,et al. Measurement of 3-hydroxyisovaleric acid in urine from marginally biotin-deficient humans by UPLC-MS/MS［J］. Analytical & Bioanalytical Chemistry,2012,401（9）:2805-2810.

［33］叶军,韩连书,邱文娟,等.联合质谱技术在多种羧化酶缺乏症诊治中的应用研究［J］.中国实用儿科杂志,2008,23（8）:582-585.

第三章　质谱技术在临床诊断神经内分泌瘤中的应用

第一节　概　　述

一、神经内分泌瘤简介

神经内分泌瘤（neuroendocrine tumors，NETs）是一种发生于神经内分泌系统细胞中的罕见肿瘤，其中胰腺神经内分泌肿瘤和胃肠道神经内分泌肿瘤最为常见，此外，还有发生于肾上腺髓质的嗜铬细胞瘤、副神经节瘤等。功能型的 NETs 会产生多余的激素。不同位置的神经内分泌细胞可以释放不同的产物，如低分子的肽类和生物胺类，它们具有肿瘤特异性并且可以作为早期生化诊断和随访治疗的标志物，一些肿瘤标志物还具有预后的意义。然而，神经内分泌瘤通常发展缓慢，很多人早期没有症状，直到神经内分泌癌已经转移到患者身体的其他部位时才被诊断出来，所以神经内分泌瘤的早期诊断对于改善患者的预后具有十分重要的意义。但是由于这些低分子标志物的代谢多样性、不稳定性和较低的浓度，过去的生化诊断常常出现漏诊、误诊的情况，文献报道至少 50% 的分泌儿茶酚胺肿瘤患者直至死亡也未明确诊断，在我国某些医院的案例分析中也证实了这一点。

二、质谱技术在诊断内神经内分泌瘤疾病中的应用

为了提高神经内分泌瘤诊断的准确率，针对标志物的多样性且浓度低的特点，质谱技术被引入临床内分泌实验室，该技术可以同时分析结构类似的多种神经内分泌瘤的分泌物及其产物，灵敏度高，需要的样本量少，检测迅速，可以提高临床神经内分泌瘤的确诊率。通过对诊断嗜铬细胞瘤的几种分析方法的描述，展现质谱技术在分析内分泌系统疾病中优越的分析能力和分析效率，为质谱技术更广泛地应用于临床提供参考。

第二节　质谱技术在嗜铬细胞瘤诊断中的应用

一、嗜铬细胞瘤简介

嗜铬细胞瘤（pheochromocytomas，PHEOs）是一种起源于肾上腺嗜铬细胞的神经内分泌瘤，其发病率随着年龄的增加而持续增长。嗜铬细胞瘤的主要分泌产物为儿茶酚胺类，包括肾上腺素（metanephrine，MN）、去甲肾上腺素（norepinephrine，NMN）和多巴胺（dopamine）。由于嗜铬细胞瘤可同时释放儿茶酚胺及其多种代谢产物，故其临床症状具

有多样性。过量的儿茶酚胺会导致持续性或间断性的严重高血压,典型的症状为头痛、出汗、心动过速(三联征),具有致命性的心血管并发症,早期诊断对于患者的预后有极大帮助。当高血压与三联征同时出现时提示为儿茶酚胺释放性肿瘤,但是许多嗜铬细胞瘤可能无症状,血压正常,当尸检或偶然检查时才被发现。确定恶性瘤的唯一明确的标准是在嗜铬组织通常不存在的地方出现转移灶,最常见的转移地点是骨骼(>50%)、肝脏(50%)和肺(30%)。恶性嗜铬细胞瘤的临床表现可能充满变数,在第一次出现即被确诊的情况下,3 年生存率为 73%,5 年生存率为 36%~74%。嗜铬素 A 水平的显著升高也提示可能为恶性嗜铬细胞瘤。

二、目前临床诊断嗜铬细胞瘤的方法

在大多数情况下,需要适当的生化检测结合临床病史的评估或影像学定位来提供足够的排除嗜铬细胞瘤的证据。如果生化检查可以证实或排除嗜铬细胞瘤中的每一位患者,不仅可以提高患者的早期诊断率,而且对于未患病的个体,可以最大限度地避免昂贵而不必要的影像学检查。

1. B 超   可以检出肾上腺内直径 >2cm 的肿瘤,一般瘤体有包膜,边缘回声增强,内部为低回声均质。如肿瘤较大,生长快时内部有出血、坏死或囊性变,超声表现为无回声区。但是 B 超不能显示出过小或是肾上腺外的一些特殊部位的肿瘤(如颈部、胸腔内等)。

2. CT   嗜铬细胞瘤在 CT 上多表现为类圆形肿块,密度不均匀,出血区或钙化灶呈高密度;增强扫描时肿瘤实质明显强化,而坏死区无或略有强化。CT 诊断肾上腺内嗜铬细胞瘤的敏感性达到 93%~100%,但特异性不高,只有 70%。

3. 可乐定抑制试验   可乐定抑制试验用于区别由交感神经释放去甲肾上腺素引起的血浆肾上腺素水平的升高和那些由从嗜铬细胞瘤细胞释放肾上腺素引起的血浆肾上腺素水平的升高。在可乐定施用后血浆去甲肾上腺素水平的降低超过 50% 或减少到小于 2.96nmol/L 时是正常反应;反之,可乐定给药之前或之后持续升高的血浆肾上腺素浓度表明为嗜铬细胞瘤。

4. 高效液相色谱或酶免疫法测嗜铬粒蛋白 A   嗜铬粒蛋白 A 可作为一种替代的生化指标,因为无论其分泌还是监测均不受抗高血压药物的影响,且灵敏度高。然而,嗜铬粒蛋白 A 主要通过肾脏代谢,轻度的肾功能损害可导致嗜铬粒蛋白 A 的显著升高。因此,嗜铬粒蛋白 A 诊断 PHEOs 有较好的敏感性,但特异性较差。在肌酐清除率 >80ml/min、血浆儿茶酚胺也升高时,其诊断特异性才可增加。

三、质谱技术在嗜铬细胞瘤诊断中的应用

液相色谱 - 串联质谱(LC-MS/MS)将 HPLC 的物理分离能力与质谱分析的高敏感性、专一性和准确性相结合。LC-MS/MS 法能够准确地诊断嗜铬细胞瘤,这一点使 LC-MS/MS 的实用性远远高于其他生化检测方法,用分析物的稳定同位素作为内标物来矫正样品前处理、分离和检测过程中的损失。近年随着样品前处理技术及自动化的发展,LC-MS/MS 正逐步成为临床化学实验室的重要工具。

LC-MS/MS 可测定血浆游离甲氧基肾上腺素,监测血浆甲氧基肾上腺素可以避免漏诊,排除肿瘤的存在。间羟甲肾上腺素和间羟甲去甲肾上腺素的产生是嗜铬细胞瘤的一个持

续且独立的过程,可不断地将儿茶酚胺代谢为间羟甲肾上腺素和间羟甲去甲肾上腺素释放入血。除了小嗜铬细胞瘤外,血浆间羟甲肾上腺素和间羟甲去甲肾上腺素的水平测定还能够诊断嗜铬细胞瘤的存在。同样,游离间羟甲肾上腺素和间羟甲去甲肾上腺素的 LC-MS/MS 检测是最为准确的方法,不需要其他生化测试辅助。当血浆间羟甲去甲肾上腺素水平 >2.5pmol/ml 或间羟甲肾上腺素水平 >1.4pmol/ml(分别高于参考值上限的 4 和 2.5 倍)时,对嗜铬细胞瘤具有 100% 的特异性,且拥有 99% 的灵敏度。LC-MS/MS 对于血浆甲氧基肾上腺素类物质的定量限可以达到甚至小于 0.06pmol/ml,完全可以满足检测要求。临床上其他可以用于 MN 和 NMN 的方法如表 3-1 所示,其中 LC-MS/MS 检测方法最为方便、快捷,大大提高了神经内分泌瘤患者的早期诊出率。

表 3-1　可用于分析 MN 和 NMN 的方法比较

方法	优点	缺点
HPLC	高分辨率分离;较易普及	繁复的样品前处理;较长的运行时间;特异性和灵敏性因分析物的不同而发生变化
GC-MS/MS	较高的分辨率、分离性能、灵敏性	对大多数分析物需要进行耗时的衍生化,实用性很差
酶免疫测定	有最高的分析灵敏性;高通量,可以实现全自动化,对人员的专业能力要求不高	交叉反应,非特异性结合,被其他内源性或外源性物质干扰;专一性和准确性较差;分析的浓度范围狭窄,不能同时分析相关化合物;缺少内标物将降低报告值的可靠性
LC-MS/MS	高敏感性、专一性、准确性;缩短色谱运行时间;稳定同位素作为内标物来矫正损失;自动化、高通量	需要有专业知识的人才能执行;由于体液组成的个体间差异,基质效应具有物质特异性,可能导致电离效率的变化

实例:液相色谱 - 串联质谱异丙醇蛋白沉淀分析法测定血浆中的游离肾上腺素

样品来源:嗜铬细胞瘤患者的尿液和血浆。

(1)尿液的采集:采集受试者 24 小时尿液,尿液收集之前将 30mlHCl 放入 2L 的瓶子中,在分析之前系统地测量 pH,如果 pH>4.5 则丢弃,保证尿肌酐水平在参考范围内。尿样在 –20℃保存。

(2)血浆样品的采集:受试者取坐位或卧位,肘静脉穿刺取血。用含抗凝剂(EDTA 或肝素)的真空采血管采集 10ml 血液,室温静置 30 分钟,离心后取上层血浆,–20℃冷冻保存。

实验仪器:API2000 串联质谱仪,购自 Applied Biosystems;SULPELCO 固相萃取装置。

色谱条件:采用二元梯度洗脱系统,用甲酸调节 pH3.0 的 100mmol/L 甲酸铵水溶液(A 洗脱液)和乙腈(B 洗脱液)(0 分钟,5%A,95%B;6 分钟,20%A,80%B;6~7 分钟,20%A,80%B;7.5 分钟,5%A,95%B;7.5~8 分钟,5%A,95%B)。流速 0.4ml/min。柱温 20℃。

质谱条件:在阳离子模式下,MN、NMN、3MT 以[M+H]$^+$ 的形式质子化,这些离子经过离子源会失水成为[M+H-H$_2$O]$^+$:MN,m/z180;NMN,m/z166;3- 甲氧酪胺(3-methoxytyramine,3-MT),m/z151。在碰撞诱导解离中,这些前离子会产生特征性的离子,包括 m/z148、134 和 119。在多重反应监测模式(MRM)下,使用离子通道 m/z198→180(MN)、m/z 184→134(NMN)和 m/z151→91(3-MT)作为限定,见图 3-1。

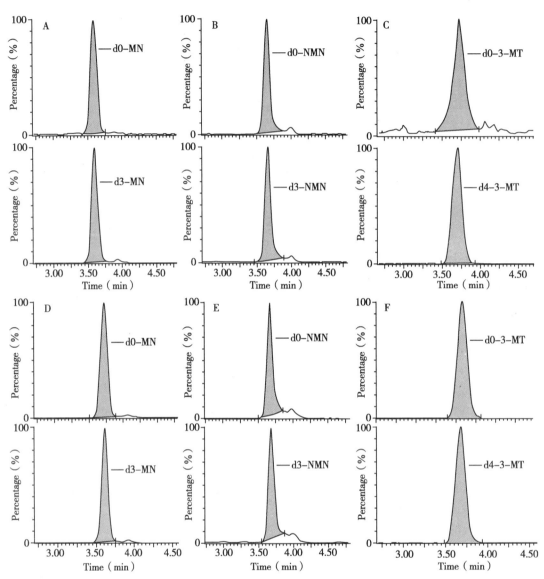

图 3-1　用 XLC-MS/MS 系统的 MRM 模式获得的血浆游离 MN、NMN、3-MT（d0）以及内标物（d3）的色谱图
正常个体：（A~C）MN（0.23nmol/L；峰面积 d0：2578，d3：34499），NMN（1.03nmol/L；d0：1820，d3：5544），3-MT（0.09nmol/L；d0：566，d3：8754）；确诊嗜铬细胞瘤的住院患者：（D~F），MN（17.24nmol/L；峰面积 d0：17377，d3：33151），NMN（18.03nmol/L；d0：15253，d3：2740），3-MT（1.07nmol/L；d0：8223，d4：10298）。用于定量的母离子与子离子变迁为 MN，m/z 180→148；NMN，m/z 166→134；3-MT，m/z 151→119

　　样品前处理方法：传统的样品处理主要有蛋白沉淀、液液萃取（LLE）和固相萃取（SPE）。先进技术的发展为 LC-MS/MS 的样品处理提供了新的可能性。固相萃取（SPE）往往优于液液萃取（LLE），因为液液萃取需要大量的有机溶剂，且只能离线手动进行。SPE 可以直接连接到 LC-MS/MS 上，很容易实现自动化。生物胺可以通过阳离子交换 SPE 吸附剂分离，还可以实现样品预浓缩，从而提高灵敏度。在线 SPE、HILIC 和串联质谱的结合使得 MN、NMN 和 3-MT 的检测限 <1nmol/L。异丙醇沉淀蛋白是一种新的、有效地离线处理血浆样品的方法，成本低且仅需要 200μl 样品，质谱分析时间短，可以作为检测小体积间羟甲肾上腺素的

在线固相萃取的替代方法。

结果分析：应用自动化高通量的固相 - 液相色谱 - 串联质谱（XLP-MS/MS），在一定条件下包括提纯步骤的样品分析可以在 8 分钟内完成。检测限为 MN0.01nmol/L，NMN0.02nmol/L，3-MT0.04nmol/L；各自的定量限（信噪比为 10）分别为 0.03nmol/L、0.05nmol/L 和 0.06nmol/L。为提高效率，还可以采用并联柱切换的模式。

虽然嗜铬细胞瘤的发病率低，但需要监测的人群却十分庞大。错过早期诊断或假阴性结果会给患者带来致命性的灾难，所以在我国普及嗜铬细胞瘤的监测十分必要。我国的大型医院有的应用 HPLC 方法测定嗜铬细胞瘤患者的甲氧基肾上腺素，但由于体液的个体差异，基质效应具有物质特异性，可能导致电离效率的变化。常规的运行方法和预期的敏感性的开发需要有专业知识的人才能执行，使其在临床上的使用受到了限制，相信随着技术的发展，以上问题会有所改进。

第三节　质谱技术在胃肠胰腺神经内分泌肿瘤诊断中的应用

一、胃肠道神经内分泌肿瘤

（一）胃肠道神经内分泌肿瘤简介

胃肠道神经内分泌肿瘤（gastrointestinal neuroendocrinetumors，GE-NETs）是一种少见的特殊类型的恶性肿瘤，可发生在消化道的任何部位，约占消化道所有恶性肿瘤的 2%。GE-NETs 的分类如表 3-2 所示。该类肿瘤起源于具有胺前体摄取和脱羧作用的肠嗜铬细胞，具有神经内分泌特性。

表 3-2　GE-NETs 的分类演变以及异同

WHO 1980	WHO 2000/GE-NETS	WHO 2010
类癌	分化良好的神经内分泌瘤（WDET）	NET G1（类癌）
	分化良好的神经内分泌癌（WDEC）	NET G2
	分化差的神经内分泌癌（PDEC）/ 小细胞癌	NEC（大细胞或小细胞型）
	混合性外分泌 - 内分泌癌（MEEC）	
黏液类癌，混合性类癌 - 腺癌	瘤样病变（TLL）	混合性腺 - 内分泌癌（MAEC）
假瘤性病变		增生性和瘤前病变

胃肠道神经内分泌肿瘤按临床症状分为两类：非功能性和功能性。非功能性胃肠道神经内分泌肿瘤的临床表现缺乏特异性，早期常难以发现，其临床表现常常是肿瘤引起的局部症状，如疼痛、腹部包块、吞咽困难、呕吐、胃肠道出血、肠梗阻等，发生肝脏转移时还可引起黄疸、食欲缺乏等。功能性胃肠道神经内分泌肿瘤除具有非特异性表现外，还可因肿瘤分泌激素、多肽等而出现类癌综合征，是最常见的功能性临床表现。

（二）目前临床诊断胃肠道神经内分泌肿瘤的方法

GE-NETs 多缺乏特异性的临床表现，单纯根据症状难以判断肿瘤类型。功能性 GE-

NETs可分泌肽类或者胺类激素,因此可通过监测血液中的这些肽类、激素或激素前体来诊断GE-NETs。此外,功能性和非功能性GE-NETs通常还会分泌其他物质,如嗜铬粒蛋白、神经元特异性烯醇化酶等,也可作为生物学标志物用于GE-NETs的诊断、疗效评估和预后判断。

1. 嗜铬粒蛋白A(chromogranin A,CgA)　CgA在神经内分泌细胞的分泌颗粒中广泛存在,所有神经内分泌肿瘤中50%~100%的患者血浆或血清中的CgA水平会升高,是目前公认的最有价值的肿瘤标志物。CgA诊断GE-NETs的敏感性和特异性均在70%~100%。CgA水平与发生转移的GE-NETs严重程度相关,国外学者认为CgA水平升高是否超过500~600U/L是判定GE-NETs为局限性还是已发生转移的重要依据,GE-NETs经手术治疗后CgA水平会相应降低。因此,血液中的CgA水平不仅可以用于诊断GE-NETs,还可用于判断预后和监测肿瘤复发。

2. 5-羟吲哚乙酸　空腹血浆5-羟吲哚乙酸(5-hydroxyindoleaceticacid,5-HIAA)和(或)24小时尿液5-HIAA对诊断GEP-NEN很有价值。5-HIAA是5-羟色胺的代谢产物,但由于5-羟色胺的水平随着患者的活动量和精神压力不同可以发生很大变化,所以监测空腹血浆5-HIAA或24小时尿液5-HIAA的水平比直接检测5-羟色胺更有意义。其他神经内分泌因子如胰多肽(pancreatic polypeptide,PP)在超过50%的胰腺NEN和约30%的胃肠NEN患者中明显增多,且即使CgA和CgB正常时,PP仍可明显异常。此外,还可联合检测神经元特异性烯醇化酶(neuronspecificenolase,NSE)、5-羟基色氨酸(5-hydroxytryptophan,5-HTP)等。

二、胰腺神经内分泌肿瘤

(一)胰腺神经内分泌肿瘤简介

胰腺神经内分泌肿瘤的发病率逐年升高,临床表现和预后差异很大。目前对于进展期胰腺神经内分泌肿瘤没有好的治疗手段,5年生存率不到30%。胰腺神经内分泌肿瘤一直被认为发病率低,仅为胰腺外分泌腺起源肿瘤的1.4%,而且预后好于胰腺癌,但是近年来尸检的结果证实胰腺神经内分泌肿瘤的发病率为胰腺癌的10%。通常认为胰腺神经内分泌肿瘤生长缓慢,惰性增殖,但是除了胰岛素瘤(85%为良性)外,其他胰腺神经内分泌肿瘤均容易发生远处转移。

(二)目前临床诊断胰腺神经内分泌肿瘤的方法

目前尚没有诊断神经内分泌肿瘤的"理想指标",主要根据完整的病史、详细的体查、临床表现、相应的生化指标以及影像学检查来诊断胰腺神经内分泌肿瘤。

1. 突触素　突触素是一种直径为40~80μm的透明小泡的整合膜蛋白,存在于所有正常和肿瘤性神经内分泌细胞中,广泛表达于神经内分泌肿瘤细胞的胞质中,呈弥漫性阳性。突触素的特异性不如CgA高,因此在用于神经内分泌肿瘤诊断时,需同时检测突触素和CgA。

2. CgA　CgA是一种由439个氨基酸组成的亲水性酸性蛋白质,存在于神经内分泌细胞的嗜铬颗粒中。60%~100%的功能性及非功能性神经内分泌肿瘤患者出现血浆CgA升高。因此,它是目前公认的最有价值的神经内分泌肿瘤的标记物,通过CgA诊断神经内分泌肿瘤的敏感性和特异性可达70%~100%。

3. 影像学检查　影像学检查常用于原发性肿瘤的定位、疾病范围的评估、疗效评估和治疗后的随访。常用的影像学检查方法包括超声内镜(EUS)、计算机断层扫描(CT)、磁共振成像（MRI）、生长抑素受体扫描（somatostatin receptor scintigraphy，SRS）。

　　无功能的神经内分泌肿瘤（NEN）缺乏典型的临床表现，早期难以发现。患者往往是由于肿瘤较大可在腹部形成肿块，或是肿瘤引起胃肠道出血、肠梗阻或是肝脏转移引起黄疸、食欲减退等症状才来就诊。有功能的 NEN 常表现为过量分泌肿瘤相关物质引起的相应症状（表3-3 和表 3-4）。

表 3-3　胰腺神经内分泌肿瘤的特点

肿瘤	主要临床症状	主要激素	胰岛细胞类型	恶性潜力	其他临床特点
促胃液素瘤	反复发作消化性溃疡	促胃液素	γ	非常高	腹泻/脂肪泻
胰岛素瘤	低血糖（空腹或夜间）	胰岛素	B	低	儿茶酚胺过量
胰高血糖素瘤	糖尿病、游走性坏死性红斑	胰高血糖素	A	非常高	氨基酸、血栓栓塞
VIP 瘤	水样腹泻、低钾血症、胃酸缺乏（WDHA 综合征）	血管活性肠肽	δ	高	代谢性酸中毒、高血糖、高血钙、潮红
生长抑素瘤	糖尿病、腹泻/脂肪泻	生长抑素	δ	非常高	低胃酸症、体质量减轻、胆囊疾病
PP 瘤	肝大、腹痛	胰多肽	PP 细胞	非常高	偶发水样腹泻

表 3-4　不同部位神经分泌肿瘤的临床表现与激素的关系

临床表现	部位	激素
潮红	中肠/前肠、肾上腺髓质、胃、甲状腺 C 细胞、肾上腺和交感神经系统	5-羟色胺、降钙素、基因相关肽、降钙素、间甲肾上腺素、去甲肾上腺素
腹泻、腹痛、消化不良	同上，以及胰腺柱状细胞、甲状腺	同上，以及血管活性肽、促胃液素、胰多肽、降钙素
腹泻、脂肪泻	胰腺、十二指肠	生长激素抑制素
哮鸣	肠、胰、肺	P 物质、CGRP、5-羟色胺
溃疡/消化不良	胰、十二指肠	促胃液素
低血糖	胰、腹膜后、肝脏	胰岛素、胰岛素样生长因子Ⅰ、胰岛素样生长因子Ⅱ
皮炎	胰	胰高血糖素
痴呆	胰	胰高血糖素
糖尿病	胰	胰高血糖素、生长抑素
深部静脉血栓、脂肪泻、胆石、神经纤维瘤	胰	生长抑素
无症状、肝转移	十二指肠、胰	胰多肽

对出现疑似 MEN I 型症状的患者进行胰腺 NEN 的生化筛查,包括测量促胃液素、胰岛素 / 胰岛素原、胰多肽、胰高血糖素和 CgA。检查上述所有指标的敏感性约为 70%,如果加上 α- 绒毛膜促性腺激素(humanchorionic gonadotrophin,hCG)、β-hCG 亚基、血管活性肠肽、餐后促胃液素和胰多肽的指标,能进一步提高诊断的准确度。具体见表 3-5。

表 3-5 不同类型肿瘤的生化指标

位置	肿瘤类型	指标	特异性
所有位置		CgA 和 CgB	高
		胰多肽、神经元特异性烯醇化酶、	中
		神经激肽、神经降压素	低
		hCGα 和 hCGβ	
胃	前肠 NEN、促胃液素瘤、ghrelin 瘤	组胺、促胃液素	中
		饥饿激素	低
胰腺	促胃液素瘤、胰岛瘤、高血糖素瘤、生长抑素瘤、PP 瘤、VIP 瘤	促胃液素、胰岛素、胰岛素原、胰高血糖素、生长激素抑制素	高
		C 肽、神经降压素、血管活性肠肽、甲状旁腺激素相关蛋白、降钙素	低
十二指肠	促胃液素瘤、生长抑素瘤	生长激素抑制素、促胃液素	高
回肠	中肠 NEN	血清素、5-HIAA	高
		神经激肽 A、神经肽 K、P 物质	中
大肠和直肠	后肠 NEN	酪酪肽、生长激素抑制素	中
骨	转移	骨碱性磷酸酶、N 端肽	高(成骨性病变);
		甲状旁腺激素相关蛋白	中(溶骨性病变)
			中

三、副神经节瘤

(一)副神经节瘤简介

副神经节瘤是发生在副神经节的肿瘤,一般分布与副神经节的分布相当。肾上腺髓质是一种特殊的副神经节,故一般将肾上腺髓质发生的肿瘤称为嗜铬细胞瘤。副神经节瘤可分为交感神经副神经节瘤和副交感神经副神经节瘤两大类。肾上腺外的一般称为副神经节瘤。副神经节瘤是以解剖部位结合有无功能为分类依据。肾上腺髓质发生的肿瘤称为嗜铬细胞瘤,肾上腺外的一般称为副神经节瘤。副神经节起源于神经嵴细胞,在胚胎发育过程中沿中轴两侧自颅底迁移至盆腔各处,多靠近交感副交感神经节。副神经节瘤可分为交感神经副神经节瘤和副交感神经副神经节瘤两类。副交感神经副神经节瘤主要包括颈动脉体瘤、颈静脉鼓室副神经节瘤、迷走神经副神经节瘤、喉副神经节瘤和主动脉 - 肺副神经节瘤等。交感神经副神经节瘤主要发生在颈部、主动脉旁和膀胱等处,依其部位可称为颈部、主动脉旁、胸腔和膀胱交感神经副神经节瘤等。

(二)目前临床诊断副神经节瘤的方法

因肾上腺外副神经节瘤可发生于身体的很多部位,病变较小或送检材料少以及肿瘤部位受挤压或间质改变明显时,易导致诊断与鉴别诊断的困难。

1. 腺泡状软组织肉瘤　两者均由多角形细胞组成巢状结构,巢间为富于毛细血管的间质。光镜下腺泡结构大小较悬殊,细胞较大,胞质含嗜酸性粗颗粒,细胞异型性较副神经节瘤明显,PAS 染色可找到阳性结晶体;电镜下胞质内可见独特的颗粒呈晶格状排列。

2. 类癌　两者都由大小形态较一致的卵圆形细胞组成,皆具有神经内分泌特征。但副神经节瘤具有特征性的巢状结构,无类癌的菊形团结构;副神经节瘤中可见异型的瘤巨细胞,而类癌细胞更趋一致,罕见瘤巨细胞。免疫组化类癌细胞角蛋白常为阳性,而副神经节瘤常为阴性。电镜所见无明确的鉴别诊断意义,但如果发现神经细胞近端轴突中间丝聚集,则诊断为类癌的可能性比较大。

3. 颗粒细胞瘤　镜下瘤细胞排列成巢状,胞质含嗜酸性颗粒,需与副神经节瘤相鉴别。颗粒细胞瘤多发生于皮肤、皮下及舌,镜下瘤细胞巢间无窦状血管,瘤细胞体积大,PAS 反应阳性。

4. 血管外皮细胞瘤　血管外皮细胞瘤血管极丰富,瘤细胞紧密围绕血管腔。

5. 血管球瘤　常有明显的疼痛,好发于指(趾)甲下,肿块较小(常在 15cm 以下),瘤细胞形态规则,多呈圆形或立方形,多层整齐排列,一般可与副神经节瘤相鉴别。

6. 血管瘤　当副神经节瘤呈血管瘤样型时,瘤细胞排列较稀疏,无明显的巢状结构,而毛细血管扩张,此时易误诊为血管瘤。

7. 恶性黑色素瘤　因瘤细胞内含大量色素颗粒而易与色素型副神经节瘤相混淆。但恶性黑色素瘤的细胞多形性及异型性更为显著,核仁大而明显,核分裂易见。免疫组化神经内分泌标记阴性。

四、质谱技术在内分泌疾病中的应用

神经内分泌肿瘤生长于神经嵴,能够产生和分泌过量与病理情况相关的物质,又称其为肿瘤标志物,监测肿瘤标志物的含量是重要的辅助诊断肿瘤的手段。尿液中的 5-羟吲哚乙酸(5-HIAA)监测已经成为诊断类癌癌过量生成 5-羟色胺的主要方法,也可以用于判断肠道肿瘤是否转移。尿液中的香草扁桃酸(VMA)和高香草酸(HVA)定量监测可作为神经嵴瘤,包括嗜铬细胞瘤、神经母细胞瘤、神经节瘤的诊断依据。这些肿瘤标志的同时检测,有助于神经内分泌瘤的早期诊断、早期治疗及其疗效监测。有关 VMA、HVA、5-HIAA 同时测定法有普通液相色谱法、毛细管区带电泳法和质谱法,但样品前处理较复杂、灵敏度较差,而电化学法灵敏度高、选择性好,是最适合的定量方法。

实例:胃肠胰腺神经内分泌肿瘤方面的共识解读

样品来源:自神经内分泌瘤病例中收集的尿样标本 8 例,包括嗜铬细胞瘤 5 例(男 3 例、女 2 例,年龄为 35~60 岁,中位年龄为 37 岁)、类癌综合征 2 例(均为男性,分别为 35 岁和48 岁)、成人肾上腺神经母细胞瘤 1 例(男性,52 岁)。所有病例均经影像学、实验室和病理学检查确诊。尿样送检前均未做过手术治疗和化疗。

实验仪器:高效液相色谱系统包括两个 582 型泵、542 型自动进样器、可调式恒温柱温箱、16 通道 CoulArray 5600A 型电化学阵列检测器及 522 型紫外检测器(购于美国 ESA 公司)。

色谱条件:流动相 A:50mmol/L 磷酸二氢钠溶液(pH 用磷酸调至 3.30),加入 1%(体积分数)乙腈;流动相 B:50mmol/L 磷酸二氢钠溶液(pH 用磷酸调至 3.30),加入 40%(体积分数）乙腈。两相的梯度洗脱程序为 8%B 保持 2 分钟,25%B 保持 3 分钟,50%B 保持 8 分钟,换成 8%B 平衡 5 分钟。流速为 0.8ml/min。色谱柱:采用 YMC 碱性反相 C18 色谱柱(4.6mm×150mm,3μm,日本 YMC 系列产品)及其 C18 保护柱。八通道阵列检测器的检测电势范围为 0~500mV,测定前用流动相 A 平衡 >2 小时。紫外检测器的检测波长为 210nm。

样品前处理方法: 采集新鲜中段尿 5ml,存于 −80℃冰箱中待用。用前将尿样标本解冻,取 100μl,用流动相 A 稀释至 2ml,2000r/min 离心 10 分钟,过滤上清液到样品瓶中,取 10μl 进样。准确称量 5-HIAA、HVA 和 VMA 各 5mg,用流动相溶解制成质量浓度为 100mg/L 的标准储备液,分装并保存于 −20℃冰箱中,可保存 3 周。在测定时取分装的标准储备液当日稀释成所需浓度,混合标准溶液的质量浓度梯度分别为 1500、1000、500、250 和 100μg/L,同时加入 Cr,使其质量浓度分别为 450、300、225、150、75 和 30mg/L。经 0.22μm 微孔滤膜过滤后,4℃避光保存备用。

结果分析: 如图 3-2 所示,Cr 的保留时间为 3 分钟,VMA 的保留时间为 3 分钟,5-HIAA 的保留时间为 3 分钟和 HVA 的保留时间为 15 分钟。Cr 峰所占的通道表示紫外检测结果,其他通道为不同电势的电化学检测结果。

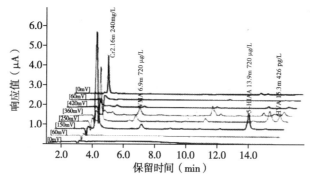

图 3-2　正常人尿样中 Cr、VMA、5-HIAA 和 HVA 的多通道检测色谱分离图

所采用的库仑阵列电化学检测器具有其他检测器和单通道电化学检测器无法比拟的优点。其在连续的通道上出现检测信号,信号最强的通道为主通道,在一定的电势条件下,每种化合物前一通道及后一通道的信号强度与该通道信号强度的比值即“峰面积比值”是一定的,这为检测样品峰的纯度提供了另一个很好的指标,如果比值过高或过低说明有其他杂质的存在。优点主要是可以同时测定 4 种物质,而且可以实现自动化,1 天可连续测定多个样品。通过线性关系、精密度、回收率的考察以及对神经内分泌瘤患者和健康人的尿液测定,证明该方法简便稳定、灵敏度高、选择性好,可以作为神经内分泌瘤的常规检测手段,也为研究其他与神经内分泌代谢产物有关的神经精神类等疾病奠定了良好的基础。

总之,在过去的 10 年间,神经内分泌瘤的发病率和患病率逐步升高,这可能与医师对疾病的认知度提高有关,同时也与诊断和治疗方法的改善有关。由于患者的临床症状因肿瘤的分期和原发部位的不同而不同,所以临床对于神经内分泌瘤的诊断还面临着很大的挑战。

（李　倩　张治然）

参考文献

[1] Kaltsas GA,Besser GM,Grossman AB. The Diagnosis and Medical Management of Advanced Neuroendocrine Tumors[J]. Endocrine Reviews,2004,25（3）:458-511.

[2] 赵洪伟,李雷兵,凌志宁,等. 腹腔镜下肾上腺嗜铬细胞瘤手术的麻醉管理[J]. 中华肿瘤防治杂志, 2006,13（21）:1679-1680.

[3] Pacak K,Eisenhofer G,Ahlman H,et al. Pheochromocytoma:recommendations for clinical practice from the First In-ternational Symposium[J]. Nat Clin PractEndocrinol Metab,2007,3（2）:92-102.

[4] 蕾茹,严楠,杨军霞,等. 嗜铬细胞瘤误诊分析[J]. 临床误诊误治,2013,26（6）:60-61.

[5] Vogeser M,Seger C. A decade of HPLC-MS/MS in the routine clinical laboratory:goals for further developments [J]. Clin Biochem,2008,41（9）:649-662.

[6] Kebebew E,Duh QY. Benign and malignant pheochromocytoma:diagnosis,treatment,and follow-up[J]. SurgOncol Clin N Am,1998,7（4）:765-789.

[7] Orchard T,Grant CS,van Heerden JA,et al. Pheochromocytoma-continuing evolution of surgical therapy[J]. Surgery,1994,114（6）:1153-1159.

[8] Kudva YC,Sawka AM,Young Jr WF. Clinical review 164:the laboratory diagnosis of adrenal pheochromocytoma:the Mayo Clinic experience[J]. Clin Endocrinol Metab,2003,88（10）:4533-4539.

[9] Pacak K,Linehan WM,Eisenhofer G,et al. Recent advances in genetics,diagnosis,localization,and treatment of pheochromocytoma[J]. Ann Intern Med,2001,134（4）:315-329.

[10] Sjoberg RJ,Simcic KJ,Kidd GS. The clonidine suppression test for pheochromocytoma. A review of its utility and pitfalls[J]. Arch Intern Med,1992,152（6）:1193-1197.

[11] Hui TP,Krakoff LR,Felton K,et al. Diuretic treatment alters clonidine suppression of plasma norepinephrine [J]. Hypertension,1986,8（4）:3376-3766.

[12] Grossman E,Goldstein DS,Hoffman A,et al. Glucagon and clonidine testing in the diagnosis of Pheochromocytoma[J]. Hypertension,1991,17（6Pt1）:733-741.

[13] Herbomez,GérardForzyl,Catherine Bauters,et al. An analysis of the biochemical diagnosis of 66 pheochromocytomas[J]. Eur J Endocrinol,2007,156（5）:569-575.

[14] Boyle JG,D Fraser D,Perry CG,et al. Comparison of diagnostic accuracy of urinary free metanephrines, vanillyl mandelic Acid,and catecholamines and plasma catecholamines for diagnosis of pheochromocytoma[J]. Journal of Clinical Endocrinology & Metabolism,2007,92（12）:4602-4608.

[15] Lagerstedt SA,O'KaneDJ,Singh RJ. Measurement of Plasma Free Metanephrine and Normetanephrine by Liquid Chromatography-Tandem Mass Spectrometry for Diagnosis of Pheochromocytoma[J]. Clinical Chemistry,2004,50（3）:603-611.

[16] Wilhelmina H. A. de Jong,Kendon S. Graham,Jan C. van der Molen,et al. Plasma Free Metanephrine Measurement Using Automated Online Solid-Phase Extraction HPLC-Tandem Mass Spectrometry[J]. Clinical Chemistry,2007,53（9）:1684-1693.

[17] Stefan KG Grebe,Ravinder J Singh. LC-MS/MS in the Clinical Laboratory-Where to From Here? [J]. Clin Biochem Rev,2011,32（1）:5-31.

［18］Spectrometry Luke C. Marney,Thomas J. Laha. Isopropanol Protein Precipitation for the Analysis of Plasma Free Metanephrines by Liquid Chromatography-Tandem Mass Spectrometry［J］. Clinical Chemistry October, 2008,54(10):1729-1732.

［19］Rozeta E,Morellob R,Lecomtea F,et al. Performances of a multidimensional on-line SPE-LC-ECD method for the determination of three major catecholamines in native human urine:validation,risk and uncertainty assessments［J］. Analytica Chimica Acta,2007,591(2):239-247.

［20］Lenders JW,Eisenhofer G,Mannelli M,et al. Phaeochromocytoma［J］. Lancet,2005,366(9486):665-675.

［21］Maurer,Hans H. Hyphenated mass spectrometric techniques-indispensable tools in clinical and forensic toxicology and in doping control［J］. Journal of Mass Spectrometry,2006,41(11):1399-1413.

［22］Michael V,Christoph S. A decade of HPLC-MS/MS in the routine clinical laboratory-goals for further developments［J］. Clinical Biochemistry,2008,41(9):649-662.

［23］Himmelsbach M. 10years of MS instrumental developments-Impact on LC-MS/MS in clinical chemistry［J］. Journal of Chromatography B,2012,883-884(4):3-17.

［24］冯金燕,伍晓汀.胃肠道神经内分泌肿瘤的诊疗进展［J］.中国普外基础与临床杂志,2013,3(03):32.

［25］肖日晶.胃肠道神经内分泌肿瘤的临床病理探讨［J］.中国医药指南,2014,12(3):80-81.

［26］姚光宇,巴一.肠道神经内分泌肿瘤临床分析［J］.中国肿瘤临床,2014,41(8):522-525.

［27］柯牧京,李宜雄.胰腺神经内分泌肿瘤诊断和治疗进展［J］.中国普通外科杂志,2014,9(09):27.

［28］徐建明,杨晨.胃肠胰腺神经内分泌肿瘤国际诊断共识的解读［J］.临床肿瘤学杂志,2012,16(11):1033-1038.

［29］陈杰.副神经节瘤［J］.中华病理学杂志,2006,35(8):494-496.

［30］胡维维,王辉,陶金华,等.肾上腺外副神经节瘤临床病理分析［J］.临床与实验病理学杂志,2010,(1):77-80.

［31］Suominen T,Uutela P,Ketola R A,et al. Determination of Serotonin and Dopamine Metabolites in Human Brain Microdialysis and Cerebrospinal Fluid Samples by UPLC-MS/MS:Discovery of Intact Glucuronide and Sulfate Conjugates［J］. Plos One,2013,39(2):463-469.

第四章　质谱技术在新生儿氨基酸代谢病筛查中的应用

第一节　概　　述

一、氨基酸代谢病简介

氨基酸代谢病主要是由于氨基酸代谢途径受阻,导致体内相应的氨基酸水平增高或降低,另外其旁路代谢产物有机酸也相应增加。氨基酸代谢病包括苯丙酮尿症、甲状腺功能低下症、先天性肾上腺皮质增生症、葡萄糖 -6- 磷酸脱氢酶缺乏症、高胱氨酸尿症、枫糖尿症、酪氨酸(Tyr)血症、瓜氨酸(Cit)血症和精氨酸(Arg)血症等,其中高苯丙氨酸血症在氨基酸代谢病中占 52.2%。另外,苯丙酮尿症(phenylketonuria,PKU)是比较常见的氨基酸代谢病,病因在于患者肝内缺乏苯丙氨酸羟化酶,使苯丙氨酸不能正常代谢为酪氨酸,大量的苯丙氨酸和苯丙酮酸蓄积于体内,对中枢神经系统造成损害,严重时会导致新生儿智力发育迟滞。氨基酸代谢病新生儿期以喂养困难、呕吐、嗜睡、昏迷和抽搐为临床表现,婴幼儿期以运动发育落后、智力落后、抽搐、肌张力低下和反复呕吐的症状较为常见,实验室常常通过检测酸中毒、高血氨、乳酸增高和低血糖等方法进行诊断。

二、质谱技术在氨基酸代谢病诊断中的应用

目前,根据美国医学遗传科学院(The American College of Medical Genetics,ACMG)的新生儿筛查指导原则,可以使用串联质谱进行筛查的氨基酸类代谢疾病包括苯丙酮尿症、枫糖尿症、酪氨酸血症Ⅰ和Ⅱ型、同型半胱氨酸尿症等 10 种。经典的方法需要对样品进行衍生化处理,目的在于提高离子化效率和产生特定的碎片离子。最常用的衍生化方法是用正丁醇在酸性条件下与氨基酸的羧基发生反应,形成丁酯衍生物,在串联质谱碰撞诱导解离作用下,多数 α- 酸性、中性氨基酸产生 102D(丁基甲酯)的中性碎片丢失,少数氨基酸产生 56D(甘氨酸)和 161D(精氨酸)的中性碎片丢失。此外,部分侧链含有碱性基团的氨基酸如赖氨酸、鸟氨酸、精氨酸、谷氨酰胺和天门冬酰胺等能够产生 119D 的中性碎片丢失。根据这些质谱信息,可以采用中性碎片丢失扫描和(或)多反应监测,建立半定量或绝对定量的串联质谱分析方法对氨基酸类代谢疾病进行筛查诊断。

通常采用液相色谱 - 质谱联用技术检测血滤纸片中氨基酸及相关氨基酸之间的比值对氨基酸代谢病进行筛查和诊断,气相色谱 - 质谱则可监测患者尿中的有机酸水平。瓜氨酸血症Ⅰ和Ⅱ型 MS/MS 均表现为 Cit 增高,并且瓜氨酸血症Ⅰ型的 Cit 水平增高更加显著,瓜氨酸血症Ⅱ型可伴有蛋氨酸、酪氨酸和苏氨酸增高,通过串联质谱可进行初步鉴别。酪氨酸

血症 Ⅰ 型表现为 Tyr 和 Met 增高,需与瓜氨酸血症 Ⅱ 型进行鉴别,瓜氨酸血症 Ⅱ 型伴有 Cit 增高,酪氨酸血症 Ⅰ 型的尿气相色谱 - 质谱可检测到琥珀酸丙酮显著增高。质谱技术在新生儿筛查领域的应用在新生儿代谢病的早期诊断和治疗方面发挥了重要作用。通过 MS/MS 确认的阳性病例(质谱分析血浆、尿液有机酸和酶或分子测试)如表 4-1 所示。

表 4-1　通过 MS/MS 进行新生儿疾病筛查和验证性分析

疾病	阳性筛选标准	确证分析
苯丙酮尿症(PKU)/ 高苯丙氨酸血症(HPA)	Phe(>150μmol/L)和 Phe/Tyr(>1.5)	PKU:Phe>360μmol/L;HPA:Phe>150μmol/L and<360μmol/L
枫糖尿症	XLeu(>342μmol/L)和 Val(>350μmol/L)	血浆氨基酸和别异亮氨酸的存在;分子分析
酪氨酸血症 Ⅰ 型	Tyr(>250μmol/L)和阳性琥珀酰丙酮检测	琥珀酰丙酮尿和分子分析
酪氨酸血症 Ⅱ 型	Tyr(>450μmol/L)	分子分析
高胱氨酸尿(CBS 缺乏症)	Met(>50μmol/L)	血浆中的总同型半胱氨酸升高;分子分析
高胱氨酸尿(CBS 缺乏症)	Met(>50μmol/L)	分子分析
瓜氨酸血症 Ⅰ 型	Cit(>46μmol/L)	等离子氨和瓜氨酸;乳清酸尿;分子分析
琥珀酸裂解酶缺乏症	Asa(>1μmol/L)	尿中 Asa;分子分析
精氨酸酶缺乏症	Arg(>50μmol/L)	等离子氨和精氨酸;乳清酸尿;分子分析
3- 甲基巴豆酰辅酶 A 羧化酶缺乏症	C5OH(>1μmol/L)	增加的 3-OH- 异戊酸和 3- 甲基巴豆甘氨酸尿;分子分析
异戊酸血症	C5(>1μmol/L)	增加的甘氨酸结合体和 3- 羟基戊酸尿;分子分析
羧化全酶合成不足	C5OH(>1μmol/L)	有机酸和多种羧化酶缺乏症;分子分析
苯丙酸血症	C3(>6.23μmol/L)和 C3/C2(>0.3)	增加的 3- 羟基丙酸、丙酰基甘氨酸、三氟甲磺酰基甘氨酸、N- 甲基柠枸橼尿;分子分析
甲基丙酸血症(变位酶)	C3(>6.23μmol/L)和 C3/C2(>0.3)	增加的尿甲基丙二酸和甲基枸橼酸;分子分析
戊二酸血症 Ⅰ 型	C5DC(>0.2μmol/L)	戊二酸和尿 3- 羟基戊二酸;分子分析或成纤维细胞的酶活性
甲基丙酸血症(Cbl C,D)	C3(>6.23μmol/L),Met(<12μmol/L)和 C3/Met(>0.4)	血浆总同型半胱氨酸升高;尿中增加的甲基丙二酸;分子分析
3- 羟基 -3- 甲基辅酶 A 裂解酶缺乏症	C5OH(>1μmol/L)和 C6DC(>0.07μmol/L)	增加的尿中 3- 羟基 -3- 甲基戊二酸、甲基戊二酸和 3- 甲基戊烯二酸;分子分析

续表

疾病	阳性筛选标准	确证分析
中链酰基-CoA脱氢酶缺乏症	C8（>0.3μmol/L）和C8/C10（>2.5）	分子分析或成纤维细胞/淋巴细胞的酶活性
长链3-羟基辅酶A脱氢酶缺乏症	C16OH（>0.10μmol/L），C18：1OH（>0.07μmol/L），C18OH（>0.06μmol/L）和C16OH/C16（>0.04）	分子分析或成纤维细胞/淋巴细胞的酶活性
多酰基-CoA脱氢酶缺乏症	从C4~C18多物质升高	分子分析或成纤维细胞的酶活性
左旋肉碱的运输缺陷	C0（<7μmol/L）	分子分析或成纤维细胞肉碱的吸收
极长链酰基辅酶A脱氢酶缺乏症	C14：1（>0.46μmol/L）和C14：2（>0.17μmol/L）	分子分析或成纤维细胞/淋巴细胞的酶活性
肉碱棕榈酰Ⅱ缺乏症	C0/（C16+C18）（>30）	分子分析或成纤维细胞的酶活性
肉碱棕榈酰Ⅱ缺乏症	C0/（C16+C18）（<3）	分子分析或成纤维细胞的酶活性

注：Phe：苯丙氨酸；Tyr：酪氨酸；XLeu：亮氨酸/异亮氨酸/手性色谱分离；Val：缬氨酸；Cit：瓜氨酸；Asa：精氨基琥珀酸；Arg：精氨酸；CoA：辅酶A；Met：蛋氨酸；C0：游离肉碱；C2：乙酰肉碱；C3：丙酰肉碱；C4：丁酰肉碱；C5：异戊酰肉碱；C5OH：3-羟基异戊酰基肉碱/2-甲基-3-羟基-丁酰肉碱；C8：辛酰肉碱；C10：癸酰肉碱；C5DC：戊二酰肉碱/3-羟基癸酰肉碱；C14：1：肉豆蔻酰肉碱；C16：棕榈基肉碱；C16OH：3-羟基-棕榈基肉碱；C18：硬脂酰肉碱；C18：1OH：3-羟基-油烯基肉碱；C18OH：3-羟基-硬脂酰肉碱；C6DC：己二酰/甲基戊二酰肉碱

第二节 质谱技术在苯丙酮尿症诊断中的应用

一、苯丙酮尿症简介

苯丙酮尿症（PKU）是一种常染色体隐性遗传性疾病，因苯丙氨酸羟化酶（phenylalanine hydroxylase，PAH）缺陷导致苯丙氨酸（phenylalanine，Phe）代谢障碍。根据近年的新生儿疾病筛查统计结果表明，我国的PKU发病率约为1/11 000，推算PKU杂合子致病基因频率为1/52。患者的症状表现为智力低下、发育不良、周期性呕吐、昏迷。该病易在婴儿时期发生。PKU是目前筛查范围最广的氨基酸代谢遗传疾病，全世界每年约有1000万婴儿接受PKU筛查，在中国PKU也是卫计委要求重点筛查的病种。临床类型主要分为：①经典型PKU：苯丙氨酸羟化酶活性为正常人的0~4.4%；②轻型PKU：临床表现较轻，实验室检查结果同经典型PKU；③暂时型PKU：见于极少数的新生儿或早产儿，为苯丙氨酸羟化酶成熟延迟所致，出生后血苯丙氨酸浓度增高，以后逐渐恢复正常；④高苯丙氨酸血症：苯丙氨酸羟化酶活性为正常人的1.5%~34.5%，临床表现轻或无，血苯丙氨酸浓度<1200μmol/L；⑤四氢生物蝶呤（BH₄）缺乏症又称非经典型PKU或恶性PKU，由于PAH辅助因子BH₄缺乏所致。该疾病的发病原因是患者基因缺陷使肝脏不能合成苯丙氨酸羟化酶而导致体内的苯丙氨酸不能正常代谢为酪氨酸，前者在体内大量堆积并氧化为有害的苯丙酮酸，因此患者血液和尿液中的苯丙氨酸浓度比正常人要高。苯丙酮尿症在婴儿出生后的2个月内及时治疗可以有效治愈，因此及早诊断PKU有着十分重要的意义。

二、目前临床诊断苯丙酮尿症的方法

(一) 临床诊断

新生儿期的 PKU 患儿无任何特异性的临床表现。出生 3 个月后开始出现智力发育迟缓和语言发育障碍,随年龄增大而加重。患儿都出现不同程度的智能低下,60% 属重度低下(IQ 低于 50),其余为中、轻型。患儿头发、皮肤颜色浅淡,尿液、汗液中散发出鼠臭味,可有小头畸形、动作协调困难,但神经系统的异常体征不多见。儿童期常见精神行为异常,如兴奋不安、多动、孤僻、攻击性行为等。约 1/3 的患儿皮肤干燥,常有湿疹,甚至持续数年。约 1/4 的患儿有癫痫发作,发作类型可为婴儿痉挛或其他形式,有些患儿的发作次数可因年龄增长而逐渐减少,或自动停止。

(二) 实验室诊断

包括苯丙氨酸浓度测定、尿三氯化铁试验、苯丙氨酸负荷试验、HPLC 尿蝶呤图谱分析、四氢生物蝶呤负荷试验、脑电图、CT 和 MRI。

常规筛查 PKU 的方法有细菌抑制法(BIg)和 HPLC,这两种方法是通过测定血样中的 Phe 浓度来诊断 PKU。血液中 Phe 的摩尔浓度 >258pmol/L 可以诊断为 PKU,但是早熟婴儿及成年人血液中的 Phe 浓度很大,因此用上述方法容易产生假阳性。而用 Phe 与 Tyr 摩尔浓度之比(即物质量之比)作为诊断依据可以消除假阳性。

三、质谱技术在苯丙酮尿症诊断中的应用

1. 液相色谱 - 质谱联用技术 随着医学遗传、分子生物、生化学检测等技术的迅速发展,特别是液相色谱 - 质谱检测技术作为诊断技术在临床医学上的应用,对婴幼儿先天性遗传代谢病的诊断及治疗具有巨大的推动作用。串联质谱技术的特点是大大降低了筛查诊断的假阴性和假阳性,这得益于串联质谱在特异性和灵敏度等方面的技术优势。串联质谱技术可同时检测多种氨基酸和酰基肉碱,使 PKU 杂合子 Phe 和酪氨酸浓度及其比值的测定更加快速、准确。Chace 等 1993 年就报道了 MS/MS 方法在新生儿疾病筛查中的应用,使用 MS-MS 中性碎片丢失扫描方式检测 Phe 和 Tyr,通过串联质谱技术检测血滤纸片中的 Phe 和 Tyr 浓度及变化,以便了解 PAH 杂合子 Phe 的代谢变化,证明了应用 MS/MS 检测的可靠性。

实例:串联质谱技术方法检测苯丙酮尿症杂合子

样品来源:PKU 患者 52 例(男 35 例、女 17 例),年龄为(4.1 ± 3.7)岁,正常对照组 160 例,PKU 杂合子 152 例,来自于遗传代谢病门诊,所有对象均无临床症状,智力正常。另外还有 8 例疑似患儿。

实验仪器:串联质谱仪(API2000)购自美国生物应用系统公司(Applied Biosystems);高效液相色谱仪(Agilent 1100)购自美国安捷伦公司(Agilent);96 孔板加热吹干装置(Dri-Block DB-30)为英国 Techne 公司的产品。

色谱条件:流动相采用 80% 乙腈,流速为 30μl/min,进样 20μl。串联质谱仪测定采用中性丢失扫描方式,中性丢失片段为甲酸丁酯,质荷比为 102;扫描范围为 m/z 140~280,每次扫描的时间为 1.5 分钟。

样品前处理方法:标本采集用干血滤纸片法,手指采血,干血滤纸片用打孔器制成直径为 3mm 的血片(相当于 3.2μl 全血),置于 96 孔过滤板中,每孔加入含 $^2H_5$-Phe 和 $^{13}C_6$-Tyr 的

甲醇 100μl,室温放置 20 分钟,然后离心至另一个 96 孔聚丙烯板中,55℃加热,氮气吹干,再加入 60μl 盐酸(3mol/L)- 正丁醇,Teflon 膜覆盖,置 65℃恒温箱内 15 分钟,再次吹干,加入 80% 乙腈 100μl 溶解,铝膜覆盖,进样检测。

数据处理:定量分析采用软件 ChemoView 1.2 版本(美国生物应用系统公司),由已知浓度的内标自动计算出所测样品中的 Phe 和 Tyr 浓度,并同时计算出 Phe 与 Tyr 的比值(Phe/Tyr)。检测结果采用 $\bar{x} \pm S$,两组间比较采用 t 检验。

2. 气质联用技术　气相色谱 - 质谱检测尿中有机酸的处理过程:除去尿素及蛋白质,并加入托品酸、17- 烷酸、24- 烷酸作为内标,用乙酸乙酯萃取两次,再用双(三甲基硅烷基)三氟乙酰胺与三甲基氯硅烷进行甲基硅烷化衍生后,进行气相色谱 - 质谱检测。

实例:串联质谱技术诊断新生儿苯丙酮尿症

样品来源:疑似病例 7 例,其中 $6^{\#}$ 和 $7^{\#}$ 为成年人血样。新生儿出生后的 48~72 小时采集足后跟血样,以滤纸片收集血滴并进行干燥处理。

实验仪器:氮气吹干装置、高速离心机、烘箱、GC-MS(美国 Finnigan 公司)。

色谱条件:HP-5MS 石英毛细管柱(30m×0.25mm,0.25μm);柱温:70℃(保持 2 分钟)、300℃(保持 15 分钟);升温速度:15℃/min。汽化室温度:280℃。载气:He;流量:1.0ml/min。EI 源(70eV,200℃);灯丝电流:220mA。接口温度:280℃。

样品前处理方法:将 20μl 血样吸附在滤纸上,挥干,用打孔器在滤纸血斑处打下一直径为 8.0mm 的圆形片(包括全部的 20μl 血样),放入 1.5ml PV 离心管中,加入 200μl 甲醇萃取剂(含体积分数 0.1% HCl)振荡 25 分钟,离心后吸取 100μl 上清液注入 2.0ml 安瓿管中,氮气吹干;加入 100μl HCl- 正丁醇,封管,在烘箱 120℃酯化 60 分钟,开管后加入 50mlCH_2Cl_2,氮气吹干;加 100μl 乙酸乙酯和 100μl 三氟醋酸酐,封管,在烘箱 120℃酰化 30 分钟,反应液用氮气吹干,加 100μl 甲醇溶解,取 1μl 进行 GC-MS 分析。

结果分析:表 4-2 为 GC-MS 测定血样中的 Phe、Tyr 的结果,根据它们的比值确诊 $3^{\#}$、$4^{\#}$ 患有 PKU。其中 $6^{\#}$ 和 $7^{\#}$ 为成年人血样,可见成年人血液中的 Phe 浓度比正常新生儿血液中的 Phe 大得多,但浓度比却小于 1。用细菌抑制法 BIA 对上述样品进行临床诊断分析,诊断 $1^{\#}$、$2^{\#}$ 和 $5^{\#}$ 阴性,$3^{\#}$、$4^{\#}$、$6^{\#}$ 和 $7^{\#}$ 为阳性,经临床检查 $6^{\#}$ 和 $7^{\#}$ 为假阳性,可见 GC-MS 方法是可行的。

表 4-2　血样中苯丙氨酸和酪氨酸的定量分析结果

sample	$C(\mathrm{Phe})(\mu mol/L)$	$C(\mathrm{Phe})(\mu mol/L)$	$C(\mathrm{Phe})/C(\mathrm{Phe})$
$1^{\#}$	67	86	0.78
$2^{\#}$	226	177	1.26
$3^{\#}$	978	258	3.79
$4^{\#}$	865	317	2.73
$5^{\#}$	116	213	0.54
$6^{\#}$	436	568	0.77
$7^{\#}$	413	476	0.87

血样 Phe(m/z 91)和 Try(m/z 203)的特征离子色谱图如 4-1 所示。

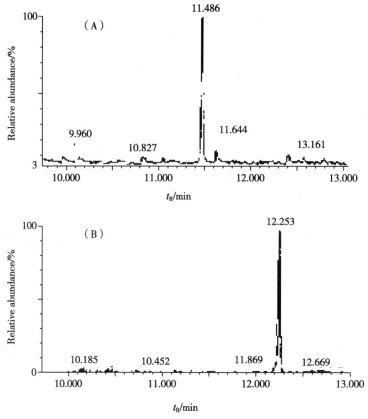

图 4-1 血样 Phe（m/z 91）和 Try（m/z 203）的特征离子色谱图

表 4-3 显示，PKU 患者的血 Phe 浓度及 Phe/Tyr 显著高于 PKU 杂合子和正常对照组（均 $P<0.01$），且无重叠，但 Tyr 的浓度差异无统计学意义。PKU 杂合子组的 Phe、Phe/Tyr 显著高于正常对照组（$P<0.01$），Tyr 的浓度低于健康人（$P<0.01$），但是数据分布有部分重叠。另外，在 52 例 PKU 杂合子中有 4 例（2.6%）Phe 浓度高于 120μmol/L（正常值 <120μmol/L），其中最高的 Phe 浓度为 172μmol/L。

表 4-3 3 组对象的 Phe、Tyr 浓度以及 Phe/Tyr 比值（$\bar{x} \pm S$）

组别 group	例数 n	Phe （μmol/L）	Tyr （μmol/L）	Phe/Tyr
NC	160	53.2 ± 10.2	43.6 ± 9.5	1.2 ± 0.2
PKU	52	634.0 ± 300.3	42.9 ± 16.3	16.5 ± 9.9
PKUHA	152	68.3 ± 21.4	40.1 ± 11.8	1.7 ± 0.4

注：Phe：苯丙氨酸（phenylalanine）；Tyr：酪氨酸；PKU：苯丙酮尿症；PKUHA：PKU 杂合子；与对照组比较，*$P<0.01$；与 PKU 组比较，*$P<0.01$

在定性的基础上，对 8 例疑诊患儿尿中的有机酸进行定量分析，与正常值对照，根据结果（表 4-4）可知，患儿尿中苯乙酸、邻羟基苯乙酸、对羟基苯乙酸及苯丙酮酸中的一种或几种超出正常值的十几倍甚至百倍，证明了该有机酸在体内有异常累积，由此确诊为苯丙酮尿症。

表 4-4 PKU 患者尿中的有机酸含量与正常值的对照

有机酸 TMS 衍生物	尿中的有机酸含量（μg/mg 肌酸酐）						
	正常值（$n=33$）	P_1	P_2	P_3	P_3	P_5	P_7	P_8
苯乙酸	6.0 ± 4.9	3.4	2.3	33.8	95.1	33.8	65	98
邻羟基苯乙酸	4.9 ± 6.2	47.7	108	92.7	168	54.3	684	170
对羟基苯乙酸	11.7 ± 6.4	2.1	12.6	20.3	89.6	13.0	1.5	9.8
苯丙酮酸	9.0 ± 4.3	97.6	1210	368	32.8	275.4	1395	4266

注：P 表示 patient（患者），下标的阿拉伯数字表示患者编号

研究的统计结果显示，PKU 杂合子的血 Phe 浓度及 Phe/Tyr 值显著高于健康人。国内外的相关研究表明，串联质谱技术能够鉴别出 PKU 杂合子群体与正常人群间血 Phe、Tyr 浓度及 Phe/Tyr 值之间存在的显著性差异。目前临床常用的诊断和产前诊断技术是 DNA 突变检测技术，由于 PAH 基因突变种类繁多，对技术要求较高，PKU 基因型分析方法结合串联质谱技术对于今后的遗传咨询和遗传保健指导方面将具有重要意义。

第三节 质谱技术在先天性肾上腺皮质增生症诊断中的应用

一、先天性肾上腺皮质增生症简介

先天性肾上腺皮质增生症（congenital adrenal hyperplasia，CAH）是一组催化类固醇激素生物合成的酶先天性缺乏引起的常染色体隐性遗传性疾病。因肾上腺皮质激素合成过程中所需酶的先天性缺陷，导致皮质激素合成不足，下丘脑促肾上腺皮质激素释放激素和垂体促肾上腺皮质激素分泌增多，刺激双侧肾上腺增生。目前报道的 CAH 有 21- 羟化酶缺乏症、11β- 羟化酶缺乏症等 6 种类型，其中 21- 羟化酶缺乏症最为常见。21- 羟化酶缺乏症因激素合成过程中酶缺乏的程度不同，临床表现亦不同。根据酶缺乏的程度，可分为失盐型、单纯男性化型和非典型 3 种。临床表现为肾上腺皮质功能不全，性发育异常，伴或不伴水盐紊乱。CAH 的发病率因人种、地区不同而异，据新生儿疾病筛查资料报道，经典型的 CAH 发病率在欧洲为 1：10 000~1：14 000，在北美洲地区为 1：15 000。血中的 17α- 羟孕酮（17-OHP）水平测定是 CAH 诊断和疗效评估的一个重要指标。

二、目前临床诊断先天性肾上腺皮质增生症的方法

（一）临床诊断

1. 皮肤色素加深，有女性男性化或男性性早熟表现。失盐型合并呕吐、腹泻、脱水。

2. 皮质醇（COR）降低，促肾上腺皮质激素（ACTH）增高，睾酮及 17α- 羟孕酮增高。失盐型血电解质分析提示低钠、高钾、酸中毒改变。

3. 影像学检查肾上腺呈增生表现。

（二）实验室诊断方法

1. 干血滤纸片中 17α- 羟孕酮的检测方法 固相直接放射免疫测定法（SPRIA）、酶联免疫法（ElISA）、时间分辨荧光免疫法。

2. 基因诊断技术 目前联合基因测序已经成为 CYP21A2 基因诊断的常用方法,是一种基于病因检测的确诊手段。在遗传咨询和产前诊断中,21-OHD 的基因诊断是唯一可靠的方法。

三、质谱技术在先天性肾上腺皮质增生症诊断中的应用

北京科技大学化学与生物工程学院的周剑等报道了美国盐湖城大学的 Mark.M.Kushnir 等开发的一种灵敏的、特异的液相色谱 - 串联质谱法同时分析测定血清中的 17α- 羟孕酮等 4 种甾体激素。该方法是在样品中加入一定量的内标标准溶液,样品通过固相微萃取(SPE),吹干后用流动相复溶进行质谱检测。该方法的定量检出限为 0.05μg/L,定性检出限为 0.025μg/L,回收率达到 97.2%。在此基础上加拿大的 MicheleL.Eter 等开发了 SPE 萃取后直接进行 LC-MS-MS 测定的方法,D_8-17-OHP 作为内标加入血清样品中,混合均匀后进行 SPE 萃取,用反相氨基色谱柱分离,分析时间为 7 分钟。该方法的线性范围为 0.156~80nmol/L,定量检出限为 0.2nmol/L。

实例:使用串联质谱特异性筛查新生儿先天性肾上腺皮质增生症

样品来源:新生儿筛查的血液样本由明尼苏达州梅奥诊所卫生和生化遗传学实验室所提供。

实验仪器:API 3000 三重四极杆质谱仪(Applied Biosystems/MDS Sciex)、Perkin-Elmer Series 200 自动进样器、Perkin-Elmer Micro LC 泵。

色谱条件:API 源 3000 三重四级杆质谱仪在正离子模式下操作(源电压 5500V)。该系统还包括一个 Perkin-Elmer Series 200 自动进样系列和 Perkin-Elmer Micro 液相泵。从大部分标本矩阵中获得的 17-OHP,D_8-17-OHP、雄烯二酮和皮质醇是通过 Narrow-BoreLC[Symmetry C18,50mm × 2.1mm(i.d.),Waters]柱完成的分离。自动进样 20μl,用水(溶剂 A)和甲醇(溶剂 B)组成流动相进行梯度洗脱:在 5 分钟内溶剂 B 的浓度梯度变化为 50%~100%,保持 B 100% 3 分钟,重复最初的条件 4 分钟。以 250μl/min 的流速直接进入喷雾电离源(涡轮增压气体 6L/min;温度传感器 400℃)。17-OHP,D_8-17-OHP、皮质醇和雄烯二酮的洗脱时间为 2~4 分钟,总运行时间为 12 分钟,滤纸显示水溶性化合物的保留时间为 9 分钟。

在正离子模式下,裂解电压 36V,碰撞能 6V。用甲醇 - 水(体积 50∶50)含 0.25g/L 甲酸溶液以 10μmol/L 的浓度优化 MS/MS,注入流速为 10μl/min。

在 SRM 监测模式下,监测离子对为 m/z 331.2-97.0,m/z 339.2-100.0,m/z 287.2-97.0,363.3 m/z 分别为 17-OHP,D_8-17-OHP,雄烯二酮和皮质醇。

样品前处理方法:一个 4.8mm 样品盘用干血点校准器穿孔,样本放置在一次性离心管中。加内标溶液[D_8-17-OHP 水,500μl,0.375ng],盘子在定轨摇床上室温下洗涤 30 分钟。加入乙醚(3ml),涡旋混合 1 分钟,进行萃取。然后将乙醚相转移到干净的玻璃管中,另外加 3ml 乙醚提取 1 分钟,转移到管中,在 40℃水浴中氮气流蒸发干燥。然后添加 50μl 甲醇 - 水(体积 50∶50)复溶残渣,处理后转移到液相自动进样瓶中,准备进样。

结果分析:图 4-2 中的正常婴儿(A)和 CAH 婴儿(B)的类固醇图谱分别用备有电喷雾源的质谱仪在正离子化模式下操作获得。样品在选择性反应监测模式中使用不同的氘代标准品(未示出)。UPLC waters 在 3 分钟内实现对三个类固醇化合物的分离(图 4-2)。皮质醇、雄烯二酮和 17-OHP 很容易被分离,并利用三个内标可对每种分析物进行准确定量。测

定的三种分析物（皮质醇、雄烯二酮和 17-OHP）在血清中的线性高达 4440ng/ml，定量限为 1.7ng/ml 和 3.5ng/ml，回收率为 90% 以上。

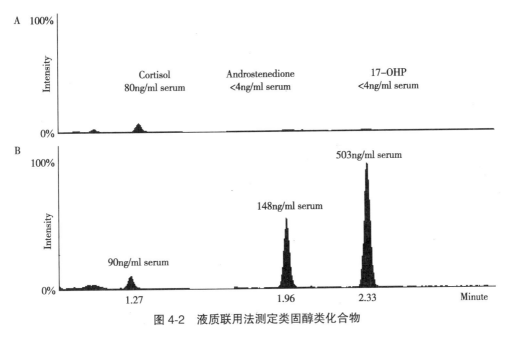

图 4-2　液质联用法测定类固醇类化合物

图 4-3 为一个样品 MRM 色谱图。每种类固醇的 MRM 功能见图 4-4。在 m/z347.3 有过渡双峰，包括 21-F 和 S21-F 的离子片段所表现出的两个转换：m/z347.3 以及在 m/z109.1 附加片段。然而，色谱分离仍可进行 21-F 的量化。m/z331.9 的转变也呈双峰，包括 17-OHP 片段去氧皮质酮。色谱分离可对 17-OHP 定量。

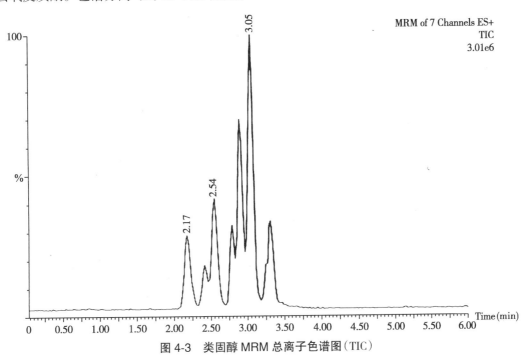

图 4-3　类固醇 MRM 总离子色谱图（TIC）

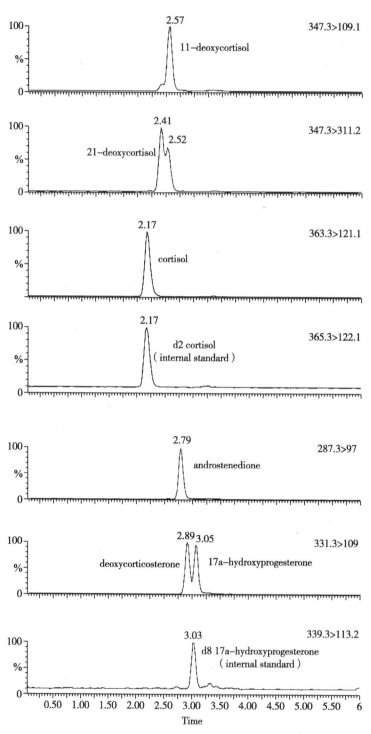

图 4-4　每种类固醇的 MRM 色谱图

第四节　质谱技术在高同型半胱氨酸血症诊断中的应用

一、高同型半胱氨酸血症简介

高同型半胱氨酸血症是一种含硫氨基酸先天性代谢障碍性疾病。至少有 4 种类似的疾病可引起血液和尿液中的同型半胱氨酸水平升高,最常见的是胱硫醚 β- 合酶缺陷。临床主要表现有智力发育迟缓、骨质疏松和骨骼异常、眼晶状体脱位和血栓栓塞等症状。近年来的研究表明同型半胱氨酸可以作为判断心血管疾病危险性的独立指标,与传统的指标相比,同型半胱氨酸具有更高的应用价值。高同型半胱氨酸血症是指血浆或血清中游离及与蛋白结合的同型半胱氨酸和混合性二硫化物含量增高。正常空腹血浆同型半胱氨酸的总含量为 $5\sim15\mu mol/L$,高于此范围称为高同型半胱氨酸血症。Hcy 水平的升高与遗传因素、营养因素、疾病及其他一些因素有关。另外,体内的 Hcy 水平与微量营养素的摄入也有关,血浆维生素 B_6、维生素 B_{12} 和硼酸水平越低,其 Hcy 水平就越高。而疾病方面,如肾功能不全是引起高 Hcy 血症的最主要及最常见的诱因,增生性疾病、内分泌疾病、间质性疾病等对 Hcy 的代谢影响目前尚不能确定。其他如年龄增加、吸烟、饮酒、咖啡因、高甲硫氨酸饮食等均可使血浆 Hcy 水平升高。通过检测急性脑病综合征患者治疗前后的血清 Hcy 水平,观测急性脑梗死治疗前后的血清 Hcy 水平变化,可为心脑血管性疾病的疗效观察及预后判断提供依据。

二、目前临床诊断高同型半胱氨酸血症的方法

最常见的钴胺素代谢紊乱(cbl)的特点就是甲基丙二酸和高同型半胱氨酸血症结合型 cblC。相对非特异性的临床表现如喂养困难、反复呕吐、肌张力减退、嗜睡、癫痫、进程性发育迟缓、智力迟钝、贫血和代谢性酸中毒。更具体的生化结果为高水平的丙酰肉碱(C3)、游离肉碱(C3/C0);MS/MS 测定乙酰肉碱(C3/C2)、GC-MS 测定甲基丙二酸(MMA)升高,以及增加的同型半胱氨酸与正常或减少的蛋氨酸。依据遗传表型相互关系,609 G>A 纯合子突变的时间与早发性疾病相关,如表 4-5 所示。

表 4-5　纯合子突变患者的钴胺素 C(cblC)的基因 - 表型关联

患者编号	发病年龄	临床症状	同型半胱氨酸 $5\sim15\mu mol/L$	C3<4.0μmol/L	MMA<1.1	基因型(纯合子突变)
1	3 个月	抽搐,呕吐,嗜睡,肌张力低下	108	3.43	17.8	609 G>A
2	3 个月	肌张力低下,惊厥,发育迟缓	126	16.18	222.23	609 G>A
3	2 个月	抽搐,呕吐,喂养困难	55	8.6	157.84	609 G>A
4	3 个月	嗜睡,抽搐,肌张力低下	78.2	4.42	271.98	609 G>A
5	2 个月	呕吐,抽搐,发育迟缓	53	14.88	175.84	609 G>A
6	3 天	呕吐,肌张力低下,惊厥	76.4	13.3	336.83	609 G>A
7	1 个月	嗜睡,呕吐,抽搐	80.5	7.24	175.61	609 G>A

续表

患者编号	发病年龄	临床症状	同型半胱氨酸 5~15μmol/L	C3<4.0μmol/L	MMA<1.1	基因型（纯合子突变）
8	1.5 个月	喂养困难,呕吐	52.3	7.75	120.33	609 G>A
9	5 个月	发育迟缓,喂养困难	92.7	18.61	160.58	609 G>A
10	6 个月	发育迟缓,肌张力低下	100.6	13.84	56.47	609 G>A
11	3.5 年	认知功能减退,嗜睡,抽搐	56	7.41	290.32	609 G>A
12	2 年	嗜睡,抽搐,肌张力低下	69.1	8.57	114.58	609 G>A

注:通过串联质谱检测血液中的丙酰基肉碱(C3);用气相色谱 - 质谱在尿中检测到甲基丙二酸(MMA)

Hcy 的检测方法有高效液相色谱法、放射酶免疫分析法、毛细管电泳法及荧光偏振免疫分析(FPLA)等。一般推荐禁食 12~14 小时抽取静脉血,用乙二胺四乙酸二钾(EDTA-K_2)(或用肝素)抗凝,立即置于冰箱中,并在 4 小时内分离血浆。如果不能冷藏,应在 1 小时内及时分离血浆并进行测定。空腹血浆 Hcy 参考值为 5~15μmol/L,高于上限值称为高 Hcy 血症。根据血浆 Hey 水平可将 Hcy 血症分为 3 型,即轻度(16~30μmol/L)、中度(31~100μmol/L)和重度(>100μmoL/L)。重度高 Hcy 血症很少见,轻度高 Hcy 血症的发病率占正常人群的 5%~7%。

三、质谱技术在高同型半胱氨酸血症诊断中的应用

目前新生儿筛查应用最广的方法为 MS/MS,通过 MS/MS 测定的乙酰肉碱(C3/C2)升高、GC-MS 测定的甲基丙二酸(MMA)升高,以及总同型半胱氨酸增高、蛋氨酸减少可以准确地诊断出高胱氨酸血症。

实例:使用串联质谱法对新生儿代谢病的筛查

样品来源:血液样本是从婴幼儿中用足跟采血获得的,点在滤纸上。采样的推荐时间是第一次喂食后的 24 或 48 小时(但不迟于 72 小时)。早产儿(<32 个孕周)的血液标本检测类似,第二次取样要在 1 个月后。

实验仪器: Micromass Quattro micro API 质谱检测器(2000 或 3000)或 Perkin Elmer 串联质谱检测器。

色谱条件:流动相采用 80% 乙腈,流速为 3μl/min,进样 20μl。每次测定同时采用 3 种扫描方式进行检测。中性氨基酸采用中性丢失扫描方式,中性丢失片段质荷比 *m/z* 为 102,扫描范围为 *m/z* 140~280;子离子为 *m/z* 85 片段,扫描范围为 *m/z* 210~502。Gly、Orn、Arg 和 Cit 采用多反应监测(MRM),一个样品测试约需 2 分钟。

样品前处理方法:样品前处理方法同前面第二节中所述。

结果分析:由实验结果(表 4-6 和表 4-7)可以看出串联质谱技术完全可以应用到新生儿的氨基酸疾病筛查,能够准确地检测出氨基酸代谢障碍的新生儿。干血斑方法对新生儿高同型半胱氨酸血症进行筛查可以提高评估使用蛋氨酸作为标记的 HCU 筛查的敏感性和特异性,即使样品采样时间在 3 天内,该方法的灵敏度也可以达到 100%。

表 4-6 通过串联质谱（MS/MS）进行筛选代谢紊乱筛查

疾病	初步研究疾病	疾病调查
苯丙酮尿症（PKU）	精氨基琥珀酸裂解酶（ASL）缺乏症	酪氨酸血症
高胱氨酸（HCY）	瓜氨酸血症Ⅰ型（CTLN1）	2-甲基丁酰辅酶 A 脱氢酶（2-MBCD）缺乏 [b]
枫糖尿症（MSUD）	瓜氨酸血症Ⅱ型（CTLN2）	左旋肉碱的运输缺陷（CTD）
戊二酸血症Ⅰ型（GA-Ⅰ）	丙酸血症（PA）[a]	短链酰基辅酶 A 脱氢酶（MCAD）缺乏症
甲基丙二酸血症（MMA）	羟基异戊（C5OH）肉碱	极长链酰基辅酶 A 脱氢酶（VLCAD）缺乏症
异戊酸血症（IVA）	3-甲基巴豆酰辅酶 A 羧化酶（3-MCC）缺乏症 3-羟基-3-甲基戊二酰-CoA 裂解（HMG）缺乏症,甲基戊烯二酸Ⅰ型等	极长链酰基辅酶 A 脱氢酶（VLCAD）缺乏症
中链酰基辅酶 A 脱氢酶（MCAD）缺乏症		长链 3-羟基酰基辅酶 A 脱氢酶（LCHAD）缺乏症 左旋肉碱/酰基肉碱转位（CACT）缺乏症 肉碱棕榈Ⅰ型（CPT-Ⅰ）缺乏症 肉碱棕榈Ⅱ型（CPT-Ⅱ）缺乏症戊二酸血症Ⅱ型（GA-Ⅱ）

注:[a] 日常的 C3 升高的 MMA 筛查中检测到了 PA;[b] 日常的 C5 升高的 IVA 筛查中检测到了 2-MBCD

表 4-7 新生儿 MS/MS 筛选试验和疾病研究结果

分析物	疑似病例			阳性病例		
	确认诊断数目	疑似病例数目	确认诊断数目	疑似病例数目	阳性预测值,%	参考的阳性预测值,%
瓜氨酸	瓜氨酸血症 1 型:0 瓜氨酸血症 2 型:1	瓜氨酸血症 2 型:1	瓜氨酸血症 1 型:5c 瓜氨酸血症 2 型:9 精氨基琥珀酸裂解酶缺乏症:1	0	19.3(16/83)[d]	61.6(16/26)[f]
C5-OH	多种羧化酶缺乏症:3	3-多种羧化酶缺乏症:1	三甲基巴豆酰辅酶 A 羧化酶缺乏症:2 三甲基巴豆酰辅酶 A 羧化酶缺乏:11 温和型三甲基巴豆酰辅酶 A 羧化酶缺乏症:4	多种羧化酶缺乏症:1	3.8(20/533)[d]	14.5(20/138)[f]
酪氨酸	酪氨酸血症Ⅰ型:0	0	酪氨酸血症Ⅰ型:0	酪氨酸血症 2 型:20	0(0/1614)[d]	0(0/97)[f]
C0 or C2 or C16	左旋肉碱的运输缺陷:5	左旋肉碱的运输缺陷:2	0		4.3(5/116)[d]	16.7(5/30)[f]

续表

分析物	疑似病例		阳性病例			
	确认诊断数目	疑似病例数目	确认诊断数目	疑似病例数目	阳性预测值,%	参考的阳性预测值,%
C4	短链酰基辅酶 A 脱氢酶:2	0	0	0	4.3(5/116)[d]	31.2(5/16)[f]
C14,C14:1 or C16	极长链酰基辅酶 A 脱氢酶缺乏症:0	0	极长链酰基辅酶 A 脱氢酶缺乏症:1	极长链酰基辅酶 A 脱氢酶缺乏症:10	0(0/660)[d]	0(0/1)[f]
C16 or C18:1	肉碱棕榈Ⅱ型缺乏症:0	肉碱棕榈Ⅱ型缺乏症:1	0		0(0/397)[d]	0(0/7)[f]
C16-OH	长链 3- 羟基酰基辅酶 A 脱氢酶缺乏症:0	0	0	0	0(0/42)[d]	0(0/0)[f]

注:[a] 数量大于或等于所述的边界线,但低于正截止;[b] 数大于或等于正截止;[c] 2 例新生儿重型和 3 例温和型的精氨酸合成酶(心肌肌钙蛋白)缺乏患儿;[d] 确诊病例与召回数;[e] 阳性预测值的婴儿需要参考确证医疗中心;[f] 确诊病例与交付到确证中心的病例数。缩写:M-3-MCC:温和型 3-MCC;C0:游离肉碱;C2:乙酰肉碱;C3:丙酰肉碱;C4:异丁和丁酰肉碱;C5:异戊酰基肉毒碱;C5-OH:3- 羟基异戊酰肉碱;C5DC:戊二酰肉碱;C6:己肉碱;C8:辛肉碱;C10:癸肉碱;C10:1:癸烯肉碱;C14:1:四癸烯肉碱;C16:棕榈肉碱;C18:十八烯酰基肉碱;C18:1:油肉碱

第五节 质谱技术在枫糖尿症诊断中的应用

一、枫糖尿症简介

枫糖尿症(maple syrup urine disease,MSUD)为氨基酸代谢病的一种,是一种少见的常染色体隐性遗传性疾病。全世界新生儿 MSUD 的发病率在 1/185 000 左右,在某些族群其发病率高达 1/150。近年来,我国的 MSUD 报道病例也逐渐增加。1954 年由 MENKES 等首次报道,因患儿的尿液有特殊的烧焦糖味(枫糖味)而得名。该病是由于支链 α- 酮酸脱羧酶(branched α-keto acid decarboxylase,BCKD)的先天性缺陷导致支链氨基酸(亮氨酸、异亮氨酸、缬氨酸)的分解代谢受阻,其相应的酮酸不能进行氧化脱羧,滞留于体内,产生神经系统损害及枫糖气味的尿液。MSUD 表现为智力障碍、生活能力低下等。Simon 等对 22 例成年MSUD 患者的认知能力进行评估,发现其受教育能力和专业能力均很差,仅少数可维持稳定的工作。此外,MSUD 患儿在进入青春期后有不同程度的心理问题,如与同龄孩子的社交障碍等。

二、目前临床诊断枫糖尿症的方法

(一)临床诊断

该病常发生于婴儿期,且临床表现不一,从无症状到有严重的临床表现,难以诊断。该病虽为遗传性疾病,但遗传方式为常染色体隐性遗传,故家族史对诊断没有帮助。新生儿的尿、汗有枫糖臭味或出现不明原因的代谢性酸中毒时应高度怀疑该病。其中经典型患者多

见,主要临床表现为中枢神经受损,如肌张力增加、惊厥、嗜睡和昏迷,同时伴有代谢性酸中毒。临床诊断有赖于血浆支链氨基酸及其代谢产物 2- 酮酸(2-oxo acid)的水平升高,特别是不参与体内蛋白质合成的别异亮氨酸浓度的升高更具有诊断意义,另外测定尿中支链氨基酸的代谢产物也有助于临床诊断。

（二）实验室诊断

1. 尿液检查　患者尿中由于排出由支链氨基酸代谢所产生的 α- 酮酸,故有枫糖臭味。Podebrad 等对 7 例患者的尿标本用相互选择性多维气相色层析 - 质谱仪检测法(enautio-MD GC-MS)检查,尿中有臭味的物质为 4,5- 二甲基 -3- 羟 -2(5H)- 呋喃酮。Schadewaldt 等测定 10 例患典型枫糖尿症患者的血和尿中的支链氨基酸(包括亮氨酸、缬氨酸、异亮氨酸和别异亮氨酸)浓度,结果表明各支链氨基酸从尿中排出的相应代谢产物浓度从低到高依次为 2- 酮酸 4- 甲基 -2 酮戊酸(2-oxo acid 4-methyl-2-oxo-pentenoate,KIC)(0.1%~25%)、3- 甲基 -2- 酮丁酸(3-methyl-2-oxo-butanoate,KIV)(0.14%~21.3%)、(S)-SKMV(0.26%~24.6%)和(R)-3- 甲基 -2- 酮戊酸[(R)-3-methyl-2-oxopantanoate,R-KMV](0.1%~35.9%),尿中排出的游离支链氨基酸则很少。

2. 血液检查

（1）尿酮酸定性测定:新鲜尿标本加入几滴二硝基苯肼和 0.1NHCl 可产生黄色二苯肼沉淀即为阳性。

（2）血中的支链氨基酸测定:用自动氨基酸分析仪或离子交换色谱层析或串联质谱 - 荧光分析检测法可直接测定血中的支链氨基酸浓度,包括亮氨酸、异亮氨酸、别异亮氨酸和缬氨酸。

（3）血浆支链氨基酸代谢产物测定:枫糖尿症患者血浆中的 5- 和 3- 甲基 -2 酮戊酸对聚体升高。

三、质谱技术在枫糖尿症诊断中的应用

串联质谱技术及气相色谱 - 质谱技术可用于 MSUD 的早期快速诊断,我国台湾地区 2000~2009 年利用串联质谱仪进行大规模新生儿筛查发现 13 例确诊的 MSUD 患儿,该技术的应用为 MSUD 的诊断提供了极大的便利。变异型患者的亮氨酸水平正常,别异亮氨酸水平增高。最近有报道利用血浆液相色谱 - 串联质谱技术可以准确地进行 MSUD 的诊断。除此以外,有研究提出用气相色谱 - 质谱技术监测干血滤纸片中的氨基酸水平,可以选择性识别亮氨酸、异亮氨酸和别异亮氨酸,可以显著提高检出率并可以有效监测治疗患者的各项指标。血液中的支链氨基酸代谢产物支链 α- 酮酸可由尿液排出,利用气相色谱 - 质谱技术可监测尿中的有机酸成分。韩连书等报道利用串联质谱联合气相色谱 - 质谱技术辅助诊断该病。

实例:干血斑方法测定别异亮氨酸和支链氨基酸,以提高新生儿筛查枫糖尿症的筛查率。

样品来源:样品为诊所提供的新生儿筛查项目的匿名的临床样本,共 33 例。

实验仪器:LC-ESI-MS/MS(Applied Biosystems SCIEX API 3200)、Applied Biosystems AAAC18(150mm × 4.6mm,5μm)。

色谱条件:色谱条件如表 4-8 所示。

表 4-8　色谱条件

正离子检测模式		DP	FP	CE,eV	CXP
分析物	*m/z*				
Val	118.18/72.2	31	4	17	4
Val-d_8	126.25/80.2	31	4	17	4
Allo-Ile/Ile/leu	132.10/86.1	26	6.5	13	4
Leu-d_3	135.30/89.2	26	6.5	13	4
Allo-Ile-d_{10}	142.23/96.3	26	6.5	13	4

注：Val：缬氨酸；Allo：别异亮氨酸；Ile：异亮氨酸；Leu：亮氨酸；DP：去簇电压；FP：聚焦电位；CE：碰撞能；CXP：碰撞气出口电压

样品前处理方法：从置于 96 孔过滤板的干燥血点中萃取别异亮氨酸 - 异亮氨酸和支链氨基酸，用 100µl 水过滤后于 2200g 条件下离心 2 分钟，氮气吹干，用 40µl 流动相复溶，注入 LC-MS/MS 系统进行测定。

结果分析：通过串联质谱仪检测患者血中的氨基酸水平（表 4-9 和表 4-10），发现亮氨酸（含异亮氨酸）显著增高，最高水平达正常参考值上限的 18 倍以上。气相色谱 - 质谱检测尿中的 α- 酮酸发现 2- 羟基异戊酸、2- 酮异戊酸、2- 酮 -3- 甲基戊酸、2- 酮 - 异己酸及乙酰甘氨酸显著高于正常参考值。经典型患者的血串联质谱检测结果明显高于间歇型患者的检测结果，尿气相色谱 - 质谱检测 3 种支链 α- 酮酸水平均增高。间歇型患者血中的亮氨酸水平相对较低，尿支链 -α- 酮酸正常，可能是间歇型患者发病晚、神经损伤较轻的原因之一。对于血中的亮氨酸及缬氨酸水平轻度增高的患者，需要基因检测诊断才能确诊。

表 4-9　不同类型的枫糖尿症患者的血串联质谱检测结果

临床分型	例数	亮氨酸（mmol/L）	缬氨酸（mmol/L）	亮氨酸 / 苯丙氨酸
正常参考值		50~300	60~250	<1.6
经典型	28	1901（458~5804）	600（315~1617）	32（11~76）
间歇型	5	402（348~958）	556（322~808）	10（7~31）
Z 值		3.422	0.362	2.810
P 值		0.001	0.718	0.005

表 4-10　不同类型的枫糖尿症患者的尿气相色谱 - 质谱检测结果

临床分型	例数	2- 羟基异戊酸	2- 酮异戊酸	2- 酮 -3- 甲基戊酸	2- 酮 - 异戊酸	乙酰甘氨酸
参考值		0	<0.1	0	0	<0.1
经典型	28	262.5 （5.35~624.25）	35.8 （1.9~156.0）	133.8 （7.4~611.5）	51 （17.2~2121.0）	280.5 （11.0~1087.9）
间歇型	5	24.8（0~69.4）	0.23（0~1.67）	0.34（0~0.5）	0.25（0~3.8）	0（0）
Z 值		2.444	2.975	2.974	2.974	2.989
P 值		0.015	0.003	0.003	0.003	0.003

第六节 质谱技术在氨基酸代谢病诊断中的应用

一、酪氨酸血症

（一）酪氨酸血症简介

遗传性酪氨酸血症由于其发病早，临床表现多样，易诊断为新生儿肝炎或婴儿肝炎综合征，不能及时明确诊断和治疗，患儿常死于肝衰竭。遗传性酪氨酸血症Ⅰ型主要是由于肝肾组织酪氨酸代谢的终末酶延胡索酰乙酰乙酸水解酶缺陷导致酪氨酸代谢障碍所致，属常染色体隐性遗传病。本病在临床上可分为急性和慢性两型，发病愈早者病情愈重。急性型患儿病情进展迅速，在新生儿期症状比较急骤，早期症状类似于新生儿肝炎，常在 3~9 个月内死于肝衰竭；慢性型患者通常在 1 岁后发病，以生长发育迟缓、进行性肝硬化和肾小管功能受损等为主，不少患儿常伴随肝肿瘤，一般在 10 岁以内死亡。

（二）目前临床诊断酪氨酸血症的方法

所有患儿均需进行血尿常规检查、肝肾功能、红细胞葡萄糖 -6- 磷酸脱氢酶活性、肝炎病毒系列、血气分析、血糖、血氨、血乳酸和弓形虫、风疹、巨细胞、单纯疱疹等感染的筛查，以及 B 超及核素或磁共振胰胆管造影等辅助检查，并排除或明确引起黄疸的其他原因。

二、瓜氨酸血症

（一）瓜氨酸血症简介

瓜氨酸血症多数在早期发作，可以渐进到成年，在成人期发病十分罕见。正常情况下，瓜氨酸与天冬氨酸结合形成精氨琥珀酸，若后者不能裂解，瓜氨酸与氨便积累起来，结果便会发生失禁、失眠、出汗、呕吐、腹泻、惊厥、精神异常，甚至阵发性昏迷。

1. 瓜氨酸血症Ⅰ型　瓜氨酸血症Ⅰ型亦称为典型瓜氨酸血症，一般在出生后数日便会发现。婴儿在出生后表现正常，但当氨的水平在身体内不断上升时，婴儿会出现缺乏力量（昏睡）、食欲缺乏、呕吐、癫痫及失去知觉等症状。另一种较温和及少见的瓜氨酸血症Ⅰ型会在小孩或成人时期发生。有些人因基因突变所致的瓜氨酸血症Ⅰ型会完全没有任何失调的症状。瓜氨酸血症Ⅰ型较为普遍，在全球每 57 000 名刚出生的婴儿中，约有 1 名会患上此症。此症的病因是精氨基琥珀酸合成基因的突变。精氨基琥珀酸合成酶是负责尿素循环中的一个步骤，这个基因的突变会减弱此种酶的活动，从而使尿素循环瓦解，身体未能有效地处理过多的氮。过多的氮（以氨的形式）及其他在尿素循环中的副产物会积累在血液中，引发瓜氨酸血症Ⅰ型。

2. 瓜氨酸血症Ⅱ型　瓜氨酸血症Ⅱ型的病症一般会在成年时出现，主要是影响神经系统，病症包括精神错乱、行为异常（如带有侵略性、过敏及过动）、癫痫及昏迷等。这些症状亦是可以致命的，且因某些药物、感染及喝酒所引发。瓜氨酸血症Ⅱ型主要在日本发现，每 10 万 ~23 万的人口中就会有 1 人患上此症。在东亚及中东等地区亦有这个病症的报道。基因 SLC25A1' 的突变是引致瓜氨酸血症Ⅱ型的主因。这个基因制造一种称为柠檬素的蛋白质，主要负责控制某些分子进出线粒体。这些分子对尿素循环十分重要，亦会涉及制造蛋白质及核苷酸。SLC25A1' 的突变一般会阻止柠檬素的生成，从而阻碍尿素循环及蛋白质与核苷酸的生成,导致氨及其他有毒物质的水平上升,引发瓜氨酸血症Ⅱ型的病症。

(二)目前临床诊断瓜氨酸血症的方法

瓜氨酸血症早期临床表现为大小便失禁、失眠、出汗、呕吐、腹泻等,缺乏特异性,仅在行筛查时确诊。若患儿有上述临床表现并伴血氨升高时,则需进行新生儿遗传代谢病筛查及血、尿氨基酸分析协助诊断。若在昏迷前治疗,预后较好;若出现典型表现,即使积极治疗,预后仍差。所以,早期筛查、诊断、干预是改善患儿预后的主要方法。早期筛查包括产前诊断和新生儿遗传代谢病筛查。国外通过测定孕15~16周孕妇羊水中的瓜氨酸浓度及瓜氨酸与鸟氨酸+精氨酸比值的方法,已能对瓜氨酸血症进行产前诊断,并在新生儿早期干预。新生儿遗传代谢病筛查能提高多种遗传代谢性疾病的检出率。目前国内采用串联质谱法检测干血滤纸片进行新生儿遗传代谢病筛查,已取得良好效果。

三、精氨酸血症

(一)精氨酸血症简介

精氨酸血症是由精氨酸酶-1缺乏导致的一种尿素循环障碍,呈常染色体隐性遗传。精氨酸酶在尿素循环的最后一步中发挥作用,催化精氨酸水解为鸟氨酸和尿素,此反应过程中由于精氨酸酶的缺陷,精氨酸不能分解为尿素和鸟氨酸,使精氨酸大量蓄积,胍化合物合成亢进,胍能诱发痉挛,所以此病出现的痉挛考虑与胍化合物合成亢进有关。患儿如未及时治疗则病情会进行性加重,严重者表现为下肢痉挛性瘫痪、惊厥、精神发育迟滞等。该病与其他尿素循环障碍有所不同,严重的高氨血症比较少见,故高氨血症可能不是该病神经系统损伤的主要原因,而精氨酸及其代谢物与神经系统损伤关系密切。

(二)目前临床诊断精氨酸血症的方法

检测红细胞中的精氨酸酶活性是高精氨酸血症病因诊断的一个主要依据。精氨酸血症可通过测定精氨酸酶活性及基因检测明确诊断。串联质谱在新生儿疾病筛查中可进行早期诊断,以此来及时进行饮食控制和药物治疗,改善患儿预后。

四、质谱技术在氨基酸代谢疾病诊断中的应用

本节我们将主要介绍采用液质联用的方法对新生儿氨基酸代谢异常中的酪氨酸血症、瓜氨酸血症和精氨酸血症进行测定诊断。

实例:串联质谱技术在遗传性代谢病高危儿童筛查中的初步应用

样品来源:临床疑似遗传性代谢病高危儿童137例,分别来自于上海交通大学医学院附属新华医院、上海交通大学医学院附属上海儿童医学中心、上海市儿科医学研究所、上海市儿童医院、北京大学第一医院。

实验仪器:API2000型串联质谱,高效液相仪购自美国安捷伦公司(Agilent 1100)。96孔板加热吹干装置为Techne Dri-Block DB30。

色谱条件:流动相采用80%乙腈,四元泵的流速设置为30μl/min,自动进样器设置为每次进样20μl。每次测定同时采用3种扫描方式进行检测。中性氨基酸采用中性丢失扫描方式,中性丢失片段的质荷比m/z为102D,扫描范围为m/z 140~280;酰基肉碱采用母离子扫描方式,子离子为m/z 85D片段,扫描范围为m/z 210~502;Gly、Orn、Arg和Cit采用多反应监测,一个样品测试约需2分钟。

样品前处理方法：

（1）串联质谱检测：干血滤纸片经含酰基肉碱和氨基酸内标的甲醇萃取、盐酸正丁醇衍生化后，利用串联质谱仪进行检测。

（2）气相色谱-质谱检测：尿样经尿素酶、盐酸羟胺、氢氧化钠和盐酸处理，除去尿素及蛋白质，并加入17-烷酸作为内标，用乙酸乙酯两次萃取，再用双（三甲基硅烷基）三氟乙酰胺与三甲基氯硅烷混合物进行甲基硅烷化衍生化后，进行气相色谱-质谱检测。

结果分析：借助于质谱仪的数据处理软件，获得的串联质谱数据可以是目标代谢物的绝对浓度，也可以是代谢物与内标或几种关联代谢物之间的离子峰丰度比。在苯丙酮尿症中，由于患者体内苯丙酸羟化酶的缺乏，Phe 不能正常代谢为 Tyr，随着时间的推移，苯丙氨酸不断蓄积，而酪氨酸持续减少（饮食中的摄入不足以维持其水平），因此与 Phe 浓度相比，采用 Phe/Tyr 比值作为筛查指标会更加灵敏，减少假阴性率。表 4-11 列出了在 NC NBSMS/MS 检测到的分析物，用该方法可以诊断该疾病。

表 4-11　MS/MS 进行新生儿筛查简介

MS/MS 分析	可能的疾病	首字母缩略词
↑ CIT	瓜氨酸（精氨合成酶缺乏症）	AS def
	精氨基琥珀酸尿症（精氨基琥珀酸裂解酶缺乏症）	AL def
↑ MET	胱氨酸尿症（胱硫醚 β- 合成酶缺乏症）	HCY
	腺苷蛋氨酸缺乏症	MAT def[a]
↑ PHE，PHE/TYR	苯丙酮尿症（苯丙氨酸羟化酶缺乏症）	PKU
	生物蝶呤缺乏症的缺陷	BH4
↑ TYR	酪氨酸：琥酸水解酶缺乏症	TYR Ⅰ a[a,c]
	甲基乙酰乙酸异构酶缺乏症	TYR Ⅱ b[a]
	酪氨酸转氨酶缺乏	TYR Ⅱ
	P-OH 苯丙酸双加氧酶缺乏症	TYR Ⅲ[a]
↑ VAL，LEU	枫糖尿症（支链 α- 酮酸脱氢酶缺乏）	MSUD
↓ C0	原发性肉碱缺乏症（肉碱质膜转运缺乏）	CPMT def[a]
↑ C3，C3/C2	甲基丙酸血症（甲基丙二酸单酰辅酶 A 变位酶缺乏和钴胺素缺陷）	MMA
	丙酸酸血症（丙酰辅酶 A 羧化酶缺乏症）	PPA
↑ C4	短链酰基辅酶 A 脱氢酶缺乏症	SCAD def
	异丁酰辅酶 A 脱氢酶缺乏症	IBD def
↑ C5	异酸血症（异戊酰辅酶 A 脱氢酶缺乏症）	IVA
	2- 甲基丁酰辅酶 A 脱氢酶缺乏症	MBD def
↑ C5:1（± C5-OH）	β- 酮硫解酶缺乏症（乙酰乙酰辅酶 A 硫解酶缺乏症）	BKT def
↑ C5-DC	戊二酸尿症Ⅰ型（戊二酰辅酶 A 脱氢酶缺乏症）	GA I
↑ C5-OH（± C5:1）	3- 甲基巴豆酰甘氨酸尿（3- 甲基巴豆酰辅酶 A 羧化酶缺乏症）	3-MCC def
↑ C5-OH（± C6-DC）[b]	3- 羟基 -3- 甲基戊二酰 -CoA 裂解酶缺乏症	HMG def[a]

续表

MS/MS 分析	可能的疾病	首字母缩略词
↑C5-OH（±C3）	多种羧化酶缺乏症	MCD def[a]
↑C5-OH	3-甲基戊烯二酰水合酶缺陷	3 MGA def[a]
↑C8 and C8/C10（±C6,C10:1）	中链酰基辅酶 A 脱氢酶缺乏症	MCAD def
↑C14:1 and ↑C14:1/C12:1（±C14,C16,C18:1）	极长链酰基辅酶 A 脱氢酶缺乏症	VLCAD def
↑C16,C18:1	肉碱棕榈酰转移酶Ⅱ缺乏症 左旋肉碱-酰基肉碱转位缺陷	CPT Ⅱ def CAT def[a]
↑C16-OH,C18:1-OH	长链羟酰-CoA 脱氢酶缺乏 功能蛋白质缺乏症	LCHAD def TFP def[a]
↑C4,C5,C5-DC,C6,C8,C12,C14,C16	戊二酸尿症Ⅱ型（多酰基辅酶 A 脱氢酶缺乏症）	GA Ⅱ

注：[a] 没有通过 NC NBS MS/MS 证实诊断的病历；[b] 目前不是 NC NBSMS/MS 面板的部分；[c] TYR 不再列为 NC 筛选疾病

从表 4-12 中看出在氨基酸代谢病中高苯丙氨酸血症最多见，其次为枫糖尿症、鸟氨酸氨甲酰转移酶缺乏症、瓜氨酸血症Ⅰ型、酪氨酸血症Ⅰ型和瓜氨酸血症Ⅰ型。瓜氨酸血症Ⅰ和Ⅱ型 Cit 均增高，但Ⅰ型的 Cit 显著高于Ⅱ型（$f=4.95, P<0.01$）。另外，瓜氨酸血症Ⅱ型伴甲硫氨酸增高。气相色谱-质谱尿有机酸检测结果显示高苯丙氨酸血症患儿的苯丙酮酸、苯乙酸和苯乳酸增高，鸟氨酸氨甲酰转移酶缺乏症患儿的尿嘧啶和乳清酸增高，酪氨酸血症患儿的琥珀酸丙酮、4-羟基苯丙酮酸和 4-羟基苯乳酸增高，枫糖尿症患儿的 2-酮-异戊酸、2-羟基异戊酸和 2-酮-3-甲基戊酸增高。

氨基酸串联质谱图和患儿的液质图谱如图 4-5 和图 4-6 所示。氨基酸代谢病患儿的检测结果见表 4-12，高苯丙氨酸血症最多见，其次为枫糖尿症和鸟氨酸氨甲酰转移酶缺乏症。瓜氨酸血症Ⅰ和Ⅱ型均表现为瓜氨酸增高，但Ⅰ型高于Ⅱ型，差异有统计学意义（$Z=-2.262$, $P=0.024$）。另外，瓜氨酸血症Ⅱ型伴甲硫氨酸增高。

表 4-12　氨基酸代谢病患儿的血串联质谱及尿气相色谱-质谱结果

疾病	血串联质谱结果				气相色谱-质谱有机酸检测结果			
	n	异常参数	浓度（μmol/L）	正常上限（μmol/L）	n	异常参数	检测值（μmol/L）	正常上限值（μmol/L）
高苯丙氨酸血症	97	Phe	809.9±395.2	120.0	3	苯丙酮酸	365.4±175.0	0.0
		Phe/Tyr	23.3±13.0	2.0		苯乳酸	358.6±235.4	4.9
						苯乙酸	16.9±1.6	0.4
枫糖尿症	14	Leu	2363.0±117.2	250.0	4	2-酮-异己酸	468.8±137.2	0.0
		Val	770.3±333.8	250.0		2-酮-异戊酸	84.0±55.9	0.1
		Leu/Phe	40.1±19.1	4.0		2-羟基异戊酸	225.2±156.0	0.0
						2-酮-3-甲基戊酸	254.9±202.6	0.0
						乙酰甘氨酸	438.3±279.3	0.1

续表

疾病	血串联质谱结果				气相色谱 - 质谱有机酸检测结果		
	n	异常参数	浓度（μmol/L）	正常上限（μmol/L）	n	异常参数	检测值（μmol/L）	正常上限值（μmol/L）
鸟氨酸氨甲酰转移酶缺乏症	13	Cit	3.9 ± 1.8	4.0	4	乳清酸	206.0 ± 189.2	7.0
						尿嘧啶	114.0 ± 112.0	1.5
瓜氨酸血症Ⅱ型		Cit	152.1 ± 88.8	30	7	4- 羟基苯乳酸	1767.6 ± 2532.9	7.0
		Met	147.9 ± 95.2	40		4- 羟基丙苯酮酸	131.7 ± 171.7	0.9
酪氨酸Ⅰ型	5	Cit	439.7 ± 283.1	120	4	琥珀酰丙酮	66.2 ± 32.4	0.0
			291.4 ± 275.9	40		4- 羟基苯乳酸	1053.2 ± 2022.2	7.0
						4- 羟基丙苯酮酸	225.3 ± 190.0	0.9
瓜氨酸血症Ⅰ型	5		695.5 ± 495.7	30	1	尿嘧啶	75.1	1.5
						乳清酸	71.2	7.0
同型胱氨酸血症	2	Met	241.7 ± 184.8	40				
精氨酸血症	1	Arg	121.6	30				

注:Phe:苯丙氨酸;Tyr:酪氨酸;Leu 亮氨酸;Val:缬氨酸;Cit:瓜氨酸;Met:甲硫氨酸;Arg:精氨酸

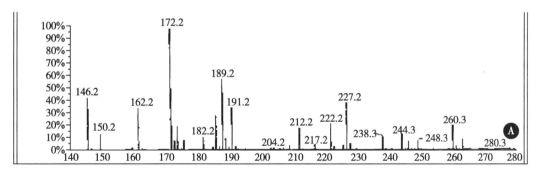

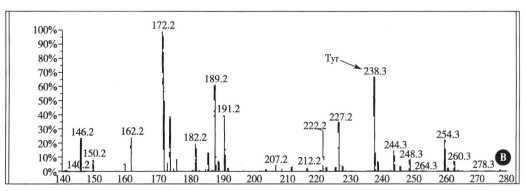

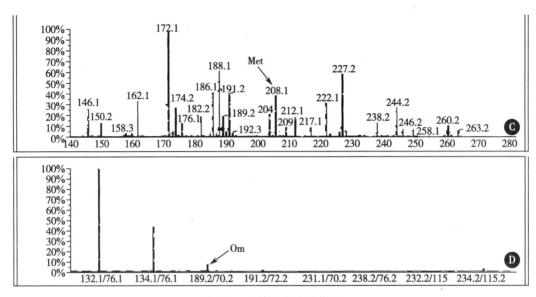

图 4-5 氨基酸串联质谱图

A:正常儿童;B:酪氨酸血症(Tyr:酪氨酸);C:同型胱氨酸血症(Met:甲硫氨酸);D:鸟氨酸血症(Om:鸟氨酸)

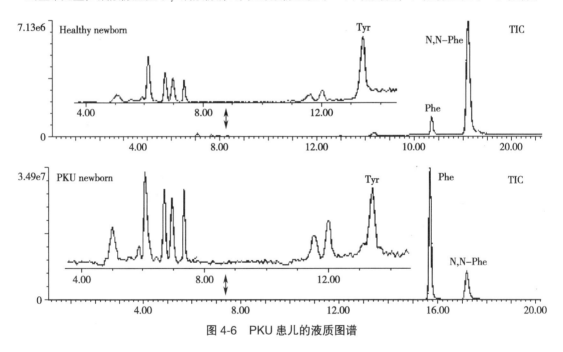

图 4-6 PKU 患儿的液质图谱

（李 倩 陈丽霞）

参考文献

[1] 韩连书,叶军,邱文娟,等. 串联质谱联合气相色谱 - 质谱检测遗传性代谢病[J]. 中华医学杂志,2008,
88(30):2122-2126.

［2］韩炳娟,韩炳超,邹卉.串联质谱技术在新生儿遗传代谢性疾病筛查中的应用[J].中国妇幼保健,2013,28(29):4907-4909.

［3］王洪允,江骥,胡蓓.串联质谱在新生儿遗传代谢性疾病筛查中的应用[J].质谱学报,2011,32(1):24-30.

［4］许永福,饶志.串联质谱技术在新生儿遗传性代谢疾病筛查中的应用进展[J].甘肃医药,2013,31(11):845-850.

［5］Deodato F,Boenzi S,Rizzo C,et al.Inborn errors of metabolism:an update on epidemiology and on neonatal-onset hypcrammonemia[J].Acta PaediatricaSupplement,2004,93(445):18-21.

［6］Vilarinho L,Rocha H,Sousa C,et al.Four years of expanded newborn screening in Portugal with tandem mass spectrometry[J].Journal of Inherited Metabolic Disease,2010,33(3):133-138.

［7］韩连书,高晓岚,潘骏,等.串联质谱技术对苯丙酮尿症杂合子的检测[J].中华内分泌代谢杂志,2006,21(4):377-379.

［8］顾学范.苯丙酮尿症的诊断和治疗[J].广东医学,2000,21(7):535-536.

［9］邓春晖,胡耀铭,胡克季,等.GC-MS方法诊断新生儿苯丙酮尿症[J].化学学报,2001,59(1):133-136.

［10］王立文,许克铭.气相色谱/质谱对儿童先天遗传代谢病的筛查[J].医学研究通讯,2001,30(1):10-13.

［11］郭勍,余兆楼,常理文,等.尿中有机酸的毛细管气相色谱-质谱轮廓分析——用于苯丙酮尿症的诊断[J].分析化学,1993,9:1075-1077.

［12］简永建,潘迎.新生儿先天性肾上腺皮质增生症筛查诊断实验方法学发展[J].中国儿童保健杂志,2014,22(10):1065-1067.

［13］郑瑞芝,赵志刚,汪艳芳,等.先天性肾上腺皮质增生症6例临床分析[J].中华实用诊断与治疗杂志,2010,24(4):399-402.

［14］丁一峰,顾学范,叶军,等.气相色谱-质谱分析新生儿尿液中类固醇激素方法的建立[J].临床儿科杂志,2010,28(8):748-751.

［15］Lacey JM,Minutti CZ,Magera MJ,et al.Improved specificity of newborn screening for congenital adrenal hyperplasia by second-tier steroid profiling using tandem mass spectrometry[J].Clinical Chemistry,2004,50(3):621-625.

［16］程铭新,蒋秉坤.同型胱氨酸尿症研究进展[J].蚌埠医学院学报,1992,(3):212-213.

［17］蒋宝娣,陈燕华.同型胱氨酸尿症2例[J].中国优生与遗传杂志,1999,7(3):125-125.

［18］季雄娟,陆胜.同型半胱氨酸检测的临床应用[J].实用医技杂志,2008,3(30):405-406.

［19］沈志红,郭华北,李咏,等.同型胱氨酸尿症的筛选试验[J].蚌埠医学院学报,1992,(2):88-89.

［20］Han LS,Ye J,Qiu WJ,et al.Diagnosis of inborn errors of metabolism using tandem mass spectrometry and gas chromatography mass spectrometry[J].Zhonghua Yi Xue Za Zhi,2008,88(30):2122-2126.

［21］Cusmano-Ozog K,Lorey F,Levine S,et al.Cobalamin C disease identified and expanded newborn screening:the California experience[J].J Investig Med,2007,90:240-240.

［22］Wang F,Han L,Yang Y,et al.Clinical,biochemical,and molecular analysis of combined methylmalonic acidemia and hyperhomocysteinemia(cblC type)in China[J].Journal of Inherited Metabolic Disease,2010,33(3):435-442.

［23］Lerner-Ellis JP,Tirone JC,Pawelek PD,et al.Identification of the gene responsible for methylmalonic aciduria and homocystinuria,cblC type[J]. Nature Genetics,2006,38(1):93-100.

[24] 华爱玲. 高同型半胱氨酸与相关疾病的研究进展[J]. 中国厂矿医学,2005,18(2):181-182.

[25] 曲绍传,姚笠,孟祥春. 同型半胱氨酸尿症(甲基转移酶缺乏型)1例[J]. 哈尔滨医科大学学报,2001, 35(4):271-271.

[26] Niu DM,Chien YH,Chiang CC,et al. Nationwide survey of extended newborn screening by tandem mass spectrometry in Taiwan[J]. Journal of Inherited Metabolic Disease,2010,33(2 Supplement):S295-S305.

[27] 程宪,黄玉春. 新生儿枫糖尿症1例[J]. 中国实用儿科杂志,2006,18(1):72.

[28] 李婕,梁雁,罗小平. 枫糖尿症诊治进展[J]. 临床儿科杂志,2013,31(7):683-686.

[29] Oglesbee D,Sanders KA,Lacey JM,et al. Second-tier test for quantification of alloisoleucine and branched-chain amino acids in dried blood spots to improve newborn screening for maple syrup urine disease(MSUD)[J]. Clinical Chemistry,2008,54(3):542-549.

[30] 李晓瑜,杜敏联,庄思齐,等. 遗传性酪氨酸血症Ⅰ型10例的临床诊断分析[J]. 中华儿科杂志,2006, 44(6):470-471.

[31] 黄永兰,李小晶,罗小平,等. 遗传性酪氨酸血症Ⅰ型一例[J]. 中华儿科杂志,2003,41(4):309-309.

[32] 张春花. 质谱分析技术在儿童代谢性肝病诊断方面的应用[J]. 临床肝胆病杂志,2011,27(7):709-709.

[33] 顾学范,韩连书,高晓岚,等. 串联质谱技术在遗传性代谢病高危儿童筛查中的初步应用[J]. 中华儿科杂志,2004,42(6):401-404.

[34] 胡小平,李茂军,陈昌辉. 新生儿瓜氨酸血症1例报告[J]. 实用医院临床杂志,2012,9(2):183-183.

[35] 王德芬,陈红,李立群. 高精氨酸血症一例报告[J]. 遗传与疾病,1991,2(02):37.

[36] 陈红,王德芬,李立群. 高精氨酸血症的酶学诊断[J]. 检验医学,1989,4(04):215-216.

[37] Frazier DM,Millington DS,McCandless SE,et al. The tandem mass spectrometry newborn screening experience in North Carolina:1997-2005[J]. Journal of Inherited Metabolic Disease,2006,29(1):76-85.

[38] 韩连书,叶军,邱文娟,等. 串联质谱联合气相色谱-质谱检测遗传性代谢病[J]. 中华医学杂志,2008, 88(30):2122-2126.

第五章 质谱技术在中枢神经系统疾病诊断中的应用

第一节 概 述

一、中枢神经系统疾病简介

中枢神经系统疾病是人类致残和死亡的主要原因之一,主要包括脑血管疾病、神经系统变性疾病、中枢神经髓脱鞘性疾病、癫痫等。目前质谱技术已应用于蛋白质组学分析,研究一些神经系统疾病以及确定该疾病诊断的生物标志物,例如吉兰-巴雷综合征、多发性硬化症和老年痴呆等。在脑血管病中,有学者证实蛋白磷酸酶1(protein phosphatase 1,PP1)作为丝氨酸/苏氨酸蛋白激酶家族的重要组成之一,主要功能是调节蛋白质的去磷酸化,在神经元突触构建和细胞修复中起着重要作用。Cid等联合应用双向凝胶电泳和质谱分析技术研究发现与PP1相关的14种蛋白质在缺血再灌注及缺血耐受过程中发生变化,它们在缺血再灌注及缺血耐受机制中发挥着重大作用。在缺血性脑血管病的发展演变过程中,另有学者应用蛋白组学技术研究发现脑组织内的许多蛋白质在相关脑的保护机制中发挥着重要作用。

二、目前临床诊断中枢神经系统疾病的方法

(一)质谱联用技术

通常脑CT扫描和磁共振成像等技术的应用使许多脑和脊髓疾病能得到迅速、准确的诊断,同时有研究表明也可以通过运用串联质谱技术来诊断中枢神经系统的某些疾病。例如可运用液质技术来检测血浆细胞中的凝聚素、2α-巨球蛋白来诊断亨廷顿舞蹈症;可运用液质技术检测脑脊液中的蛋白C抑制剂和淀粉样前体来诊断阿尔茨海默症;可运用液质技术测定肾上腺素的含量来诊断脱髓鞘疾病等。质谱在临床应用中具有高灵敏度、低检测限、样本用量少、高通量、检测速度快、样本前处理简单的优势,尤其和气相、高效液相色谱仪的联用极大地扩展了质谱技术在临床检验中的分析范围。另外,寻找并研究体内的生物标志物并将其应用于疾病的诊断筛查、病程分级、疾病早期预测以及疾病的治疗具有非常重要的意义。由于生物标志物往往都存在于复杂的生物基质(脑脊液、血浆、尿液、唾液、泪液、呼出液、胆汁等)内,且非常微量,受生物基质本身的干扰比较大,这对检测技术的要求非常高;而液相色谱-质谱/质谱联用技术则适合于对复杂的生物基质进行定量分析。近年来,越来越多的人将液质联用技术应用到临床的疾病诊断和筛查中,使其临床应用范围越来越广。

(二)蛋白组学

传统的蛋白质研究对象是单一蛋白质,而蛋白质组学研究参与特定生理或病理状态的

所有蛋白质种类及其与周围环境的关系,因此蛋白质组学的研究一般是高通量的。为了适应这个要求,蛋白质组学的相关研究仪器都是高度自动化的系统,通量高并且速度快,结合相应的软件和数据库分析,研究者可以在很短的时间内处理大量的数据。近10年来,以质谱为基础的蛋白质组学技术发展迅速,它在样品制备和计算分析等方面都有很大的发展。

应用经典的操作方法,任何蛋白质组学试验的第一步都是从细胞、组织或体液中进行样品裂解和蛋白提取,然后水解成肽。由于不同的研究目的,样品可以被预分离(例如用离子交换色谱法),可以通过不同的方式(例如亲和树脂和特异性抗体)来富集,这些分离的组分逐个地被反相液相色谱-串联质谱分析,在其中选择的肽段被串联质谱切断。然后把质谱的结果输入数据库进行搜索来识别相应的肽序列。最后指定的肽序列装配成蛋白质,和所获得的数据进行统计验证。还有一种替代方法正在被开发,它将减少对蛋白质数据库的有效性的依赖,直接从串联质谱所获得的数据推断肽段的序列(表5-1)。

表5-1 自2005年至今对胶质瘤患者外周血标本进行蛋白组学研究的介绍

编号	标本来源	蛋白质组学方法	鉴别结果
1	血清($n=105$) Ⅰ、Ⅱ、Ⅲ、Ⅳ级胶质瘤组和非肿瘤质控组	SELDI-TOF/MS	应用生物信息学分析比较非肿瘤质控和胶质母细胞瘤、低级别胶质瘤和高级别胶质瘤组各组的差异
2	血清($n=129$) Ⅰ、Ⅱ级组($n=30$);Ⅳ级组($n=43$);正常质控组($n=56$)	SELDI-TOF/MS	检测出7种假定的差异调节生物标志物
3	血清($n=200$) Ⅰ、Ⅱ、Ⅲ、Ⅳ级胶质瘤组和质控组	SELDI-TOF/MS	确定胎球蛋白A(B链)可作为胶质瘤级别增加的下调标志物
4	血浆胶质母细胞瘤组($n=10$)	2D DIGE	经鉴定,抗凝血酶和纤维蛋白原可作为紫杉醇治疗GBM的预后标记
5	血清	SELDI-TOF	α_2-hs glycoprotein可以作为GBM的预后标记

第二节 质谱技术在胶质瘤诊断中的应用

一、胶质瘤简介

40%以上的原发性中枢神经系统肿瘤是胶质瘤,虽然所有的胶质瘤均起源于神经上皮组织,但是它们在形态、发病位置、遗传改变和对于治疗的反应等方面都有很大的不同。世界卫生组织根据肿瘤不同的组织学类型(星形细胞型、少突胶质细胞型、混合的少突星形细胞型和室管膜细胞型)把胶质瘤分为Ⅰ、Ⅱ、Ⅲ和Ⅳ四个级别,这种分级也代表了肿瘤的恶性程度。其中恶性程度最高的胶质瘤(Ⅳ级)是胶质母细胞瘤(glioblastoma,GBM)。

二、目前临床诊断胶质瘤的方法

目前肿瘤的诊断主要依赖影像学和组织病理学检查。由于胶质瘤影像复杂、多样及不典型性,影像学诊断虽然能够直观地显示肿瘤的存在,但不能明确肿瘤的类型及分期。组织病理学是目前判断肿瘤类型的常规手段,但组织活检具有创伤性,难以实现早期诊断和对疗效的实时监控。同时,由于组织病理学的判断具有很大的主观性,不同的病理学医师对同一标本的判读经常会出现偏差。

二、质谱技术在胶质瘤疾病诊断中的应用

如果能够从外周血中探索出胶质瘤特异性的蛋白分子,无疑是在预后判断、疗效评价以及复发监测等方面都提供了更多的信息,以便于协助临床医师更好地实现患者的个体化治疗。患者的外周血标本虽然获取容易,但是血浆中的蛋白质很难进行分离和鉴别,质谱技术在这方面具有非常明显的优势,应用二维凝胶电泳(2DE)结合纳升级超高效液相色谱 - 电喷雾串联质谱(nano-UPLC-nano-ESI-MS/MS)在血浆中能够分离并鉴定出近 2000 种蛋白质和多肽,这使得从血浆中筛选出胶质瘤特异性的标志蛋白成为可能。

实例:脑胶质母细胞瘤的血浆差异蛋白质分析

样品来源:从中国人民解放军海军总医院神经外科收治的 50 例脑胶质母细胞瘤患者中随机选取 6 例。

实验仪器:

(1) Bradford 法蛋白定量仪器:二维凝胶电泳所需的仪器和设备、IPGphor 等点聚焦电泳仪、恒温循环器、图像扫描仪、图像分析软件 ImageMaster2D、PlatinPROT-EAN IIXi Cell 垂直电泳仪。

(2) 质谱仪器:nano-UPLC-nano-ESI-MS/MS 质谱仪、富集柱 SymmetryC18、分析 nano-ACQUITY UPLC 超高效液相色谱键合乙烷杂颗粒柱 BEH C18 均购自美国 Waters 公司。

色谱条件:离子化方式:电喷雾正离子方式;数据采集模式:DDA 方式,每次扫描中两个强度最高的离子进行串联质谱分析;毛细管电压:2500V;锥孔电压:35V;源温度:90℃;采集范围:MS350~1600,MS/MS50~2000。

样品前处理方法:全部样本均为清晨空腹抽取。抽取后放入肝素抗凝管中,1500g(4℃)离心 10 分钟后收集上清液,将血浆分装保存于 polypropylene 小管中,-80℃冰箱内保存,用于检测。样本处理时间均在 2 小时以内,冻干复溶不超过 2 次。选取原发性脑胶质母细胞瘤患者与健康人空腹血浆标本各 6 例,分成 2 组样本,明确标记,N 为健康对照组,G 为胶质母细胞瘤患者组。

数据分析:差异蛋白质点软件分析。凝胶染色后应用 BIO-RAD GS-800 凝胶成像仪扫描,扫描后图片经 PDQuest Advanced-8.0.1 分析软件进行图像的切割、强度的校正、消减背景、图片均一化和图片匹配、所有蛋白点检测等分析。应用积分光密度值来表示蛋白的相对表达量并且进行组间比较,以 BIO-RAD 公司的仪器操作手册和国际的蛋白质组学通用标准,把表达量升高或者降低 2 倍者定义为差异点。各组实验重复 3 次以保证实验结果的稳定性。差异蛋白用 nano-UPLC-nano-ESI-MS/MS 进行鉴定。

(1) 胶内酶切:胶粒用脱色液[新鲜配制 30mM $K_3Fe(CN)_6$:100mM $Na_2S_2O_3$=1:1]脱色,0.1mol/L NH_4HCO_3 冲洗,乙腈脱水;加入 0.01mol/L 二硫苏糖醇(DTT)在 56℃还原 40 分钟,以 0.055mol/L 碘乙酰胺室温避光烷基化 40 分钟;乙腈脱水,加入适量浓度为 0.01μg/L 含0.025mol/L NH_4HCO_3 和 0.005mol/L $CaCl_2$ 的胰蛋白酶液,37℃倒置过夜。"四步提取法"进行

肽段提取：离心吸出酶解上清液置于 EP 管中；胶中加 5%TFA 约 10μl，超声 1 分钟，37℃保温 1 小时，离心后吸取上清液；胶中加 2.5% TFA：CAN=1：1(*V/V*) 混合液 10μl，超声 1 分钟，37℃保温 1 小时，离心后吸取上清液；加入适量乙腈室温放置，待胶粒脱水变白，吸取乙腈液，合并上清液，浓缩干燥后备用。

（2）nano-UPLC-nano-ESI-MS/MS 质谱分析的分析步骤：浓缩干燥后的酶切样品加 3μl 1% 甲酸溶液酸化溶解，进样 2μl 用 nano-UPLC-nano-ESI-MS/MS 分析。富集柱：Symmetry C18(20mm × 180μm,5μm)；分析柱：nano-ACQUITY UPLC 超高效液相色谱键合乙烷杂颗粒柱 BEH C18(250mm × 75μm,1.7μm)；柱温度：35℃。流速：200μl/min；流动相 A：含 0.1% 甲酸的水溶液；流动相 B：含 0.1% 甲酸的乙腈。梯度：0~80 分钟，B 从 1% 上升到 40%；80~90 分钟，B 从 40% 上升至 80%；90~100 分钟，80% B 停留 10 分钟；100~105 分钟，B 从 80% 降至 1%；105~120 分钟，1% B 平衡 15 分钟。

经软件 PLGS V2.3 处理后应用 Mascot 软件按照 MS/MS 离子方式检索数据库。检索条件：数据库为 IPIDatabase(International Protein Index, version3.07)，种属为 human，胰蛋白酶(Trypsin)酶切，M- 氧化和碘乙酰胺烷基化为可变修饰；漏切位点为 1；MS 和 MS/MS 的质量误差均为 0.2Mr。

结果分析：

（1）Bradford 法测蛋白含量：Bradford 法蛋白定量所得的标准曲线如图 5-1 所示。

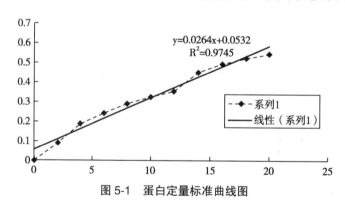

$y=0.0264x+0.0532$
$R^2=0.9745$

图 5-1　蛋白定量标准曲线图

（2）二维电泳分离血浆蛋白质结果：以 IPG 等电聚焦为第一向电泳、垂直 SDS-PAGE 为第二向电泳，对胶质瘤血浆标本和正常标本进行蛋白质样品提取、等电聚焦上样量、等电聚焦电泳参数的研究和实验条件的优化。分别对两组样本经过 3 次二维电泳分离并银染，应用 PDQUEST Advanced-8.0.1 胶分析软件进行差异点分析。经过对电泳银染图像的选切、强度校正、点检测、背景消减、均一化和匹配等分析，实验样本 N 组和 G 组的组间匹配率均大于 70%，各 2DE 胶 master 胶的匹配率为 80%~93%，共检测出 1531 个蛋白点。根据 2 倍差异表达作标准，再经过人工验证，发现了 4 个差异明显的蛋白质点，均表现为蛋白表达上调。

（3）差异蛋白质的 nano-UPLC-nano-ESI-MS/MS 鉴定结果：数据库检索结果给出单个离子分数 >32 就可以证明其身份或证明其具有广泛的同源性。检索到的结果与库内数据相匹配后的差异蛋白质相对比后，经过分析归纳见表 5-2。总计发现 24 种有意义的差异蛋白质，均为上调蛋白。另外发现每个点能够匹配多种相对分子质量和等电点相近或不同的蛋白质。

表 5-2 差异蛋白质的 nano-UPLC-nano-ESI-MS/MS 鉴定结果

编号	序列登录号	蛋白质名称		相对分子量	等电点	匹配分值	匹配肽段数
1	gil31615330	chain A, human serum albumin mutant R218h complexed with thyroxine	人血清白蛋白 R218h 突变体与甲状腺素复合物 A 链	68406	5.66	438	8(6)
2	gil78101694	chain A, human serum albumin complexed with myristate and azapropazone	人血清白蛋白与肉豆蔻酸盐、阿扎丙宗结合物 A 链	68398	5.57	438	8(6)
3	gil122920512	chain A, human serum albumin complexed with myristate and aspirin	人血清白蛋白与肉豆蔻酸盐、阿司匹林结合物 A 链	68408	5.62	438	8(6)
4	gil619383	apolipoprotein D	载脂蛋白 D	28317	5.14	273	6(6)
5	gil4505981	platelet basic protein preproprotein	血小板碱性蛋白前蛋白原	14171	9.04	302	6(5)
6	gil284434903	thrombocidin-2antimicrobial variant	抗菌肽 -2 抗菌变体	13984	9.20	302	6(5)
7	gil16751921	dermcidinpreproprotein	神经存活因子(抗菌肽)前蛋白原	11391	6.08	49	1(1)
8	gil388325720	chain C, structure of quaternary complex of human Tlr3ecd with three fabs(form1)	人 Toll3 受体四元复合物结合 3 个 Fab 片段	23004	5.03	112	2(2)
9	gil15082488	IGL® protein	免疫球蛋白 IgG 轻链	24959	6.27	112	2(2)
10	gil351205	protein NIG58, Bence-Jones	本周蛋白	22946	5.39	112	2(2)
11	gil315583384	anti-IL-15 antibody in complex with human IL-15	与人白介素 -15 结合的抗白介素 -15 抗体	23162	8.75	112	2(2)
12	gil16974104	anti-peptide/MHC complex HLA-A1/MAGE-A1 mono-clonal anti-body light chain	组织相容性符合物人类白细胞抗原 A-A1 抗多肽 / 黑色素瘤抗原 A1 单克隆抗体	23164	5.61	112	2(2)
13	gil401871522	chain L, crystal structure of A disease-associated anti-humanGM-CSF autoantibody Mb007	与疾病有关的抗人细胞集落刺激因子自身抗体	23218	7.77	112	2(2)
14	gil157093726	GAD65-specific mono-clonal an-tibody b78 lambda chain	人谷氨酸脱羧酶 65 单克隆抗体	22170	8.58	112	2(2)
15	gil115298657	protein S100-A7	S100 蛋白 -A7	11578	6.28	40	1(1)
16	gil21614544	protein S100-A8	S100 蛋白 -A8	10885	6.51	60	1(1)
17	gil307141	lysozyme precursor	溶菌酶前体	17000	9.38	56	1(1)
18	gil1827553	chain A, mutant human lysozyme C77a	第 77 位氨基酸由半胱氨酸突变为丙氨酸的人溶菌酶 A 链	15058	9.37	56	1(1)
19	gil179665	complement component C3	补体 C3	18858	6.02	72	3(1)

自蛋白质组诞生以来,外周血蛋白质组检测疾病特异性标志物就一直被为人们所期待,特别是对于脑胶质瘤。由于外周血内蛋白质的复杂性以及血脑屏障的存在使得胶质瘤血浆特异性标志物很难发现,这就需要依赖先进的蛋白质组学技术。随着技术的进步,有一些研究者进行了一些探索,他们应用的最多的技术是 SELDI-TOF/MS,鉴定出了一些可能的特异性蛋白标志物。但是这些研究成果并没有在其他的研究中被广泛肯定,也没有应用于临床的报道。

随着分离和质谱技术的进一步发展,给了我们进一步从血浆中鉴别胶质瘤特异性标志蛋白的机会。首次把 nano-UPLC-nano-ESI-MS/MS 技术应用于胶质瘤血浆标本检测。通过实验,鉴定出了 23 种上调蛋白质,其中发现了两种未命名的蛋白——脂蛋白家族的载脂蛋白 D 和载脂蛋白前蛋白原。发现了蛋白质复合物的超微结构,包括蛋白质的突变(第 77 位氨基酸由半胱氨酸突变为丙氨酸的人溶菌酶 A 链、第 96 位和第 109 位氨基酸双突变的人溶菌酶、人血清白蛋白突变体 R218h 与甲状腺素复合物 A 链);药物与蛋白质的复合物(人血清白蛋白突变体 R218h 与甲状腺素复合物 A 链,人血清白蛋白与肉豆蔻酸盐、阿扎丙宗结合物 A 链,人血清白蛋白与肉豆蔻酸盐、阿司匹林结合物 A 链)以及人 Toll3 受体四元复合物结合 3 个 Fab 片段。还有与免疫系统有关的 IGL®protein(免疫球蛋白 IgG 轻链)、本周蛋白、补体 C3、组织相容性符合物人类白细胞抗原 A-A1 抗多肽 / 黑色素瘤抗原 A1 单克隆抗体、与人白介素 -15 结合的抗白介素 -15 抗体、与疾病有关的抗人细胞集落刺激因子自身抗体(granulocyte-macrophage colony stimulating factor,GM-CSF);具有抗菌作用的溶菌体前体、抗菌肽 -2 抗菌变体、神经存活因子(dermcidin)前蛋白原;以及溶酶体的前体和它的多个突变溶酶体(第 77 位氨基酸由半胱氨酸突变为丙氨酸的人溶菌酶 A 链、第 96 位和第 109 位氨基酸双突变的人溶菌酶 A 链)。S100 蛋白 -A7 和 A8、人谷氨酸脱羧酶 65 单克隆抗体是与神经系统疾病有关的蛋白质。血小板碱性蛋白前蛋白原属于趋化因子范围,与炎症的发生有关。

经过了双向凝胶电泳分离和最先进的 Nano-UPLC-nano-ESI-MS/MS 质谱技术的鉴定,以及大量的数据库的数据分析,实验寻找到了多种脑胶质母细胞瘤中特异性标志蛋白的备选蛋白。由于肿瘤是机体在内、外部各种致癌因素作用下,局部组织内的某一个细胞在基因水平上失去对其生长的正常调控,导致细胞发生克隆性异常增生而形成的赘生物,所以它是一个长期的、分阶段的、多种基因突变积累的过程。因此,实验筛选出的这些蛋白有可能共同参与了胶质母细胞瘤的发生和发展过程。

第三节　质谱技术在神经退行性疾病诊断中的应用

一、神经退行性疾病简介

中枢神经系统退行性疾病是指一组由慢性进行性的中枢神经组织退行性变性而产生的疾病的总称。神经退行性疾病包括阿尔茨海默症、亨廷顿病、HIV 相关的神经认知障碍和多发性硬化症等。胆固醇代谢对维持中枢神经系统髓磷脂和神经膜起着重要作用,大脑的特定胆固醇代谢物 24S- 羟基胆固醇和周边代谢产物 27- 羟基胆固醇在血液中的浓度可作为中枢神经系统中神经退行性疾病的标记物。许多类型的细胞氧化胆固醇的机制与细胞色素 P450 家族氧化酶(cytochrome oxidase P450,CYP)有关,细胞类型特异表达的 CYP 亚型在特定组织中可以产生特异的氧化固醇类型。在中枢神经系统的一些氧化酶包括 24S- 羟基胆固醇羟化酶（CYP46），是细胞色素 P450 家族中的一员，通常在神经元、神经胶质细胞和血脑屏障内皮细胞表达。24S- 羟基胆固醇是大脑中含量最多的羟基胆固醇而且是最主要的运输器，将胆固醇从中枢神经系统运送到血液中，而且有少量的在脑脊液中消除。因此血浆和血清中的 24S- 羟基胆固醇含量可反映大脑发育和神经病理学的变化，比如相关的阿尔茨海默症、亨廷顿病和多发性硬化症。

二、目前临床诊断神经退行性疾病的方法

目前常用来诊断神经退行性疾病的方法主要有基因组学，蛋白质组学等。与传统的生物学研究相比，蛋白质组学具有快速、灵敏、高通量的优点。近年来，基于质谱的蛋白质组学技术在神经退行性疾病的研究中得到了广泛的应用。

三、质谱技术在神经退行性疾病诊断中的应用

质谱分析相对于双向电泳而言属于蛋白质的鉴定技术，从生物体中提取的蛋白质先进行双向电泳，所分离的蛋白质斑点用蛋白酶酶解后进行质谱分析，所得到的多肽质谱图可以通过数据库，比较被检蛋白的多肽质谱与数据库中的多肽质谱，并以此为依据对蛋白质进行鉴定。ESI-MS 是鉴定蛋白质的又一重要技术，它是在液相中进行的，而且多肽离子带有多种电荷。分离的液体多肽混合物样品在高压下经一细针孔喷射成雾状的细小液滴，去除杂质后进入连续质量分析仪。连续质量分析仪选取某一特定 m/z 的多肽离子，并以碰撞解离的方式将多肽离子碎裂成不同的电离或非电离片段，而后依 m/z 对电离片段进行分析并汇集成离子谱。通过数据库检索，由这些离子谱得出该多肽的氨基酸序列。另外，基于 ESI 的四级杆飞行时间质谱（Q-TOF-MS）技术的产生和应用对蛋白质微测序和氨基酸残基的修饰分析有着重要的价值。双向电泳和各种质谱技术相结合，对蛋白质进行分离和鉴定，目前已经成为蛋白质组研究中的核心技术。神经系统结构复杂，还有很多奥秘等待人们进一步探索，这两项技术的结合在神经系统研究方面得到了广泛的应用。

实例：质谱分析技术在神经科学研究中的应用

样品来源：样品来自于欧洲 5 个城市的临床志愿者，年龄≥40 岁，共 12 名。

实验仪器：通过 LC-MS/MS 定量羟基胆固醇，样品分析采用四极杆 LC/ESI/MS/MS API3000 质谱仪。高效液相色谱包括一个四元泵（安捷伦 1100 系列）、自动进样器。

色谱条件：色谱法在梯度洗脱模式下进行，使用溶剂 A（水中加有 5mmol/L 甲酸铵）和溶剂 B（纯甲醇中加有 5mmol/L 甲酸铵）在 0.3ml/min 的流速下以梯度分离条件测定羟基胆固醇：0~0.3 分钟，85% B；0.3~9 分钟，100% B；9~12 分钟；0%B。样品的进样量为 10μl。优化质谱参数如下：羟基离子的喷雾电压 2500eV，温度（TEM）250℃，雾化气（NEB）13 磅，气帘（CUR）8psi，碰撞活化解离（CAD）12psi（DW），时间 150 毫秒，入口电位（EP）10eV。

样品前处理方法：

（1）血浆样品：从 12 名健康志愿者中获得人血清（5 名男性和 7 名女性），每人约取血 8ml 到 BDP100 肝素钠管中，管倒置 8~10 次混合蛋白酶抑制剂和抗凝剂与血样后放在冰上。血液在 2000g 和 4℃时进行离心 15 分钟，血清分装转移到冻存管中，储存在 -80℃ 的条件下，所有样品使用前进行冻融。

（2）提取 24S- 羟基胆固醇和 27- 羟基胆固醇：提取 0.5ml 血清转移到一个玻璃试管中，从 100μg/ml 标准品中取出 5μl24（R/S）- 羟基胆固醇（D6）（内标），加 3ml 纯乙醇和混合物涡旋、二乙醚（4ml）和混合物涡旋，然后 4000g 离心 10 分钟。在初始提取的基础上清液分离和残渣再提取使用相同体积的溶剂，与上清液混合在一起，氮气流吹干或真空烘箱 30℃烘干，将干燥的萃取物溶解于 100μl 甲醇中，涡旋，离心，转移到自动进样器瓶中，保持在 4℃，用 HPLC-MS 测定。

结果分析：羟基胆固醇转换为铵加合物 24S- 羟基胆固醇和 27- 羟基胆固醇或 24（R/S）- 羟基胆固醇（D6）（溶解在含有 5mmol/L 甲酸铵的纯甲醇中），使用正离子模式 ESI/MS 测定。分子 24S- 羟基胆固醇和 27- 羟基胆固醇是检测铵加合物 [M+NH$_4$]，分子量为 m/z420.3（图5-2A）。24S- 羟基胆固醇和 27- 羟基胆固醇的分子片段确定为 m/z385.3（图 5-2B）。24（R/S）-羟基胆固醇（D6）的分子离子确定为 m/z426.6 和大量 m/z373.7 离子（图 5-2C、D）。

实验发现 24（R/S）- 羟基胆固醇（D6）的 2 个碎片离子（426.6/373.7 和 426.7/391.6），最终选择用信噪比较好、基线稳定的 426.6/373.7（图 5-3D）。

羟基胆固醇采用 C18 高效液相色谱分离柱检测。高效液相色谱梯度条件的优化使得 24S- 羟基胆固醇和 27- 羟基胆固醇在短的运行时间（12 分钟）内得到良好的分离。观察最好的信噪比是在分离时使用含 5mmol/L 甲酸铵的纯甲醇作为线性流动相时，洗脱顺序为

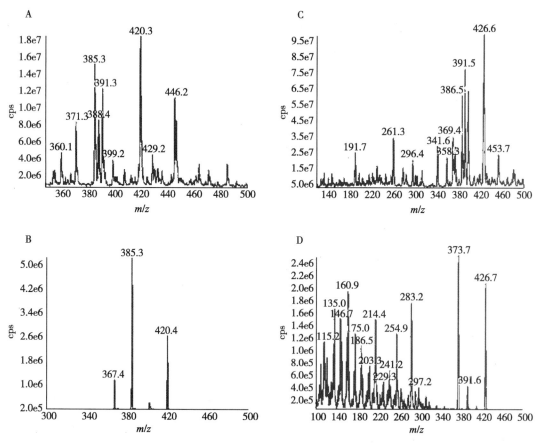

图 5-2　24S- 羟基类固醇和 27- 羟基类固醇的鉴别和碎片色谱图

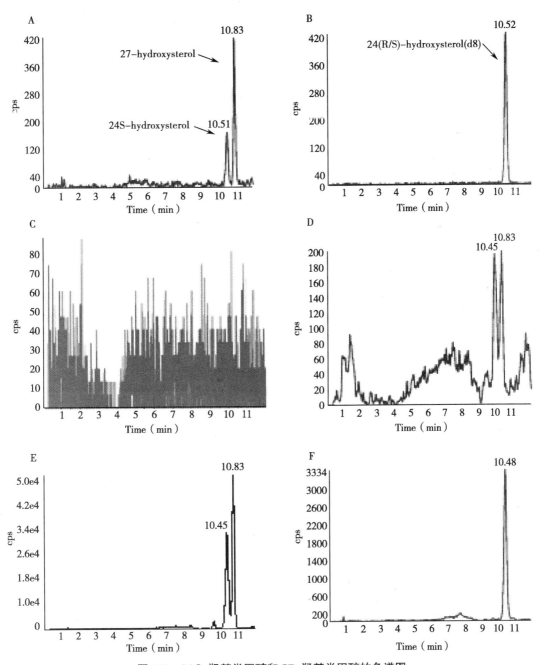

图 5-3 24S- 羟基类固醇和 27- 羟基类固醇的色谱图

24S- 羟基胆固醇、27- 羟基胆固醇和内标 24(R/S) - 羟基胆固醇(D6)(图 5-3),保留时间分别为 10.45 分钟的 24S- 羟基胆固醇、10.83 分钟的 27- 羟基胆固醇和 10.48 分钟的 24(R/S) - 羟基胆固(图 5-3A、B)。

开发一种快速高效的定量人类血清中的 24S- 羟基胆固醇和 27- 羟基胆固醇的 MS/MS 检测方法,对于临床使用羟基胆固醇作为标志物是非常重要的。

第四节　质谱技术在唐氏综合征诊断中的应用

一、唐氏综合征简介

唐氏综合征患儿在出生时已有明显的特殊面容,且常呈现嗜睡和喂养困难,其智能低下的表现随年龄增长而逐渐明显,具体表现为行动发育和性发育都延迟,患儿眼距宽,鼻根低平,眼裂小,眼外侧上斜,有内眦赘皮,外耳小,舌胖,常伸出口外,流涎多,身材矮小,患儿常伴有先天性心脏病等其他畸形,因免疫功能低下,易患各种感染,白血病的发生率比一般人增高 10~30 倍,如存活至成人期,则常在 30 岁以后即出现老年性痴呆症状。染色体疾病是重大的先天性缺陷,其中唐氏综合征(Down syndrome)是最常见的染色体病,发生率为 1/(800~1000)活产儿或 1/150 次妊娠。多年来,胎儿唐氏综合征产前筛查指标和筛查策略得到了不断的发展、评估和修正。

唐氏综合征的发生率与母亲的怀孕年龄相关,系 21 号染色体的异常,有三体、易位及嵌合 3 种类型,母亲年龄高、卵子老化是重要原因。三体型可起自于父母的生殖细胞减数分裂期 21 号染色体不分离,其发生机制系因亲代(多数为母方)的生殖细胞在减数分裂时染色体不分离所致,孕妇年龄越大,唐氏综合征发生的可能性越大。在对正常二倍体父母屡生唐氏综合征患儿的家族的研究中发现,产生唐氏综合征表型特征的 21 号染色体的关键部位是21q22.1~q22.2,不包括这一区带的 21 部分三体均不呈现唐氏综合征。

二、目前临床诊断唐氏综合征的方法

国际上,对于产前胎儿唐氏综合征筛查策略的研究发展迅速,尤其是加入妊娠早期血清学筛查及通过超声测定胎儿颈部透明层等多种筛查方法的结合策略,在保证较低假阳性率的前提下,使胎儿唐氏综合征的检出率大幅增高,但该检查在大范围内开展有一定难度。目前,我国临床产前胎儿唐氏综合征筛查仍广泛采用妊娠中期血清学二联指标。

鉴于产前胎儿唐氏综合征筛查中妊娠中期血清学二联指标筛查方案的局限性,同时国内推广开展颈项透明带厚度(NT)检测的难度较大,应重视结合超声检查结果在唐氏综合征诊断中的重要作用。妊娠中期,超声检查除可发现唐氏综合征患儿明显的结构畸形如 NT 增厚或颈褶增厚、房室共道、十二指肠闭锁、脐膨出等外,还有许多微小的异常声像可给出危险信号,如轻度的股骨或肱骨缩短、肠道强回声、轻度的肾盂扩张、心内强回声灶等。

三、质谱技术在唐氏综合征诊断中的应用

游离雌三醇(UE3)在临床实验室中是常规的作为风险评估分析唐氏综合征的物质。最常用的测定方法是各种类型的免疫测定法,但研究者关于 RIAs 和 ELISAs 法测定 UE3 的精确度已经产生质疑。英国伦敦大学儿童健康研究所的学者建立了一个以肽单反应监测(single-reaction-monitoring,SMR)串联质谱为基础的方法,对 38 个怀有唐氏综合征胎儿的孕妇和 38 个正常孕妇的血清淀粉样 P 物质和血浆 C1 抑制物蛋白定量,这种以串联质谱法为基础的检测技术仅需少量 5μl 血浆,5 分钟即可得到检测结果,比传统的抗体检测方式更准确、更具成本效益。

实例:唐氏综合征的筛查

样品来源:取 25 例医院妇产科自愿参加产前筛查的孕妇(妊娠时间为 14~20+6 孕周)的静脉血。

实验仪器:API2000 串联质谱仪和 Analyst®1.5.2 软件来自于 AB SCIEX。

色谱条件:分析在正离子多反应监测模式下进行。优化仪器的设置:去簇电压 45V,聚焦电压 300V,入口电压 10V,碰撞能量 40eV,出口电压 2V,离子喷雾电压 5500V,源温度 325℃,CUR30.0,GS140.0 和 GS255.0。PS-E3(雌三醇)使用 C18 HPLC 柱(安捷伦 Eclipse Plus,2.1mm × 100mm,3.5μm),室温。梯度组成:从 20%~70%0.1% 甲酸乙腈溶液,6.6 分钟,然后 70%~99%,6.6~8.7 分钟。然后用 99% 乙腈(含 0.1% 甲酸)运行 1.5 分钟,然后重新用 20% 乙腈平衡色谱柱(含 0.1% 甲酸)。

样品前处理方法:混合标准品、质量控制样品、未知的 700μl 空白样品加 14μl 内标,静止 10 分钟,然后用 900μl 乙醚制备不加内标的双倍的空白样品,把混合物涡旋(0.1μg)10 分钟,然后离心(10 000g)10 分钟。上层相转移到 1.5ml 聚丙烯管中,并在氮气流中干燥。将残余物悬浮于 15μl 50% 乙腈中,E3 的聚苯乙烯衍生物(34)通过加入 50μl 聚苯乙烯氯化物(0.5g/L 丙酮)和 50μlNaHCO₃(0.1mol/L,pH10.0)制备,随后在 50℃ 下孵育 10 分钟。该反应在冰上进行 5 分钟,注入 35μl 该反应溶液到 LC-MS/MS 系统中进行分析。

结果分析:图 5-4 中描绘了 PS-E3 的化学结构,在正离子电喷雾电离(ESI)-MS/MS 模式下进行分析。PS 与 E3 的 C3 羟基在碱性条件下进行氯化反应形成 PS-E3,在电喷射条件下产生一个 m/z430 的[M+H]$^+$ 离子,m/z430 离子产生 2 个主要的子离子:m/z288 和 366。MS/MS 过渡离子 m/z430-336 用于定量分析,m/z430-288 过渡离子作为一个限定符加以确认(图 5-5)。

LC-MS/MS 和化学发光免疫测定法的比较:分别用 LC-MS/MS 和化学发光免疫测定法对 25 个中期妊娠患者的血清样本中的 UE3 进行分析。分析方差显示,r^2=0.9678(access=0.9305

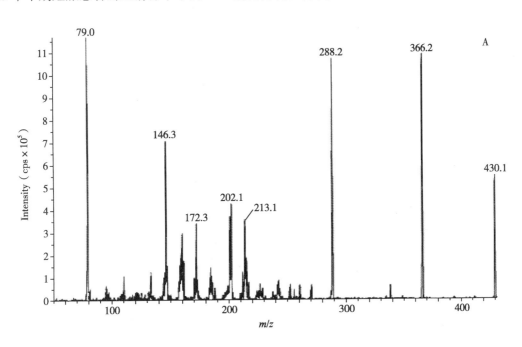

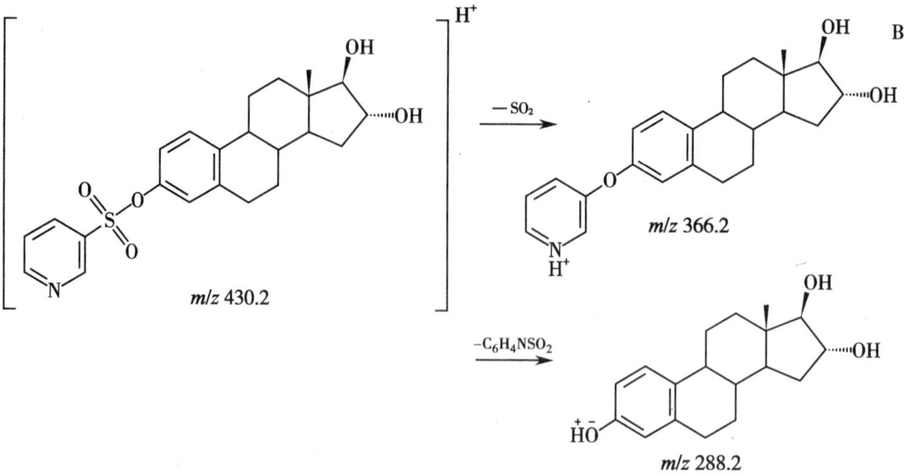

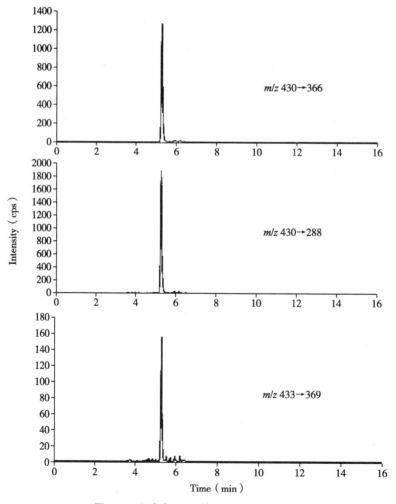

图 5-4　PS-E3 的 LC-MS/MS 分析

A. LC-MS/MS 图；B. 分子碎裂图

图 5-5　血清中 UE3 的 LC-MS/MS 分析

LCMS/MS+0.2177，SY|X=0.1786，95%CI 为斜率 0.8572~1.004，95%CI 为截距 0.0875~0.3487ng/ml，$P<0.0001$）；r^2=0.9663（IMMULITE2000=0.8849 LC-MS/MS-0.0403，SY|X=0.1738，95%CI 为斜率 0.8136~0.9562，95%CI 为截距 −0.1687~0.0881，$P<0.0001$）。这些结果表明 LC-MS/MS、access 和 IMMULITE2000 之间存在显著性差异。在这项研究中，运用了 LC-MS/MS 方法检测 UE3，该方法中使用衍生过程以提高离子化效率，从而使血清中 UE3 的测量达到 LLQD0.05ng/ml，方法可以满足临床检测血清 UE3 的需要。

第五节　质谱技术在脑膜炎诊断中的应用

一、脑膜炎简介

脑膜炎是脑膜或脑脊膜（头骨与大脑之间的一层膜）被感染的疾病。通常伴有细菌或病毒感染的并发症，比如耳部、鼻窦或上呼吸道感染。可分为细菌性脑膜炎、结核性脑膜炎和隐球菌性脑膜炎。细菌性脑膜炎是一种特别严重的疾病，如果治疗不及时，患者可能会在数小时内死亡或造成永久性的脑损伤。病毒性脑膜炎也比较严重，但大多数人能完全恢复，少数遗留后遗症。结核性脑膜炎（简称结脑）病情凶险，病死率和致残率极高，其预后与早期诊断、及时治疗密切相关。

二、目前临床诊断脑膜炎的方法

（一）脑脊液

脑脊液（CSF）压力增高，外观浑浊、脓样，白细胞计数在1000~10 000/ml³，少数病例更高，以中性粒细胞为主，可占白细胞总数的 90% 以上。有时脓细胞集积呈块状物，此时涂片及致病菌培养多呈阳性。蛋白升高，可达 1.0g/L 以上，糖含量降低可低于 0.5mmol/L 以下，氯化物含量亦降低。

（二）细菌抗原测定

常用的方法有聚合酶链反应、对流免疫电泳法、乳胶凝集试验、酶联免疫吸附试验、放射免疫法等。

（三）其他选择性的检查

血常规、血电解质、血糖、尿素氮、尿常规。

（四）其他辅助检查

1. X 射线摄片检查　化脓性脑膜炎患者的胸片特别重要，可发现肺炎病灶或脓肿。颅脑和鼻窦平片可发现颅骨骨髓炎，副鼻窦炎、乳突炎，但以上病变的 CT 检查则更清楚。

2. CT、MRI 检查　病变早期 CT 或颅脑 MRI 检查可正常。有神经系统并发症时可见脑室扩大、脑沟变窄、脑肿胀、脑移位等异常表现，并可发现室管膜炎、硬膜下积液及局限性脑脓肿。诊断脑膜炎时 MRI 扫描比 CT 扫描更敏感，MRI 扫描时能显示脑膜渗出和皮质反应，采取合适的技术条件，能显示静脉闭塞和相应部位的梗死。

三、质谱技术在脑膜炎疾病诊断中的应用

代谢组学最近发展迅速，包括生物流体或组织中代谢物的分析，是以使用核磁共振

（NMR）或质谱为基础的方法,包括液相色谱 - 质谱或气相色谱 - 质谱。迄今为止,人类生物流体如尿液和血清的全球代谢谱已被用于直接显示癌症和胃肠道疾病患者的特异性样本。

实例:GC/MS 方法对脑膜炎患者的脑脊髓液（CSF）进行分析

样品来源:诊断标准:①有典型的结脑的临床表现和 CSF 改变,临床抗结核治疗有效;② CSF 涂片抗酸杆菌阳性,或结核杆菌培养阳性,或结核杆菌 DNA PCR 扩增阳性。选择符合上述诊断标准的结脑患者 15 例（结脑组）,其中男 11 例、女 4 例,年龄为（46.0±7.8）岁。另选择需腰麻的外伤手术患者 14 例（对照组）,排除中枢神经系统感染性疾病,其中男 10 例、女 4 例,年龄为（44.1±8.5）岁。两组的年龄、性别具有可比性（P 均 >0.05）。

实验仪器:本实验的分析仪器为 Agilent 7890A GC/5975C MS 系统。

色谱条件:衍生化步骤:加入 75：1 甲氧胺 - 吡啶溶液（15mg/L）,涡旋 1 分钟后密闭,70℃下放置 1 小时;加入 75μl 三甲基硅烷化试剂（MSTFA：TMCS=100：1,V/V）,涡旋后密闭,室温下反应 1 小时。样品衍生化后再加入 150μl 正庚烷稀释,混匀后离心,取上清液进行 GC-MS 分析。GC-MS 分析测试的参数设置:进样口温度 270℃,离子源温度 230℃,四极杆温度 150℃,质谱检测范围 m/z60~600,载气 He（0.8ml/min）,进样量 0.2μl,不分流进样。全扫描形式进行质谱检测,谱峰检测和重叠峰分辨分别使用 MSDchem 和 NIST08 软件,NIST质谱数据库提供化合物检索和指认。升温程序:初始温度 70℃,保持 5 分钟;以 10℃/min的速度升至 100℃,保持 5 分钟;以 10℃/min 的速度升至 200℃,保持 5 分钟;以 100℃/min的速度升至 300℃,保持 10 分钟。

样品前处理方法:采集两组的 CSF 各 1ml,4℃下 8000r/min 离心 10 分钟,-80℃保存备用。取 CSF 样品 100μl,加入 300μl 冷 HPLC 级乙腈 / 甲醇的混合溶液（乙腈：MeOH=1：1,V/V）,涡旋混合 2 分钟后,于 4℃下静置 10 分钟,14 000r/min 离心 15 分钟;取上清液 250μl 于 GC小瓶（离心管）中,减压挥干溶剂。

数据分析:采用 SPSS12.0 统计软件,数据采用 $\bar{x}\pm S$ 表示,进行 t 检验。$P\leqslant 0.05$ 为差异有统计学意义。

结果分析:

（1）两组的 GC-MS 分析结果:两组 CSF 经 GC-MS 分析后,得到代表性的总离子流图（TIC）（图 5-6）。

（2）两组的 CSF 差异代谢物分析结果:根据保留时间和片段鉴定代谢产物,搜索 NIST商业数据库定性差异性代谢物。根据 GC-MS 的 TIC 中各峰的保留时间选择共有峰,用相对峰面积（各峰与内标峰的比值）来表示代谢物水平,以判断变化趋势。与对照组比较,结脑组 CSF 中的代谢物表达下调的有 10 个（L- 苏氨酸、来苏糖、阿拉伯糖、半乳糖、葡萄糖、十二烷酸、十六烷酸、十八烷酸、单棕榈酸甘油、十八酸甘油酯）,表达上调的有 1 个（山梨醇）。

代谢物居于基因和蛋白质的下游,其水平变化可以说明生物体对外源性刺激和病理变化的综合应答。通过模式识别方法分析机体在不同状态下的代谢表型和代谢动态变化,可以更好地了解病变过程及机体内物质的代谢途径和作用机制。GC/MS 是当前最为活跃的联用技术,具有很好的分离效率,可由计算机对 MS 图谱进行化合物数据库的自动检索核对,有利于迅速鉴识样品。我们运用 GC-MS 技术,对结脑和正常对照者的 CSF 样本进行检测,通过对检测到的代谢物离子及其相对含量进行多元统计学分析,建立了基于模式识别技术的代谢轮廓聚类区分模型。

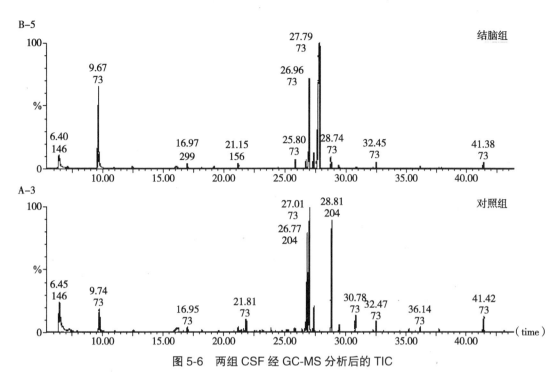

图 5-6　两组 CSF 经 GC-MS 分析后的 TIC

　　总之,本案例采用 GC/MS 对结脑患者的 CSF 代谢进行了研究,发现了一些与结脑相关的特征代谢物,可以从分子水平更好地认识结脑的发生机制,为其诊断和治疗提供证据。

(李　倩　陈丽霞)

参 考 文 献

[1] Pišlar A,Kos J. Cysteine cathepsins in neurological disorders[J]. Molecular Neurobiology,2014,49(2):1017-1030.

[2] Tufi S,Lamoree M,Boer JD,et al. Simultaneous analysis of multiple neurotransmitters by hydrophilic interaction liquid chromatography coupled to tandem mass spectrometry[J]. Journal of Chromatography A, 2015,1395:79-87.

[3] 郭欣茹 . 脑胶质母细胞瘤血浆差异蛋白质分析[D]. 中国人民解放军军事医学科学院,2014.

[4] Mallick P,Kuster B. Proteomics:a pragmatic perspective[J]. Nature Biotechnology,2010,28(7):695-709.

[5] Claes A,Idema AJ,Wesseling P. Diffuse glioma growth:a guerilla war[J]. Acta Neuropathologica,2007,114 (5):443-458.

[6] Noyes PD,Lema SC,Roberts SC,et al. Rapid method for the measurement of circulating thyroid hormones in low volumes of teleost fish plasma by LC-ESI/MS/MS[J]. Analytical and Bioanalytical Chemistry,2014,406 (3):715-726.

[7] Mulvey C,Thur B,Crawford M,et al. How many proteins are missed in quantitative proteomics based on MS/MS sequencing methods?[J]. Proteomics Insights,2010,3:61-66.

［8］缪红军,蒋犁.蛋白质组学在神经系统疾病中的应用［J］.国外医学儿科分册,2004,31（1）:25-27.

［9］刘志广,康慧聪,朱遂强.蛋白组学相关技术在神经系统疾病研究中的进展［J］.神经损伤与功能重建,2012,7（1）:55-58.

［10］AbhilashVenugopal,Raghothama Chaerkady,Akhilesh Pandey. Application of mass spectrometry-based proteomics for biomarker discovery in neurological disorders［J］. Ann Indian Acad Neurol,2009,12（1）:3-11.

［11］吕俊鸟,郑良珺,王青松,等.基于质谱的蛋白质组学技术在神经退行性疾病生物标志物研究中的应用［J］.中国科学化学,2014,44（5）:761-770.

［12］郑秀娟,郑志兹.双向电泳和质谱分析在神经科学研究中的应用［J］.中国神经科学杂志,2004,20（4）:312-316.

［13］Christian Czech,Peter Berndt,Kristina Busch,et al. Metabolite Profiling of Alzheimer's Disease Cerebrospinal Fluid［J］. Metabolite Profiling of Alzheimer's Disease CSF,2012,7（2）:1-10.

［14］VeeraVenkata,Ratnam Bandaru,Norman J Haughey. Quantitative detection of free 24S-hydroxycholesterol and 27-hydroxycholesterol from human serum［J］. Bandaru and Haughey BMC Neuroscience,2014,15:137-146.

［15］马京梅,李辉,王玲,等.11 003例唐氏综合征筛查分析［J］.中华妇幼临床医学杂志,2009,5（4）:63-66.

［16］Roizen NJ,Patterson D. Down's syndrome［J］. Lancet,2003,361（9365）:1281-1289.

［17］Thompson J. Screening for Down's syndrome study［J］. Community Practitioner,2000,73（4）:572-572.

［18］Wald NJ,Huttly WJ,Hackshaw AK. Antenatal screening for Down's syndrome with the quadruple test［J］. Lancet,2003,361（9360）:1198-1199.

［19］Huang X,Spink DC,Schneider E,et al. Measurement of unconjugated estriol in serum by liquid chromatography-tandem mass spectrometry and assessment of the accuracy of chemiluminescent immunoassays［J］. Clinical Chemistry,2014,60（1）:260-268.

［20］Heywood W,Wang D,Madgett TE,et al. The development of a peptide SRM-based tandem mass spectrometry assay for prenatal screening of Down syndrome［J］. Journal of Proteomics,2012,75（11）:3248-3257.

［21］Bin Y,Bin Z,Ye S,et al. Bioinformatics characterization of differential proteins in serum of mothers carrying Down syndrome fetuses:combining bioinformatics and ELISA［J］. Archives of Medical Science,2012,8（2）:183-191.

［22］Thwaites GE,Chau TTH,Stepniewska K,et al. Diagnosis of adult tuberculous meningitis by use of clinical and laboratory features［J］. Lancet,2002,360（9342）:1287-1292.

［23］Hidetaka T,Hiroaki T,Wakako S,et al. Cerebrospinal fluid/blood glucose ratio as an indicator for bacterial meningitis［J］. American Journal of Emergency Medicine,2014,32（3）:263-266.

［24］Reading R. Meningitis in infancy in England and Wales:follow up at age 5 years［J］. Child Care Health & Development,2002,28（1）:533-536.

［25］Straus SE,Thorpe KE,Holroyd-Leduc J. How do I perform a lumbar puncture and analyze the results to diagnose bacterial meningitis?［J］. Annals of Emergency Medicine,2006,50:85-87.

［26］Hidetaka T,Hiroaki T,Wakako S,et al. Cerebrospinal fluid/blood glucose ratio as an indicator for bacterial meningitis［J］. American Journal of Emergency Medicine,2014,32（3）:263-266.

［27］Nakamizo S,Sasayama T,Shinohara M,et al. GC/MS-based metabolomic analysis of cerebrospinal fluid（CSF）from glioma patients［J］. Journal of Neuro-Oncology,2013,113（1）:65-74.

［28］刘炳祥,欧强.基于气相色谱-质谱联用技术的结核性脑膜炎患者脑脊液代谢组学观察［J］.山东医药,2014,54（16）:4-6.

第六章 质谱技术在恶性肿瘤诊断中的应用

第一节 概 述

一直以来,恶性肿瘤是危害人类生命的主要杀手,肿瘤的患病率呈逐年上升的趋势。恶性肿瘤患者的生存率普遍较低,其中一个主要的原因是很多肿瘤疾病直到晚期才被诊断出来,据统计,只有不到 10% 的结肠癌转移患者和 5% 左右的胰腺癌患者可以存活 5 年或 5 年以上。目前,癌症的最终诊断仍需活体组织切片检查,并辅以 X 线、断层扫描(CT)、磁共振成像(MRI)检查才能确定肿瘤的位置和大小。上述传统方法存在的不足是很难实现肿瘤的早期诊断,这也是肿瘤治疗和预后效果差、患者存活率低的主要原因。在过去的 10 年间,可用于肿瘤诊断、监测和治疗的分子水平标记物已逐渐引起人们的关注。越来越多的研究者致力于肿瘤诊断方法和肿瘤标志物的研究,肿瘤标志物的存在或量变可以提示肿瘤的性质,借以了解肿瘤的组织发生、细胞分化、细胞功能,以帮助肿瘤的诊断、分类、预后判断以及治疗指导。随着质谱技术在生命科学领域的广泛应用,促进了基因组学、蛋白质组学和代谢组学的发展,组学技术获得的生物标记物数量在不断增加,随着生物体内多种不同类型、不同功能的内源性物质的发现,生物标志物在临床疾病辅助诊断中的应用越来越广泛,研究者们从寻找单一的生物标志物转向寻找特异性的一组标志物群,又称"特征模式",开创了肿瘤诊断方法研究的新途径。

一、生物标志物在肿瘤疾病诊断中的意义

肿瘤标志物是指由肿瘤细胞产生,存在于血液、细胞、组织或体液中,可反映肿瘤存在和生长的一类物质,包括蛋白质、激素、酶和多胺等。目前临床上常用的肿瘤标志物大多是与肿瘤相关的抗原,但现阶段发现的肿瘤标志物特异性较差,大多无器官特异性,同一种肿瘤可含一种或多种标志物,不同肿瘤或同种肿瘤的不同组织中既可有共同的标志物,也可有不同的标志物。此外,肿瘤标志物的产生还受到一些生物活性因子的影响等。因此,仅凭某一种标志物的检测或使用某一次检测结果诊断疾病是不确切的。通过联合检测一些特异性较高的肿瘤标志物诊断某一肿瘤,有利于提高肿瘤诊断的准确率。而对肿瘤标志物的连续动态监测将有助于区分良、恶性肿瘤,还可提示肿瘤的复发、转移、判断预后及疗效情况。对于服用中药保守治疗的前期肿瘤患者与中、晚期肿瘤患者,监测相关肿瘤标志物对于观察判断疗效具有重要的意义。理想的肿瘤标志物的特点有敏感性高,可用于早期疾病诊断;特异性好,能准确鉴别肿瘤/非肿瘤患者;有器官特异性,方便对肿瘤定位;血清中的水平与肿瘤体积大小、临床分期相关,用以判断预后;半衰期短,可反映肿瘤的动态变化,监测治疗效果、复发和转移;测定方法的精密度、准确性高,操作方便。虽然生物标志物不能替代影像学检查,但是可以为患者的临床诊断提供非常

重要的信息,包括治疗方案的制订及其治疗、疾病进程与复发的预测,以及对治疗效果的监测等。

二、质谱技术在肿瘤标志物检测中的应用现状

由于在大多数情况下肿瘤标志物的含量非常低,因此检测生物标志物对所用方法的要求较高,现在常用的分子生物学方法有聚合酶链反应、分子杂交技术、基因芯片技术、DNA测序技术及蛋白质芯片技术等,但分子生物学方法存在较多缺点和不足,如操作复杂、测定结果不稳定、试剂保存要求严格、质量控制无法保证等,目前上述方法还仅限于临床科研试验的应用。

生物质谱是一种快速、高效能、高灵敏度的多组分的分离分析方法,且具有灵敏度高、选择性强、准确性好等特点,其适用范围远远超过放射性免疫检测和化学检测的范围。生物质谱在检验医学领域中主要用于生物体内的组分序列分析、结构分析、分子量测定和各组分的含量测定,肿瘤标志物的检测是生物质谱技术在临床检验应用中最为突出和有价值的领域,生物质谱技术最有希望成为肿瘤的早期诊断检测方法。目前质谱技术已广泛应用在多种肿瘤疾病中生物标志物的寻找和筛选领域,如乳腺癌、肺癌、肝癌、结肠癌等,通过质谱技术对不同肿瘤患者体液中的内源性物质进行分析检测,进而获得专属性的诊断标志物,对疾病的辅助诊断具有重要意义。本章将利用液相色谱 - 串联质谱技术对多种不同肿瘤(主要包括乳腺癌、结肠癌、肺癌、肝癌、白血病、卵巢癌、胰腺癌、前列腺癌、肾癌、鼻咽癌)患者体液或组织中的生物标志物的分析检测进行阐述。

第二节　质谱技术在乳腺癌诊断中的应用

一、乳腺癌简介

乳腺癌是女性最常见的恶性肿瘤之一,发病率占各种恶性肿瘤的 7%~10%,在女性肿瘤患者中的患病率仅次于子宫癌,已成为威胁妇女健康的主要疾病。除与遗传因素有关外,绝经期前后的妇女发病率较高,男性乳腺癌患者较罕见,仅 1%~2% 的乳腺癌患者是男性。

二、目前临床诊断乳腺癌的方法

普查是乳腺癌早期诊断和早期治疗的基础,但早期乳腺癌通常没有明显的临床体征,主要是通过影像学检查进行早期诊断。而详尽的病史采集及乳腺癌危险因素的评估有助于判断患者罹患乳腺癌的危险性;认真而全面的体格检查亦有助于发现早期乳腺癌的一些细微的体征变化,如乳头、皮肤的改变,腺体局限增厚,乳头溢液等。用于临床诊断乳腺癌的方法有 10 余种,但真正较为成熟或有较好应用前景的早期乳腺癌诊断手段尚不多。目前用于诊断乳腺癌的方法主要有乳腺钼靶 X 线摄影、乳腺彩色多普勒超声检查、乳腺导管内视镜检查、乳腺导管灌洗、CT 和磁共振、生物及生化标记法等,常用的是乳腺钼靶片,最准确的方法是病理诊断。一般先进行影像学检查,再进行病理学检查。

大量的研究证实,乳腺钼靶 X 线摄影检查是敏感而特异的早期发现乳腺癌的有效方法。它常用于发现有关乳腺健康情况的特异性问题或筛查发现乳腺内的任何异常。在乳腺癌病

灶出现临床症状前通常可被乳腺 X 线检测出。乳腺钼靶 X 线摄影的缺点是对致密腺体显影较差,病灶影像易被掩盖;其次放射线对人体有一定损害,不宜过多反复应用,尤其是年轻妇女。CT 是显示乳腺内结节的最佳方法,但因要求较大剂量的放射线和在发现较小病变方面受到了限制。有报道乳腺磁共振成像在乳腺癌的早期诊断较乳腺 X 线检查有更高的特异性,尤其在应用造影增强后,磁共振对鉴别乳腺的良、恶性肿瘤方面有相当高的准确性,另其对乳腺成像困难或植入假体者可以发挥特有的优势。但乳腺磁共振成像费用昂贵、成像时间长,且需注射血管造影剂,因此不适合人群普查。

目前临床在乳腺癌的诊断方法中,肿瘤标记物的检测在诊断方面只作为参考,在术后复发和转移的监测方面具有更重要的价值。就目前的研究现状,与乳腺癌发生及其恶性程度相关的标志物有 C-erbB-2 基因、CA15-3、c-myc 基因、Bcl-2 基因;与肿瘤转移相关的标志物有 CAM26 和 CAM29、组织蛋白酶 D、nm23 基因;与乳腺癌血管生成相关的标志物有血管内皮生长因子(VEGF)、微血管密度;与乳腺癌预后相关的标志物有 p53 基因、类固醇激素受体、多药耐药基因及其表达产物。此外,氨基酸等内源性小分子类化合物也逐渐被发现。目前用于分析上述生物标志物的检测方法主要有免疫组化法(主要用于蛋白类大分子物质的检测)、化学显色法(主要用于蛋白类大分子物质的检测)、串联质谱法(用于蛋白类大分子物质及小分子物质的检测),其中免疫组化法和化学显色法由于方法的特异性较差、假阳性率较高、准确度较低,而串联质谱法主要针对目标组分进行分析检测,特异性较高、结果的准确度及可信度较高,是临床疾病诊断方面寻找生物标志物的首选方法。

三、质谱技术在乳腺癌诊断中的应用

液相色谱 - 质谱法具有专属性好、准确度高等特点,其在临床疾病诊断方面具有独特的优势,其作为生物标志物的发现和含量测定的工具,用于临床疾病诊断手段将是必然趋势。目前,可用于乳腺癌疾病辅助诊断的生物标志物包括雌性激素类、内源性小分子化合物、唾液酸类、多胺类及蛋白、肽类等。

(一)雌性激素类生物标志物的检测

乳腺癌是一种与患者体内的雌性激素密切相关的肿瘤,它的发生发展与雌性激素的水平及其代谢异常有关。乳房是通过雌性激素的分泌促进其生长发育的,所以一旦内分泌失衡、代谢紊乱,就容易形成乳腺增生,进而导致乳腺癌的发生。因此,研究雌性激素成分及其代谢过程对乳腺癌的早期诊断和治疗具有非常重要的意义。

雌性激素在体内以雌酮(E1)和雌二醇(E2)为前体成分,主要发生羟基化和甲基化代谢反应。其 3 条主要代谢途径如图 6-1 所示,2- 羟基化途径的代谢产物主要包括 2-OHE1、2-OHE2、2-MeOE1、2-MeOE2 和 3-MeOE1;4- 羟基化途径的代谢产物主要包括 4-OHE1、4-OHE2、4-MeOE1 和 4-MeOE2;16α- 羟基化途径的代谢产物主要包括 16α-OHE1、雌三醇(E3)、16-*epi*E3、17-*epi*E3 和 16-ketoE2。该方法采用 LC-MS/MS 研究乳腺癌患者和正常人体内 16 种雌性激素及其代谢物生物标志物的含量差异。

实例:使用 LC-MS/MS 检测乳腺癌患者的雌性激素水平

样品来源:分别为 40 例绝经前健康女性(H-PRE)、36 例绝经后健康女性(H-POST)、83 例绝经前乳腺癌患者(BC-PRE)和 86 例绝经后乳腺癌患者(BC-POST)。

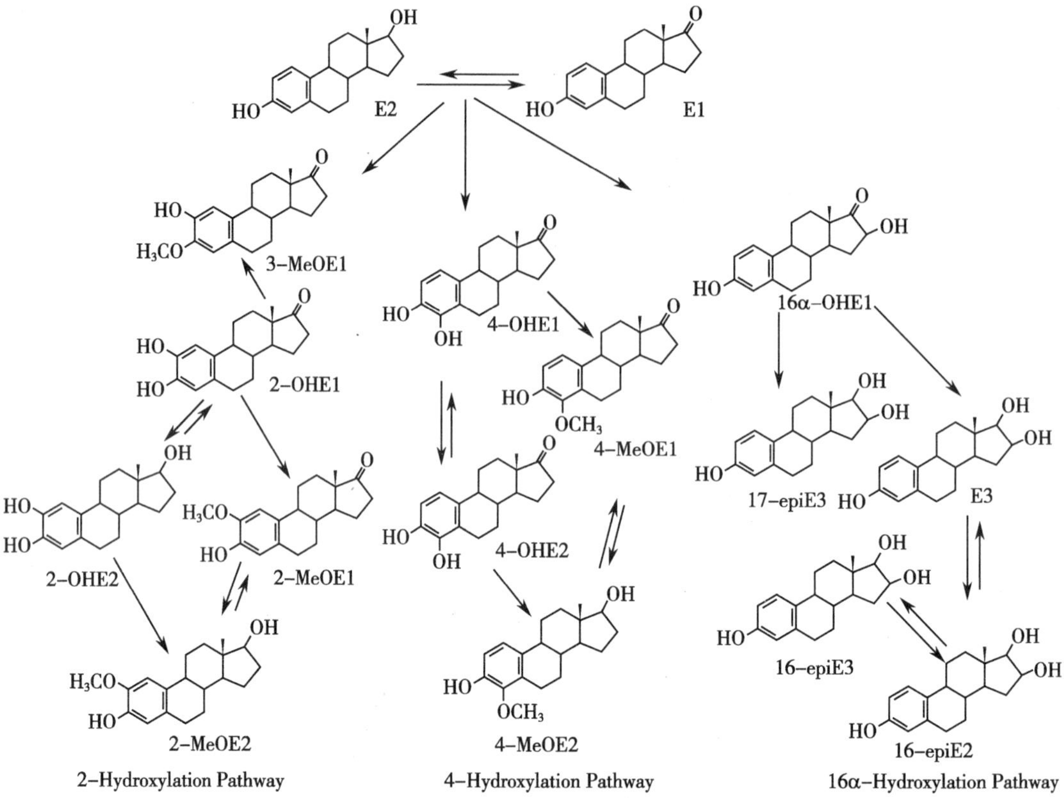

图 6-1　雌性激素及其代谢产物

实验仪器：5500 型 QTRAP MS/MS system 质谱仪（Applied Biosystems/MDSSCIEX，USA），并配有 ESI 离子源及 Analyst 1.5 数据采集与处理系统，使用的气体均为氮气，MRM 扫描模式。Shimadzu UFLC/XR 超快速高分离液相色谱仪（Shimadzu Corp.，Kyoto，Japan）：二元梯度泵，在线脱气机，自动进样器，柱温箱，4℃恒温箱。Agilent Extend-C18 色谱柱（1.8μm，2.1mm × 100mm，Agilent，USA），外接在线滤器 Vanguard BEH C18，1.7μm。检测器为二极管阵列检测器。

色谱及质谱条件：流动相 A（H₂O，含 0.1% 甲酸和 0.2mol/L NH₄Ac）和 B（CH₃CN）线性梯度洗脱，流动相条件见表 6-1，质谱条件见表 6-2。流速 300μl/mm，柱温 50℃，进样量 10μl。

表 6-1　液相色谱的流动相条件

time（min）	A（V%）	B（V%）
2	60	40
9	90	10
12	90	10
12.5	60	40
16	60	40

表6-2　质谱条件

analyte	precursor ion (m/z)	production (m/z)	DP (V)	CE (eV)
E1	504.2	171.1	70	45
E2	506.2	171.1	70	48
16α-OHE1	520.2	171.1	75	45
16-ketoE2	520.2	171.1	75	45
E3	522.2	171.1	75	45
16-epiE3	522.2	171.1	75	45
17-epiE3	522.2	171.1	75	45
2-MeOE1	534.2	171.1	75	45
3-MeOE1	534.2	171.1	75	45
4-MeOE1	534.2	171.1	75	45
2-MeOE2	536.2	171.1	75	45
4-MeOE2	536.2	171.1	75	45
2-OHE1	753.3	170.1	85	50
4-OHE1	753.3	170.1	85	50
2-OHE2	755.3	170.1	85	50
4-OHE2	755.3	170.1	85	50
tanshinone ⅡA	295.2	277.2	120	28

样品前处理方法：0.5ml 尿液经 4℃ 溶解离心后,取上清液,加入 0.5mlβ- 葡萄糖醛酸酶 / 硫酸酯酶解液,于 37℃ 下过夜培养后,加入 3ml 甲醇和 3ml 水溶液活化的 SPE 小柱中,收集 2 个柱体积的甲醇洗脱液,于 60℃ 下氮气吹干,然后加入 100μlNaHCO$_3$ 和 100μl 丹酰氯（衍生化试剂）溶液,70℃ 下衍生 9 分钟,经 0.22μm 微孔滤膜过滤后,进行 LC-MS/MS 分析,以丹参酮作为内标。图 6-2 为 16 种雌性激素的 MRM 色谱图,图 6-3 为生物样品尿样中雌性激素衍生物的 MRM 色谱图。

结果分析：根据表 6-3 中所测样品中的雌性激素含量可发现,在绝经前个体中,正常女性的雌性激素含量均明显高于乳腺癌患者。而相对于绝经后的尿样分析,乳腺癌患者尿液中的 E1、E2、2-OHE2 和 4-OHE2 水平都明显高于正常女性,2/4-OHE1 的含量只是略微升高;相反,16α-OHE1 和 2-MeOE2 在乳腺癌患者中的含量显著降低,JE3、16-epiE3、3-MeOE1、2-MeOE1 只是略微降低,17-epiE3、16-ketoE2、4-MeOE2 基本不变。t 检验结果表明,E1、E2、2-OHE2、4-OHE2、16α-OHE1 和 2-MeOE2 这 6 个雌性激素的代谢物可能与绝经后乳腺癌的发生有密切关系。

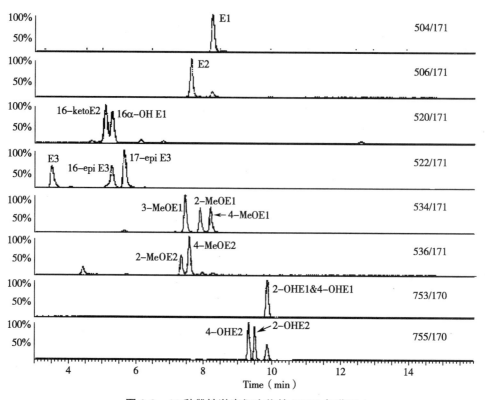

图6-2 16种雌性激素衍生物的 MRM 色谱图

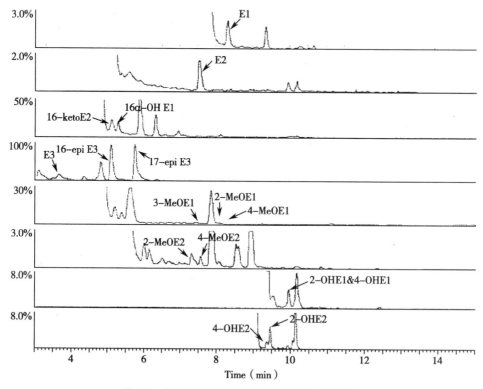

图6-3 尿样中雌性激素衍生物的 MRM 色谱图

表 6-3　四组尿液样品中 16 种雌性激素的含量

analyte	mean ± SD (g/μmol)			
	H-pre	H-post	BC-pre	BC-post
E1	0.179 ± 0.153	0.030 ± 0.022	0.063 ± 0.075	0.047 ± 0.054
E2	0.127 ± 0.100	0.027 ± 0.031	0.058 ± 0.060	0.047 ± 0.045
16α-OHE1	0.176 ± 0.155	0.106 ± 0.129	0.070 ± 0.081	0.056 ± 0.053
16-ketoE2	0.349 ± 0.273	0.149 ± 0.176	0.125 ± 0.147	0.136 ± 0.137
E3	0.203 ± 0.208	0.041 ± 0.035	0.057 ± 0.056	0.024 ± 0.019
16-*epi*E3	0.148 ± 0.136	0.033 ± 0.028	0.046 ± 0.053	0.023 ± 0.026
17-*epi*E3	0.314 ± 0.308	0.231 ± 0.146	0.170 ± 0.195	0.241 ± 0.254
2-MeOE1	0.276 ± 0.227	0.208 ± 0.148	0.203 ± 0.200	0.173 ± 0.169
3-MeOE1	0.074 ± 0.064	0.032 ± 0.037	0.043 ± 0.046	0.027 ± 0.021
4-MeOE1	NA	NA	NA	NA
2-MeOE2	0.031 ± 0.029	0.019 ± 0.022	0.011 ± 0.010	0.006 ± 0.006
4-MeOE2	0.013 ± 0.011	0.004 ± 0.006	0.006 ± 0.004	0.004 ± 0.003
2/4-OHE1	0.131 ± 0.158	0.007 ± 0.006	0.036 ± 0.033	0.009 ± 0.009
2-OHE2	0.161 ± 0.152	0.018 ± 0.014	0.053 ± 0.049	0.036 ± 0.040
4-OHE2	0.183 ± 0.164	0.032 ± 0.034	0.058 ± 0.070	0.063 ± 0.052

（二）氨基酸类生物标志物的检测

乳腺癌是一种与患者体内的雌性激素最密切相关的肿瘤,雌性激素及其代谢变化是其最直接的关键因素之一,但其他内源性小分子物质如唾液酸、修饰核苷、氨基酸类、脂类、有机酸等代谢异常也都与乳腺癌的发生密不可分。人体血浆是代谢组学研究对象中的最常见的体液样本之一,血浆中含有 2000 多种内源性小分子代谢物,种类繁多、极性跨度很大,既有高极性的氨基酸、葡萄糖、核苷类等,也有低极性的脂类、固醇类等代谢物,它可以提供丰富的代谢物信息,因此被广泛地应用到恶性肿瘤的代谢组学研究中。通过代谢组学的方法,结合雌性激素类代谢轮廓分析,对以雌性激素为主的一组代谢物群体的响应进行分析,有利于获得更全面完整的代谢物信息和发现可靠的生物标志物,有助于综合了解病变过程及机体内物质的代谢途径,并为乳腺癌的早期诊断和个体化治疗提供重要依据。

实例:使用 LC-MS/MS 检测乳腺癌患者体内的小分子生物标志物

样品来源:血浆样本来自于 81 例健康女性志愿者(HC 组)和 72 例经病理诊断为乳腺癌的女性患者(BC 组)。

实验仪器:快速高分辨液相色谱仪(RRLC):Agilent 1200 系列高效液相色谱仪(德国 Waldbronn Agilent technologies 公司),二元梯度泵,在线脱气机,自动进样器,柱温箱,4℃恒温箱。检测器为二极管阵列检测器。Q-TOF 型 MS/MS 仪(QSTAR™Elite,Applied Biosystems/MDS Sciex,Toronto,Canada),ESI 离子源,正、负离子检测模式。

色谱及质谱条件:色谱柱:ZORBAX SB-Aq 柱(100mm×2.1mm,i.d,1.8μm);在线滤器流

动相:A(H_2O,含0.1%甲酸)和B(CH_3CN),流速250μl/min;柱温:60℃;线性梯度洗脱(表6-4)。质谱条件(Q-TOF型质谱仪)见表6-5,数据分析方法采用主成分(PCA)分析。

表6-4 色谱条件

total time(min)	A($V\%$)	B($V\%$)
8	100	0
20	0	100
23	0	100

表6-5 质谱条件

ion mode	positive	negative
ionspray voltage(V)	5500	−4500
curtain gas(psi)	40	40
nebulizer gas(psi)	75	75
drying gas(psi)	65	65
temperature(℃)	450	450
Declustering potential(V)	50	−50
entrance potential(V)	10	−10

样品前处理方法:根据血中代谢物的类别和保留时间的分布,选择了7个代表性物质的对照品,包括L-酪氨酸(L-tyrosine,Tyr)、犬尿酸(kynurenic acid,KA)、马尿酸(hippuncacid,HA)、胆酸(cholic acid,CA)、肌苷(inosine,I)、1-甲基腺苷(1-methyladenosine,1-MA)和5-羟基色氨酸(5-hydroxy-L-tryptophan,5-HTP)等。

样品制备:

(1)混合对照品溶液配制:分别称取7种对照品物质HA、5-HTP、Tyr、KA、I、1-MT和CA各1mg,分别用1ml甲醇、水或甲醇水溶液定容。各取不同体积的上述溶液,混合后用甲醇水溶液稀释至1ml,涡旋振荡30秒,混匀待测。对照品混合溶液中,所有的化合物浓度按照正常人血浆中浓度的10倍配制,各对照品在正常人血浆中的浓度范围根据网站HMDB获得,见表6-6。

表6-6 正常人血浆中各对照品的浓度

compounds	molecular weight(D)	solvent	solubility	normal blood value(mg/ml)	volume(μl)
HA	179.0582	MeOH	good	0.537×10^{-3}	20
5-HTP	181.0739	H_2O	bad	1.069×10^{-2}	100
Tyr	189.168	H_2O	bad	4.35×10^{-6}	80
KA	268.226	MeOH/H_2O	worse	1.60×10^{-4}	20
I	408.571	MeOH/H_2O	bad	2.94×10^{-4}	30

compounds	molecular weight（D）	solvent	solubility	normal blood value（mg/ml）	volume（μl）
1-MA	281.1124	MeOH/H$_2$O	bad	1.7×10^{-5}	120
CA	220.0848	MeOH/H$_2$O	bad	NA	15

（2）内标溶液的配制：分别取 2.5μg/ml 水杨酸溶液 20μl、2.5μg/ml 大黄酸溶液 40μl，混合配制成 1ml 甲醇溶液。

（3）血浆样品的制备：72 例乳腺癌患者和 81 例健康女性的血浆样品经 4℃解冻混均匀后，取 150μl，加入 45μl 乙腈（预先 4℃冷藏过夜）涡旋混合 30 秒，先于 4℃下静置 10 分钟后，再于 4℃下 12 000g 离心 10 分钟，取上清液转移至离心管中，于 4℃水浴条件下氮吹，然后用 80μl 乙腈∶水（3∶1）混合液复溶，超声，1000g 下离心 10 分钟后取上清，待测。

（4）质控样品（QC）的制备：选择部分量多的血浆样本混合，共约 6ml，按照以上被测血浆样品的制备方法处理，以血样∶乙腈（1∶3）涡旋混合 30 秒，先于 4℃下静置 10 分钟后，再于 4℃下 12 000g 离心 10 分钟，取上清液转移至新离心管中，于 4℃水浴条件下氮吹，然后用 80μl 乙腈∶水（3∶1）混合液复溶，超声，1000g 下离心 10 分钟后取上清，待测。

结果分析：从乳腺癌患者血液的代谢组学分析中发现了氨基酸类代谢物异常。通过与乳腺癌尿液的代谢组学分析结果比较，发现了 3 个与乳腺癌相关的生物标记物，即酪氨酸（tyrosine）、色氨酸（tryptophan）和苯丙氨酸（phenylalanine），但在尿液中的含量较健康人高，在血浆中的含量却降低，存在血液和尿液不平行的现象，表明氨基酸类代谢物在尿液和血液中对恶性肿瘤的响应变化存在不平行状态（表 6-7）。

表 6-7　乳腺癌患者血液和尿液中的氨基酸含量比较（与健康人群相应的指标比较）

serum		urine	
potential biomaker	trend	potential biomaker	trend
N-methyl-2-pyrrolidone	↑	prolylhydroxyproline	↑
L-valine	↓	N$_2$-acetyl-L-lysine	↑
L-leucine；isoleucine	↓	apronal	↑
L-norleucine	−	dimethylguanosine	↑
hypoxanthine	↑	pantothenic acid	↑
allantoin	↑	succinyladenosine	↑
L-carnitine	↓	threonylcarbamoyladenosine	↑
acetyl-L-carnitine	↓	kynurenic acid	↑
L-octanoylcarnitine	↓	nicotineuric acid	↑
PHE-PHE	↑	indolelactic acid	↑
tyrosine	↓	tyrosine	↑
tryptophan	↓	tryptophan	↑
phenylalanine	↓	phenylalanine	↑

（三）唾液酸类生物标志物的检测

大量研究发现恶性肿瘤细胞膜分子常出现异常糖基化现象,糖基化在细胞识别、黏附及炎症反应和肿瘤细胞转移中起重要作用。唾液酸是目前研究最广泛的一种异常糖基化肿瘤标志物和预后标记物,也可能成为肿瘤免疫治疗的靶点。与正常组织相比较发现,肿瘤组织和肿瘤细胞表面的糖链结构发生明显变化。在多种肿瘤患者的血清中,唾液酸水平显著升高,研究证实在正常细胞转变为癌细胞的过程中,细胞膜上的糖脂合成增加或糖脂各组分间转化异常是导致肿瘤患者血清唾液酸升高的主要机制。

实例:使用 LC-MS/MS 检测乳腺癌患者癌组织和淋巴组织中的唾液酸含量

样品来源:乳腺浸润性导管癌手术标本 42 例,癌组织 42 个,淋巴结组织 14 个,共计 56 个新鲜组织标本。42 例患者中,癌组织、淋巴结组织均来源于同一位患者的有 14 例。42 例患者均为女性,年龄为 31~76 岁,平均年龄为 46.7 岁。高分化癌 5 例,中分化癌 27 例,低分化癌 7 例,其中 3 例患者缺乏分化程度资料。已发生淋巴结转移的 19 例,未发生淋巴结转移的 20 例,其中 3 例患者缺乏淋巴结转移状况资料。

实验仪器: Aglient 1100 液相色谱仪(Aglient),API3200 型四级杆串联质谱仪(Applied Biosystem)。

色谱及质谱条件:

（1）色谱条件:色谱柱为 Aglient ZORBAX Eclipse Plus C18(4.6mm × 250mm,5μm);流动相为 0.01% 醋酸铵(A)-100% 乙腈(B),梯度洗脱(0~0.5 分钟为 100%A;0.5~3.5 分钟为 10%B;3.5~4 分钟为 100%A),流速为 1.0ml/min;柱温为室温;进样量为 20μl。

（2）质谱条件:电喷雾离子化源(ESI);离子源电压 4500V;气帘气(N_2)压力 25psi;离子源温度 550℃;源内气体 1(GS1,N_2)压力 60psi;源内气体 2(GS2,N_2)压力 60psi;负离子方式检测;扫描方式为多重反应监测(MRM)。3 种唾液酸 N-乙酰基神经氨酸(N-acetylneuraminic acid,Neu5Ac)、N-羟乙酰基神经氨酸(N-glycoulylneuraminic acid,Neu5Gc)和脱氨神经氨酸(2-keto-3-deoxy-D-glycero-D-galacto-nononic acid,KDN)的监测离子对、碰撞气能量和去簇电压见表 6-8。

表 6-8　3 种唾液酸的监测离子对、碰撞气能量和去簇电压

	监测离子对(*m/z*)	碰撞气能量(−V)	去簇电压(−V)
KDN	266.7/86.8*	21.5	20
	266.7/128.9	21.5	20.5
Neu5Ac	307.7/86.9*	29.1	23
	307.7/169.8	19.5	25.5
Neu5Gc	323.7/86.9	37	32
	323.7/115.8*	26	32
IS	310.9/90.0*	29	24
	310.9/172.1	25	24

注:* 表示定量离子对

　　3 种唾液酸质谱图母离子的选择:根据唾液酸类化合物的结构,选择 ESI(-)作为电离方式,将 KDN、Neu5Ac、Neu5Gc 和内标标准品配制成 0.5mmol/L 的 50% 甲醇水溶液,通过全扫描方式找到 3 种化合物的分子离子峰[M-H]⁻ 的质量分数分别为 266.8、307.8、323.8 和311.2。见图 6-4。

　　子离子的选择:采用子离子扫描的方式选择特征离子,分别选用 KDN、Neu5Ac、Neu5Gc 和内标物(internal standard,IS)1,2,3-$^{13}C_3$N-acetyl-D-neuraminic acid 丰度最大的两个子离子作为定量和辅助定性离子,并确定其最佳碰撞能量。见图 6-5。

　　样品前处理方法:

　　(1) 对照品溶液的制备:唾液酸的 3 种核心单体 Neu5Ac、Neu5Gc 和 KDN 以及内标物1,2,3-$^{13}C_3$N-acetyl-D-neuraminic acid 的对照品母液均由 50% 甲醇水溶液配制成 100mmol/L,于 -20℃冷冻保存。

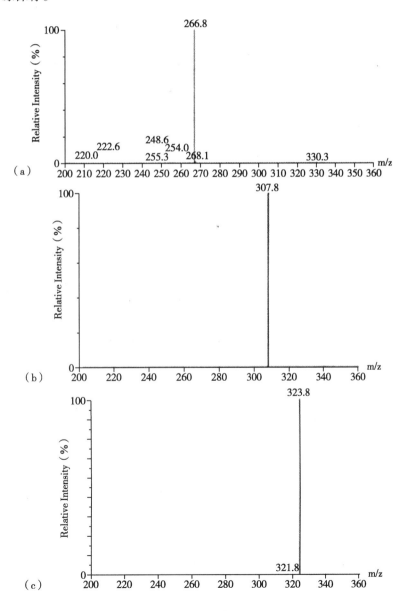

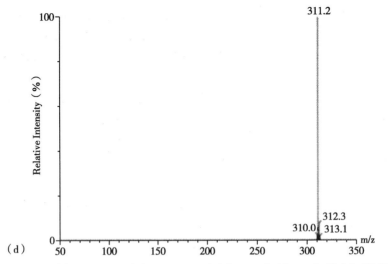

图 6-4 KDN A（a）、Neu5Ac B（b）、Neu5Gc C（c）与 IS D（d）[M-H]⁻ 的全扫描质谱图

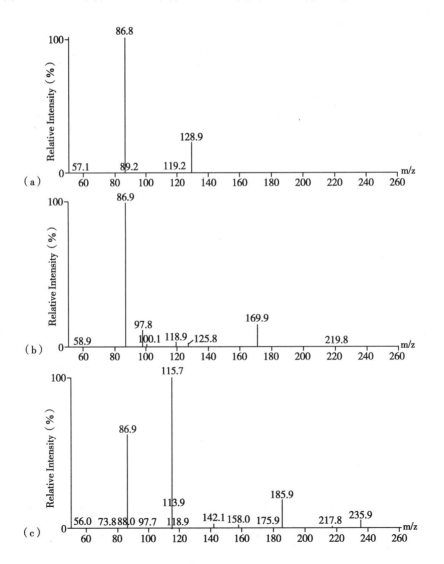

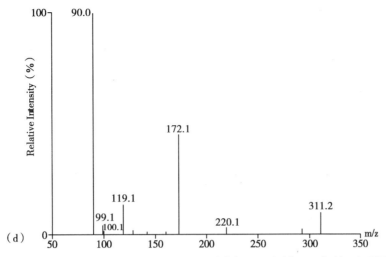

图 6-5 KDN A(a)、Neu5AcB(b)、Neu5Gc C(c)与 IS D(d)[M-H]⁻ 的二级质谱图

（2）组织中游离型唾液酸的提取：将 TBS 缓冲液、2ml 离心管置于冰上预冷，从 -80℃冰箱中取出组织，称取组织 20~60mg 放入离心管中，用手术剪剪碎，加入 TBS 缓冲液 0.5ml，利用电动匀浆器将其破碎后，置于 4℃预冷的离心机中 20 000g 离心 20 分钟，收集上清液；在沉淀中加入 0.5ml TBS 缓冲液，利用电动匀浆器对其再次进行破碎后，置于 4℃预冷的离心机中 20 000g 离心 20 分钟，收集上清液，将沉淀标记为 P1，并放入 -80℃冰箱备用。将两次收集的上清液进行合并，取出 10μl 用于测定蛋白浓度，剩余的上清液中加入 3ml 无水乙醇（与上清混合后的终浓度为 75%），将其在冰上放置 6 小时，置于 4℃预冷的离心机中 16 000g 离心 20 分钟，将沉淀标记为 P2。取全部上清液在氮气吹干浓缩后用 0.45μm 有机滤膜过滤，取滤液进行 LC-MS/MS 分析。

（3）组织中结合型唾液酸的水解：将上述 P1 和 P2 的沉淀中加入 1ml0.1mol/L 三氟醋酸，并在 80℃加热 2 小时，取出后冷却，用 0.45μm 有机滤膜过滤，取滤液进行 LC-MS/MS 分析，即为组织中结合唾液酸的含量。

数据处理：结合患者的临床资料，应用 SPSS 软件用单因素方差法分析不同肿瘤、不同组织之间 KDN、Neu5Ac 及 Neu5Gc 表达的差异，以及 KDN、Neu5Ac 和 Neu5Gc 的表达在肿瘤分化程度、TNM 分期、组织类型、肿瘤发生部位、淋巴结转移等临床指标之间的差异。

结果分析：

（1）乳腺癌组织和淋巴组织中的唾液酸含量分析：42 例乳腺癌患者中，对同时具有乳腺癌组织及淋巴结组织的 14 例患者组织中的唾液酸含量进行了测定，具体结果见表 6-9。根据结果可知，KDN 与 Neu5Ac 在乳腺癌中有表达，但未检出 Neu5Gc。乳腺癌中游离、结合、总的 KDN 和 Neu5Ac 都比淋巴结中的相应指标含量高。癌组织和淋巴结中的 KDN 主要以游离形式存在，其中乳腺癌中的游离 KDN 含量占其总 KDN 的 92%，淋巴结中的游离 KDN 含量占其总 KDN 的 94%。相比较，癌组织与淋巴结中的 Neu5Ac 主要以结合型存在，结合型 Neu5Ac 在癌组织和淋巴结中的表达分别占总 Neu5Ac 的 98% 和 97%。

表 6-9 乳腺癌组织和淋巴结组织中的 KDN 和 Neu5Ac 含量（μg/g wet tissue，means ± SE）

		癌组织（n=42）	淋巴结组织（n=14）	P
KDN	游离型	12.348 ± 2.766	4.261 ± 1.896	0.560
	结合型	1.075 ± 0.203	0.249 ± 0.037	0.008[a]
	总唾液酸	13.423 ± 2.781	4.509 ± 1.899	0.370
Neu5Ac	游离型	11.917 ± 1.813	6.557 ± 1.568	0.126
	结合型	553.130 ± 43.740	200.930 ± 23.852	0.000[b]
	总唾液酸	565.040 ± 44.007	207.490 ± 25.231	0.000[c]

注：[a]Significant difference between bound KDN of tumors and lymph nodes，$P<0.05$

[b]Sxignificant difference between bound Neu5Ac of tumors and lymph nodes，$P<0.05$

[c]Significant difference between total Neu5Ac of tumors and lymph nodes，$P<0.05$

（2）KDN 和 Neu5Ac 的含量与乳腺癌有无淋巴结转移的关系分析：通过分析不同分期的乳腺癌癌组织及淋巴结中的 KDN 和 Neu5Ac 含量发现无论有无淋巴结转移，乳腺癌组织中的 KDN 和 Neu5Ac 含量均高于淋巴结组织（表 6-10 和表 6-11）。此外，由表 6-10 所示，淋巴结转移患者的癌组织中的 KDN 和 Neu5Ac 含量要明显高于没有淋巴结转移癌组织中的 KDN 和 Neu5Ac 含量。和癌组织类似，淋巴结转移患者的淋巴结中的 KDN 含量要明显高于没有转移患者的淋巴结中的 KDN 含量。并且经统计学处理，淋巴结转移患者的癌组织、淋巴结组织与没有淋巴结转移患者的癌组织、淋巴结组织之间结合型 Neu5Ac、总 Neu5Ac 的含量差异具有统计学意义（$P<0.05$），可推测随着淋巴结的转移，癌组织中的 KDN 与 Neu5Ac 含量及淋巴结中的 KDN 含量呈明显上升的趋势。

表 6-10 乳腺癌组织中不同 N 分期中的 KDN 及 Neu5Ac 含量（μg/g wet tissue，means ± SE）

		癌组织（n=39）	
		N0（n=20）	N1+2+3（n=19）
KDN	游离型	10.790 ± 2.401	15.753 ± 5.498
	结合型	0.902 ± 0.139	1.358 ± 0.420
	总唾液酸	11.692 ± 2.414	17.111 ± 5.506
Neu5Ac	游离型	12.462 ± 3.008	12.278 ± 2.456
	结合型	516.030 ± 52.111	621.490 ± 76.508
	总唾液酸	528.490 ± 52.493	633.770 ± 76.837

表 6-11 淋巴结组织中不同 N 分期中的 KDN 及 Neu5Ac 含量（μg/g wet tissue，means ± SE）

		淋巴组织（n=14）	
		N0（n=6）	N1+2+3（n=8）
KDN	游离型	2.201 ± 0.377	5.806 ± 3.288
	结合型	0.248 ± 0.065	0.249 ± 0.046
	总唾液酸	2.448 ± 0.415	6.055 ± 3.291

		淋巴组织($n=14$)	
		N0($n=6$)	N1+2+3($n=8$)
Neu5Ac	游离型	6.496 ± 2.052	6.602 ± 2.395
	结合型	213.970 ± 22.835	191.160 ± 39.215
	总唾液酸	220.470 ± 24.479	197.760 ± 41.429

通过对乳腺癌组织和淋巴组织中唾液酸含量测定的研究,可根据癌组织及淋巴结中的KDN 与 Neu5Ac 含量判断肿瘤是否发生转移。该试验中缺乏正常人群乳腺组织中的唾液酸表达值,该方面的数据还需要进一步研究,同时乳腺癌患者体液中的唾液酸含量也需要进一步统计,但该方法学的建立为临床使用液质技术检测唾液酸,进而辅助诊断乳腺癌和对乳腺癌患者进行预后诊断奠定了基础。

（四）多胺类生物标志物的检测

生物胺类化合物如组胺、多胺等作为小分子化合物是很多疾病的生物标志物,诸多研究证实,多胺类化合物在肿瘤的生长过程中呈现异常表达的趋势,表明该类化合物可作为肿瘤诊断的生物标志物。但由于该类化合物的紫外吸收较弱,常先采用衍生化方法对该类化合物进行结构修饰,再进行检测分析。

实例:使用 LC-MS/MS 检测乳腺癌患者唾液中的多胺类物质含量

该方法使用 4-（N,N- 二甲氨基磺酰基）-7-F-2,1,3- 苯并噁二唑（DBD-F）修饰多胺类化合物（图 6-6）,将衍生化后的样品经 LC-MS/MS 分析检测。

实验选择 11 个多胺类化合物作为对照品:尿氨酸（ORN）、腐胺（putrescine,PUT）、1,5-戊二胺（cadaVerine,CAD）、精胺（spermine,SPM）、N_1、N_8- 二乙酰精胺（SPD）、丙二胺（DAP）、1,6- 己二胺（DAH）、N_1- 乙酰腐胺（Ac-PUT）、N_1- 乙酰精胺（Ac-SPM）、亚精胺（SPD）、1,6- 己二胺（DAH）为内标物,结构式见图 6-7。

样品来源:30 例乳腺癌患者（其中早期乳腺癌患者 8 例、复发乳腺癌患者 22 例）和 14例正常人的唾液。

实验仪器:UPLC（UPLC-I class,Waters）;XeVo TQ-S 三重四级杆质谱仪（Waters,Milford,MA）。

色谱及质谱条件:UPLC BEH C18 column（$1.7\mu m$,100mm × 2.1mm i.d.;Waters）,柱温 40℃;流动相为 0.1% 甲酸水溶液（A）和 0.1% 甲酸乙腈溶液（B）,梯度洗脱（在 0、8、10、11、12、13和 20 分钟时,B%=20、60、90、98、98、20 和 20）,流速为 0.4ml/min。多胺类化合物经 4-（N,N-二甲氨基磺酰基）-7-F-2,1,3- 苯并噁二唑（DBD-F）衍生化后采用 PLC-ESI-MS/MS 在正离子

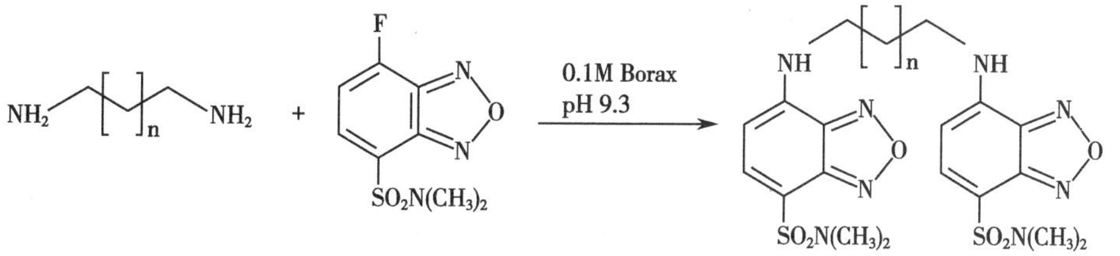

图 6-6　多胺类化合物与 DBD-F 的衍生化反应

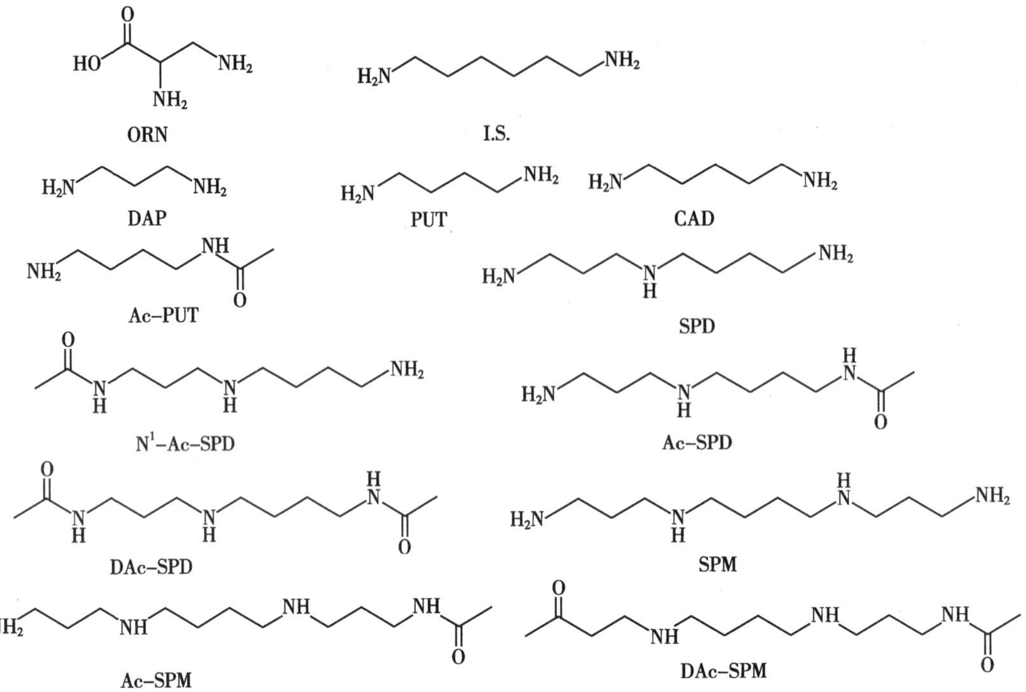

图 6-7　多胺类化合物的结构式

模式下检测。毛细管电压 3.00kV,进样锥电压 30~50V,脱溶剂气流量 1000L/h,锥孔气流量 150L/h,碰撞能 20~25eV,喷雾器流量 7.0L/h,碰撞气流量 0.15ml/min,脱溶剂气温度 500℃,碰撞池出口电压 5V。具体质谱条件见表 6-12,各指标成分的 DBD-F 衍生物 SRM 色谱图如图 6-8 所示。

表 6-12　多胺类化合物的 DBD-F 衍生物的质谱条件

聚胺	precursor ion [M+H]$^+$	product ion (m/z)	cone voltage (V)	collision energy (eV)	LOD^a (S/N=3) (amol)
Ac-PUT	356.13	311.08	30	10	34
DAc-SPD	455.19	100.08	30	22	9.0
DAP	525.13	437.03	30	20	12
PUT	539.14	451.10	30	20	6.0
CDA	553.16	465.06	30	20	18
DAH(IS)	567.17	479.07	30	20	n.d.
ORN	583.13	495.03	30	22	23
Ac-SPD	638.21	550.11	40	25	43
DAc-SPM	737.27	100.08	40	33	21
SPD	821.22	733.12	50	26	10
Ac-SPM	920.29	834.20	50	38	10
SPM	1103.3	1015.2	50	38	24

注:^{a}LOD,检测限;n.d.,未检出

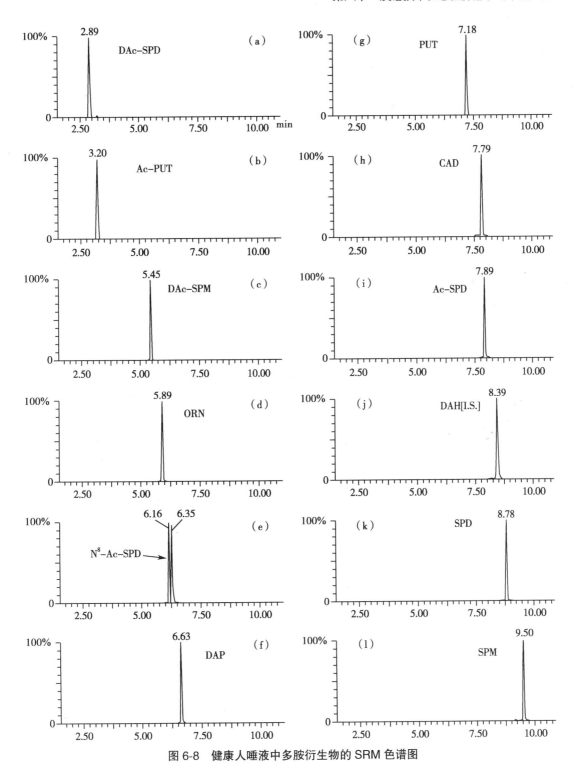

图 6-8　健康人唾液中多胺衍生物的 SRM 色谱图

样品前处理方法:

（1）DBD-F 衍生物的制备:分别将多胺类化合物和内标物溶解在乙腈中（0.1μmol/L），离心后弃去上清液,将残渣溶解在 150μl0.1mol/L 四硼酸钠（pH9.3）溶液中,与等体积的

40mmol/L DBD-F 乙腈溶液在 60℃条件下反应 30 分钟。反应结束后,反应液使用 0.2μm 微孔滤膜过滤,过滤液进行液质分析检测。

（2）样品溶液的制备:分别收集乳腺癌患者和健康人的唾液 1ml,样品收集前的 1 小时内禁食并且不能刷牙。收集的唾液样品在 3000g 条件下离心 5 分钟除去黏蛋白,上清液（30μl）中加入乙腈（120μl,含内标 3pmol）涡旋 30 秒后于 3000g 条件下离心 5 分钟,弃去上清液,残渣用 0.1mol/L 四硼酸钠复溶,按照 DBD-F 衍生物的制备方法制备样品溶液。

结果分析:通过分析 30 例乳腺癌患者（8 例早期患者、22 例复发患者）和 14 例健康受试者唾液中的多胺类物质含量,结果发现乳腺癌患者唾液中的 N-乙酰多胺类物质（Ac-PUT、Ac-SPD、Ac-SPM、DAc-SPD 和 DAc-SPM）浓度显著高于健康受试者,而且复发的乳腺癌患者唾液中的 Ac-SPM、DAc-SPD 和 DAc-SPM 浓度显著高于其他两组人群（图 6-9）。从该实验结果可推测同时检测不同的多胺类物质可用于乳腺癌的辅助诊断。

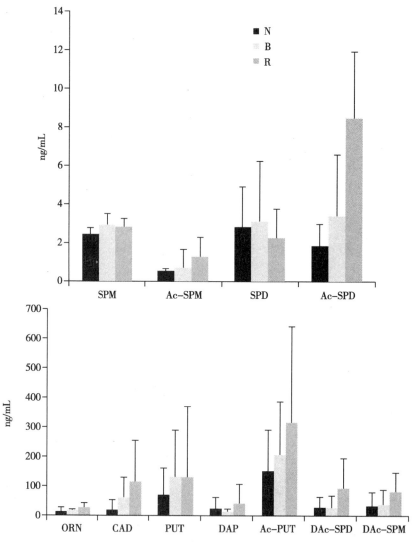

图 6-9　乳腺癌患者和健康受试者唾液中的多胺含量（mean ± standard deviation）

N,healthy volunteer（$n=14$）;B,primary patient（$n=8$）;R,relapsed patient（$n=22$）

第三节　质谱技术在大肠癌诊断中的应用

一、大肠癌简介

大肠癌是结肠癌和直肠癌的总称，是指大肠黏膜上皮在环境或遗传等多种致癌因素作用下发生的恶性病变，具有预后不良、死亡率较高的特点。大肠癌是排名世界第 3 位的常见肿瘤，其死亡率在各类肿瘤中排名第 4 位，据世界卫生组织的统计资料显示，大肠癌每年全球新增发病人数逾百万。在我国，随着人们饮食结构的改变，高蛋白食物摄入量的增加，肠癌的发病率和死亡率正在逐步上升。大肠癌的发病机制比较复杂，从单一的基因突变和分子通道的变化难以全面理解肠癌的发生机制，给治疗带来一定困难。目前尚缺乏快速、准确而又适合大规模筛查的肠癌早期诊断方法，而价格昂贵、对人体伤害较大的内镜检查仍然是直肠癌诊断的金标准，这严重限制了肠癌的早期诊断和及时治疗。

二、目前临床诊断大肠癌的方法

目前大肠癌的诊断方法主要为症状观察、肛门指检、大便隐血试验、结肠镜检查和双对比钡灌肠以及粪便中脱落标志物的检测，上述检验方法可概括为形态学和生化检验两类，前者主要为影像学和病理学检查，而患者的肿瘤出现影像学改变时大多处于中、晚期，且影像学对肿瘤病灶的检出率较低，如影像学检查对肝转移癌的检出率为 50.90%，对直径 <1cm 的病灶很难发现。生化检查只需取患者的少量体液或标本，具有无创、简便及经济等优点，并且患者的依从性较好，易于实施，是大规模人群筛查的理想手段。

目前分子标志物——血清癌胚抗原（CEA）已经成为临床诊断肠癌的重要参考指标。CEA 的灵敏度和特异性为 50%~70%，假阴性、假阳性率较高，由于进入周围静脉血的 CEA 大部分被肝脏降解，因此除非肿瘤侵犯血管、淋巴管或肝功能有严重损害，否则周围静脉血中不会存在大量 CEA。但 CEA 作为肿瘤相关性抗原，对直肠癌的特异性不高，直肠以外内胚层来源的肿瘤（如胃癌、肺癌、乳腺癌、胰腺癌）也存在 CEA，慢性结肠炎也可导致 CEA 升高，因此 CEA 表达异常难以作为肠癌诊断的唯一指标。此外，错配修复基因（mismatch repair，MMR）、胰岛素样生长因子 -1（IGF-1）、APC 基因、K-ras 基因、p53 等基因的变化在直肠癌患者中也有较多研究。

三、质谱技术在大肠癌诊断中的应用

大肠癌的发生发展是一个多步骤、多阶段、多基因参与的过程，是外在的环境因素和机体内在的遗传因素相互作用的结果。代谢组学研究能探索肿瘤在发生发展过程中所产生的代谢改变，有助于发现用于肿瘤早期诊断、评估疗效和预测预后的标志物。代谢组学技术有利于肠癌的大规模筛查，分析的样本主要是尿液和血液，该方法在样本采集过程中对人体无伤害。诸多研究使用质谱技术检测肠癌患者的体液，发现了多种潜在的生物标志物。

实例 1：基于液质联用的大肠癌尿液代谢组学研究

样品来源：实验随机选择的建模样本共 63 个，其中大肠癌患者 35 个、正常对照 28 个；预测组肠癌患者 16 个，预测组正常人 11 个。

（1）癌症患者的尿样采集：患者入院手术的前一天收集样本，用1000ml量杯取全部清晨第一次尿液，分别记录尿液总体积，混匀后吸取5ml置于10ml塑料离心管中密封，立即于 –80℃冰箱中冷冻保存。同时记录患者的年龄、性别、身高等基本信息，并待病理结果出来后补充患者的病理分期等其他病理信息。

（2）健康志愿者的尿样采集：记录健康受试者的年龄、性别、身高等基本信息，并排除癌症、糖尿病以及心脏病等代谢性疾病的既往病史，并在体检报告出来后核对研究对象的健康状况。在样本收集的前一天要求患者食用清淡饮食，避免食用海鲜以及辛辣食物，并禁止采样的前一天吸烟、喝酒，以减少食物对代谢造成的影响。在收集的健康受试者样本中，选择与肠癌患者的年龄、性别相匹配的样本与肠癌患者的样本进行比较。

实验仪器：超高效液相色谱 - 单级四级杆飞行时间串联质谱联用仪（UPLC-QTOF/MS）（ACQUITY UPLC Q-TOF premie，Waters）。

色谱及质谱条件：流动相A：水（0.1% 甲酸）；流动相B：乙腈（0.1% 甲酸）。洗脱梯度如表 6-13 所示。

表 6-13　流动相条件

time（min）	flow rate（ml/min）	A（%）	B（%）	curve
0	0.4	99	1	
0.5	0.4	99	1	6
4	0.4	80	20	6
8	0.4	5	95	6
9	0.4	5	95	6
12	0.4	99	1	1

质谱条件：以氮气作为雾化气、锥孔气；电喷雾电离正离子模式；飞行管检测模式 V 型；毛细管电压（capillary voltage）3.5kV；锥孔电压（sampling cone）35V；萃取锥孔电压（extraction cone）3V；源温（source temperature）100℃；脱溶剂气温度（desolvationtemperation）400℃；反向锥孔气流（cone gas flow）50L/h；脱溶剂气（desolvationgas flow）600L/h；低质量区分辨率（Lm resolution）4.7V；高质量区分辨率（Hmresolution）15V；离子能量（ion energy）0；碰撞能量（collision energy）6V；碰撞池入口（collision cell entrance）2V；碰撞池出口（collision cell exit）0.10V；碰撞气流速（collision gas flow）0.5ml/min；检测器（detector）1700V；扫描时间（scan time）1 秒；扫描时间间隔（inter scan time）0.02 秒；质荷比范围：m/z50.1000；数据采集形式（data format）centroid；灵敏度（sensitivity）normal；动态范围（dynamic range）extended；锁定质量数（lock mass）556.2771。

样品前处理方法：取 –80℃冻存的尿样，室温下解冻后，经 10 000r/min 离心 10 分钟后，按照设定的条件吸取一定量的尿液上清，以设定的比例加入 2 倍量的水进行稀释，稀释后用 13 600r/min 离心 10 分钟，待进样分析。

数据处理：数据的提取方法采用 UPLC-QTOF/MS 系统操作软件 MassLynx V4.1 中的 MarkerLynx（MassEsrnx SCN 633）软件包，该软件包能够自动完成谱峰识别、滤噪等前处理程序，最后输出三维矩阵，即由保留时间和精确质核比组成的谱峰索引（变量）、样本名称和峰

强度 / 面积。

结果分析:基于大肠癌患者和正常人的 OPLS.DA 分析结果(质谱图见图 6-10),并利用高分辨飞行时间质谱对代谢物进行结构鉴定,通过 MarkerLynx 谱库检索,鉴定了 9 个代谢物的结构(表 6-14)。在这些差异代谢物中,色氨酸和 5- 羟基吲哚乙酸在大肠癌患者的尿液中显著升高,同时丁二酸的含量显著降低,大肠癌患者尿液中的酪氨酸及其代谢产物尿黑酸和多巴的异常升高表明在人肠癌患者中酪氨酸的代谢可能发生异常。同型半胱氨酸作为叶酸循环的重要代谢物之一,它的显著升高可能预示着在大肠癌患者中体内叶酸循环代谢速度的提高。作为一碳基团的载体,叶酸循环为核苷酸的合成提供原料,叶酸循环代谢的增加可能与大肠癌患者体内肿瘤的增长相关。

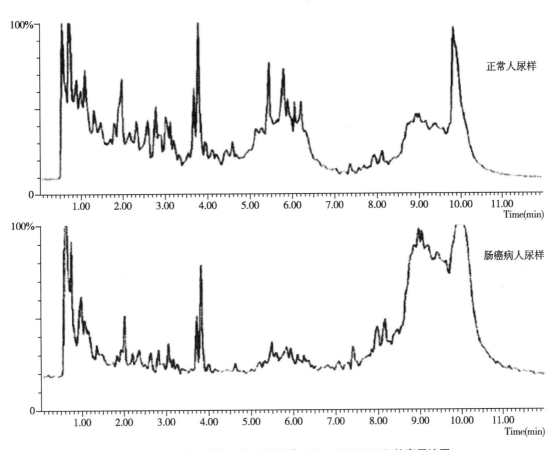

图 6-10 大肠癌患者和正常人尿样的 UPLC-QTOF/MS 总离子流图

表 6-14 大肠癌患者与正常人尿样中的差异代谢物

编号	变量质荷比 (m/z)	变量保留时间 (rt/min)	主成分 1 变量 权重值(VIP)	AnovaP	kwp	平均变 化倍数[a]	代谢物
1	118.096	2.26	4.45287	0.000106	1.28E-05	−1.4	succinate
2	247.127	2.29	6.91207	4.39E-05	5.59E-06	−1.3	unknown
3	206.045	2.92	6.42337	1.12E-07	4.82E-08	1.7	tryptophan

续表

编号	变量质荷比（m/z）	变量保留时间（rt/min）	主成分1变量权重值（VIP）	AnovaP	kwp	平均变化倍数 [a]	代谢物
4	135.055	3.11	8.5836	1.09E-05	3.62E-05	1.4	homocysteine
5	181.062	3.12	11.0501	1.01E-05	2.65E-05	1.4	tyrosine
6	163.051	3.13	4.01087	1.64E-05	3.62E-05	1.4	homogentisate
7	190.05	3.24	8.65873	0.000114	5.96E-05	1.3	5-hydroxyindoleacetate
8	244.154	3.43	7.00512	1.63E-05	1.19E-05	1.4	uridine
9	197.128	3.51	4.30302	3.16E-05	5.36E-05	1.6	dopa

注：[a] 这里所指的变化倍数均是大肠癌患者与正常对照之间的比值，正值表示在大肠癌患者组中升高，负值则表示在大肠癌患者组中降低

实例2：大肠癌患者的血液和尿液中氨基酸类代谢产物的检测

样品来源： 大肠癌患者的血液、尿液样本25例［男性15例、女性10例，平均年龄为（62±15）岁，年龄范围为23~80岁］；健康志愿者的血液、尿液样本18例［男性10例、女性8例，平均年龄为（60±14）岁，年龄范围为28~75岁］。

实验仪器： 戴安UltiMate 3000高效液相色谱仪（美国Thermo Fisher公司）串接TSQ Quantum Access MAX型质谱仪（美国Thermo Fisher公司）。

色谱及质谱条件： 美国Phenomenex公司Faast™ C18（250mm×2.0mm，4μm）反相色谱柱；流动相C为0.1%甲酸水，流动相D为0.1%甲酸乙腈；柱温25℃。所有分析物都用正离子模式，扫描模式为多反应监测（MRM）。流速0.5ml/min，进样体积10μl。流动相比例见表6-15。

表6-15 流动相条件

time（min）	D（%）
0	62
12	79
12.01	98
15	98
15.01	62
20	62

质谱条件：质谱条件优化采用蠕动泵直接灌输的方式，离子喷雾电压为3500V，气帘气为0psig，离子源温度设定在350℃，离子源鞘气和辅助气的气体分别设定在50psig和20psig，碰撞气设定在中等水平。所有分析物测定都用多反应检测模式（MRM）。

样品前处理方法： 采集受检者晨起空腹静脉血5ml，室温下静置1小时，2000r/min离心10分钟，取上清液，8000r/min离心5分钟，再次取上清液置于-80℃冰箱内保存。采集受检者晨起空腹尿液10ml于尿液采集管中，1000μl等份分装冻存于-20℃冰箱内。

血液样本:血浆样品在室温解冻 30 分钟内进行样本处理。取 50μl 血浆样品,加入 10μl 内标,将样本用 0.1% 甲酸水稀释至 100μl,涡旋混匀,随后加入 400μl 冰甲醇,再次涡旋,在 –20℃下保持 1 小时保证蛋白完全沉淀,4℃条件下,转速为 10 000g 离心 10 分钟,收集上清液,再次离心得到透明的上清液,将上清液在氮气保护作用下吹干。再用 100μl 0.1% 甲酸水进行复溶,4℃条件下 5000g 离心 5 分钟,将得到的透明上清液转入进样瓶,待测。

尿液样本:将尿液样本放在室温下解冻,样本处理需在样品解冻后的 30 分钟内进行。将 10μl 内标加入 10μl 尿液样品中,样品用 0.1% 甲酸水稀释至 100μl,涡旋混匀,4℃条件下 10 000g 离心 10 分钟,收集上清液,再次离心得到透明的上清液,将得到的透明上清液转入进样小瓶,待检测。

内标和标准溶液的配制:每一种未标记的氨基酸用 0.1% 甲酸水、0.1mol/L 氢氧化钠、甲醇 - 水、乙腈 - 水中的一种溶解并配制成浓度为 10mmol/L 的母液,根据每种分析物的溶解度选择不同的溶剂。^{13}C、^{15}N 标记的海藻氨基酸混合物用 0.1% 甲酸水溶解。准确移取一定量的各母液混合后用 0.1% 甲酸水稀释配制成混合母液。将混合母液稀释成一系列浓度,加入一定量的内标,得到标准曲线样品。衍生化试剂 A 为正丙醇 /3- 甲基吡啶 =77/23(V/V),衍生化试剂 B 为三氯甲烷 / 异辛烷 / 氯甲酸丙酯 =71.6/11/17.4(V/V/V)。

数据分析:由 LC-MS/MS 获得原始数据,采用美国 Thermo Fisher 公司的 Xcalibur 用于数据的收集和分析。统计分析由 SPSS 18.0 软件完成,计量资料用均数 ± 标准差,20 种氨基酸代谢物水平的分析比较采用 t 检验,$P<0.05$ 表示两组代谢产物的差异有统计学意义。

结果分析:对比血清中大肠癌与健康对照组之间的氨基酸代谢产物,发现天门冬酰胺、半胱氨酸代谢物水平呈明显上升的趋势,亮氨酸、赖氨酸、色氨酸、缬氨酸、异亮氨酸代谢物水平呈明显下降的趋势;对比尿液中大肠癌与健康对照组之间的有意义的氨基酸代谢产物,发现天门冬酰胺、亮氨酸、丝氨酸、组氨酸、甘氨酸、异亮氨酸代谢物水平出现明显上升的趋势,精氨酸、谷氨酰胺、脯氨酸、天冬氨酸代谢物水平出现明显下降的趋势(表 6-16 和表 6-17)。因此对临床应用于大肠癌的诊断及治疗有重要意义。

表 6-16　血清中人体蛋白质的 20 种氨基酸浓度值(单位:μmol/L)

氨基酸	大肠癌组(均数 ± 标准差)	健康对照组(均数 ± 标准差)
Arg	152.121 ± 46.028[※]	121.099 ± 38.884
Gln	1686.520 ± 1606.238	2200.507 ± 648.030
Ser	180.501 ± 48.214	162.865 ± 37.008
Thr	162.986 ± 51.680	165.709 ± 32.210
Asn	230.819 ± 93.736[※※]	161.531 ± 34.939
Gly	334.875 ± 85.066	315.540 ± 57.110
Ala	416.297 ± 140.216	455.612 ± 86.455
His	103.398 ± 26.227[※]	117.970 ± 17.842
Lys	159.461 ± 40.545[※※]	225.787 ± 34.025
Pro	222.274 ± 87.369	227.954 ± 64.230
Met	458.013 ± 264.142	431.480 ± 298.001

续表

氨基酸	大肠癌组（均数 ± 标准差）	健康对照组（均数 ± 标准差）
Asp	29.242 ± 11.676	24.047 ± 7.015
Trp	68.451 ± 26.110[※※]	89.964 ± 29.291
Glu	80.625 ± 35.531[※※]	59.202 ± 21.934
Val	209.783 ± 58.052[※※]	272.289 ± 51.291
Phe	112.310 ± 32.717[※]	95.655 ± 17.792
Leu	101.968 ± 25.338[※※]	162.657 ± 40.429
Ile	56.652 ± 12.355[※※]	80.990 ± 19.730
Cys	117.188 ± 55.190[※※]	81.775 ± 22.529
Tyr	78.294 ± 21.599	85.458 ± 15.484

注：与健康对照组相比，[※]$P<0.05$，[※※]$P<0.01$

表 6-17 尿液中人体蛋白质的 20 种氨基酸浓度值（单位：μmol/L）

氨基酸	大肠癌组（均数 ± 标准差）	健康对照组（均数 ± 标准差）
Arg	6.639 ± 8.851[※※]	20.892 ± 13.322
Gln	2631.364 ± 3065.484[※※]	436.252 ± 386.371
Ser	90.090 ± 67.811[※※]	32.517 ± 20.178
Thr	47.125 ± 52.861[※※]	33.975 ± 22.633
Asn	117.896 ± 91.008	36.794 ± 24.775
Gly	254.730 ± 294.393[※※]	64.040 ± 38.059
Ala	57.302 ± 52.366	96.688 ± 78.215
His	133.930 ± 106.815[※※]	23.791 ± 15.527
Lys	33.726 ± 30.079	44.460 ± 28.592
Pro	4.117 ± 5.607[※※]	45.235 ± 28.592
Met	90.853 ± 167.784	87.478 ± 57.061
Asp	1.562 ± 4.145[※※]	5.267 ± 3.177
Trp	16.113 ± 11.995	18.669 ± 12.657
Glu	10.446 ± 29.577	13.068 ± 8.778
Val	7.210 ± 5.308[※※]	53.972 ± 33.927
Phe	12.084 ± 7.236[※]	20.101 ± 13.559
Leu	6.113 ± 3.412[※※]	30.871 ± 20.026
Ile	2.380 ± 1.725[※※]	15.737 ± 10.116
Cys	27.948 ± 28.748	17.212 ± 13.691
Tyr	13.337 ± 7.888	18.162 ± 12.271

注：与健康对照组相比，[※]$P<0.05$，[※※]$P<0.01$

第四节 质谱技术在肺癌诊断中的应用

一、肺癌简介

肺癌是常见的恶性肿瘤之一,全球肺癌的发病率和死亡率均居恶性肿瘤的首位,我国肺癌的发病率和死亡率也在逐年上升。肺癌按组织学类型分为鳞癌、腺癌、大细胞癌和小细胞癌,其中以鳞癌最为常见,占肺癌总数的 30%~50%。

二、目前临床诊断肺癌的方法

普查是肺癌早期诊断和治疗的基础,而早期诊断与治疗是尤为重要的一个环节,但由于早期患者症状不典型或没有自觉症状,使得早期诊断率仅为 15%。传统的肺癌筛查方法不能有效降低肺癌患者的死亡率,并且由于传统筛查过程痛苦、耗资大等缺点使高危人群的依从性较差。近年来,随着肺癌早期诊断技术的不断提高,目前较为常用的诊断方法包括痰液细胞学检查、低剂量螺旋 CT、PET 技术、荧光支气管镜检查等方法。

大量研究及临床应用实例表明,痰液细胞学检查法是侵袭性最小的诊断方法,特别适用于中心型肺癌患者和有咳血症状的患者的诊断,该方法检查无创、患者易于接受,能发现隐匿性肺癌,疑似肺癌的患者可将其作为首选的诊断方法。但该法的局限性是检出早期肺癌后不能确定肿瘤所在部位且阳性率低。此外,低剂量螺旋 CT 能较为准确地诊断肺癌,但是局限性使其对中央型肺癌的检出阳性率低、费用昂贵,对肺内小于 6mm 的结节的检出敏感性较低。PET 诊断肺内孤立性结节效果较好,而局限性在于费用昂贵,不能诊断 6mm 以下的结节,对于急性炎症及肺结核、肺曲菌病等的检查有假阳性率,图像分辨率低,解剖定位差的缺点。荧光支气管镜检查适用于已经确诊的肺癌患者、高度被怀疑肺癌的患者,而不适合于轻度异型增生肺癌的诊断,其局限性是无法检测周围型肺癌。

目前,与肺癌的发生及恶性程度相关的标志物有癌胚抗原、细胞角蛋白 19 降解片段、神经元特异性烯醇化酶、促胃液素释放肽前体、肿瘤 M2 型丙酮酸激酶、组织多肽特异性抗原、糖链抗原 242、乳酸脱氢酶、糖链抗原 125、糖链抗原 153、糖链抗原 199、糖链抗原 50、血管内皮生长因子、恶性肿瘤特异性生长因子、p53 抗体、抗原肌球蛋白抗体、13 微球蛋白、甲胎蛋白受体、端粒酶、铁蛋白、触珠蛋白、载脂蛋白 A1、C 反应蛋白等。

三、质谱技术在肺癌诊断中的应用

(一) 基于质谱技术的肺癌血浆代谢组学研究

采用快速高分辨液相色谱(RRLC)分离系统与 MS/MS 技术联用的高通量分析方法,建立适用于肺癌血浆样本的非靶向与靶向代谢组学相结合的研究方法,并将其应用于大批量肺癌样本的研究,可筛选出与肺癌诊断密切相关的潜在生物标志物。

实例 1:非靶向分析方法在肺癌代谢组学研究中的应用

样品来源:血浆样本来自于 232 例肺癌患者(LC 组)和 155 例健康自愿者(NC 组),血浆样本采集后立即 4000r/min 离心制备血浆,−80℃冻存。

实验仪器: Agilent 1200 系列快速高分辨液相色谱仪(rapid resolution liquid chromatography,Agilent Technologies,Waldbronn,Germany),包括二极管阵列检测器、二元梯度泵、在线脱气机、自动进样器、4~40℃柱温恒温箱;Q-TOF型MS/MS质谱仪(QSTAR™ Elite,Applied Biosystems/MDS Sciex),配有ESI源及Analyst QS 2.0数据处理系统。

色谱及质谱条件:色谱柱:ACQUITY UPLC HSS C18(2.1mm×100mm,1.8μm,Waters Corporation,USA);流动相:A(0.1%甲酸水溶液)和B(CH$_3$CN),线性梯度洗脱;流速:250μl/min;进样量:5.0μl;柱温:35℃;DAD检测波长:190~400nm。流动相洗脱条件如表6-18所示。

表6-18　流动相梯度洗脱条件

total time(min)	A(V%)	B(V%)
0	98	2
9	40	60
18	40	60
20	0	100
30	0	100

质谱条件:质量扫描范围均为m/z 65~1000,各种气路均使用氮气。质谱条件如表6-19所示。

表6-19　质谱条件

ESI source	positive ion mode	negative ion mode
gas 1(arb)	70	70
gas 2(arb)	75	75
curtain gas(arb)	30	30
capillary voltage(V)	5500	−4500
temperature(℃)	450	450
declusteringpotential(V)	50	−50

在正、负离子检测模式RRLC-MS谱分析后,对目标代谢物进行分析,获得相关代谢物的MS/MS谱,碰撞能量(CE)分别为15、30、45eV或−15、−30、−45eV(图6-11)。

正离子检测模式下的质谱数据采用背景离子(m/z 149.0233和391.2843)进行自动校正。在负离子检测模式下,通过柱后使用水杨酸和大黄酸甲醇溶液产生的[M-H]$^-$离子的精确质量数(分别为m/z 137.0244和283.0248)进行自动校正。校正液中这两种物质的浓度均为1.5μg/ml,进样速度为1.5μl/min。

样品前处理方法:−80℃冻存的血浆样本在4℃条件下解冻,并在冰上涡旋混匀。精密吸取血浆150ml,加冷藏的乙腈600ml(0℃,冰水浴),3000r/min涡旋4分钟,10 000r/min离心5分钟,取上清液,并将其离心浓缩2小时,加入100μl 2%乙腈水溶液复溶,3000r/min涡旋4分钟,10 000r/min离心5分钟,分取上清液,经96孔板过滤后进样。

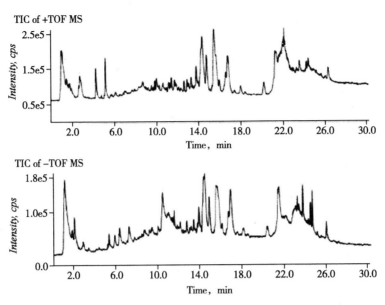

图 6-11　正、负离子检测模式的 ESI 电离条件下的血浆样品总离子图

结果分析: 在正、负离子检测模式的 ESI 电离条件下,血浆样品中的内源性代谢物得到了较好的分离。采用上述分析方法,对正离子检测模式下筛选出的 55 个差异代谢物以及负离子模式下筛选出的 35 个差异代谢物进行结构鉴定。其中 16 个差异代谢物为正、负离子检测模式下共有的,因此非靶向代谢组学研究发现在肺癌患者与健康志愿者血浆中有 74 个内源性小分子代谢物的含量存在显著性差异,经鉴定确定了 50 个差异代谢物的结构(表 6-20),其中包括 18 个溶血磷酸胆碱、9 个脂酰肉碱、8 个羟基脂酰肉碱和 7 个脂肪酸。

表 6-20　鉴定的 50 个可能生物标志物

No.	ionization method	RT (min)	m/z [a]	representative fragment (m/z) [b]	postulated elemental composition (theoretical m/z)	metabolite identification
1	ESI(+)	8.29	286.2014*	227.1, 144.1, 125.1, 85.0 (100%)+	$C_{15}H_{28}NO_4$ (286.2013)	carnitine C8:1
2	ESI(+)	8.66	288.2169*	229.1, 144.1, 127.1, 85.0 (100%)+	$C_{15}H_{30}NO_4$ (288.2169)	carnitine C8:0*
3	ESI(+)	9.45	314.2332*	255.2, 153.1, 144.1, 85.0 (100%)+	$C_{17}H_{32}NO_4$ (314.2326)	carnitine C10:1
4	ESI(+)	9.66	314.2335*	255.2, 153.1, 144.1, 85.0 (100%)+	$C_{17}H_{32}NO_4$ (314.2326)	carnitine C10:1
5	ESI(+)	9.96	316.2486*	257.2, 153.1, 144.1, 85.0 (100%)+	$C_{17}H_{34}NO_4$ (316.2482)	carnitine C10:0*
6	ESI(+)	10.30	330.2641*	271.2, 187.2, 169.2, 144.1, 85.0 (100%)+	$C_{18}H_{36}NO_4$ (330.2639)	carnitine C11:0

续表

No.	ionization method	RT (min)	m/z [a]	representative fragment (m/z) [b]	postulated elemental composition (theoretical m/z)	metabolite identification
7	ESI(+)	11.08	344.2805*	285.2,183.2,144.1,85.0 (100%)+	$C_{19}H_{38}NO_4$(344.2795)	carnitine C12:0*
8	ESI(+)	11.50	368.2804*	311.2,207.2,144.1,85.0 (100%)+	$C_{21}H_{38}NO_4$(368.2795)	carnitine C14:2
9	ESI(+)	11.93	370.2953*	311.2,144.1,85.0(100%)+	$C_{21}H_{40}NO_4$(370.2952)	carnitine C14:1
10	ESI(+)	7.06	304.2121*	245.1,227.1,145.0,125.1, 85.0(100%)+	$C_{15}H_{30}NO_5$(304.2118)	carnitine C8:1-OH
11	ESI(+)	8.61	332.2433*	315.1,273.1,255.2,145.0, 85.0(100%)+	$C_{17}H_{34}NO_5$(332.2432)	carnitine C10:0-OH
12	ESI(+)	9.55	358.2586*	299.2,155.1,145.0,137.1, 85.0(100%)+	$C_{19}H_{36}NO_5$(358.2588)	carnitine C12:1-OH
13	ESI(+)	9.91	360.2739*	283.2,163.2,145.1,85.0 (100%)+	$C_{19}H_{38}NO_5$(360.2745)	carnitine C12:0-OH
14	ESI(+)	10.05	384.2742*	320.0,163.1,145.0,85.0 (100%)+	$C_{21}H_{38}NO_5$(384.2745)	carnitine C14:2-OH
15	ESI(+)	10.92	412.3045*	145.1,85.0(100%)+	$C_{23}H_{42}NO_5$(412.3058)	carnitine C16:2-OH
16	ESI(+)	11.02	388.3045*	329.2,145.0,85.0(100%)+	$C_{21}H_{42}NO_5$(388.3058)	carnitine C14:0-OH
17	ESI(+)	11.84	440.3351*	85.0(100%)+	$C_{25}H_{46}NO_5$(440.3371)	carnitine C18:2-OH
18	ESI(+)	12.65	542.3241*	524.3,184.1,(100%), 86.1+	$C_{28}H_{49}NO_7P$(542.3241)	LPC(20:5)
19	ESI(±)	12.94	542.3250*	534.3,258.1,184.1 (100%),104.1,86.1+	$C_{28}H_{49}NO_7P$(542.3241)	LPC(20:5)
20	ESI(±)	13.66	483.3245*	464.3,299.3,258.1,184.1, 104,1,86.1(100%)+	$C_{23}H_{49}NO_7P$(482.3241)	LPC(15:0)
21	ESI(+)	14.24	568.3370*	550.3,184.1(100%), 104.1,86.1+	$C_{30}H_{53}NO_7P$(568.3398)	LPC(21:0)
22	ESI(±)	14.28	544.3394*	526.3,184.1(100%), 104.1,86.1+	$C_{28}H_{51}NO_7P$(544.3398)	LPC(20:4)
23	ESI(+)	14.64	496.3403*	478.3,184.1(100%), 104.1,86.1+	$C_{24}H_{51}NO_7P$(496.3398)	LPC(16:0)
24	ESI(+)	15.34	496.3407*	478.3,313.3,258.1,184.1 (100%),104.1,86.1+	$C_{24}H_{52}NO_7P$(496.3398)	LPC(16:0)*
25	ESI(±)	14.57	508.3388*	490.3,184.1(100%), 104.1,86.1+	$C_{25}H_{51}NO_7P$(508.3397)	LPC(17:1)

续表

No.	ionization method	RT (min)	m/z^a	representative fragment (m/z)[b]	postulated elemental composition (theoretical m/z)	metabolite identification
26	ESI(±)	16.62	522.3558*	504.3,339.3,258.1,184.1 (100%),104.1,86.1+	$C_{26}H_{53}NO_7P$(522.3554)	LPC(18:1)
27	ESI(+)	16.77	510.3562*	492.3,184.1(100%), 125.0,104.1,86.1+	$C_{25}H_{53}NO_7P$(510.3554)	LPC(17:0)
28	ESI(+)	17.18	510.3560*	492.3,184.1(100%), 104.1,86.1+	$C_{25}H_{53}NO_7P$(510.3554)	LPC(17:0)
29	ESI(±)	17.78	510.3563*	492.3,184.1(100%), 125.0,104.1,86.1+	$C_{25}H_{53}NO_7P$(510.3554)	LPC(17:0)*
30	ESI(±)	19.95	524.3724	506.4,258.1,184.1 (100%),125.0,104.1,86.1+	$C_{26}H_{55}NO_7P$(524.3711)	LPC(18:0)
31	ESI(±)	21.13	524.3711*	506.4,341.3,258.1,184.1 (100%)+	$C_{26}H_{55}NO_7P$(524.3711)	LPC(18:0)*
32	ESI(+)	16.29	482.3605*	464.4,184.1,125.0,104.1 (100%),86.1+	$C_{24}H_{53}NO_6P$(482.3605)	LPC(O-16:0)*
33	ESI(±)	17.74	508.3770*	184.1,104.1(100%),86.1+	$C_{26}H_{55}NO_6P$(508.3762)	LPC(P-18:0)
34	ESI(±)	13.00	509.3348*	184.1(100%),125.0+	$C_{24}H_{50}N_2O_7P$ (509.3350)	LPC(16:1)-NH₂
35	ESI(−)	10.45	556.3266**	496.3(100%),271.2+++	$C_{25}H_{51}NO_{10}P$ (556.3256)	LPC(16:0)-OH
36	ESI(−)	10.88	187.1354***	107.0,59.0(100%)++	$C_{10}H_{19}O_3$(187.1340)	FA10:0-OH*
37	ESI(−)	11.97	213.1491***	59.0(100%)++	$C_{12}H_{21}O_3$(213.1496)	FA12:1-OH
38	ESI(−)	13.00	215.1636***	59.0(100%)++	$C_{12}H_{23}O_3$(215.1653)	FA12:0-OH
39	ESI(−)	13.29	307.1554***	239.2,59.0(100%)++	$C_{17}H_{23}O_5$(307.1551)	Fatty acid
40	ESI(−)	15.04	241.1820***	59.0(100%)++	$C_{14}H_{25}O_3$(241.1809)	FAC14:1-OH
41	ESI(−)	16.20	267.1969***	59.0(100%)++	$C_{16}H_{27}O_3$(267.1966)	FAC16:2-OH
42	ESI(−)	21.28	295.2274***	59.0(100%)++	$C_{18}H_{31}O_3$(295.2279)	FAC18:2-OH
43	ESI(+)	10.22	300.1999*	283.2,223.2,205.2,187.2, 163.2(100%),131.0,93.1+	$C_{16}H_{30}NO_2$(300.1992)	I-C16:3
44	ESI(+)	10.74	302.2105*	285.2,225.2,207.2,189.2, 165.2(100%),133.1, 109.1,95.1,81.1+	$C_{16}H_{32}NO_2S$(302.2148)	I-C16:2
45	ESI(+)	11.04	328.2313*	311.2(100%),277.2, 251.2,171.1,141.0+	$C_{18}H_{34}NO_2S$(328.2304)	I-C18:3
46	ESI(+)	11.96	356.2614*	339.3(100%),321.2, 279.2,157.1,87.0+	$C_{20}H_{38}NO_2S$(356.2617)	I-C20:3

No.	ionization method	RT (min)	m/z^{a}	representative fragment $(m/z)^{b}$	postulated elemental composition (theoretical m/z)	metabolite identification
47	ESI(+)	12.88	358.2778*	341.2(100%),323.2, 295.2,137.1,83.1+	$C_{20}H_{40}NO_2S(358.2774)$	I-C20:2
48	ESI(+)	1.29	144.1021*	102.1,84.1(100%),58.1+	$C_7H_{14}NO_2(144.1019)$	proline betaine*
49	ESI(+)	2.63	132.1015*	86.1(100%),69.1+	$C_6H_{14}NO_2(132.1019)$	isoleucine*
50	ESI(±)	8.95	363.2176*	327.1,309.2,268.2, 209.1,187.1,169.1,157.1 (100%),121.1,97.1+	$C_{21}H_{31}O_5(363.2166)$	hydrocortisone*

注：[a]The high resolution date form different quasi-molecular ions:*[M+H];**[M+HCOO]-;***[M-H]-

[b]The Representati Ve fragment ions at different collision energy:+CE30e V;++CE-15E V;+++CE-30E V.The base peak of fragment ions has been marked by 100%

[c]The metabolites confirmed with authentic standards were marked by*

　　脂酰肉碱类代谢物的结构鉴定：脂酰肉碱类化合物是脂肪酸与 L- 肉碱在肉碱脂酰转移酶的作用下脱水酯化而成的。脂酰肉碱类化合物均含有 $N^+(CH_3)_3$ 结构，其质谱裂解规律具有明显的特征，即中性丢失 C_3H_9N（59.0730D）产生的特征离子；此外，脂酰肉碱类化合物常能观察到 $C_7H_{14}NO_2^+$（m/z 144.1019）、$C_4H_5O_2^+$（m/z 85.0284）以及 $C_3H_{10}N^+$（m/z 60.0808）的特征离子。

　　脂肪链无取代基的脂酰肉碱类代谢物：以 L- 辛酰肉碱（简称C8:0,8 为中链脂酰基的碳原子数目，0 为脂酰链中的不饱和键数目；下同）为例解释该类化合物的结构推导过程。L- 辛酰肉碱的保留时间为 8.66 分钟，[M+H]+ 为 m/z 288.2169，根据其分子量为奇数，推断结构中含奇数个氮。MS/MS 谱显示该代谢物有明显的[M+H-C_3H_9N]+ 特征离子（m/z 229.1491），表明该差异代谢物可能为胆碱类化合物。使用 AnalystQS 2.0 软件中的分子式计算插件，获得可能的元素组成为 $C_{15}H_{30}NO_4^+$。此外，其 MS/MS 谱有明显的中性丢失脂肪酸的特征离子（m/z 144.0989）和脱去肉碱部分生成脂酰基离子（m/z 127.1124），推测该化合物为脂酰肉碱类成分。脂酰基离子的质荷比为 m/z 127.1124，推断其结构为含 8 个碳的脂肪酸。因此推测该代谢物的可能结构是辛酰肉碱。并且按照辛酰肉碱的结构特点，其高分辨质谱的子离子可以得到合理的解释，如图 6-12 和图 6-13 所示。

　　羟基脂酰肉碱类代谢物：本实例分析鉴定出 8 个羟基脂酰肉碱类代谢物，该类差异代谢物具有与脂酰肉碱相似的裂解规律，即可观察到中性丢失 C_3H_9N（59.0735D）产生的特征离子，以及特征离子 $C_4H_5O_2^+$（m/z 85.0284）和 $C_7H_{14}NO_2^+$（m/z 144.1019）。同时碎片离子 $C_6H_9O_4^+$（m/z 145.0495）在上述脂肪链无取代的脂酰肉碱类化合物中未观测到，推断其是脂肪链上的取代基产生的。以羟基酰肉碱为例解释该类化合物的结构推导过程。β- 羟基辛酰肉碱的保留时间为 7.06 分钟，[M+H]+ 为 m/z 304.2121，含奇数个氮。其 MS/MS 谱显示该代谢物有明显的特征离子 $C_4H_5O_2^+$（m/z 85.0274），由于其与上述鉴定的脂酰肉碱类化合物的相关性较高，推测其为脂酰肉碱类化合物。根据高分辨质谱获得其元素组成为 $C_{15}H_{30}NO_5^+$。此外，其 MS/MS 谱有中性丢失脂肪酸的特征离子（m/z 144.1024），推测其脂肪酸部分的组成为 $C_8H_{16}O_3$，

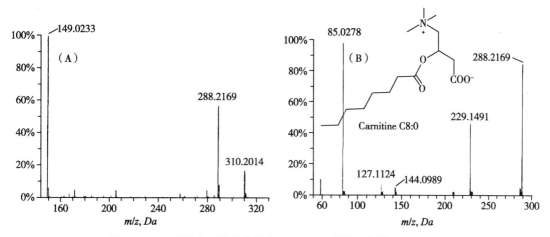

图 6-12　L- 辛酰肉碱的高分辨（+）ESI-MS 谱及高分辨 MS/MS 谱

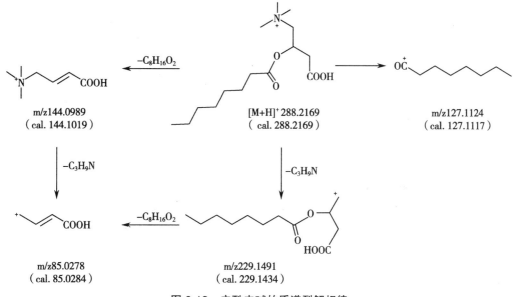

图 6-13　辛酰肉碱的质谱裂解规律

可能含有羟基。该化合物的 MS/MS 谱上具有较明显的碎片离子 m/z 145.0505,此碎片离子在上述脂肪链无取代的脂酰肉碱按类化合物中并未监测到,推断其可能为羟基取代基上的氢原子经过六元环迁移到不饱和基团的氧原子上产生的碎片离子,进而推测该羟基可能位于酰基的 β 位上,见图 6-14 和图 6-15。

　　溶血磷脂酰胆碱类代谢物的结构鉴定:溶血磷脂酰胆碱类化合物主要包括三类,即单酰基甘油磷酸胆碱、单烷基甘油磷酸胆碱和 LZ- 单烯基甘油磷酸胆碱。在正离子模式下的质谱裂解规律具有明显的特点,即中性丢失 H_2O（18.0106D）。此外,溶血磷脂酰胆碱类化合物常能观察到 $C_5H_{15}NO_4P^+$（m/z 184.0733）和 $C_5H_{14}NO^+$（m/z 104.1070）的特征离子;在负离子模式下其主要的质谱裂解规律为中性丢失 CH_3COOH（60.0211D）。很容易从结构上区分单酰基甘油磷酸胆碱与单烷基甘油磷酸胆碱。在正离子模式下单烷基甘油磷酸胆碱的 MS/MS 谱可观察到碎片离子 $C_4H_{11}NO_4P^-$（m/z168.0431）和 O_3P^-（m/z78.9590）。LZ- 单烯基甘油磷酸

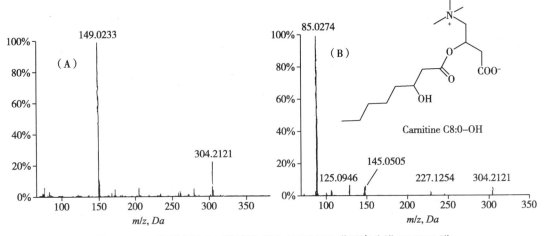

图 6-14　β-羟基辛酰肉碱的高分辨（+）ESI-MS 谱及高分辨 MS/MS 谱

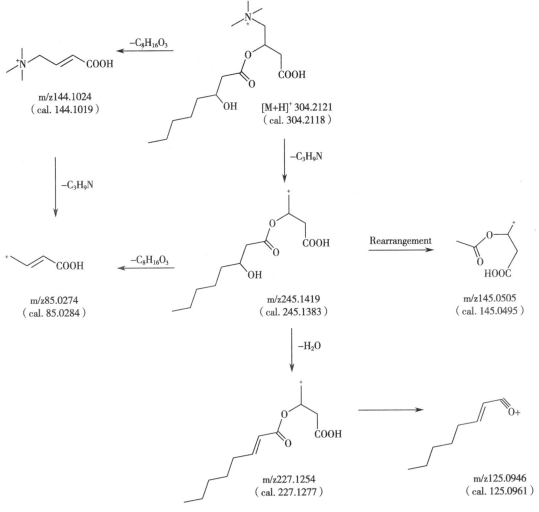

图 6-15　β-羟基辛酰肉碱的质谱裂解规律

胆碱的裂解与单烷基甘油磷酸胆碱相似。以 1- 硬脂酰 - 甘油 -3- 磷酸胆碱和 1- 十六烷基 - 甘油 -3- 磷酸胆碱为例解释结构推导过程。

1- 硬脂酰 - 甘油 -3- 磷酸胆碱（简称 LPC18:0）：在正离子模式下，$[M+H]^+$ 离子的质量数为 m/z 524.3711；在负离子模式下，$[M+HCOO]^-$ 离子的质量数为 m/z 568.3620。其 MS/MS 谱显示该代谢物有明显的特征离子（m/z 506.3650、184.0743 和 104.1059），推断其为溶血磷脂酰胆碱类化合物。从高分辨质谱获得 $[M+H]^+$ 可能的元素组成为 $C_{26}H_{55}NO_7P^+$。此外，其（+）ESIMS/MS 谱丢失脂酰基离子（m/z258.1124），同时（−）ESIMS/MS 出现脂肪酸碎片离子 m/z283.2671，推测结构为含 18 个碳脂肪链的溶血磷脂酰胆碱胆碱，因此推测该化合物为 LPC18:0，如图 6-16 和图 6-17 所示。

1- 十六烷基 - 甘油 -3- 磷酸胆碱（简称 LPC O-16:0）：在正离子检测模式下，该差异代谢物的 $[M+H]^+$ 质量数为 m/z 482.3598；在负离子检测模式下，该差异代谢物的 $[M+HCOO]^-$ 质量数为 m/z 526.3503。其（+）ESIMS/MS 谱显示该代谢物有明显的特征离子（m/z 464.3465，m/z 184.0743，m/z 104.1059），且 m/z 104.1059 离子的相对丰度较 m/z 184.0743 离子为高；（−）ESI-MS/MS 谱显示该代谢物有特征离子 $C_4H_{11}NO_4P^-$（m/z 168.0431）和 O_3P^-（m/z 78.9590）。因此推测该类化合物为单酰基甘油磷酸胆碱或单烷基甘油磷酸胆碱类化合物。高分辨质谱给出该化合物的分子式为 $C_{24}H_{53}NO_6P^+$，进而推出该化合物为 LPC O-16:0，其质谱图及裂解规律如图 6-18 和图 6-19 所示。

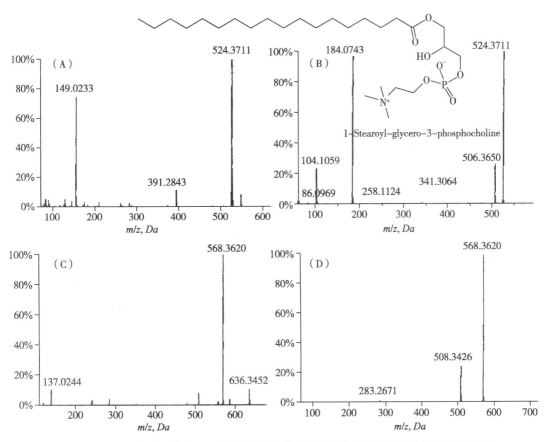

图 6-16　1- 硬脂酰 - 甘油 -3- 磷酸胆碱的高分辨（±）ESI-MS 谱及高分辨 MS/MS 谱

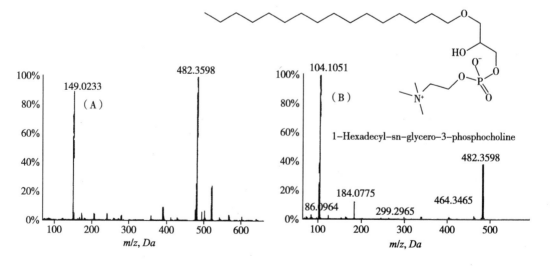

图 6-17 1- 硬脂酰 - 甘油 -3- 磷酸胆碱的质谱裂解规律

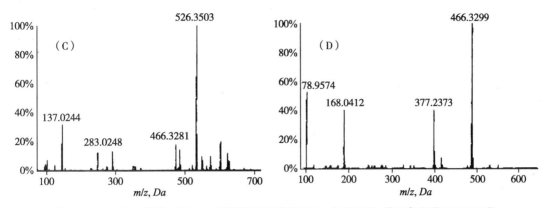

图 6-18　1-十六烷基-甘油-3-磷酸胆碱的高分辨（±）ESI-MS 谱及高分辨 MS/MS 谱

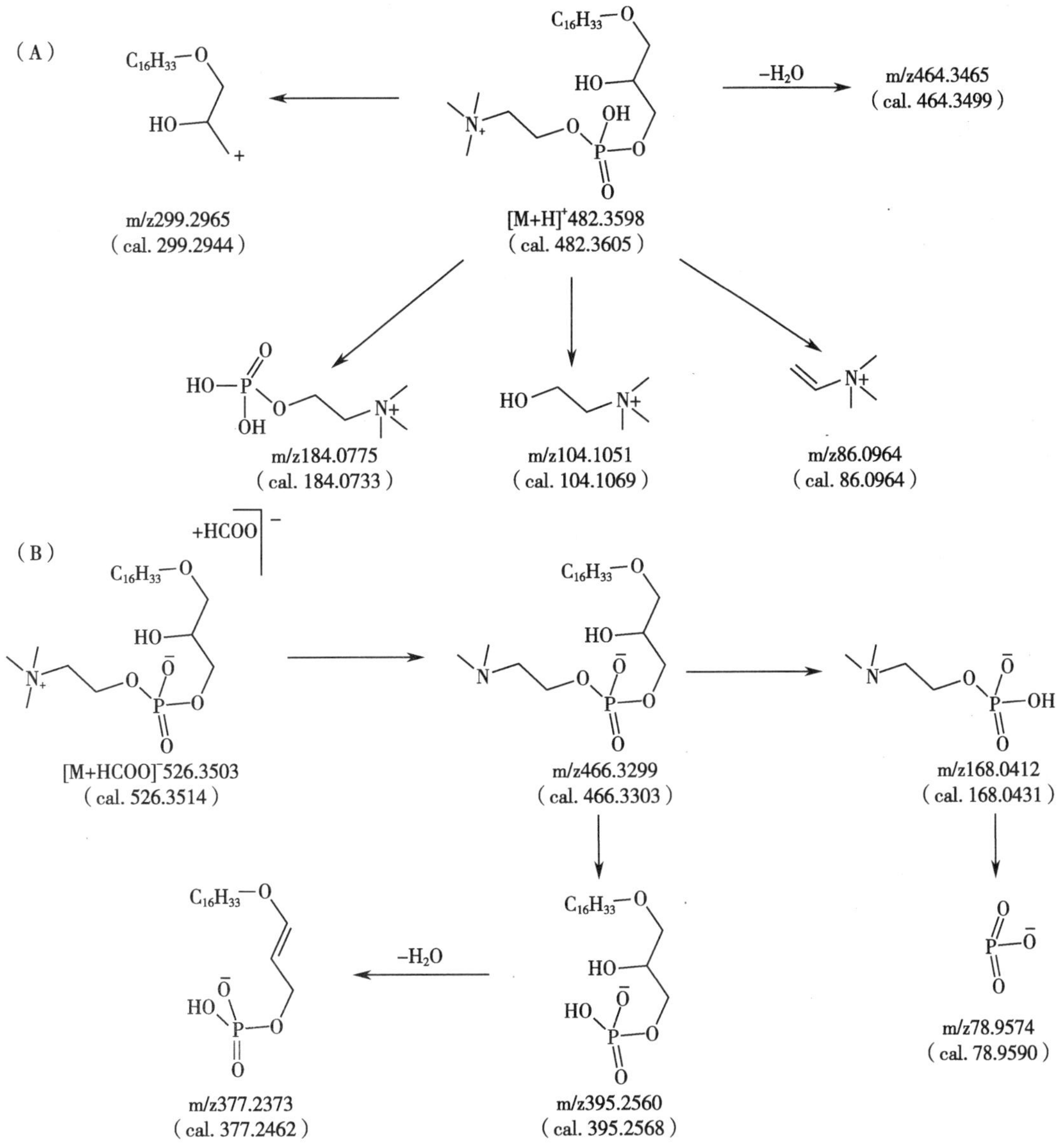

（A）

C₁₆H₃₃—O

HO

m/z299.2965
（cal. 299.2944）

$-H_2O$　　m/z464.3465
（cal. 464.3499）

[M+H]⁺482.3598
（cal. 482.3605）

m/z184.0775
（cal. 184.0733）

m/z104.1051
（cal. 104.1069）

m/z86.0964
（cal. 86.0964）

（B）

+HCOO⁻

[M+HCOO]⁻526.3503
（cal. 526.3514）

m/z466.3299
（cal. 466.3303）

m/z168.0412
（cal. 168.0431）

m/z377.2373
（cal. 377.2462）

$-H_2O$

m/z395.2560
（cal. 395.2568）

m/z78.9574
（cal. 78.9590）

图 6-19　1-十六烷基-甘油-3-磷酸胆碱的质谱裂解规律

含巯基类代谢物的结构鉴定:该类化合物在(+)ESI-MS 谱中含有丢失 NH₃(17.0265D) 和 C₂H₇NS(77.0299D) 而产生特征离子,以及脂肪链断裂产生一系列相差 14 个质量单位的峰簇。以 *m/z* I-302.2150 为例说明该类化合物的推导过程。

I-302.2150:[M+H]⁺ 为 *m/z* 302.2150,推测该化合物含奇数个氮,其 MS 谱显示该化合物 [M+H]⁺离子的同位素峰[(M+H)⁺²]⁺较高,约为[M+H]⁺的 5%,说明该化合物可能含 S 原子。其高分辨 MS 谱获得的元素组成为 C₁₆H₃₂NO₂S⁺,其 MS/MS 谱显示代谢物有明显的[M+H-NH₃]⁺特征离子(*m/z* 285.1850),此外 MS/MS 谱有中性丢失 C₂H₇NS 的特征离子。当碰撞能量增大时,可观察到一系列相差 14 的离子峰,推断结构中含有长脂肪链。根据 MS/MS 谱,推测该结构为 1- 巯基 -2- 氨基 -3,4- 十六烷二醇,如图 6-20 和图 6-21 所示。

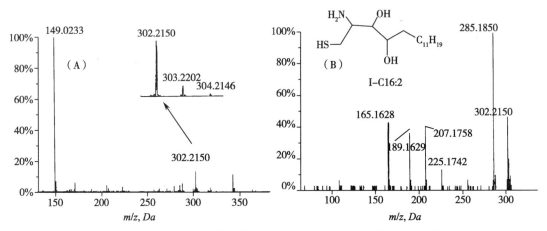

图 6-20　I-302.2150 的高分辨(+)ESI-MS 谱及高分辨 MS/MS 谱

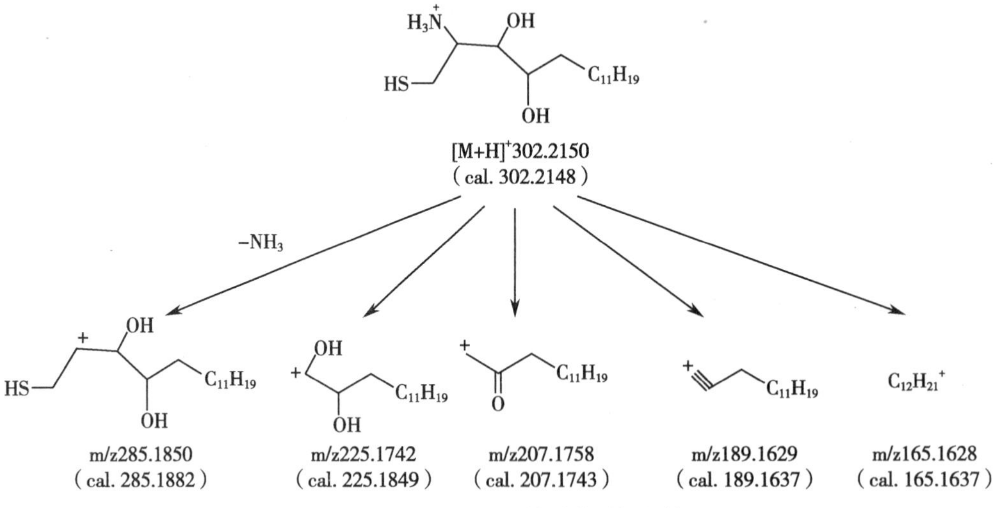

图 6-21　I-302.2150 的质谱裂解规律

羟基脂肪酸类代谢物的结构鉴定:3- 羟基单脂肪酸均含有羧基以及 3 位羟基,其质谱裂解规律具有明显的特征,即产生特征离子 C₂H₃O₂(*m/z* 59.0138);此外,3- 羟基单脂肪酸类化合物常能观察到中性丢失 HCOOH(46.0055D)产生的碎片,且 3- 羟基单脂肪酸在 CE 15eV 时可观察到基峰的特征离子 C₂H₃O₂⁻(*m/z* 59.0139)。推测是由于 3- 羟基单脂肪酸中羟基上的氢原子易经过六元环重排到不饱和基团的氧原子上。以 3- 羟基葵酸为例解释该类化合物的结构推导过程。

3- 羟基葵酸:高分辨质谱表明该化合物的［M-H］⁻ 为 $C_{10}H_{19}O_3^-$，其 MS/MS 谱显示该代谢物有明显的特征离子 $C_2H_3O_2^-$ （m/z 59.0139），推测该物质为 3- 羟基葵酸，如图 6-22 和图 6-23 所示。

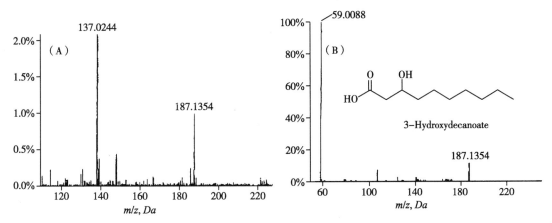

图 6-22　3- 羟基葵酸的高分辨（–）ESI-MS 谱及高分辨 MS/MS 谱

图 6-23　3- 羟基葵酸的质谱裂解

其他代谢物的结构鉴定:

L- 异亮氨酸:保留时间为 2.63 分钟，［M+H］⁺ 离子的质量数为 m/z 132.1025，推测含奇数个氮。MS/MS 谱中，m/z 86.0980 是由［M+H］⁺ 离子同时丢失（CO+H₂O）（46.0053D）产生的子离子，其后继续丢失 NH₃（17.0249D）产生离子 m/z 69.0698，因此推测该代谢物为氨基酸类化合物。根据高分辨质谱获得分子式为 $C_6H_{14}NO_2^+$，通过数据库对比和对照品保留时间及 MS/MS 谱分析对比，最终确定了该差异代谢物为 L- 异亮氨酸，如图 6-24 所示。

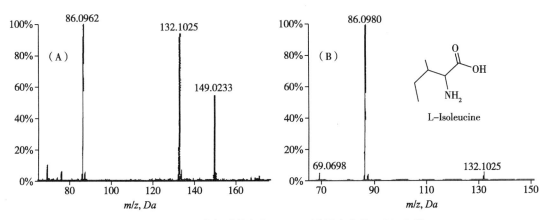

图 6-24　L- 异亮氨酸的（+）ESI-MS 谱及高分辨 MS/MS 谱

脯氨酸甜菜碱:保留时间为 1.29 分钟,[M+H]$^+$ 离子的质量数为 m/z 144.1018,推断含奇数个氮。根据高分辨 MS 谱,获得元素组成是 C7H14NO2$^+$。MS/MS 谱中,m/z 84.0797 是由 [M+H]$^+$ 离子丢失 CH$_3$COOH(60.0211D)产生的子离子。通过数据库、保留时间及 MS/MS 谱,最终将其确定为脯氨酸甜菜碱,见图 6-25。

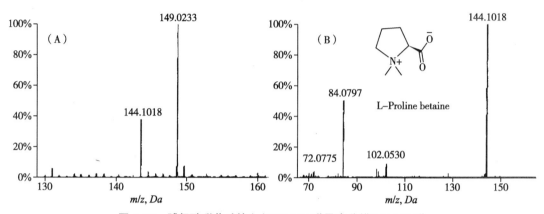

图 6-25 脯氨酸甜菜碱的(+)ESI-MS 谱及高分辨 MS/MS 谱

氢化可的松:保留时间为 8.95 分钟,其[M+H]$^+$ 离子的精确质量数为 m/z 363.2163,[M+HCOO]$^-$ 离子的质量数为 m/z 407.2071。根据高分辨 MS 谱,获得其元素组成为 C$_{21}$H$_{31}$O$_5^+$。在(+)MS/MS 谱中,有连续丢失 H$_2$O 产生的 m/z 345.2073 和 327.1932 等碎片离子。通过数据库、保留时间及 MS/MS 谱,最终确定该化合物为氢化可的松,见图 6-26。

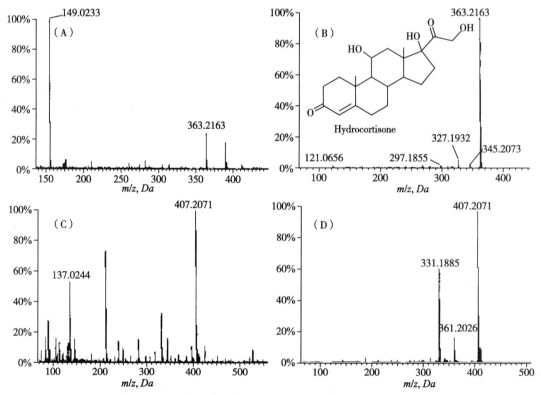

图 6-26 氢化可的松的(+)ESI-MS 谱及高分辨 MS/MS 谱

实例2:基于靶向代谢组学的肺癌诊断生物标志物验证

LC-MS/MS 的多反应监测技术(MRM)是一种基于已知或假定的反应离子信息,有针对性地选择数据进行质谱信号采集,对符合规定的离子进行信号记录的质谱扫描模式,它具有特异性强、灵敏度高、重现性好和准确度高等特点。采用 MRM 技术对非靶向代谢组学的实验结果进行靶向性验证,可有效地弥补不足,获得更加可靠的生物标志物。本实例采用正、负离子检测模式相结合的 RRLC 与 QTRAP 型 MS/MS 联用技术,以非靶向代谢组学发现的 74 个差异代谢物为研究对象,开展了基于 RRLC-MS/MS 的 MRM 靶向分析研究方法。

样品来源:血浆样本来自于 91 例经病理诊断为癌症的患者(LC 组)和 66 例健康自愿者(NC 组),采集后立即 4000r/min 离心制备血浆,冻存于 −80℃冰箱内。

实验仪器: Agilent 1200 系列快速高分辨液相色谱仪(rapid resolution liquid chromatography,Agilent Technologies,Waldbronn,Germany),包括二元梯度泵、在线脱气机、自动进样器、柱温箱、4~40℃恒温箱;QTRAP5500 四级杆 - 线性离子复合型质谱仪,配有 ESI 源及 Analyst QS1.5.1 数据处理系统。

色谱及质谱条件:色谱柱:ACQUITY UPLC HSS C18(2.1mm × 100mm,1.8μm,Waters Corporation,USA);流动相:A(含 0.1% 甲酸的水溶液)和 B(CH$_3$CN),线性梯度洗脱;流速:250μl/min;进样量:5.0μl,每次进样前用初始流动相平衡 8.0 分钟;柱温:35℃。采用正、负离子模式检测不同的代谢物,液相色谱条件如表 6-21 所示,质谱条件如表 6-22 所示。

表 6-21　色谱条件

LC-(+)ESIMS			LC-(−)ESIMS		
total time(min)	A(V%)	B(V%)	total time(min)	A(V%)	B(V%)
8	98	2	8	98	2
0	80	20	0	98	2
6	40	60	2	40	60
12	40	60	6	40	60
14	0	100	7	0	100
22	0	100	17	0	100

表 6-22　质谱条件

ESI source	positive ion mode	negative ion mode
gas 1(arb)	40	40
gas 2(arb)	45	45
curtain gas(arb)	30	30
capillary voltage(V)	5500	−4500
temperature(℃)	500	500

样品前处理方法： –80℃冻存的血浆样本在4℃条件下解冻，并在冰上涡旋混匀。精密吸取血浆100μl，加冷藏的乙腈400μl（0℃，冰水浴），3000r/min涡旋240秒，10 000r/min离心5分钟，分取上清液，并将其离心浓缩1.5小时，加入100μl 2%乙腈水溶液复溶，3000r/min涡旋240秒，10 000r/min离心5分钟，分取上清液，经96孔板过滤后进样。

结果分析： 样本的组间比较采用独立样本t检验，$P<0.05$表示差异有统计学意义。采用SPSS16.0统计软件对靶向代谢组学筛选出的可能生物标志物进行ROC曲线分析。通过MRM靶向代谢组学研究，从74个差异代谢物（图6-27）中共筛选出对肺癌患者和健康志愿者分组有贡献的38个可靠的潜在生物标志物，且在两组中的浓度有显著性差异（$P<0.01$），其中34个代谢物在两组间的差异非常显著（$P<0.001$），并鉴定了32个代谢物的结构（表6-23），包括17个脂酰肉碱（含8个β-羟基脂酰肉碱）、7个β-羟基脂肪酸、5个含巯基类代谢物和1个溶血磷酸胆碱等，其中6个潜在生物标志物通过与对照品比对进一步确认了结构。鉴定结果显示30个潜在生物标志物为中等级性的含脂肪链代谢物。

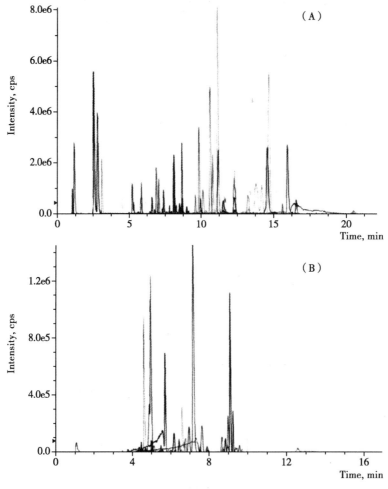

图6-27 74个差异代谢物在正、负离子检测模式下的提取离子流图

表 6-23 鉴定出的 32 个可能标志物

No.[a]	ionization method	monitored MRM transitions	RT (min)	postulated molecular formula	name	class	structure
1*	ESI(+)	288.1/85.0	5.89	$C_{15}H_{29}NO_4$	carnitine C8:0	Acyl carnitines	
2	ESI(+)	286.1/85.0	5.59	$C_{15}H_{27}NO_4$	carnitine C8:1	Acyl carnitines	
3	ESI(+)	314.1/85.0	6.78	$C_{17}H_{31}NO_4$	carnitine C10:1	Acyl carnitines	
4	ESI(+)	314.1/85.0	6.85	$C_{17}H_{31}NO_4$	carnitine C10:1	Acyl carnitines	

续表

No.[a]	ionization method	monitored MRM transitions	RT (min)	postulated molecular formula	name	class	structure
5*	ESI(+)	316.2/85.0	7.05	$C_{17}H_{33}NO_4$	carnitine C10:0	Acyl carnitines	
6	ESI(+)	330.2/85.0	7.36	$C_{18}H_{35}NO_4$	carnitine C11:0	Acyl carnitines	
7*	ESI(+)	344.2/85.0	8.13	$C_{19}H_{37}NO_4$	carnitine C12:0	Acyl carnitines	

续表

No.[a]	ionization method	monitored MRM transitions	RT (min)	postulated molecular formula	name	class	structure
8	ESI (+)	368.2/85.0	8.51	$C_{21}H_{37}NO_4$	carnitine C14:2	Acyl carnitines	
9	ESI (+)	370.3/85.0	9.00	$C_{21}H_{39}NO_4$	carnitine C14:1	Acyl carnitines	
10	ESI (+)	304.2/85.0	4.49	$C_{15}H_{29}NO_5$	carnitine C8-OH	Acyl carnitines	
11	ESI (+)	332.2/85.0	5.81	$C_{17}H_{33}NO_5$	carnitine C10-OH	Acyl carnitines	

续表

No.[a]	ionization method	monitored MRM transitions	RT (min)	postulated molecular formula	name	class	structure
12	ESI(+)	358.2/85.0	6.54	$C_{19}H_{35}NO_5$	carnitine C12:1-OH	Acyl carnitines	
13	ESI(+)	360.2/85.0	6.97	$C_{19}H_{37}NO_5$	carnitine C12:0-OH	Acyl carnitines	
14	ESI(+)	384.2/85.0	7.11	$C_{21}H_{37}NO_5$	carnitine C14:2-OH	Acyl carnitines	

续表

No.[a]	ionization method	monitored MRM transitions	RT (min)	postulated molecular formula	name	class	structure
15	ESI(+)	388.2/85.0	8.03	$C_{21}H_{41}NO_5$	carnitine C14:0-OH	Acyl carnitines	
16	ESI(+)	412.3/85.0	7.93	$C_{23}H_{41}NO_5$	carnitine C16:2-OH	Acyl carnitines	
17	ESI(+)	440.2/85.0	8.86	$C_{25}H_{45}NO_5$	carnitine C18:2-OH	Acyl carnitines	
18	ESI(+)	300.2/163.1	7.26	$C_{16}H_{29}NO_2S$	I-C16:3	I	

续表

No.[a]	ionization method	monitored MRM transitions	RT (min)	postulated molecular formula	name	class	structure
19	ESI(+)	302.2/165.1	7.77	$C_{16}H_{31}NO_2S$	I-C16:2	I	
20	ESI(+)	328.2/311.2	8.06	$C_{18}H_{33}NO_2S$	I-C18:3	I	
21	ESI(+)	356.2/339.2	9.01	$C_{20}H_{37}NO_2S$	I-C20:3	I	
22	ESI(+)	358.3/341.2	10.03	$C_{20}H_{39}NO_2S$	I-C20:2	I	
23*	ESI(−)	187.1/59.0	5.72	$C_{10}H_{20}O_3$	FAC10:0-OH	fatty acids	

续表

No.[a]	ionization method	monitored MRM transitions	RT (min)	postulated molecular formula	name	class	structure
24	ESI(−)	213.0/133.0	5.19	$C_{12}H_{22}O_3$	FAC12:1-OH	fatty acids	
25	ESI(−)	215.2/59.0	7.65	$C_{12}H_{24}O_3$	FAC12:0-OH	fatty acids	
26	ESI(−)	241.2/59.0	9.00	$C_{14}H_{26}O_3$	FAC14:1-OH	fatty acids	
27	ESI(−)	267.2/59.0	9.25	$C_{16}H_{28}O_3$	FAC16:2-OH	fatty acids	
28	ESI(−)	295.2/59.0	10.00	$C_{18}H_{32}O_3$	FAC18:2-OH	fatty acids	
29	ESI(−)	307.1/59.0	7.92	$C_{17}H_{24}O_5$	FA-307.1	fatty acids	

续表

No.[a]	ionization method	monitored MRM transitions	RT (min)	postulated molecular formula	name	class	structure
30	ESI(+)	509.3/184.0	9.94	$C_{24}H_{49}N_2O_7P$	LPC(16:1)-NH$_2$	glycerophospholipids	
31*	ESI(+)	144.1/58.0	1.21	$C_7H_{13}NO_2$	proline betaine	pyrrolidines	
32*	ESI(+)	363.2/121.0	6.14	$C_{21}H_{30}O_5$	hydrocortisone	steroids	

注：[a]The metabolites confirmed with authentic standards were marked by*

（二）iTRAQ 联合 LC-MS/MS 技术在肺腺癌血浆生物标志物筛选中的应用

应用同位素标记相对和绝对定量（iTRAQ）联合液相色谱 - 串联质谱（LC-MS/MS）技术检测正常人与肺腺癌患者血浆中的差异蛋白，从而筛选出潜在的肺腺癌血浆生物标志物。

样品来源：选择 2011 年 9 月至 2012 年 9 月在广西医科大学第一附属医院住院的肺腺癌患者 10 例（腺癌组），男 5 例、女 5 例，年龄为 35~70 岁［（53.8 ± 11.54）岁］，均经病理学检查确诊，且均未行放疗或化疗；选择同期健康志愿者 10 例（正常组），男 5 例、女 5 例，年龄为 30~70 岁［（52.36 ± 10.17）］岁。两组研究对象在性别、年龄上的差异均无统计学意义（$P>0.05$）。

实验仪器：质谱仪为 Triple TOP 5600（AB SCIEX，Concord，ON），液相系统为 nano ACQunity（Water）。

样品前处理方法：所有血浆样品为清晨空腹时使用抗凝管采集，在 4℃下以 3000g 离心 10 分钟，收集上清液，冰上分装后 –80℃冰箱保存备用。两组血浆样品均进行组内等体积混合，去除血浆高丰度蛋白质，测定蛋白含量，取 0.5μg/μl 蛋白上样，检测去除情况。每组精确取出 100μg 蛋白，蛋白：酶按 20：1 的比例加入 trypsin，37℃酶解 4 小时。按上述比例再补加 1 次 trypsin，37℃继续酶解 8 小时。胰蛋白酶消化后，用真空离心泵抽干肽段，用 0.5mol/L TEAB 复溶肽段，进行 iTRAQ 标记，两组肽段被不同的 iTRAQ 标签标记（正常组以 113 标记，腺癌组以 118 标记）后，温室培养 2 小时。

色谱及质谱条件：与质谱仪相结合的液相系统为 nanoACQUITY（Water），包括 Symmetry C18 柱（5μm，180μm × 20mm）和 BEH130 C18 柱（1.7μm，100μm × 100mm）两部分。Symmetry C18 柱用于肽段吸附和除盐，BEH130 C18 柱用于分离。所用的流动相 A 液（水：乙腈：甲酸 =2：98：0.1）中都加入一定比例的校正液。每次上样量为 2.25μg（9μl），用 A 液以 2μl/min 的流速洗脱 15 分钟，进行肽段吸附和除盐；接下来用含 5%B 液的流动相以 300μl/min 的流速洗脱 1 分钟，开始建立洗脱梯度：40 分钟内 B 液的梯度线性从 5% 升至 35%，再 5 分钟从 35% 升至 80%，然后 80% 持续洗脱 5 分钟，最后 2 分钟恢复柱料。

质谱条件：离子源为 nanospray Ⅲ source（AB SCIEX，Concord，N），放射器为石英材料拉制的喷针（New Objective，Woburn，MA）。数据采集时，机器的参数设置如下：离子源喷雾电压为 2.5kV，氮气压力为 30psi（14.5psi ≈ 1bar），喷雾气压力为 15psi，喷雾接口处温度为 150℃；扫描模式为反射模式，分辨率≥30 000；积累 250 毫秒的从 2^+ 到 5^+ 的离子挑选其中强度每秒积累超过 120 分的前 30 个进行扫描，3.3 秒为 1 个循环；第 2 个四级杆（Q2）的传输窗口设置为 100D 为 100%；脉冲射频电的频率为 11kHz；检测器的检测频率为 40GHz；每次扫描的离子信号以 4 个通道分别记录共 4 次后合并转化成数据；对于 iTRAQ 类项目，离子碎裂的能量设置为（35 ± 5）eV，母离子动态排除设置：在一半的出峰时间内（约 18 秒），相同母离子的碎裂不超过 2 次。

结果分析：采用 iTRAQ 联合 LC-MS/MS 技术筛选肺癌腺组与正常细胞组的血浆差异蛋白，鉴定差异表达的蛋白有 35 种（表 6-24），腺癌组较正常组上调的蛋白有 21 种、下调的蛋白有 14 种，其中 SCGB3A2、SFTPB 的表达显著上调，有望成为潜在的肺腺癌血浆生物标志物。SCGB3A2 又称子宫珠蛋白相关蛋白 -1（UGRP-1），在免疫调节和抗炎活动中起着重要的调节作用，因此 SCGB3A2 的表达水平可能对疾病的诊断及预后效果的评价有一定的指导作用。SCGB3A2 在肺腺癌组血浆中的表达显著高于正常组，推测 SCGB3A2 在肺腺癌的癌变过程中起一定作用,有进一步研究的价值。SFTPB 即表面活性蛋白 B,主要由肺泡 Ⅱ 型细胞合成和分泌,是肺表面物质形成所必需的物质,与肺的发育过程密切相关,其遗传缺陷与NRDS、急性呼吸窘迫综合征、先天性肺泡蛋白沉积症、成年慢性阻塞性肺气肿等呼吸系统疾病相关联。本实例发现 SFTPB 在肺腺癌组血浆中的表达明显高于正常组,提示 SFTPB 可能参与肺腺癌的发生发展。

表 6-24　腺癌组与正常组比较上调比值 >1.50 或下调比值 <0.67 的蛋白

编号	蛋白质名称	95% 的覆盖率	iTRAQ 比值（118：113）
上调			
IPI00044550	SCGB3A2 secretoglobinfamily 3A member2	43.0	15.229
IPI00296083	SFTPB pulmonary surfactant-associated protein B	22.8	4.939
IPI00022445	PPBP platelet basic protein	38.3	3.463
IPI00031086	IGFBPI insulin-like growth factor-binding protein1	11.6	3.054
IPI00006146	SAA2;SAA1 serum amyloid A2 isoform a	32.0	2.732
IPI00025426	PZP isoform 1 of pregnancy zone protein	18.1	2.481
IPI00975939	SAA2-SAA4 SAA2-SAA2 protein	34.6	2.378
IPI00922213	FN1 Cdna FLJ53292	51.6	2.299
IPI00023014	VEF von Willebrand factor	14.6	2.179
IPI00001611	IGF2;INS;INS-IGF2 isoform1	13.9	2.102
IPI00022429	ORM1 alpha-1-acid glycoprotein 1	36.3	2.063
IPI00297284	IGFBP2 insulin-like growth factor-binding protein 2	25.3	2.012
IPI00219018	GAPDH glyceraldehyde-3-phosphate dehydrogenase	17.6	1.951
IPI00374068	ADAMTSL4 isoform 1 of ADAMTS-like protein4	4.6	1.929
IPI00178926	IGJ immunoglobulin J chain	48.4	1.696
IPI00305380	IGFBP4 insulin-like growth factor-binding protein4	31.8	1.693
IPI00002714	DKK3 cDNA FLJ52545,highly similar to Dickkopf-related protein 3	6.6	1.692
IPI00303482	FGL1 fibrinogen-like protein 1 precursor	22.7	1.655
IPI00290315	CHGA chromogranin-A	19.3	1.646
IPI00006543	CFHR5 complement factor H-related5	23.6	1.537
IPI00295542	NUCB1 nucleobindin-1	14.8	1.526
下调			
IPI00743766	FETUB fetuin-B	22.0	0.663
IPI00010471	LCP1 plastin-2	28.4	0.657
IPI00411626	FGG uncharacterized protein	86.2	0.657
IPI00064667	CNDP1 BETA-Ala-His dipeptidase	36.3	0.647

续表

编号	蛋白质名称	95%的覆盖率	iTRAQ 比值（118：113）
IPI00036552	ANTXR2 isoform 2 of anthrax toxin receptor 2	6.7	0.646
IPI00654755	HBB homoglobin subunit beta	55.8	0.644
IPI00293748	minPP1 isoform1of multipleinositol polyphosphate	21.8	0.607
IPI00013438	IGLL1 immunoglobulin lambda-like polypeptide 1	7.0	0.599
IPI00009028	CLEC3 B tetranectin	34.7	0.584
IPI00026314	GSN isoform 1 of gelsolin	28.6	0.533
IPI00292530	ITIH1 inter-alpha-trypsin inhibitor heavy chain H1	27.7	0.517
IPI00299503	GPLD1	33.1	0.514
IPI00027350	PRDX2 peroxiredoxin-2	28.3	0.426
IPI00923551	EPPK1 cDNA FLJ54318	49.7	0.398

第五节 质谱技术在肝癌诊断中的应用

一、肝癌简介

肝癌即肝脏恶性肿瘤,可分为原发性和继发性两大类。原发性肝癌源于肝脏的上皮或间叶组织病变,是我国高发的、危害极大的恶性肿瘤;继发性肝癌与原发性肝癌相比较为少见。继发性或称转移性肝癌系指全身多个器官的恶性肿瘤侵犯肝脏,一般多见于胃、胆道、胰腺、结直肠、卵巢、子宫、肺、乳腺等器官恶性肿瘤的肝转移。

二、目前临床诊断肝癌的方法

(一)原发性肝癌的诊断

1. 肝癌的血清标志物检测 测定血清甲胎蛋白(AFP)对原发性肝癌的诊断有相对特异性,使用放射免疫法测定持续血清 AFP≥400μg/L,若能排除妊娠、活动性肝病等,即可考虑肝癌,临床上约 30% 的肝癌患者 AFP 为阴性。但若同时检测 AFP 异质体,可明显提高阳性率。此外,血液酶学及其他肿瘤标志物检查也可用于肝癌的诊断,例如肝癌患者血清中的 γ- 谷氨酰转肽酶(GGT)及其同工酶、异常凝血酶原、碱性磷酸酶、乳酸脱氢酶同工酶高于正常值等,但缺乏特异性。

2. 影像学检查 超声检查可显示肿瘤的大小、形态、所在部位以及肝静脉或门静脉内有无癌栓,其诊断的准确率可达 90%。CT 检查具有较高的分辨率,对肝癌诊断的准确率可达 90% 以上,可检出直径为 1.0cm 左右的微小癌灶。磁共振成像(MRI)检查的诊断价值与 CT 相仿,但对良、恶性肝内占位性病变及血管瘤的鉴别诊断优于 CT。选择性腹腔动脉或肝动脉造影检查对血管丰富的肿瘤,其分辨率的低限约 1cm,对 <2.0cm 的小肝癌其阳性率可达 90%。肝穿刺行针吸细胞学检查是在 B 型超声导引下行细针穿刺,可提高诊断的阳性率。

（二）继发性肝癌的诊断

大多数继发性肝癌患者的肿瘤标志物在正常范围内，但少数来自于胃、食管、胰腺及卵巢的肝转移癌则会出现 AFP 升高，而有症状者多伴有碱性磷酸酶（ALP）、GGT 升高。癌胚抗原 CEA 升高有助于肝转移癌的诊断，大肠癌肝转移时 CEA 阳性率高达 60%~70%。选择性肝血管造影可发现直径为 1cm 的病灶。选择性腹腔或肝动脉造影多显示为少血管型肿瘤，CT 表现为混合不均的等密度或低密度占位，呈现典型的"牛眼"征。MRI 检查肝转移癌常显示信号强度均匀、边清、多发，少数有"靶"征或"亮环"征。

综上所述，由于肝癌早期一般没有明显的体征，绝大多数患者是在晚期时才被诊断，前文所述的诊断方法早期诊断困难，目前发现的生物标志物特异性较差，因此，探索和建立一种简单、快速、灵敏度高和特异性强的早期诊断技术已成为临床上的迫切需要。

三、质谱技术在肝癌诊断中的应用

质谱技术的出现带动代谢组学和蛋白质组学的兴起，大量研究将质谱技术用于临床疾病生物标志物的检测研究。由于肝癌早期诊断困难且预后极差，所以肝癌的早期诊断尤为重要，目前采用串联质谱技术寻找可用于诊断肝癌的特异性生物标志物已成为一个研究热点。

实例 1：应用 HPLC-MS 技术检测肝癌患者血浆中的胆汁酸类生物标志物

样本来源：采集第二军医大学附属东方肝胆外科医院 2012 年 1~6 月收治的原发性肝癌患者的血液标本 50 例，诊断标准符合《中国肝癌诊疗指南》（2009 版）；门诊健康体检人群的血液标本 20 例，均无高血脂、高血压、糖尿病等病史，经体检和实验室检测证实其心、肝、肾和胰腺功能正常，实验前未服用任何药物，符合全国临床试验标准委员会对健康人群的标准。标本采集人群的性别、年龄经 x^2 检验差异均无统计学意义，具有可比性。血液标本均采集于入院未经任何治疗时，清晨抽取空腹血 4ml，3000r/min 离心。

实验仪器：安捷伦 1100 高效液相色谱 - 串联 1946D 单四级杆质谱（美国安捷伦公司），配有 ESI 源及 Chemstation 工作站。

色谱及质谱条件：

（1）色谱条件：色谱柱：SHISEIDO MGC18（100mm × 3.0mm，3.0μm）；流动相：A 乙腈 -B 水（含 0.1% 甲酸和 0.5% 氨水），梯度洗脱，A 相的比例随时间的变化为 30%~40%（0~4 分钟）、40%~80%（4~8 分钟）和 80%（8~12 分钟）；流速：0.4ml/min；柱温：25℃；进样量：5μl。

（2）质谱条件：采用 ESI 源负离子模式，毛细管电压 3000V，干燥气流速 10L/min，雾化器压力 45psi，干燥气温度 350℃。选择离子模式 SIM，分段监测，碎片电压 200V，13 种胆汁酸（表 6-23）的监测离子均为［M-H］⁻，内标的监测离子为［M+Cl］⁻。优化后的质谱参数及其保留时间见表 6-25。

样品前处理方法：

（1）13 种胆汁酸标准溶液的配制：精密称取 13 种胆汁酸对照品溶液，置于 50ml 量瓶中，加甲醇溶解并稀释至刻度，摇匀，即得 13 种对照品储备液。分别取适量单个对照品储备液混合加入 50ml 量瓶中，用甲醇定容，即得混合对照品储备液。按照 1：1、1：2、1：4、1：10、1：20、1：40、1：100 和 1：200 的比例逐级稀释，即得 8 个浓度的混合对照品标准溶液，于 4℃保存待用。

表 6-25　13 种胆汁酸的优化质谱参数及保留时间

胆汁酸种类	m/z	保留时间（t_R/min）
熊去氧胆酸（UDCA）	391.2	3.0
胆酸（CA）	407.2	3.2
甘氨熊去氧胆酸（GUDCA）	448.2	3.4
甘氨胆酸（GCA）	464.2	3.8
牛黄熊去氧胆酸（TUDCA）	498.2	4.4
牛黄胆酸（TCA）	514.2	4.6
鹅去氧胆酸（CDCA）	391.2	5.6
甘氨鹅去氧胆酸（GCDCA）	448.2	6.1
去氧胆酸（DCA）	391.2	6.2
甘氨去氧胆酸（GDCA）	448.2	6.6
牛黄鹅去氧胆酸（TCDCA）	498.2	6.8
石胆酸（LCA）	375.2	8.1
牛黄石胆酸（TLCA）	482.2	8.6
内标（IS）	768.2	10.0

（2）内标溶液的配制：精密称取红霉素对照品 6.5mg，置于 50ml 量瓶中，加乙腈溶解并稀释至刻度，摇匀，即得 130μg/ml 内标储备液。取该储备液 0.5ml 置于 50ml 量瓶中，加入乙腈稀释至刻度，摇匀，即得 1.3g/ml 红霉素乙腈标准溶液，于 4℃保存待用。

（3）血浆样品处理：血浆样品经室温解冻后，精密量取 200μl，置 1.5ml 离心管中，加入 400μl 红霉素乙腈溶液（1.3μg/ml），涡旋 30 秒，12 000r/min 离心 3 分钟；取 500μl 上清液，在 40℃氮气吹干，残渣用 100μl30% 乙腈溶解，涡旋离心，吸取上清液 80μl 置于进样瓶中，取 5μl 进样分析。以待测物的峰面积与内标峰面积的比值（以 EIC 图为准）代入标准曲线回归方程中，求得血浆样品中待测物的浓度。LC-MS 图谱见图 6-28，样品测定结果见表 6-26。

结果分析：由表 6-26 可知，健康对照组和原发性肝癌患者组血清中胆汁酸的种类相似，未发现特异性的胆汁酸，未检测到 LCA 和 TLCA，分析原因为在胆汁酸的肠肝循环中，胆汁酸在肠道的重吸收主要依靠主动重吸收方式，而 LCA 及其复合物的可溶性差，因而大部分不被吸收而直接排出体外。另外，与健康对照组相比，原发性肝癌患者血浆以结合型胆汁酸升高为主，其中牛磺酸结合型胆汁酸 TUDCA 和 TCDCA 的含量超过健康人的 10 倍以上，TCA 的含量也超过健康人的 5 倍以上；两种甘氨酸结合型胆汁酸（GCA 和 GCDCA）的含量也超过健康人的 5 倍以上，而其他 6 种胆汁酸除 DCA 外，含量也有一定升高，但与健康人相比差异不显著。本实例的研究结果为肝癌患者体内胆汁酸的代谢和疾病的临床诊治提供了实验依据。

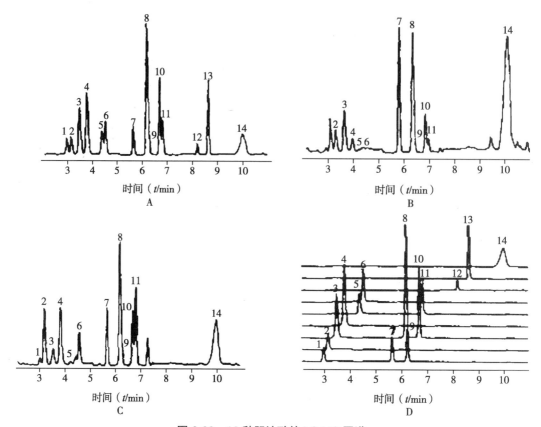

图 6-28　13 种胆汁酸的 LC-MS 图谱

A. 胆汁酸对照品的血浆 TIC 图；B. 10 号正常受试者的血浆 TIC 图；C. 13 号肝癌患者的血浆 TIC 图；
D.13 种胆汁酸及内标的 EIC 图

峰 1 为 UDCA；峰 2 为 CA；峰 3 为 GUDCA；峰 4 为 GCA；峰 5 为 TUDCA；峰 6 为 TCA；峰 7 为 CDCA；
峰 8 为 GCDCA；峰 9 为 DCA；峰 10 为 GDCA；峰 11 为 TCDCA；峰 12 为 LCA；峰 13 为 TLCA；峰 14 为 IS

表 6-26　健康受试者和肝癌患者血浆中 13 种胆汁酸的测定结果（means ± SD，ρ_B/ng·mL^{-1}）

胆汁酸种类	健康受试者（$n=20$）	肝癌患者（$n=50$）
UDCA	118.5 ± 61.3	245.4 ± 213.1
CA	96.2 ± 88.6	221.8 ± 198.1
GUDCA	140.4 ± 80.7	367.3 ± 268.3
GCA	26.5 ± 3.1	135.8 ± 126.8
TUDCA	4.1 ± 1.0	52.7 ± 50.1
TCA	14.2 ± 0.5	61.4 ± 54.2
CDCA	224.6 ± 170.9	511.2 ± 496.5
GCDCA	564.5 ± 392.7	4274.9 ± 4139.9
DCA	245.2 ± 165.6	188.7 ± 159.3
GDCA	157.1 ± 78.0	244.4 ± 204.5

续表

胆汁酸种类	健康受试者(n=20)	肝癌患者(n=50)
TCDCA	42.7 ± 32.9	501.0 ± 326.1
LCA	–	–
TLCA	–	–

实例 2：多维色谱 - 串联质谱分析肝癌患者血浆中的低丰度差异蛋白

样品来源：按照原发性肝癌的诊断标准，选取 5 例 HCC 患者（来自于重庆医科大学附属第一医院），其中 3 例有乙肝病毒（HBV）感染史；5 例来自于重庆医科大学的健康志愿者［男性 3 例、女性 2 例，年龄为（28 ± 3）岁］。按照 HPPP 推荐的方法采集并处理枸橼酸血浆样本。健康志愿者的混合血浆由采集的 5 例健康志愿者的枸橼酸血浆混匀后处理。冻存血浆复溶后立刻进行后续操作，避免反复冻融。

实验仪器：多重亲核去除系统（MARS，agilent high capacity multiple affinity removal system cartridge，Hu-6HC，美国 Agilent 公司）；SHMADZU 10A VP 高效液相色谱仪（日本岛津公司）；Agilent 二维纳流液相色谱芯片 - 离子阱质谱系统（HPLC-CHIP/MS system，美国 Agilent 公司）。

色谱及质谱条件：优化的色谱分离条件为 ZORBAX 300SBC18 色谱柱（250mm × 4.6mm，5μm）；流动相 A 为 0.1%（V/V）TFA 水溶液，流动相 B 为 0.08（V/V）TFA 乙腈溶液；检测波长 280nm；定量环 20μl；流动相流速 0.75ml/min；柱温 25℃。梯度洗脱条件：起始流动相为 10%（V/V）B，10 分钟时 B 线性增加到 50%（V/V），60 分钟时 B 线性增加到 100%（V/V）并保持 20 分钟直至分析结束。连续运行之间需至少运行两个空白梯度，进样前用 10%（V/V）B 平衡仪器 20 分钟。

手动收集色谱峰延迟时间的确定：先以延迟体积与流动相的流速之比计算时间，再以胭脂红试验加以确证。本实验中所用的岛津高效液相色谱仪的延迟体积为 36.5μl，流速为 0.75ml/min，计算延迟时间为 292 秒。分析 1g/L 胭脂红标准品，色谱条件为色谱柱 ZORBAX 300SBC18（250mm × 4.6mm，5μm），柱温 25℃，检测波长 245nm，定量环 20μl，流速 0.75ml/min，流动相 V（甲醇）/V（0.02mol/L 醋酸铵溶液）=10：90；以起峰 3 秒开始收集，落峰 3 秒停止收集胭脂红色谱峰。以同样的条件分析收集到的胭脂红溶液，前后两次胭脂红色谱峰的保留时间分别为 8.50 分钟和 8.51 分钟，表明手动收集色谱峰的延迟时间为 3 秒时能准确收集到所需要的色谱峰。分别分析健康志愿者的混合血浆低丰度蛋白样品和 5 例 HCC 患者的血浆低丰度蛋白样品，手动收集差异峰（起峰 3 秒开始收集，落峰 3 秒停止收集），冻干，胰酶酶解后 –70℃冻存。

HPLC-Chip/MS 分析：酶解肽混合物采用 HPLC-Chip（Agilent 1100 series HPLC systems）富集、分级，Chip 包含 Zorbax 300SBC18 富集柱（5mm × 30μm，5μm）和 Zorbax 300SB-C18 分离柱（43mm × 75μm，3.5μm）。0.008ml 样品进样到富集柱，经富集柱等度洗脱、分离柱梯度洗脱后在线进行 MS 和 MS/MS 分析。富集柱等度洗脱条件：流动相为 0.1%（V/V）甲酸 - 超纯水溶液，流速为 4μl/min。分离柱梯度洗脱条件：流动相 A 为 0.1%（V/V）甲酸 - 超纯水溶液，流动相 B 为 0.1%（V/V）甲酸 - 乙腈溶液。起始流动相为 3%（V/V）B，保持 2 分钟；17 分钟时流动相 B 为 55%（V/V）；20 分钟时 B 为 75%（V/V），保持 5 分钟。流速为 0.3μl/min。以 Chip cub 作为离子源,毛细管电压 2000V,干燥气流速 0.32L/min,干燥气温度 325℃,质量扫描范围 *m/z*300~1500D。Spectrum Mill MS Proteomics Workbench(Re V A.03.03.078)自动分析 MS 和 MS/MS 数据,搜索 Uni-Prot KB/SW ISS-PORT、Homo Sapiens(Human)数据库。数据库搜索参数设置:trypsin(胰蛋白酶),monoisotopic mass values(单同位素质量),peptide tol(母离子质量允差)±2.5D,MS/MS tol(MS/MS 质量允差)0.7D,carbamidometholation(C)修饰。搜索后自动以下列条件进行有效性验证:蛋白评分 >11.0,肽评分 >6.0,SPI(structure predictability index for protein sequences)>60%。

样品前处理方法:

(1)免疫亲和色谱去除血浆高丰度蛋白:首先按 Agilent MARS 柱的说明书去除健康志愿者混合血浆高丰度蛋白,并按 Bradford 蛋白定量方法对 MARS 柱的流出部分(低丰度蛋白质组)、MARS 柱的结合部分(高丰度蛋白质组)和未经 MARS 柱处理的原血浆进行蛋白定量。进一步用 4%~12% 梯度聚丙烯酰胺凝胶电泳(SDSPAGE)验证 MARS 柱去除人血浆高丰度蛋白的效果。分别处理 5 例 HCC 患者的血浆。

(2)血浆低丰度蛋白反相色谱分级和差异峰收集:移取适量血浆低丰度蛋白组溶液,加入高纯固体尿素涡旋溶解(尿素的最终浓度为 6mol/L);然后按 1.0%(*V/V*)加入高纯 TFA 混匀,得到蛋白浓度为 250mg/L 的用于反相色谱分级的低丰度蛋白样品。

结果分析:通过建立免疫亲和色谱除去血浆高丰度蛋白,合并采用反相色谱对血浆低丰度蛋白质组预分级,再以 HPLC-CHIP 微芯片技术进一步富集、分离酶解肽混合物后,以线性离子阱质谱鉴定 HCC 患者血浆中差异表达蛋白的策略,大大增强质谱信号。图 6-29 是健康志愿者混合血浆低丰度蛋白质组的反相分级色谱。图 6-30 为健康志愿者混合血浆与 5 例 HCC 患者血浆低丰度蛋白质组的反相色谱分级色谱图叠加后的差异峰放大谱图,该图显示,与健康志愿者混合血浆低丰度蛋白质组的分级结果比较,HCC 患者血浆低丰度蛋白质组中有共同高表达的色谱差异峰 B、共同低表达的差异峰 C,1#HCC 患者血浆低丰度蛋白质组中特有高表达的色谱峰 A。在此基础上,分别对 1# HCC 患者血浆低丰度蛋白质组中共同高表达的色谱差异峰 B、特有高表达的色谱峰 A 进行了进一步的多维色谱 - 质谱 / 质谱分离与分析,结果列于表 6-27 中,从色谱峰 B 鉴定出 7 种蛋白质,从色谱峰 A 鉴定出 20 种蛋白质,共得到 27 种差异蛋白,其中胰岛素生长因子 2 mRNA 结合蛋白 3、芳香受核体转位蛋白 2 和谷氨酸受体相互作用蛋白 1 等蛋白可能为诊断 HCC 的潜在生物标志物。

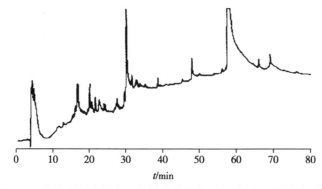

图 6-29　健康志愿者混合血浆低丰度蛋白组的反相色谱分级色谱图

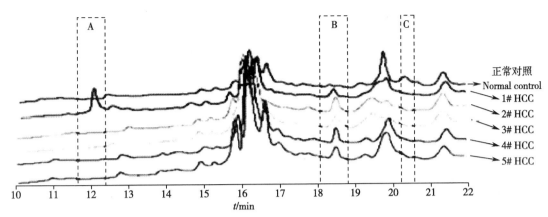

图 6-30　5 例 HCC 患者血浆和健康志愿者混合血浆低丰度蛋白组的 RP-HPLC
分级差异蛋白色谱峰叠加放大色谱图

表 6-27　HCC 患者血浆低丰度蛋白组反相色谱分级差异峰 A、B 中鉴定的蛋白质

蛋白名称	蛋白 ID	肽评分	蛋白分子量	蛋白等电点	差异色谱峰
大脯氨酸富含蛋白 BAT2	IPI00010700.2	9.28	228860	9.49	B
角蛋白	IPI00398625.2	17.08	282389	10.05	B
cGMP 抑制的磷酸二酯酶 A	IPI00291205.4	15.77	124979	5.66	B
血清蛋白前体	IPI00745872.2	12.73	69366	5.92	B
多囊蛋白 -1［前体］	IPI00409566.1	11.71	462568	6.27	B
线粒体 tRNA 修饰 GTP 酶［前体］	IPI00464994.6	11.78	52030	6.03	B
胰岛素样生长因子 2 mRNA 结合蛋白	IPI00658000.2	11.19	63720	8.99	B
胶原 α-2（Ⅵ）链［前体］	IPI00304840.4	18.95	108579	5.85	A
胶原 α-1（ⅩⅡ）链［前体］	IPI00303152.6	18.93	161115	6.55	A
谷氨酸受体相互作用蛋白 1	IPI00409578.1	17.34	122423	5.99	A
唐氏综合征细胞黏附分子前体	IPI00029700.1	t12.79	122259	7.78	A
未定义蛋白 C12 or f65	IPI00019211.2	12.53	18827	9.82	A
真核转录起始因子 2 亚单位 3	IPI00297982.7	12.38	50978	8.66	A
前病毒祖先氨基聚糖聚合蛋白 HER V-F(C)	IPI00454599.2	12.09	51360	8.87	A
Kazal 型丝氨酸蛋白酶抑制因子 5 前体	IPI00478816.2	12.09	120758	8.5	A
Rab3 GTP 酶激动蛋白催化亚单位	IPI00014235.3	11.7	110523	5.38	A
含 HECT、C2 和 WW 域的 E3 泛素蛋白连接酶	IPI00173347.9	11.67	179652	5.35	A
驱动蛋白 -1 重链	IPI00012837.1	11.58	109684	6.12	A
胰腺转录因子 1α 亚单位	IPI00160766.3	11.51	34969	5.11	A
胶原 α-3（Ⅴ）链前体	IPI00018279.4	11.41	172051	6.37	A
异柠檬酸盐脱氢酶 β 亚单位、线粒体前体	IPI00304417.7	11.32	42183	8.64	A

蛋白名称	蛋白 ID	肽评分	蛋白分子量	蛋白等电点	差异色谱峰
黑色素瘤相关抗体 B6	IPI00297989.4	11.3	43992	5.39	A
Hook1 蛋白	IPI00026305.2	11.3	84647	5.09	A
未定义蛋白 C10 or f6	IPI00293188.5	11.2	6131873	9.09	A
RNA 聚合酶 2 延长因子（ELL）	IPI00023467.1	11.13	68264	9.43	A
蛋白信号转导调节因子 9	IPI00328241.5	11.17	76966	9.42	A
芳香受核体转位蛋白 2	IPI00465064.6	11.07	78691	6.25	A

第六节　质谱技术在白血病诊断中的应用

一、白血病简介

白血病是一类造血干细胞恶性克隆性疾病,克隆性白血病细胞因为增殖失控、分化障碍、凋亡受阻等机制在骨髓和其他造血组织中大量增殖累积,并浸润其他组织和器官,同时正常造血受抑制。临床可见不同程度的贫血、出血、感染、发热以及肝、脾、淋巴结肿大和骨骼疼痛。据报道,我国各地区白血病的发病率在各大肿瘤中占第 6 位。

白血病按起病的缓急可分为急性和慢性。急性白血病细胞分化停滞在早期阶段,以原始及早幼细胞为主,疾病发展迅速,病程数月;慢性白血病细胞分化较好,以幼稚或成熟细胞为主,发展缓慢,病程数年。白血病按病变细胞系列分类,包括髓系的粒、单、红、巨核系和淋巴系的 T 和 B 细胞系。临床上常将白血病分为急性淋巴细胞白血病（ALL）、急性髓细胞白血病（AML,以往称为急性非淋巴细胞白血病）、慢性粒细胞白血病、慢性淋巴细胞白血病等。

二、目前临床诊断白血病的方法

1. 常见检查项目　骨髓象分析、血小板计数（PLT）、白细胞计数（WBC）、血红蛋白、血小板体积分布宽度（PDW）。

2. X 射线检查　胸部 X 线检查白血病细胞有无侵犯纵隔淋巴结和肺。

3. 骨髓检查　于盆骨或胸骨处抽取骨髓腔内的骨髓液进行化验。

4. 脑脊液检查　检测白血病细胞是否已扩散至中枢神经系统。

5. 血液生化检查　①末端脱氧核苷转移酶（TDT）:在 ALL 时活性增高,而在 AML 中无活性;②碱性磷酸酶（AKP）:在 AML 时明显降低;③乳酸脱氢酶（LDH）:患 ALL 时明显增高,另外血清尿酸浓度增高,尿内的尿酸排泄量增多。

白血病种类繁多,发病机制复杂,病因至今仍未完全明了,因此缺少有效的早期诊断技术,导致临床治疗效果和预后差。近年来发现在白血病的发生发展过程中存在多种蛋白质和基因水平的改变,其中有些分子有重要意义,可作为白血病的分子标志物,通过对这些标志物的检测,将有助于白血病的诊断和鉴别,以及残留病的检测、疗效评价、指导治疗和预测复发等。

三、质谱技术在白血病诊断中的应用

目前,可用于白血病疾病辅助诊断的生物标志物包括蛋白质和基因等。

(一) 蛋白质类生物标记物的检测

急性白血病(acute leukemia,AL)的发生发展过程中涉及众多基因和表型的变化,为了实现对 AL 的准确诊断和特异性治疗,研究者们一直致力于 AL 的分子特征的研究。蛋白质组学技术是以整体蛋白质作为研究对象,它为寻找 AL 的分子特征提供一个全新的手段。急性淋巴细胞白血病(ALL)是儿童常见的癌症,目前迫切需要可用于小儿白血病早期诊断的非侵入性生物标志物。

实例:使用 LC-MS/MS 检测白血病患者血清中的蛋白质

该实例利用飞行质谱表面解吸电离(SELDI-TOF/MS)测定白血病患者和健康受试者的血清蛋白质质谱,用 Biomarker Pattern 软件建立分类模型。通过 HPLC 纯化候选蛋白质生物标志物,采用 LC-MS/MS 鉴定。

样品来源:178 例血清样本来自于 94 例儿童急性淋巴细胞白血病(ALL)患者、54 例健康受试者和 30 例髓系白血病(AML)患者,随机分为训练组(45 例 ALL 患者、34 例健康受试者)和测试组(49 例 ALL 患者、20 例健康受试者和 30 例 AML 患者)。

实验仪器:高效液相色谱仪(SCL-10A VP,岛津,日本);表面增强激光解吸电离飞行时间质谱(SELDI-TOF/MS,Ciphergen Biosystems,Fremont,CA,USA);基质辅助激光解析飞行时间质谱仪(AXIMA-CFRTM-MALDI-TOF/MS,岛津,日本 / 英国)。

色谱及质谱条件:

(1) 纯化候选蛋白质的色谱条件:色谱柱:SunChromC18 柱(250mm×4.6mm,5μm)(大欧亚科技发展有限公司,北京,中国)和 C18 保护柱(10mm×3mm,岛津,日本)。流动相:A(5% 乙腈,0.1% TFA)和 B(90% 乙腈,0.1% TFA)。高效液相色谱分离的溶剂梯度:100%(0 分钟)-15% B(15 分钟)-65% B(65 分钟)-100% B(100 分钟),流速 0.5ml/min。在 214、254 和 280nm 波长下检测。每个峰的馏分收集和集中使用真空离心蒸发浓缩器,然后以 α- 氰基 -4 羟基肉桂酸为基质的条件下使用 MALDI-TOF 质谱在线性模式下分析候选蛋白质生物标志物。

(2) 分析鉴定候选蛋白质的质谱条件:25mmol/L 碳酸氢铵每小时溶解 10mmol/L DTT,和烷基化的 40mmol/L 碘乙酰胺在黑暗中室温下 45 分钟,然后 40mmol/L DTT 处理碘乙酰胺在室温下 30 分钟,蛋白酶 K(0.1μg,Promega 公司,美国)加入样品溶液中 37℃孵育 45 分钟。LTQ 质谱仪中的数据依赖模式中的第一初始 MS 扫描记录的质量电荷操作(m/z)离子比例的质量范围从 400~2000D。5 个最丰富的离子被碰撞活化解离后自动选择,所有的 MS/MS 数据与从 NCBI 数据库下载的人类蛋白质数据库(Thermo,USA)进行对比分析。

样品前处理方法:血清样品采集后立即于 1500g4℃离心 10 分钟,储存于 –80℃待用。采用八点测量法弱阳离子蛋白质芯片(WCX2,赛弗吉公司,菲蒙市,美国)分析血清蛋白样本。冷冻的血清样本进行融冰,在 4℃条件下以 10 000r/min 离心 5 分钟。每个血清样品(10μl)用 20μl U9 缓冲液(9mol/L 尿素,2% CHAPS,50mmol/L Tris-HCl,1% DTT,pH9.0)做变性处理,在 4℃条件下涡旋 30 分钟。每个样品用 108μl low-stringency 缓冲液(0.1mol/L 醋酸钠,pH4.0)稀释。每个稀释的血清样品 100μl 与 WCX2 蛋白质芯片混合,样品采用生物处理器(bioprocessor)处理后使用 150μl low-stringency 缓冲液在室温下预活化两次,每次 5 分钟。

稀释的血清样品与 WCX2 芯片表面在室温下反应 60 分钟。每个点使用适当 pH 的缓冲液洗涤 3 次,以消除没有被吸附的蛋白。芯片表面在空气中干燥后,将含有 1μl 饱和芥子酸基质的 50% 乙腈和 0.5%TFA 干燥。质谱分析在 PBS-Ⅱ 蛋白芯片解读仪上进行,质谱峰采用蛋白芯片生物标志物软件 3.1 进行分析。

血清分离:血清样品与 U9 缓冲液(1∶2,*V/V*)在室温下混合 30 分钟,然后用 5ml WCX 缓冲液(50mmol/L 醋酸钠,pH4.0)稀释后使用 *eramic* matrix composites(CMC)Hyper D WCX SPE 柱(6mm×10mm,Pall Life science,USA)分离,使用 2ml WCX 缓冲液洗脱后再使用 5ml 洗脱液(2mol/L NaCl,50mmol/L NaAc,pH4.0)以流速为 0.5ml/min 洗脱,洗脱收集的馏分采用 HPLC 纯化。

结果分析:通过 SELDI-TOF/MS 分析患者和健康受试者的血清蛋白质,与健康受试者样品相比,患者样品中的两个蛋白 m/z8137 和 8937 上调,而 m/z7769 和 9290 下调(图 6-31 和图 6-32)。2 个下调的蛋白被鉴定为血小板因子 4(PF4,m/z7769)和结缔组织激活肽Ⅲ

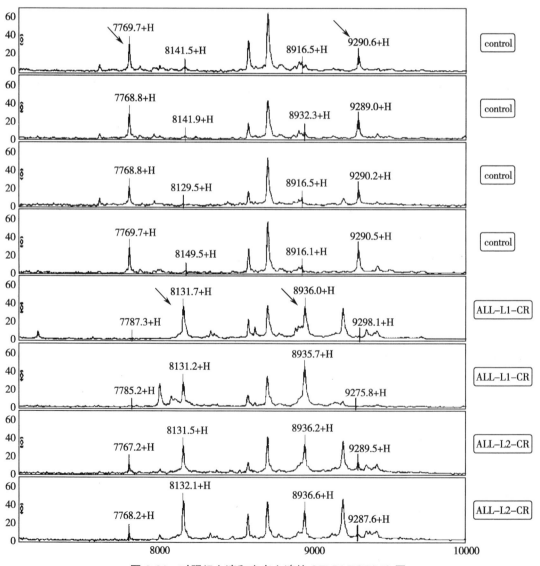

图 6-31　对照组血清和患者血清的 SELDI-TOF/MS 图

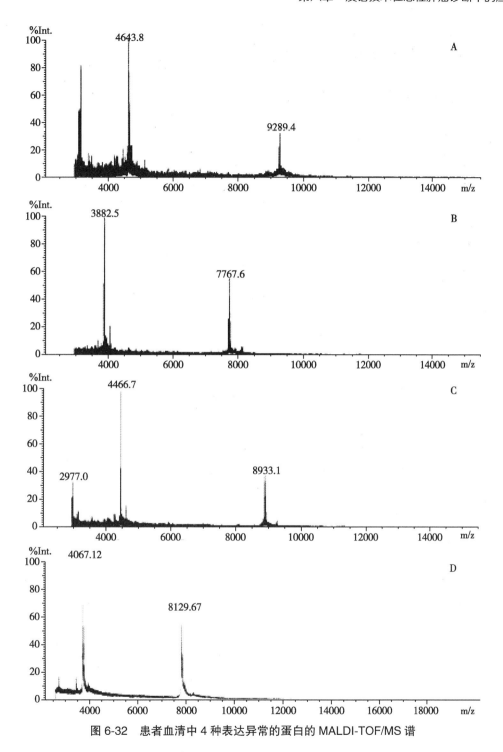

图 6-32　患者血清中 4 种表达异常的蛋白的 MALDI-TOF/MS 谱

（CTAP-Ⅲ，PBP，m/z9290），2 个上调的蛋白被鉴定为 C3a 的两个片段（m/z8731 和 8937），上述 4 个蛋白标志物有可能作为诊断 AML 的潜在生物标志物。

（二）磷酸化蛋白质（多肽）类生物标记物的检测

磷酸化是一种重要的蛋白质化学修饰方式，白血病细胞的生长、分化及凋亡等生物学行为均不同程度地存在蛋白质磷酸化的异常。通过新的磷酸化多肽富集方法结合高效液相色谱-质谱/串联质谱（LC-MS/MSL）分析以及生物信息学技术，对急性淋巴细胞白血病（ALL）、急性髓系白血病（AML）骨髓单个核细胞的酪氨酸磷酸化多肽组进行高通量检测，有望获得急性白血病磷酸化多肽（蛋白质）的表达谱，进而找出与急性白血病诊断及预后相关的特异性磷酸化多肽，即分子标志物。

实例：采用免疫沉淀及结合高效液相色谱-串联质谱分析筛查特异性分子标志物

样品来源：所用标本均来自于中南大学湘雅二医院血液科 2006 年 6~11 月门诊及住院的急性白血病初治患者，均通过医院伦理委员会批准并征得患者知情同意。其中急性淋巴细胞白血病（ALL）16 例（Ph 染色体阳性 5 例、阴性 11 例）、急性髓系白血病（AML）20 例[急性粒细胞白血病部分分化型（M_2）8 例、急性单核细胞白血病（M_5）10 例、阳性急性早幼粒细胞白血病（M_3）2 例]。患者的中位骨髓白血病细胞为 0.720（0.450~0.900），其中 Ph 染色体阳性 ALL 患者的中位骨髓白血病细胞为 0.780（0.450~0.900）、阴性 ALL 患者为 0.630（0.460~0.900）；M_2 患者的中位骨髓白血病细胞为 0.720（0.540~0.900），M_5 患者为 0.790（0.580~0.900），2 例 M_3 患者分别为 0.560 和 0.700。抽取骨髓常规制备单个核细胞，液氮冻存备用。

实验仪器：LCQ Deca XP Plus 离子阱质谱仪（Thermo Finnigan）。

样品前处理方法：取 10^6 骨髓单个核细胞，加入 1ml 尿素裂解液[pH8.0，20mmol/L 4-羟乙基哌嗪乙磺酸（HEPES），9mol/L 尿素，2.5mmol/L 焦磷酸钠，1mmol/L β-磷酸甘油酯]，超声粉碎细胞，低温高速离心，取上清。加入二硫苏糖醇（DTT）至蛋白抽提液中将蛋白质还原及烷化，DTT 的终浓度为 4.5mmol/L，60℃ 30 分钟，冰上冷却至样品恢复室温，加入 1/10 体积的 100mmol/L 碘乙酰胺（iodoacetamide），室温避光 15 分钟。加入 200mmol/L HEPES 至终浓度为 20mmol/L，用去离子水稀释 4 倍，加 1/50 体积的 1mg/ml 胰蛋白酶室温消化过夜。用 1/20 体积的 20% 三氟醋酸（TFA）酸化蛋白质消化液，离心取上清；然后用 0.7ml sep-pak C18 柱纯化多肽：用 5ml 100% 乙腈预湿 C18 柱，7ml 0.1%TFA 洗柱，上样，以 12ml 0.1% TFA、2ml 5% 乙腈依次洗柱各 1 次，再用 10%、15%、20%、25%、35% 和 40% 乙腈（母液为 0.1%TFA）各 1.4ml 分步洗柱，将洗脱液于 –80℃ 冻存过夜。真空冻干多肽溶液，将干燥的多肽固形物溶于 1.4mlMOPS 免疫沉淀缓冲液[50mmol/L 3-（N-吗啉基）丙磺酸（MOPS）/NaOH，pH7.2，10mmol/L Na_2HPO_4，50mmol/L NaCl]中；将磷酸化酪氨酸单克隆抗体 P-Tyr-100 与蛋白 G 琼脂糖混合（4mg/ml），两者以非共价键结合，4℃ 过夜固化抗体，用 PBS 以及 MOPS 免疫沉淀缓冲液分别冲洗 2~3 次，取 15μl 固化抗体（60μg）加入 MOPS 免疫沉淀缓冲液中制成 1∶1 的浆状物，与 1ml 多肽溶液混合，4℃ 过夜制成 IAP 珠。取 IAP 珠，用 1ml MOPS 免疫沉淀缓冲液洗 3 次、1ml 水洗 2 次（4℃），再分别用 60μl 0.1%TFA、40μl 0.1%TFA 从 IAP 珠中洗脱出磷酸化多肽（抗体亦从蛋白 G 中洗脱）。

质谱条件：洗脱液（53μl）中的磷酸肽再用 Zip-Tipu C18 微型柱得以与抗体分离并浓缩。用 60% 乙腈 1μl、0.1%TFA、7.6μl 0.4% 醋酸/0.005% 七氟丁酸（HFBA）将多肽从微型柱中洗出。通过自动加样器将样品上样至 10cm×75μm 的 PicoFrit 毛细管柱（其中充填有 Magic C18 AQ 反向树脂）；用溶于 0.4% 醋酸、0.005% HFBA 的乙腈线性梯度洗脱（45 分钟）。多级（串联）质谱在 LCQ Deca XP Plus 离子阱质谱仪上用数据相关方式采集（使用 TOP-FOUR 方法，动态排出的重复次数为 1 次，时间为 0.5 分钟）。所得的 MS/MS 质谱用 Turbo Sequest in the Sequest Browser package（Thermo Finnigan）软件结合 NCBI human database 及 PhosphoSite database 等数据库进行数据分析。

结果分析： 如表 6-28 所示，在 ALL、AML 中均高表达的有非受体型酪氨酸蛋白激酶家族中的 Fyn、Yes、Src、Lck、Lyn、Hck，非受体型丝氨酸／苏氨酸蛋白激酶家族中的 CDK2、CDC2、GSK3A、GSK3B、HIPK1、HIPK2、PRP4 以及 p38-alpha，双特异性蛋白激酶中的 DYRK1A、DYRK1B，混合酶（Enzyme,misc）类的 PDHA1、PDHA2、PGAM-1，磷酸酯酶类的 SHIP，转录调节因子类的 GRF-1、STAT3、STAT5A，以及未知功能的 FAM62A 和 PTI'G1IP。其中 CDK2、CDC2、GSK3A、GSK3B、p38-alpha 和 SHIP 显著高表达（TIMES>10）。仅在 ALL 普遍表达的包括非受体型酪氨酸蛋白激酶家族中的 Syk，非受体型丝氨酸／苏氨酸蛋白激酶家族中的 ERK5、ERK5 is02，双特异性蛋白激酶中的 DYRK3，以及未知功能蛋白类的 RGSl2 蛋白（XPI 13914 或 NP 954976）。仅在 AML 中普遍高表达的有结合器／支架（adaptor/scaffold）类的 Hrs，混合酶（enzyme,misc）类的 EN01、EN02、EN03、PYGL，以及属于受体、通道、运载体或细胞表面蛋白的 FcERlG。相对特异的磷酸化多肽在急性白血病中的表达：在 Ph 染色体阳性 ALL 中普遍表达的有非受体型酪氨酸蛋白激酶家族中的 Abl/isol、Abl，非受体型丝氨酸／苏氨酸蛋白激酶家族中的 Bcr、JNK2、JNK2 is02，结合器／支架（adaptor/scaffold）类的 Cas-L、Cbl、CrkL CENTD l（centaurin delta 1）ZO2，转录调节因子 GFR-1，以及磷酸酯酶 SHIP-2。这些磷酸化的蛋白在其他 ALL 中基本不表达。Syk 伴随 Abl 和 Arg 的特异性磷酸化主要出现在 Ph 染色体阳性的 ALL。Hck、Lyn 和 Fgr 选择性地与 AML 相关（M_3 除外）。

表 6-28　HPLC-MS/MS 鉴定 ALL 和 AML 骨髓单个核细胞酪氨酸磷酸化多肽

蛋白名称	编号	位点	多肽序列	ALL	AML
非受体型酪氨酸蛋白激酶					
Fyn	P06241	419	LIEDNEyTAR	+	+
Yes	p07947	425	LIEDNEyTAR	+	+
Src	P12931	418	LIEDNEyTARQGA K	+	+
Lck	P06239	393	LIEDNEyTAR	+	+
Hck	P08631	410	VIEDNEyTAREGAK	+	+
Syk	P43405	323	KSSPAQGNRQEST VSFNPyEPELAPWAADKGPQR	+	−
非受体型丝氨酸／苏氨酸蛋白激酶					
CDK2	P24941	15	VEKIGEGT VG V VyKAR	+	+
CDK3	Q00526	15	VEKIGEGTyC V VyK	+	+
Cdc2	p06493	15	IEKIGEGTyG V VyKGR	+	+
Cdc2	P06493	19	IEKIGEGT VG V VyKGR	+	+
GSK3A	p49840	279	GEPN VSylCSR	+	+
GSK3B	P49841	216	OL VRGEPN VSyICSR	+	+
HIPK1	Q86202	352	A VCST VLQSR	+	+
HIPK2	QgH2X6	361	A VCSTyLQSR	+	+
ERK5	Q13164	220	GLCTSPAEHQYFMTEy VATR	+	−

续表

蛋白名称	编号	位点	多肽序列	ALL	AML
ERK5 is02	Q96G51	221	GLCTSPAEHQyFMTEy VATR	+	+
PRP4	Q13523	849	TILKLCDFGSASH VADNDITPyL VSR	+	+
P38·alpha	Q16539	181	HTDDEMTGy VATRWY	+	+
双重特异性蛋白激酶					
DYRK1A	Q13627	321	1YQyIQSR	+	
DYRK1B	Q9Y463	237	IYQyIQSR	+	
DYRI	O43718	369	LYTyIQSR	+	
结合器/支架					
Hrs	O14964	216	VcEPcyEQLNR	−	+
混合酶					
EN01	P06733	43	AA VPSGASTGI VEALELR	−	
EN02	P09104	43	AA VPSGASTGIyEALELRDNDKTR		
EN03	P13929	43	AA VPSGASTGIyEALELRDNDKTRY mgK	−	+
PDHA1	P08559	289	VHGHSMSDPG VSyR	+	
PDHA2	P29803	287	yHGHSMSDPGVSyR	+	
PDHA1	P08559	301	YHGHSMSDPG VSyR	+	
PDHA2	P29803	299	yHGHSMSDPGVSyR	+	
PGAM-1	P18669	91	LNERH VGGIJGLNKAETAAK	+	+
PYGL	P06737	75	TQQHYyDKCPK	−	+
磷酸酶					
SHIP	Q92835	864	EKLyDF VKTERDESSGPKTLK	+	+
受体/通道/运输蛋白					
FcERlG	P30273	65	SDG VyTGLSTRNQET3,ETLKHEKPPQ	−	+
FcERlG	P30273	76	SDG VyTGLSTRNQET3,ETLKHEKPPQ	−	+
转录调节蛋白					
GRF-1	Q9NRY4	1105	NEEENIyS VPHDSTQGKIITIR	+	+
STAT3	P40763	705	YYCRPESQEHPEADPGSAAPyLKTK	+	+
STAT5A	P42229	694	A VDG y VKPQIK	+	+
STAT5B	P51692	699	A VDGy VKPQIK	+	+
未知功能的蛋白					
FAM62A	Q9BSJ8	822	HLSPyATLT VGDSSHKTK	+	+
PTYGlIP	P53801	174	YYGLFKEENPyARFENN	+	+
Smilar to RGSI2	XP_113914	28	ALPAQ VDDPPEP VyANIERQPR	+	−

注:+:超过 70% 的样本可检测到的磷酸化多肽;−:少于 30% 的样本检测到的磷酸多肽

在两种疾病中存在共同表达的磷酸化多肽,其中非受体型丝氨酸/苏氨酸蛋白激酶家族中的 CDK2 等和磷酸酯酶 SHIP 显著高表达,磷酸化的非受体酪氨酸蛋白激酶 Syk、双特异性酪氨酸磷酸激酶 DYRK3,以及未知功能的类 RGS12 蛋白在 ALL 中普遍表达,在 AML 中几乎不表达,提示其对于 ALL 的分子诊断提供了新标识。

第七节　质谱技术在卵巢癌诊断中的应用

一、卵巢癌简介

卵巢癌是目前致死率最高的妇科肿瘤之一,发病率仅次于宫颈癌和子宫体癌。卵巢癌的预后较差,一般情况下卵巢癌发展到晚期才能得到诊断,而此时癌细胞可能已经扩散到其他器官,患者的 5 年存活率仅为 17%。然而,如能尽早诊断及治疗,使癌细胞仅在卵巢内,患者的存活率可以提高到 95%。1/5 的女性一生中会出现盆腔肿块,她们都需要接受检查以排除恶性肿瘤的可能性。确定女性患者盆腔肿块的高、低风险能有助于减少不必要的手术。

二、目前临床诊断卵巢癌的方法

卵巢癌的早期症状特异性不强,在盆腔检查时早期肿瘤一般不易觉察,从而使得卵巢癌难于进行早期诊断。尽管所有女性都有罹患卵巢癌的可能性,但是某些因素会使一些女性成为高危人群,例如年龄在 50 岁以上、某些基因缺陷(如 BRCA1 和 BRCA2)、卵巢癌家族病史以及乳腺癌个人病史等。

目前卵巢癌的诊断主要有两种方法,但是都有其局限性。第一种为经阴道超声检查(TUV),这种成像方法用于检查女性的生殖器官,包括子宫、卵巢、宫颈及阴道,尽管其应用非常普遍,但是这种方法并不能准确检测出肿块是良性还是恶性。此外,该方法还需要经验丰富的临床技师对检测结果进行分析。

另一种常规诊断方法是检测生物标志物 CA125(癌抗原 125),这种方法被视为卵巢癌诊断的"金标准",但也有其局限性,即 CA125 的特异性及敏感度较低,容易出现假阴性或假阳性。大约有 50% 的卵巢癌 I 期患者不会出现 CA125 升高的现象,也就是说有一半的卵巢癌患者可能被误诊,子宫内膜异位症、盆腹腔结核和某些消化道肿瘤等亦可导致 CA125 升高。此外,有些良性卵巢疾病也会引起 CA125 水平升高,造成假阳性。CA125 水平的高低取决于两个因素:肿瘤产生抗原的量和病灶的体积。从第一次升高到出现明显的病灶之间可有 3~9 个月,甚至 1~2 年。而癌灶过小,释放的抗原量较小,较难检测,所以肿瘤负荷总量不及 3~5cm 直径者会呈假阴性反应。

三、质谱技术在卵巢癌诊断中的应用

实例 1:早期诊断卵巢癌血清生物标志物的检测

样品来源:血清样本来自于 31 位健康受试者和 43 位卵巢肿瘤患者。在 43 个卵巢肿瘤患者的血清样本中,包括:① LMP(卵巢交界性肿瘤)I/II 期,5 个浆液性腺癌和 6 个黏液性腺癌;②恶性 I/II 期,9 个浆液性腺癌、7 个子宫内膜样腺癌、2 个透明细胞样本和 5 个黏液性腺癌;③恶性Ⅲ/Ⅳ期,6个浆液性腺癌、1个子宫内膜样腺癌和2个低分化性腺癌样本。

实验仪器: Micro-LC-MSMS(LCQ-DECA,Thermo Finnigan)。

色谱条件: 多肽样品溶解在5μl70%醋酸中,色谱柱(200μm×10cm,PLRP/S 5μm;Michrom Biosciences)在95%A(0.1%甲酸水溶液)和5%B(0.1%甲酸-乙腈)的条件下平衡后进行梯度洗脱:0~50分钟,A60%,B 40%;50~65分钟,A20%,B 80%。柱洗脱液被定向到一个镀膜玻璃的电喷雾发射器(Taper Tip TT150-50-CE-5,New Objective)中,在3.3V进行无雾化气体电离。质谱仪通过搜索扫描(m/z400~1500)、基于数据的放大扫描和MS/MS的"三网融合"而进行操作。

样品前处理方法:

(1)血清蛋白的分离:使用P-6微生物自旋色谱层析柱对30μl血清进行脱盐处理。使用阴离子交换纯化柱通过一系列的缓冲液[20mmol/L磷酸钠,pH为7.0和6.3;50mmol/L醋酸钠,pH为5.0和4.0;100mmol/L枸橼酸钠,pH为2.5和2.3(其中有或无1mol/L氯化钠)]洗脱,使pH降低,从而进行血清分离。利用SELDI-TOF/MS PSII芯片强阴离子交换(SAX2)对蛋白组组分进行分析。

(2)血清蛋白的纯化及鉴定:通过SDS-PAGE纯化分子量为15.9和79kD的蛋白,跑过的胶使用乙腈脱水(>10分钟),置于42℃干燥10分钟,继而使用50%甲酸/25%乙腈/15%异丙醇进行再脱水,将样品管置于超声波中超声30分钟后涡旋1小时,将从胶上处理得到的蛋白使用SELDI-TOF/MS进行分析鉴定。

(3)蛋白质的胰酶降解和μLC-MS/MS分析:通过离子交换获得的含有13.9kD生物标志物的蛋白组分降解(50mmol/L碳酸氢铵的10mmol/L DTT溶液,30分钟,24℃)、烷基化(含有55mmol/L碘乙酰胺的50mmol/L碳酸氢铵溶液,20分钟,24℃),使用胰酶酶解(Promega,含6ng/μl50mmol/L碳酸氢铵溶液,3小时,37℃)。跑胶后,使用200mmol/L碳酸氢铵/40%乙腈脱色,继而用1:1的100mmol/L碳酸氢铵和乙腈清洗10分钟,真空干燥5分钟,处理后的胶在含有10mmol/L DTT的50mmol/L碳酸氢铵中60℃条件下放置60分钟,放冷后,使用100mmol/L碳酸氢铵和乙腈脱水10分钟,真空干燥,使用含有10ng/ml胰蛋白酶的50mmol/L碳酸氢铵在冰浴条件下酶解45分钟,再加入50mmol/L碳酸氢铵于37℃条件下酶解过夜。使用色谱级水复溶多肽,并用含有1%三氟醋酸的50%乙腈萃取3次,每次10分钟。萃取液冷冻干燥1小时后使用μLC-MS/MS分析检测。

结果分析: 血清蛋白通过脱醇以及离子交换色谱纯化,经μLC-MS/MS分析正常人和卵巢癌患者的血清样品,从中鉴定了4个差异生物标志物,经与人蛋白数据库比对(Sonar,SEQUEST),分子量为13.9kD的蛋白被鉴定为甲状腺素(TTR),15.9kD的蛋白被鉴定为β-血红蛋白(β-Hb),28kD的蛋白被鉴定为载脂蛋白AⅠ(ApoAⅠ),79kD的蛋白被鉴定为转铁蛋白(TF),如图6-33和图6-34及表6-29和表6-30所示。相比癌抗原CA125单独检测,TTR、HB、ApoAⅠ和TF与CA125联合检测可以显著提高早期诊断卵巢癌的阳性率。

实例2: 使用2D nano HPLC-ESI-OrbiTrap MS/MS筛选卵巢癌血清中的生物标记物

该实例中应用鸟枪法(shotgun)蛋白组学研究方法,基于iTRAQ技术和纳升级2D HPLC-ESI-OrbiTrap质谱分离检测技术研究卵巢癌患者血清的蛋白组学,拟寻找用于卵巢癌早期诊断的血清肿瘤标志物。

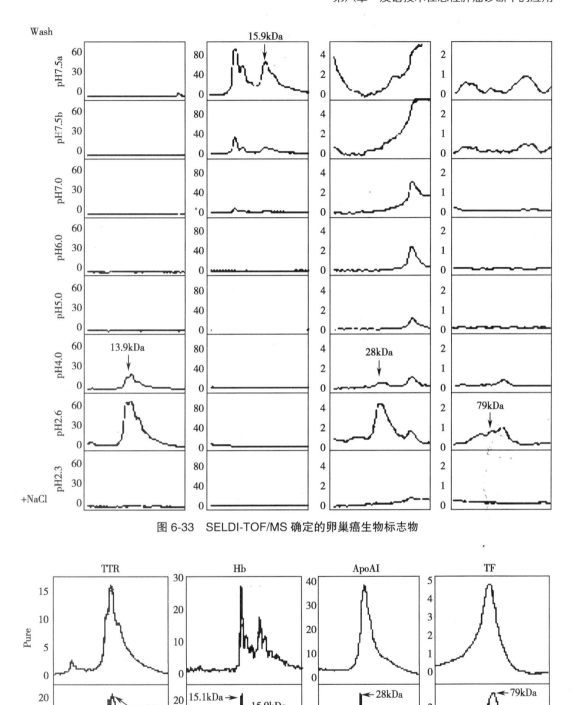

图 6-33　SELDI-TOF/MS 确定的卵巢癌生物标志物

图 6-34　SELDI 芯片纯化的 4 种蛋白生物标志物及与之对应的分子量表

表 6-29 各组织中早期卵巢肿瘤标志物 ELISA 值的多元分析

normal（n=27）	markers	sensitivity	ROC area
LMP（n=11）	CA125	~64	0.758
	TTR，Hb，ApoAⅠ，TF	~82	0.953
	TTR，Hb，ApoAⅠ，TF，CA125	~82	0.949
malignant（n=19）	CA125	~85	0.875
	TTR，Hb，ApoAⅠ，TF	~85	0.920
	TTR，Hb，ApoAⅠ，TF，CA125	~89	0.971
LMP & malignant（n=30）	CA125	~78	0.833
	TTR，Hb，ApoAⅠ，TF	~86	0.933
	TTR，Hb，ApoAⅠ，TF，CA125	~86	0.959

注：Values are represented when threshold cutoffs are set where sensitinity and specificity are given equal importance

表 6-30 各黏液组织中早期卵巢肿瘤标志物 ELISA 值的多元分析

normal（n=27）	markers	sensitivity（%）	ROC area
LMP（n=6）	CA125	~51	0.562
	TTR，Hb，ApoAⅠ，TF	~81	0.926
	TTR，Hb，ApoAⅠ，TF，CA125	~84	0.932
malignant（n=3）	CA125	~67	0.728
	TTR，Hb，ApoAⅠ，TF	~100	1.000
	TTR，Hb，ApoAⅠ，TF，CA125	~100	1.000
LMP & Malignant（n=9）	CA125	~56	0.613
	TTR，Hb，ApoAⅠ，TF	~87	0.959
	TTR，Hb，ApoAⅠ，TF，CA125	~87	0.955

注：Values are represented when threshold cutoffs are set where sensitivity and specificity are given equal importance

样品来源：选取空腹恶性肿瘤患者卵巢上皮血清 20 份，年龄为 33~70 岁，平均年龄为（50±11.6）岁。设为卵巢癌组，组织病理：浆液性腺癌 8 例、黏液性腺癌 1 例、子宫内膜样腺癌 2 例、中分化腺癌 1 例、中 - 低分化腺癌 2 例和低分化腺癌 6 例；期别：ⅠC 期 1 例、ⅡC 期 2 例和ⅢC 期 17 例。另选取同期收治的 CA125 升高的、同时经病理证实为卵巢子宫内膜异位症的患者的清晨空腹血清 16 份，年龄为 25~49 岁，平均年龄为（37±10.8）岁。设为良性囊肿组，CA12547~232.8mmol/L（正常值为 0~35mmol/L）。选取经体检无任何疾病的健康人群的清晨空腹血清 20 份，设为正常对照组。所采集的血清标本保存于 –80℃冰箱。

实验仪器：nano ACQUITYUPLC 系统（Waters 公司）nano 在线连接电喷雾离子源的 LTQ OrbiTrapXL 质谱仪（Thermo 公司）

样品前处理方法：

（1）去除高峰度蛋白：每组样品先取 10 例冰上解冻，等体积混合，从中取 20μl，用缓冲液 A 各稀释 4 倍,加入 0.22μm 离心过滤器中 4℃ 16 000g 离心 1 分钟,去除残渣。取稀释血清 80μl,进行 LC 分离,流速为 0.125ml/min,在 11~16 分钟收集低丰度蛋白的流出组分,采用 Bradford 试剂盒检测馏分蛋白的浓度。其余样本于 −80℃ 保存待用。

（2）蛋白质定量标记:1.2ml 预冷的丙酮加入 300μl 低丰度蛋白血清中,见沉淀物形成,4℃ 15 000g 离心,弃上清,沉淀室温放置使丙酮挥发完全。然后加入 20μl 溶解缓冲液涡旋混匀,使样品允分溶解。每组样品取 100μl,加入 2 倍体积的还原剂,涡旋混合,60℃ 孵育 1 小时。管内加入半胱氨酸封闭剂涡旋混合后室温孵育 10 分钟。按 1:30（胰酶:蛋白质）的比例向样品管内加入消化酶,涡旋混合,37℃ 孵育 16 小时。iTRAQ 试剂室温冻融,每管 iTRAQ 试剂加入 70μl 无水乙醇,涡旋混合,使之溶解后转入样品管中。然后按照卵巢癌组加入质量数为 118 的标记、良性肿瘤组 119 和正常对照组 121 的次序分别加入样品管中,涡旋混匀,室温孵育 1 小时。3 组标记的多肽样品在 1 个管内混合,真空冷冻干燥,去除标记中的胰蛋白酶和未标记的多肽并转化缓冲液。

（3）标记多肽的 2D-LC-MS/MS 质谱分析:浓缩的标记样本加入 2ml 稀释液,调溶液 pH 低于 3,采用 HPLC 柱进行阳离子交换色谱分析。由强阳离子交换柱分离后的组分经真空干燥,多肽采用 20μl 溶剂 A 重悬,nano 在线连接电喷雾串联质谱分析仪。

数据处理:所有 MS/MS 谱图采用 Thermo 公司的 SEQUEST［V.28（revision 12）］软件进行,使用的数据库为人 Swiss-Prot 数据库（Release2010-04）。多肽的分子量误差范围为 15ppm,碎片离子的误差为 0.1D。采用 Trans Proteomic Pipeline Software（revision 4.2）蛋白软件鉴定蛋白和计算蛋白比例。多肽结果经 peptide prophet（P=0.9）和 protein prophet（置信度为 0.95）过滤后用作蛋白鉴定。

结果分析:从卵巢癌患者与卵巢良性囊肿患者血清中具有最显著性差异的蛋白中选择生物学功能意义较大的 8 个蛋白,见表 6-31。①蛋白 Q8TEWOlPARD3_HUMAN,是产生于基因 PARD3 的蛋白,良性囊肿的 PARD3 有高幅度的上调表达（上调 3.4 倍）,但在卵巢癌组中无变化;②蛋白 P52292（IMA2_HUMAN）,是产生于基因 KPNA2 的蛋白 importinsubunit alpha-2,又称 SRP1-alpha 蛋白,在卵巢癌组中基本无变化,良性囊肿组表现为上调（上调 2.81 倍）;③蛋白 Q16363lLAMA4_HUMAN,是产生于基因 LAMA4 的蛋白,该蛋白在卵巢癌组上调 1.21 倍,在良性肿囊组下调 1.5 倍;④蛋白 Q9BQ69lMACD1_HUMAN,是产生于基因 MACROD1 的蛋白,该蛋白在卵巢癌组轻微下调（下调 0.93 倍）,而在良性肿囊组大幅下调（下调 0.29 倍）;⑤蛋白 Q93033lIGSF2_HUMAN,是产生于基因 CD101 的 IgSF2 蛋白,该蛋白在卵巢癌组上调（上调 1.16 倍）,在良性囊肿组下调近 2 倍;⑥蛋白 P49279lNRAM1_HUMAN,是产生于基因 SLC11A1 的蛋白,该蛋白在卵巢癌组中上调（上调 1.3 倍）,在良性囊肿组下调（上调 0.7 倍）;⑦蛋白 Q144941NF2L1_HUMAN,是产生于基因 NFE2L1 的蛋白,在卵巢癌组中下调 0.6 倍,在良性囊肿组上调 1.3 倍;⑧蛋白 P06727lAPOA4_HUMAN,是产生于基因 APOA4 的蛋白,APOA4 在卵巢组下调 0.7 倍,在良性囊肿组上调 1.24 倍。实验继而对其中的 3 个重要差异蛋白 APOA4 蛋白、PARD3 蛋白和 RNAMP1 蛋白进行了验证,PARD3 蛋白有杂带,结果差,放弃用该蛋白做临床血清逐例筛选。RNAMP1 蛋白在卵巢癌组中上调（1.3）,在良性囊肿组下调（0.7）,说明 RNAMP1 蛋白在卵巢癌、良性卵巢炎症的发生发展中具有相当重要的作用,并很可能成为潜在的肿瘤标志物。而 APOA4 在癌组下调（0.7,下调大于 1.4 倍）,在良性囊肿组上调（1.24,上调 1.2

倍),结果显示在 CA125 升高的患者群中,APOA4 有可能成为区分恶性与良性卵巢疾病的生物标志物。

表 6-31 卵巢癌与良性卵巢癌囊肿的血清差异显著蛋白

序号	重要的差异蛋白
1	splQ8TEW0lPARD3_HUMAN
2	splP52292(IMA2_HUMAN)
3	splQ16363lLAMA4_HUMAN
4	splQ9BQ69lMACD1_HUMAN
5	splQ93033lIGSF2_HUMAN
6	splP49279lNRAM1_HUMAN
7	splQ14494lNF2L1_HUMAN
8	splP06727lAPOA4_HUMAN

实例 3:使用 LC-MS 检测卵巢癌中的磷脂

关于卵巢肿瘤的代谢组学研究,类脂代谢的报道偏重于 TAG、TC 等中性脂质,或是 LPA、PA 等单个磷脂的报道。本实例中利用 LC-MS 对良性和恶性卵巢肿瘤的磷脂轮廓与正常对照进行对比研究,以发现血清磷脂轮廓在卵巢肿瘤中的改变。

样品来源:入选样本都经过临床诊断确认,其中卵巢癌患者 40 例(B 组)、良性卵巢肿瘤 32 例(M 组)、正常对照组 41 例(N 组),空腹血清样品按照临床常规流程采集,分装并储存于 –80℃冰箱中备用。

实验仪器:HP1100 液相色谱仪(美国 Agilent 公司),配有电喷雾离子源(ESI)的线性离子阱质谱仪 QTRAP MS/MS(美国 Applied Biosystems/MDS Sciex)。

色谱及质谱条件:采用进行色谱分离技术,血清的磷脂轮廓分析使用的正相色谱柱为 Diol 分离柱(250mm × 3.0mm,5.0μm,Nucleosil,100-OH;德国 MN 公司),选择流动相及梯度洗脱条件:流动相 A 为正己烷 - 正丙醇 - 甲酸 - 氨水(79:20:0.6:0.06,$V/V/V/V$),流动相 B 为正丙醇 - 水 - 甲酸 - 氨水(88:10:0.6:0.06,$V/V/V/V$)。洗脱梯度程序:0~20 分钟,32%B~80%B;20.01~33 分钟,80%B;随后在 5 分钟内回到 32%B 进行柱平衡。流速为 0.4ml/min。柱温为 35℃。

质谱条件:质谱雾化气(gas 1)、气帘气(curtaingas)和碰撞气均为氮气,数据采集都用增强型全扫描(EMS)模式,代谢差异性磷脂的结构鉴定用增强型产物离子(EPI)扫描模式完成。加热温度为 375℃;雾化气与辅助加热气(gas 2)的压力分别为 0.310MPa(45psi)和 0.276MPa(40psi);气帘气的压力为 0.207MPa(30psi)。在负离子模式下进行数据采集,电喷雾电压为 –4200V,去簇电压(DP)为 –80V,离子阱捕集时间为 20 毫秒,扫描范围为 m/z400~919。二级质谱鉴定时碰撞能量(CE)为 30~55eV,离子阱捕集时间为 150~300 毫秒,其他质谱条件同前。

样品前处理方法:将血清样品从 –80℃冰箱中取出后在 4℃下解冻。取 200μl 血清,加入适量的内标混合物（C12:0 lysoPC、C14:0/C14:0 PC 和 C14:0/C14:0 PE）后,加入 100μl 水,之后加入 2ml 含 0.1g/L2,6- 二叔丁基 -4- 甲基酚（抗氧化剂）的甲醇,振荡混匀,再加入 4ml 三氯甲烷,充分混匀后在室温下放置 30 分钟,再向溶液中加入 2ml 水,振荡混合后在 2600g 下离心 15 分钟,取出下层的三氯甲烷相;再加入 2ml 三氯甲烷并振荡混合,相同条件下离心后取出三氯甲烷相,与前次取出的三氯甲烷相合并,于 36℃下减压蒸干,残渣用 200μl 三氯甲烷 - 甲醇（2：1,V/V）溶解,进样分析前用初始流动相溶剂稀释 5 倍,进样 15μl。

数据处理: 磷脂轮廓分析的原始数据采集利用 Analyst1.4（美国 Applied Biosystems 公司）完成。将得到的原始数据导入软件 Markerview1.1（美国 Applied Biosystems 公司）中,对峰表提取所要用到的参数进行优化,然后进行峰的识别和匹配。由于不同种类的磷脂在正相柱上的峰宽不同,其保留时间的漂移程度也不同,因此对磷脂轮廓分析的数据分 3 段进行保留时间校正和峰匹配,峰强度经过内标校正,得到进行多变量统计分析的峰表。

结果分析: 用 LC-MS 采集血清中磷脂的指纹图谱,通过峰识别、峰匹配等得到峰表,然后利用正交校正的偏最小二乘法进行多种分型,根据模型的变量重要因子、VIP 值的置信区间、S 图和显著性差异检验结果等筛选有差异的磷脂,如图 6-35 和表 6-32 所示。经比较,M 组和 B 组与正常对照（B）组都存在明显的磷脂代谢差异,发生改变的磷脂主要为缩醛磷脂酰乙醇胺、磷脂酰胆碱、缩醛磷脂酰胆碱、鞘磷脂和溶血磷脂酰胆碱。血清中磷脂的全扫描在负离子模式下进行,磷脂主要按其极性头部呈现族分离,依次洗脱的组分为磷脂酰乙醇胺（PE）、磷脂酰肌醇（PI）、磷脂酰丝氨酸、磷脂酰胆碱（PC）、鞘磷脂（SM）和溶血磷脂酰胆碱,如图 6-36 所示。例如所筛选出的 PE 包括 m/z 750.7、748.7、774.7、776.6、726.6、724.7、722.7、746.6 和 698.7 均为缩醛磷脂,在 N 组、B 组和 M 组中呈现逐渐下降的趋势,并且在 B 与 N 组、M 与 N 组、M 与 B 组之间都存在显著性差异,由此说明缩醛磷脂酰乙醇胺（pPE）在发生卵巢肿瘤后开始减少,并且在卵巢癌中降低的程度更大。综合实验结果,发现良性与恶性卵巢肿瘤有 pPE、pPC、PC、SM 和 LPC 等多种磷脂分子的含量与对照组存在明显差异,说明良性和恶性卵巢肿瘤患者的磷脂摄入和代谢与正常人存在差异。血清中磷脂含量的变化,尤其是 pPE 和 pPC 等可以作为临床辅助诊断卵巢癌的生物标志物,该研究结果在磷脂营养辅助治疗卵巢肿瘤方面具有一定的参考价值。

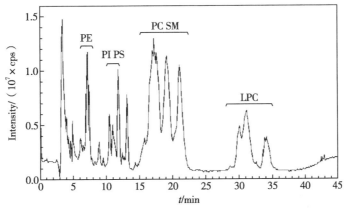

图 6-35　典型卵巢癌患者血清中磷脂轮廓分析的总离子流图谱

表 6-32 磷脂轮廓分析中的代谢差异性化合物

t_R/min	m/z	化合物	离子形式	B Vs N	M Vs N	M Vs B
30.85	480.4	C16:0 LPC	[M-CH₃]⁻	↓*	↓*	↓
29.91	508.4	C18:0 LPC	[M-CH₃]⁻	↓*	↓*	↓
31.36	504.4	C18:2 LPC	[M-CH₃]⁻	↑	↓*	↓*
30.01	506.4	C18:1 LPC	[M-CH₃]⁻	↓*	↓*	↓*
30.62	540.4	C16:0 LPC	[M+HCOO]⁻	↓*	↓*	↓
29.81	568.4	C18:0 LPC	[M+HCOO]⁻	↓*	↓*	↓
20.85	687.7	dC18:1/C16:0 SM	[M-CH₃]⁻	↑*	↑*	—
20.11	715.7	dC18:1/C16:0 SM	[M-CH₃]⁻	↑*	↑*	↑
6.70	750.7	dC18:1/C20:4 PE,pC16:0/C22:4 PE	[M-H]⁻	↓*	↓*	↓*
31.48	564.4	C18:2 LPC	[M+HCOO]⁻	↑	↓*	↓*
16.96	744.7	C16:0/C18:1 PC	[M-CH₃]⁻	↑*	↑*	—
18.50	797.8	42:2 SM	[M-CH₃]⁻	↑*	↑*	—
29.77	466.4	alkC16:0 LPC	[M-CH₃]⁻	↓*	↓*	↓
27.98	464.3	UN		↓*	↓*	↓*
30.18	494.4	C17:0 LPC		↓*	↓*	↓
6.76	748.7	pC18:1/C20:4 PE,pC18:1/C20:5 PE	[M-H]⁻	↓*	↓*	↓*
20.25	775.7	dC18:1/C18:0 SM	[M+HCOO]⁻	↑*	↑*	↑
6.70	774.7	pC18:0/C22:6 PE	[M-H]⁻	↓*	↓*	↓*
17.49	718.7	C16:0/C16:0 PC	[M-CH₃]⁻	↑*	↑*	↑*
30.11	566.4	C18:1 LPC	[M+HCOO]⁻	↓*	↓*	↓*
6.66	776.6	pC18:0/C22:5PE,pC20:0/C20:4PC	[M-H]⁻	↓*	↓*	↓*
16.34	796.7	C18:0/C20:3 PC,C18:1/C20:2 PC,C20:1/C18:2 PC	[M-CH₃]⁻	↑*	↑*	—
29.13	492.4	pC18:0 LPC	[M-CH₃]⁻	↓*	↓*	↓
20.47	713.6	dC18:2/C18:0 SM	[M-CH₃]⁻	↑*	↑*	—
21.44	685.6	dC18:2/C16:0 SM	[M-CH₃]⁻	↑*	↑	↓
6.72	726.6	pC18:0/C18:2 PE	[M-H]⁻	↓*	↓*	↓*
15.78	728.6	alkC16:0/C18:2 PC	[M-CH₃]⁻	↓*	↓*	↓*
15.90	788.6	alkC16:0/C18:2 PC	[M+HCOO]⁻	↓*	↓*	↓*
17.03	804.7	C16:0/C18:1 PC	[M+HCOO]⁻	↑*	↑*	—
16.34	726.7	pC UN	[M-CH₃]⁻	↓*	↓*	↓*
6.78	724.7	pC18:1/C18:2PE,pC16:0/C20:3 PE	[M-H]⁻	↓*	↓*	↓*
18.58	857.8	42:2 SM	[M+HCOO]⁻	↑*	↑*	—
15.84	750.7	pC16:0/C20:4PC	[M-CH₃]⁻	—	↓*	↓*

续表

t_R/min	m/z	化合物	离子形式	B Vs N	M Vs N	M Vs B
6.78	722.7	pC16:0/C20:4PE	[M-H]⁻	↓※	↓※	↓※
15.86	710.7	pC16:0/C20:4PC	[M+HCOO]⁻	-	↓※	↓※
16.28	786.7	pC UN	[M+HCOO]⁻	↓※	↓※	↓※
19.00	795.7	42:3 SM	[M-CH₃]⁻	↑※	↑※	↑
15.57	752.8	alkC16:0/C20:4PC,pC16:0/C20:3 PC	[M-CH₃]⁻	↓※	↓※	↓※
15.43	812.8	alkC16:0/C20:4PC,pC16:0/C20:3 PC	[M+HCOO]⁻	↓※	↓※	↓※
18.07	799.8	42:1 SM	[M-CH₃]⁻	↑※	↑	↓
6.78	746.6	pC16:0/C22:6PE,pC18:1/C20:5 PE,pC18:2/C20:4 PE	[M-H]⁻	↓※	↓※	↓※
6.80	698.7	PE UN	[M-H]⁻	↓※	↓※	↓※
15.65	814.7	PC UN	[M+HCOO]⁻	↓※	↓	↓※
18.01	716.6	C16:0/C16:1 PC	[M-CH₃]⁻	↑※	↑※	-
17.65	778.7	C16:0/C16:0 PC	[M+HCOO]⁻	↑※	↑※	↑※
15.57	836.7	PC UN	[M+HCOO]⁻	-	↓※	↓※
15.35	816.7	PC UN				
15.49	754.7	PC UN	[M-CH₃]⁻	↓※	↓※	↓※
16.76	830.8	PC UN	[M+HCOO]⁻	↓※	↓	↓
21.38	745.6	dC18:2/C16:0 SM	[M+HCOO]⁻	↑※	↑	↓
16.66	770.8	PC UN	[M-CH₃]⁻	↓	↓※	↓
15.53	776.7	PC UN	[M-CH₃]⁻	-	↓※	↓※
17.91	776.7	C16:0/C16:1 PC	[M+HCOO]⁻	↑※	↑※	-
16.28	794.7	C18:0/C20:4PC,C16:0/C22:4PC,C18:1/C20:3 PC	[M-CH₃]⁻	↑※	↑※	-

注:※$P<0.05$;-:unobviouschange;PC:phosphatidylcholine;SM:sphingomyelin;PE:phosphatidylethanolamine;LPC:lysophsphatidylcholine;N:normal group;B:benign ovarian tumor group;M:malignant ovarian tumor group;UN:unknown

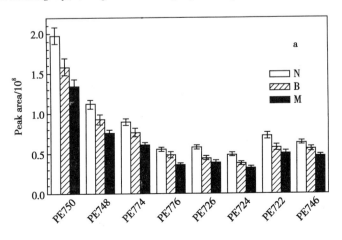

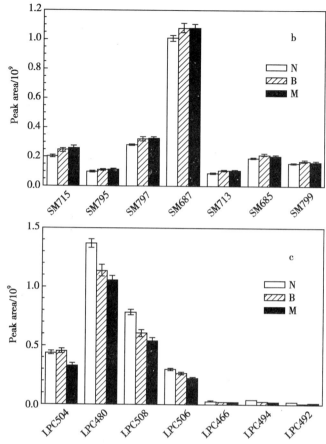

图 6-36　在 3 组中代谢差异性化合物（a）pPE、（b）SM 和（c）LPC 类磷脂分子的相对含量比较

第八节　质谱技术在胰腺癌诊断中的应用

一、胰腺癌简介

胰腺癌是常见的胰腺肿瘤,是一种恶性程度很高、诊断和治疗都很困难的消化道恶性肿瘤,约 90% 的胰腺癌起源于腺管上皮的导管腺癌,其发病率和死亡率近年来明显上升,5 年生存率 <1%,是预后最差的恶性肿瘤之一。胰腺癌的早期确诊率不高,手术死亡率较高,而治愈率很低,其发病率男性高于女性。据调查（2013 年统计）,我国城市地区男性和女性胰腺癌的粗发病率每年分别以 1.86% 和 2.1% 的比例上升,预计 2015 年全国城市地区男性胰腺癌的粗发病率将为 10.03/10 万,女性胰腺癌的粗发病率将为 8.49/10 万。胰腺癌的临床症状不典型、现阶段缺乏敏感和特异的诊断指标,导致患者确诊时多已是晚期,故寻找高敏感度、高特异度的肿瘤标记物以提高胰腺癌的诊断率、降低死亡率成为当今胰腺癌研究领域的热点。

二、目前临床诊断胰腺癌的方法

（一）影像学检查

1. B 超检查是胰腺癌的首选诊断方法,该方法能发现胰头部的形态学变化及血管扩张等现象。

2. 纤维胃镜的超声检查可显示胰腺结构,发现早期病变。

3. CT 检查可显示胰腺肿瘤的正确位置、大小及与周围血管的关系,目前 CT 成为胰腺癌的主要诊断手段,诊断的准确率可达 98%。

4. 磁共振成像技术在诊断小胰腺癌及有无胰周扩散和血管侵犯方面优于 CT。

5. 内镜下逆行胰胆管造影在胰腺癌诊断方面具有较高的特异性,可清晰观察到胰管狭窄的形态学改变。

6. 选择性血管造影能显示胰腺周围动脉的状态,对判断肿瘤有无血管侵犯有重要意义。

7. 子母胰管镜检查是较新研制出的诊断方法,可直接观察管内情况,但目前存在管径细易折损、前端不能改变方向、不能取活检等问题。

（二）肿瘤标志物检查

目前发现的与胰腺癌相关的肿瘤标记物有 10 余种,临床常用的有 CA19-9（胰腺癌的相关抗原）、CA50（Lewis 系统的抗原）、Span-1、Dupan-2、POA 和 CEA 等。其中 CA19-9 被称为诊断胰腺癌的黄金标志物,研究认为其血清水平与患者的生存期呈明显的负相关,在胰腺癌的预后判断中可作为独立的判断指标。但这些肿瘤标志物的检测尚不能广泛开展,特异性偏低,对早期癌和小胰腺癌（<2cm）诊断的阳性率更低,存在一定的假阳性和其他肿瘤的交叉反应。如 CA19-9 的敏感性约 80%,特异性为 75%~80%,假阳性和假阴性率较高,但联合应用仍对筛选胰腺癌的高危人群和判断预后有一定的积极作用。

（三）癌基因检测

1. ras 基因　胰腺癌有高频率的 C-Ki-ras 基因第 12 密码子的点突破,胰腺的其他疾病不具有这种改变。使用 PCR,辅以寡核苷酸杂交或 PCR 产物检测胰腺组织 C-Ki-ras 基因第 12 密码子的点突变,可成为胰腺癌诊断的可靠的分子生物学手段。

2. C-erbB-2 基因　该基因产物表达在胰腺部中阳性率高,并与肿瘤大小及预后有关。

3. P21P21 作为抑癌基因在胰腺癌中表达率高,具有特异性,有诊断价值,对胰腺的良、恶性肿瘤的鉴别具有一定意义。

三、质谱技术在胰腺癌诊断中的应用

（一）胰腺癌血清小分子物质的代谢组学研究

实例: 基于 UPLC-QTOF/MS 的胰腺癌血清代谢组学研究

样品来源: 男性胰腺癌患者 9 例、女性胰腺癌患者 11 例,平均年龄为 42~70 岁;正常对照男性 12 例、女性 13 例,平均年龄为 40~70 岁。

实验仪器: 超高效液相色谱 - 单级四级杆飞行时间串联质谱联用仪（UPLC-QTOF/MS）ACQUITYUPLC-QTOF premie（Waters）,配有电喷雾离子源（ESI）;MassLynx 操作系统（Waters）。

样品前处理方法: 取血清样品 70μl,加入 280μl 冷乙腈和甲醇的混合溶液（MeOH:ACN=2:1,V/V）中,涡旋混合 2 分钟后,于 4℃静置 10 分钟,14 000r/min 离心 15 分钟后,取上清液,16 000r/min 离心 10 分钟,取上清液置样品瓶中,4℃保存至进样。

色谱及质谱条件:

（1）色谱条件:UPLC C$_{18}$ 色谱柱（100mm×2.1mm,1.7μm）及 UPLC C18 保护柱（2.1mm×

5mm）ASQUITY UPLC™（Waters）；柱温 40℃；流速 0.4ml/min；流动相组成：A 为 0.1% 甲酸水溶液，B 为 0.1% 甲酸 - 乙腈溶液；梯度洗脱程序见表 6-33。ESI 正离子模式下进样量为 5μl，ESI 负离子模式下进样量为 7μl；在整个分析过程中样品置于 4℃ 自动进样器中。为了避免在分析过程中可能产生仪器误差，所有正常人和患者样品按随机顺序进样分析。另外，每分析 10 个实验样品后，将 3 种 QC 样品分析 1 次。QC1 为 MeOH 溶液；QC2 是几个标准品的甲醇 / 水混合溶液，主要用于检测质量精度（标准品包括精氨酸、赖氨酸和苯丙氨酸，5μg/ml）；QC3 是分别取 25 个健康人血清 70μl 混合后得到的溶液。

表 6-33　流动相条件

time（min）	flow rate（ml/min）	A（%）	B（%）
0	0.4	99	1
3	0.4	80	20
5	0.4	40	60
12	0.4	0	100
14.5	0.4	0	100

（2）质谱条件：分别采用 ESI 正离子和负离子两种模式进行检测；以氮气作为雾化气、锥孔气；飞行管检测模式 V 型。正离子模式条件为毛细管电压（capillary voltage）3kV；锥孔电压（sampling cone）35kV；离子源温度（source temperature）100℃；脱溶剂气温度（desolvationtemperature）300℃；反向锥孔气流（cone gas flow）50L/h；脱溶剂气（desolvationgas flow）600L/h；萃取锥孔（extraction cone）4V。负离子模式条件为毛细管电压（capillary voltage）3kV；锥孔电压（sampling cone）50kV；离子源温度（source temperature）100℃；脱溶剂气温度（desolvationtemperature）350℃；反向锥孔气流（cone gas flow）50L/h；脱溶剂气（desolvationgas flow）700L/h；萃取锥孔（extraction cone）4V。在正离子和负离子模式下，离子扫描时间（scan time）为 0.03 秒，扫描时间间隔（inter scan time）为 0.02 秒，数据采集范围为 m/z 50~1000。为确保质量的准确性和重复性，应用亮氨酸 - 脑啡肽作为锁定质量（lock mass），正离子模式下产生 [M+H]$^+$ 556.2771D，负离子模式下产生 [M-H]$^-$ 554.2615D。MS/MS 实验部分的裂解电压设置范围为 15~45eV。

数据分析：首先将数据进行归一化、中心化和标度化（pareto scaling）预处理，峰的归一化是按峰面积总和的方法进行处理，随后在 SIMCA-P 12 软件中进行多维统计分析。首先采用 PCA 的处理方法来观察各组样本之间的总体分布，考察仪器稳定性；然后用 OPLS-DA 方法来区别各组间代谢轮廓的总体差异，找到与疾病病变最相关的差异代谢物。为防止模型过拟合，采用 7 次循环交互验证和 200 次响应排序检验的方法来考察模型的质量。为了验证在多维统计中找到的差异代谢变量是否在单维统计上具有显著性差异，采用 Student t-test 检验，$P<0.05$ 进行分析评价。

差异代谢物的结构鉴定：通过精确分子量以及同位素比例，在 MassLynx 软件上推测代谢物可能的分子式，然后通过数据库（Metlin、HMDB、MassBank 和 ChemSpider 等）及 MS/MS 的碎片离子信息解析差异物的结构，同时结合标准品的 RT、m/z 及 MS/MS 信息对所鉴定的结构进行再验证。

结果分析：采用 UPLC-QTOF/MS 分别在正、负离子模式下采集血清样品的代谢物信息。图 6-37 和图 6-38 为正离子和负离子模式下胰腺癌患者和正常人的基峰离子流图。根据 VIP 值和 S-plot 筛选出的差异变量，共鉴定出 26 个差异代谢物。进一步对 26 个差异变量进行单维 Student t 检验，并考察这些变量在组间的峰面积平均值差异（表 6-34）。与正常对照组相比，胰腺癌患者血清中以甘氨鹅脱氧胆酸（TCA、GCDCA、GCA 和 TCDCA）为代表的 4

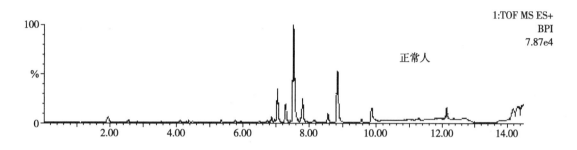
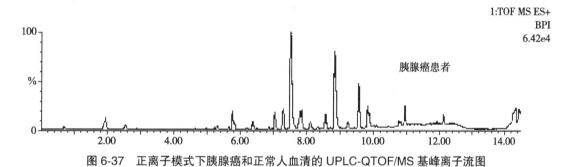

图 6-37 正离子模式下胰腺癌和正常人血清的 UPLC-QTOF/MS 基峰离子流图

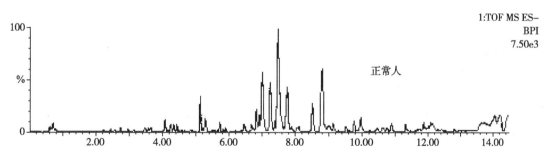
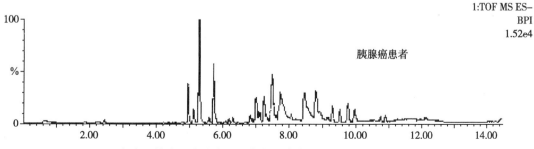

图 6-38 负离子模式下胰腺癌和正常人血清的 UPLC-QTOF/MS 基峰离子流图

表 6-34　基于 UPLC/MS 的血清代谢差异物

No.	代谢物	胰腺癌患者 *vs* 对照	
		P^a	FC^b
1	lactate	1.05×10^{-1}	-1.25
2	TCA	5.14×10^{-2}	180.75
3	GCDCA	3.01×10^{-4}	6.62
4	GCA	3.01×10^{-4}	6.62
5	TCDCA	3.42×10^{-3}	19.22
6	Sn-1 14:0	1.35×10^{-2}	48.98
7	Sn-2 16:1	6.84×10^{-6}	-2.05
8	Sn-1 18:2	7.51×10^{-7}	-1.96
9	Sn-2 20:5	1.24×10^{-3}	-2.42
10	Sn-1 22:6	9.96×10^{-1}	-1.12
11	Sn-2 16:0	7.70×10^{-1}	-1.06
12	Sn-1 16:0	3.04×10^{-1}	-1.07
13	Sn-1 18:1	3.33×10^{-2}	-1.33
14	Sn-2 18:1	4.05×10^{-1}	-1.28
15	Sn-2 20:3	4.45×10^{-2}	-1.34
16	Sn-2 18:0	4.21×10^{-1}	-1.20
17	Sn-1 18:0	6.35×10^{-1}	-1.05
18	C18:2	3.00×10^{-4}	1.71
19	DHA	7.96×10^{-4}	3.64
20	AA	1.74×10^{-5}	3.81
21	22:5	1.28×10^{-3}	2.28
22	palmitic acid	5.88×10^{-4}	2.46
23	oleic acid	1.61×10^{-4}	2.06
24	20:3	1.57×10^{-4}	3.70
25	22:4	1.63×10^{-3}	2.35
26	stearic acid	1.30×10^{-3}	1.73

注:[a]The *P*-value was calculated from Student *t*-test.

[b]Fold change was calculated from the arithmetic mean values of each group.Fold change with a positive value indicates a relatively higher concentration present in PC samples while a negative value means a relativelylower concentration as compared to the healthy controls.

种胆汁酸明显升高,12 种溶血磷脂酰胆碱 lysoPC(包括部分同分异构体)降低,花生四烯酸以及部分脂肪酸升高。胰腺癌患者血清中的胆汁酸(TCA、GCDCA、GCA 和 TCDCA)显著升高,在脂肪酸类物质中,与正常对照组相比,花生四烯酸(AA)、油酸(oleic acid)等在胰腺癌患者的血清中显著升高。

(二)胰腺癌血清蛋白质组学研究

实例:血清蛋白质指纹图谱诊断模型在早期胰腺癌中的应用

样本来源:血清样品来源于胰腺癌 54 例,年龄为 30~95 岁,平均年龄为 64 岁,均为手术前取样,根据国际抗癌联盟 TNM 分期系统分为 Ⅰ 期 22 例、Ⅱ 期 8 例、Ⅲ 期 10 例和Ⅳ期 14 例。均清晨空腹取静脉血 4ml,分离血清后于 –80℃低温保存。

实验仪器: Sinapinic acid(SPA,Fluka)、protein chip biosystems(Ciphergen PBS plus SELDI-TOF/MS)和 CM10(Ciphergen Biosystems)。

样品前处理方法:取样本,冰上融解,10 000r/min 于 4℃离心 2 分钟。取 96 孔细胞培养板,放在冰盒上,每孔中分别依次加入 10μlU9(9mol/Lurea,2%CHAPS,1%DTT)和 5μl 血清,放入 4℃层析柜中,600r/min 振荡 30 分钟。U9 处理后的 96 孔板放在冰上,快速加入 185μl 醋酸钠(NaAc),置于层析柜中 600r/min 振荡 2 分钟混匀。将已装好 CM10 芯片的 bioprocessor(Ciphergen)用排枪加 200μl50mmol/LpH4.0 NaAc,在层析柜中 600r/min5 分钟,拍干,重复 1 次。将处理好的样本用排枪加 100μl 到芯片上,层析柜 4℃ 600r/min 振荡 1 小时,拍干;再加 200μl NaAc,600r/min 振荡 5 分钟,拍干,清洗 3 次。加 HPLC 级水 200μl 2 次,拍干。干燥后将芯片取出,加入用 1μl50% 饱和的 SPA 2 次,上机检测。将 SELDI 质谱系统校正到分子量误差 <0.1%,结合蛋白质的 CM10 蛋白芯片用质谱阅读仪分析。

分析条件:使用的分析参数为最高分子量 100 000,优化范围 2000~20 000;激光强度 210,检测敏感度 7,每个样本取 140 个点的平均值。所有的样本在相同的条件下分析。

数据分析:实验数据采用浙江大学肿瘤研究所设计的 ZJU-protein mass data analyze system 软件包分析。原始数据去掉质荷比 2000 以下的峰后用离散小波分析去除噪声,并减掉基线。在蛋白质峰信息最集中的区域中选取 3 个共有峰的均值作为内标分段校正分子量。用局部极值的方法找出样本各自的峰,并过滤掉信噪比 <3 的峰。将各样本中 m/z 差异 <0.3% 的峰归为一类,归类后将只出现在 <10% 的样本中的峰去掉,再对其余共有峰在各样本中的强度做均一化处理。

结果分析:SELDI 质谱技术结合蛋白质芯片技术提供了一个高通量的对蛋白质组进行分析的有效方法,通过先进的生物信息学分析方法,可以筛选出用于诊断早期胰腺癌的血清蛋白质,并建立诊断模型。该实验经过信噪比过滤后共筛选到 153 个峰,进一步筛选发现有 9 个蛋白质峰的含量有统计学差异($P<0.05$),9 个峰的 m/z 分别为 6684.582、6667.681、4121.044、6655.214、8572.38、2958.761、6441.593、3270.821 和 5913.363D。对 P 值 <0.05 的 9 个峰进一步分析,用于支持向量机的输入,用留一法评估模型的预测效果,发现建立支持向量机或判别分析模型预测的准确率最高的组合分别为 m/z6667.68、8572.38、2958.76、6441.59 和 5913.36D 的 5 个标志物(图 6-39),辨别的灵敏度和特异性分别为 90.9% 和 78.1%。5 个标志物中 m/z 6667.68 在晚期胰腺癌中高表达,m/z 8572.38、2958.76、6441.59 和 5913.36D 在早期胰腺癌组中高表达。

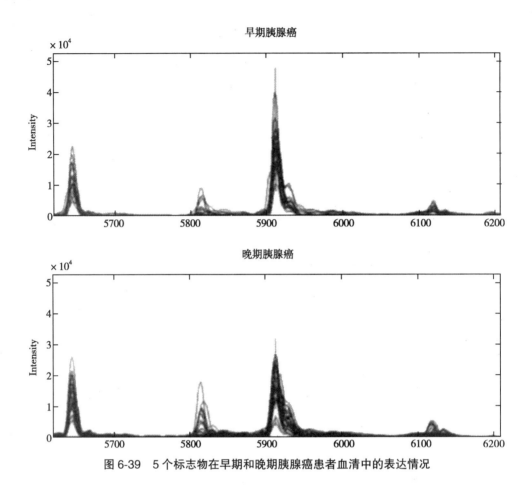

图 6-39　5 个标志物在早期和晚期胰腺癌患者血清中的表达情况

第九节　质谱技术在前列腺癌诊断中的应用

一、前列腺癌简介

前列腺癌是指发生在前列腺的上皮性恶性肿瘤,是男性泌尿生殖系统最常见的恶性肿瘤,占全球癌症发生率的第 5 位。2004 年 WHO《泌尿系统及男性生殖器官肿瘤病理学和遗传学》中将前列腺癌按照病理类型可分为腺癌(腺泡腺癌)、导管腺癌、尿路上皮癌、鳞状细胞癌和腺鳞癌,其中腺癌占 95% 以上,因此通常所说的前列腺癌就是指前列腺腺癌。2012 年我国肿瘤登记地区的前列腺癌发病率为 9.92/10 万,发病率随着年龄增长而增长,家族遗传性前列腺癌患者的发病年龄稍早,年龄≤55 岁的患者占 43%。

二、目前临床诊断前列腺癌的方法

临床诊断前列腺癌主要依靠直肠指诊(DRE)、影像学、针吸细胞病理学检查和肛前列腺穿刺活检以及前列腺癌肿瘤标志物检测等。血清 PSA、经直肠前列腺超声和盆腔 MRI 检查、CT 对诊断早期前列腺癌的敏感性低于 MRI。因前列腺癌的骨转移率较高,在确定治疗方案前通常还要进行核素骨扫描检查。确诊前列腺癌需要通过前列腺穿刺活检进行病理学检查。前列腺癌的恶性程度可通过组织学分级进行评估,最常用的是 Gleason 评分系统,依据前列腺癌组织中主要结构区和次要结构区的评分之和将前列腺癌的恶性程度划分为 2~10分,分化最好的是 1+1=2 分,最差的是 5+5=10 分。

近年来,人们对前列腺癌肿瘤标志物的研究日益重视,美国国家癌症机构统计在 1990—1994 年临床早期局限性前列腺癌的诊断率明显提高,而晚期发病率下降了 52%,一个重要的原因是由于前列腺癌标志物研究的迅猛发展使前列腺癌的早期诊断率提高,使疾病得到及时治疗进而阻止疾病的进一步恶化。目前研究较多的有价值的前列腺癌标志物主要有前列腺特异性抗原(PSA),为一种精液特异性蛋白质,是目前应用广泛的前列腺癌肿瘤标志物,但由于血清中的 PSA 是由前列腺上皮和尿道旁腺产生的,是组织特异性抗原而非癌特异性抗原,故很多泌尿生殖系统疾病如良性前列腺增生、前列腺炎、急性尿潴留以及有关前列腺的多种疾病(DRE、TRUS)均可引起 PSA 水平升高,而早期局限性前列腺癌患者血清中的 PSA 可能不增加,因此 PSA 诊断前列腺癌的敏感性及特异性不强。此外,研究发现与前列腺癌密切相关的生物标志物还包括前列腺肝细胞抗原(PSCA)、前列腺特异膜抗原(PSMA)和前列腺黏蛋白抗原(PMA)等。

三、质谱技术在前列腺癌诊断中的应用

(一)尿肌氨酸生物标志物的检测

肌氨酸作为人体内一种微量的非必需氨基酸,其广泛存在于前列腺癌组织细胞及尿液中,本实例评价了肌氨酸是否可作为早期诊断前列腺癌及判断疾病进展、预后的潜在生物标志物。

样品来源: 火箭军总医院泌尿外科 2009 年 5 月至 2011 年 5 月收集的住院前列腺癌患者(实验组)16 例,年龄为 56~88 岁,平均年龄为(70.63 ± 9.63)岁,采取血样与尿样各 16 例,所有入组患者均行经直肠超声引导下前列腺穿刺活检确诊,并行骨扫描检查确定有无骨转移。良性前列腺增生患者(对照组)20 例,年龄为 53~89 岁,平均年龄为(68.4 ± 10.25)岁,该组患者血样与尿样各 20 例,入组患者均经穿刺活检确诊。

仪器设备: 3200QTRAP 型液相色谱 - 串联质谱仪,配有电喷雾离子化源(ESI)以及 Analyst1.4.2 数据处理软件(美国 Applied Biosystems 公司);UltiMate3000 标准型液相色谱仪,配置双三元梯度泵、自动进样器、柱温箱、切换阀(美国戴安公司)。

样品前处理方法: 留取受试者的血样及晨尿,血样经分离血浆后,-40℃冷冻保存待测,尿液直接 -40℃冷冻保存待测。标本的分组:将按照病理结果诊断为前列腺癌的样品设为实验组,将诊断为良性前列腺增生的样品设为对照组;实验组按照骨扫描结果将标本分为骨转移组 9 例和无骨转移组 7 例。

样品解冻后,移取 40μl(血浆 / 尿液)置于 1.5ml EP 管中,加入 10μl10% 磺基水杨酸(含有 400μmol/L 正异亮氨酸),涡旋混匀 30 秒,10 000r/min 离心 2 分钟沉淀蛋白。移取 10μl 上层液体置于另一 1.5ml EP 管中,加入 40μl 标记缓冲液(含有 20μmol/L 正缬氨酸),涡旋混匀,瞬时离心。再移取 10μl 上清液体置于另一 1.5ml EP 管中,加入 5μl 稀释的 iTRAQ-115 衍生化试剂,涡旋混匀,瞬时离心,室温下孵化至少 30 分钟。加入 5μl1.2% 羟胺,涡旋混匀,瞬时离心,终止衍生化反应。样品在氮吹仪上 45℃吹干,加 32μl 含 iTRAQ-114 同位素标记的内标液,涡旋混匀,旋转离心,取样 2μl 进行 LC-MS/MS 分析。

结果分析: 样本处理后经 LC-MS/MS 平台上特定的采集方法运行,得到总离子流图 (图 6-40),提取 44 种氨基酸对应的 iTRAQ-115 和 iTRAQ-114 的 MRM 离子流图,进行积分处理。每 2μl 进样样品中,含有 10pmol 从内标溶液中带入的 iTRAQ-114 标记的氨基酸,根据特定的校正系数计算样本中的氨基酸含量。正异亮氨酸和正缬氨酸属于人体必需氨基酸,测试样品中同时含有 10pmol 正异亮氨酸和正缬氨酸。在样品预处理过程中引入正异亮氨酸,用于检验经过沉淀后氨基酸的回收率,通过正异亮氨酸回收率校准每一种氨基酸的测定结果。正缬氨酸在标记步骤引入,用于检验标记反应的效率,反应效率在 80.120% 为合格,超过此范围数据作废。

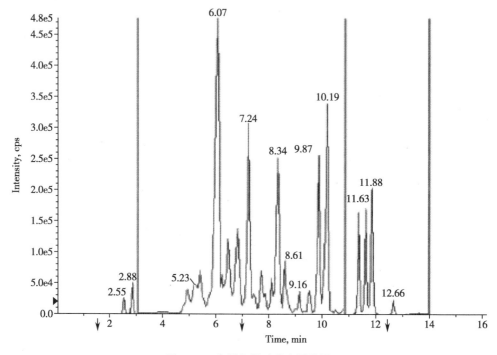

图 6-40 全谱氨基酸总离子流图

结论分析: 本实例通过对比 16 例前列腺癌患者和 20 例良性前列腺增生患者血样与尿样中的肌氨酸含量,发现与良性前列腺增生患者相比,前列腺癌患者尿液中的肌氨酸含量明显升高,而血液中的肌氨酸含量并无明显差异(表 6-35)。由此推测尿液中的肌氨酸含量可以在前列腺癌的筛检和早期鉴别诊断中发挥作用。此外,按照 Gleason 评分病理危险度分级对前列腺癌患者进行分级,研究表明,在 16 例前列腺癌患者中,低、中危 Gleason 分级与高危 Gleason 分级之间的尿液肌氨酸含量均有显著性差异,分化程度越低(恶性程度越高),尿液中的肌氨酸含量也越高(表 6-36)。由此推测,前列腺癌患者尿液中的肌氨酸含量可辅助判断肿瘤分级,并可协助判断前列腺癌患者的预后情况;另一方面,尿液中的肌氨酸含量也可以评价癌症是否发生转移,发生转移的患者尿中的肌氨酸含量显著升高(表 6-37)。目前,肌氨酸的分子生物学特性和详细功能仍未完全明确,肌氨酸的检测方法也仅限于实验阶段,如何将肌氨酸的定量检测与前列腺癌的早期诊断、肿瘤的临床分期和病理分级相联系,以提高对肿瘤诊断及预后评价的准确性,还有待于深入研究。

表 6-35　前列腺癌和良性前列腺增生患者血样、尿样中的肌氨酸含量定量值的比较

	例数	血肌氨酸（ng/ml）	尿肌氨酸（ng/ml）
PCa 组	16	171.29 ± 100.39	864.63 ± 481.91
BPH 组	20	135.92 ± 63.11	254.65 ± 79.50

表 6-36　不同病理分级的前列腺癌患者尿液中的肌氨酸含量分析

临床病理特征（Gleason 评分 / 分化程度）	例数	尿肌氨酸含量（ng/ml）	P 值
≤6（低危）	4 例	413.25 ± 28.68	<0.01
7（中危）	6 例	701.17 ± 261.69	
≥8（高危）	6 例	1329.00 ± 417.01	

表 6-37　尿样中的肌氨酸含量定量值与前列腺癌是否伴发骨转移的关系

临床特征	例数	尿肌氨酸含量（ng/ml）	P 值
骨转移	9 例	1197.33 ± 386.42	0.007
无骨转移	7 例	436.86 ± 44.32	

（二）血清蛋白质生物标志物的检测

样品来源：随机抽取 48 例在浙江省人民医院泌尿外科住院的前列腺疾病患者，年龄均在 60 岁以上。包括前列腺增生 26 例（排除其他疾病），其中 9 例 PSA 阳性（PSA>4μg/L）、17 例 PSA 阴性（PSA<4μg/L）；前列腺癌 22 例（排除其他疾病），其中 19 例 PSA 阳性、3 例 PSA 阴性。正常对照 25 例，由本院体检中心提供，各项体检包括前列腺 B 超及 PSA 等均正常，各组的年龄相匹配。

仪器设备：美国 Ciphergen Biosystems 公司生产的表面增强激光解吸离子化飞行时间质谱仪（surface enhanced laser desorption ionization-time of flight mass spectrometry，SELDI-TOF/MS）及配套的 CM10 弱阳离子蛋白芯片。

样品前处理方法：患者术前或健康人外周血（促凝血）采集后立即放入 4℃冰箱中静置，1~2 小时内于 4℃ 4000r/min 离心 5 分钟，分离出血清，再 4℃ 4000r/min 离心 5 分钟，去除所有残留的细胞碎片。将血清转移到新的离心管中，放入 −80℃冰箱中保存。使用前取出血清样品，复溶，在标记好的 1.5ml 离心管中依次加入 20μlU9 缓冲液和 10μl 血清样品，并将样品混匀，室温静置 30 分钟，然后再加入 360μl 结合缓冲液混匀。

结果分析：前列腺癌组的血清蛋白质图谱中 m/z 为 3165、3982 和 4291 的蛋白质的相对含量（9.794 ± 4.449、3.968 ± 2.247 和 11.020 ± 6.069）明显高于正常对照组（5.062 ± 2.245、1.823 ± 1.432 和 6.525 ± 5.270），而质荷比为 2747 和 10268 的蛋白质的相对含量（22.390 ± 12.179 和 0.953 ± 0.338）明显低于正常对照组（42.231 ± 16.970 和 1.932 ± 0.864），差异均有统计学意义（$P<0.05$），见图 6-41。不同峰的分子量、均值、标准差及 P 值见表 6-38。PSA 阳

性的前列腺癌组血清蛋白质谱图中 m/z 为 3960 的蛋白质的相对含量（3.447±1.434）明显高于 PSA 阳性的前列腺增生组（1.473±0.971），而质荷比为 10268 的蛋白质的相对含量 PSA 阳性的前列腺癌组（0.847±0.408）明显低于 PSA 阳性的前列腺增生组（1.538±0.182），差异有统计学意义（$P<0.05$），见图 6-42。不同峰的分子量、均值、标准差及 P 值见表 6-39。质荷比为 10268 的蛋白指纹峰在前列腺增生组的含量为（1.314±0.493），在前列腺癌组的含量为（0.953±0.338），两组之间具有统计学差异（$P<0.05$），见图 6-43。蛋白峰的分子量、均值、标准差及 P 值见表 6-40。对照前列腺增生组和正常对照组的所有蛋白指纹峰均未发现有统计学差异，包括 10268 蛋白峰也未见差异（$P>0.05$）。

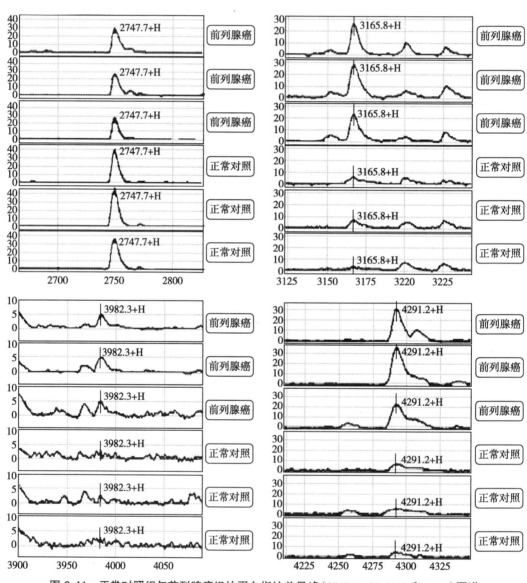

图 6-41　正常对照组与前列腺癌组的蛋白指纹差异峰（2747、3165、3982 和 4291）图谱

表 6-38　正常对照组与前列腺癌组的蛋白指纹差异峰$(\bar{x} \pm S)$

质荷比（m/z）	正常对照组（n=25）	前列腺癌组（n=22）	P 值
2747	42.231 ± 16.970	22.390 ± 12.179	0.005
3165	5.062 ± 2.245	9.794 ± 4.449	0.005
3982	1.823 ± 1.432	3.968 ± 2.247	0.007
4291	6.525 ± 5.270	11.020 ± 6.069	0.040
10268	1.932 ± 0.864	0.953 ± 0.338	0.003

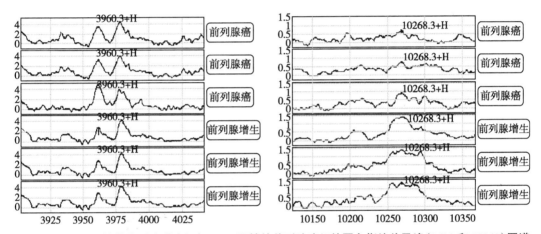

图 6-42　PSA 阳性的前列腺增生组与 PSA 阳性的前列腺癌组的蛋白指纹差异峰（3690 和 10268）图谱

表 6-39　PSA 阳性的前列腺增生组与 PSA 阳性的前列腺癌组的蛋白指纹差异峰$(\bar{x} \pm S)$

质荷比（m/z）	前列腺增生（n=9）	前列腺癌组（n=3）	P 值
3960	1.473 ± 0.971	3.447 ± 1.434	0.038
10 268	1.538 ± 0.182	0.847 ± 0.408	0.008

　　生物标本的蛋白质组分析的目的在于解析某些蛋白表达的改变。同一组织细胞在不同的生长发育阶段，蛋白质组有很大的差异。通过血清蛋白指纹图谱技术从整体上全面、动态、定量地分析，比较正常及病变标本中蛋白质种类和数量的改变，筛选能够用于肿瘤早期诊断、治疗和预后的特异性标志物，具有良好的应用前景。分析前列腺癌发生、进展中某些蛋白质的变化，可用来诊断前列腺癌，甚至可能找到肿瘤治疗的靶点。该实例表明，蛋白质芯片技术技术有助于前列腺癌的诊断，但进一步进行大样本量的研究并借此建立前列腺癌诊断模型等仍是必要的。

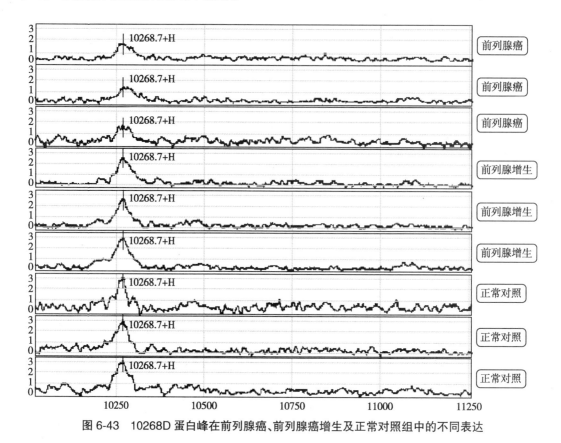

图 6-43　10268D 蛋白峰在前列腺癌、前列腺癌增生及正常对照组中的不同表达

表 6-40　前列腺增生组与前列腺癌组的蛋白指纹差异峰（$\bar{x} \pm S$）

质荷比（m/z）	前列腺增生（$n=9$）	前列腺癌组（$n=3$）	P 值
10 268	1.314 ± 0.493	0.953 ± 0.338	0.046

第十节　质谱技术在肾癌诊断中的应用

一、肾癌简介

肾癌是起源于肾实质泌尿小管上皮系统的恶性肿瘤,全称为肾细胞癌,又称肾腺癌,简称为肾癌,是最常见的肾脏实质恶性肿瘤。由于人类平均寿命的延长和医学影像学的进步,肾癌的发病率比以前增加,临床上并无明显症状而在体检时偶然发现的肾癌日渐增多。肾癌包括起源于泌尿小管不同部位的各种肾细胞癌亚型,但不包括来源于肾间质的肿瘤和肾盂肿瘤。肾肿瘤约 95% 是恶性的,良性的很少见。恶性肾肿瘤依据发病年龄和病理解剖学的特点,可分为两大类型:①幼儿的肾肿瘤:多称为肾胚胎瘤,大多发生在 3 岁以前。据统计,这种肾脏肿瘤占幼儿恶性肿瘤的 20%。②成人的肾肿瘤:常见于 40 岁以上,男性多于女性。发生于肾实质的癌肿称为肾实质癌,发生于肾盂的癌肿称为肾盂癌。

二、目前临床诊断肾癌的方法

1. 一般检查　血尿是关键症状;亦可发生进行性贫血。双侧肾肿瘤患者的总肾功能通常没有变化,血沉增高。某些肾癌患者并无骨骼转移,却可有高血钙的症状以及血清钙水平的增高,肾癌切除后症状迅速解除,血钙亦恢复正常。有时可发展到肝功能不全,如将肿瘤肾切除,可恢复正常。

2. X 线造影术　①X 线平片可见肾外形增大、轮廓改变,偶有肿瘤钙化,在肿瘤内有局限的或广泛的絮状影,亦可在肿瘤周围成为钙化线、壳状。②静脉尿路造影可了解双侧肾脏的功能以及肾盂、肾盏、输尿管和膀胱的情况,对诊断有重要的参考价值。但该方法不能诊断尚未引起肾盂、肾盏变形的肿瘤,不易区别肿瘤是否为肾癌、肾血管平滑肌脂肪瘤、肾囊肿,必须同时进行超声或 CT 检查才能进一步诊断。③肾动脉造影可发现泌尿系统造影未变形的肿瘤,肾动脉造影必要时可向肾动脉内注入肾上腺素,正常血管收缩而肿瘤血管无反应。

3. 超声扫描　超声检查是最简便的无创伤的检查方法,可作为常规体检的一部分。肾脏内超过 1cm 的肿块即可被超声扫描所发现。肾癌为实性肿块,由于其内部可能有出血、坏死、囊性变,因此回声不均匀,一般为低回声,肾癌的境界不甚清晰,这一点和肾囊肿不同。肾乳头状囊腺癌超声检查酷似囊肿,并可能有钙化。肾癌和囊肿难以鉴别时可以穿刺,穿刺液可做细胞学检查并行囊肿造影。囊肿液常为清澈、无肿瘤细胞、低脂肪,造影时囊壁光滑可肯定为良性病变。肾血管平滑肌脂肪瘤为肾内实性肿瘤,其超声表现为脂肪组织的强回声,容易和肾癌相鉴别。

4. CT 扫描　CT 对肾癌的诊断有重要作用,可以发现未引起肾盂、肾盏改变和无症状的肾癌,可准确地测定肿瘤密度,可对肾癌进行准确分期。

5. 磁共振成像(MRI)　磁共振成像检查肾脏是比较理想的。肾门和肾周间隙脂肪产生高信号强度,肾外层皮质为高信号强度,中部髓质为低信号强度。肾癌的 MRI 变异大小由肿瘤血管、大小、有无坏死决定。MRI 不能很好地发现钙化灶。MRI 对肾癌侵犯范围,周围组织包膜、肝、肠系膜、腰肌的改变容易发现。

三、质谱技术在肾癌诊断中的应用

表面增强激光解吸离子化(SELDI)蛋白质芯片技术为近年来新兴的蛋白质组学研究技术,其基本原理是利用经过特殊处理的固相支持物或芯片的基质表面制成蛋白质芯片,根据蛋白质生化特性的不同,选择性地从待测生物样本中捕获配体,将其结合在芯片的固相基质表面上,利用激光脉冲辐射使芯片表面的分析物解析成带电离子,质荷比不同的离子在电场中的飞行时间不同,据此绘制出质谱图。因此可以快速地分析细胞在癌症状态下和在正常状态下表达的蛋白质图谱,发现差异蛋白。该技术具有操作简便、可直接分析原始生物样本(血、尿、脑脊液等)、样品用量少等特点,特别是对小分子蛋白和低丰度蛋白具有较高的捕获效果。

实例 1:应用 SELDI-TOF/MS 技术筛选肾细胞癌患者的血清标志物

样品来源:肾癌组:选择 2005 年 1 月 ~2006 年 4 月间在北京友谊医院泌尿外科手术治疗并经病理确诊的透明细胞癌 28 例,男性 22 例、女性 6 例,年龄为 38~81 岁,平均年龄为58.1 岁。Robson 分期:Ⅰ期 24 例、Ⅱ期 2 例和Ⅲ期 2 例;转移情况:2 例男性患者病变突破肾被膜,2 例女性患者出现肾门淋巴结转移,所有患者经超声、盆腔 CT、全身骨扫描均未发现远处转移。正常对照组:选择同期收录在北京友谊医院经健康查体证实完全健康的体检者18 例,年龄为 45~78 岁,平均年龄为 56.4 岁。2 组的性别、年龄、病史及实验室检查等均具有可比性。

实验仪器: Protein Chip Biology System(PBS Ⅱ 2C)质谱议、弱阳离子交换型(WCX2)蛋白质芯片(美国 Ciphergen Biosystems 公司)。

样本前处理方法: 血浆样品于 4℃冰箱中静置 3 小时后,4℃条件下 1200r/min 离心 10 分钟,收集血清,4℃条件下 16 000r/min 再次离心 5 分钟后,分装于 0.5ml EP 管中,置 –70℃冰箱中冷藏待用。标本收集过程中避免溶血及反复冻融。

蛋白质芯片的检测: 蛋白质芯片采用蛋白质芯片阅读仪 PBS Ⅱ-C 型读取数据。仪器每天用标准多肽和标准蛋白质分子校正,系统的质量偏差为 0.1%。检测芯片时设定仪器参数如下:激光强度 190,检测敏感度 8,优化分子量范围(1.5~30)× 10^3(1.5~30kD),最高分子量 50 × 10^3(50kD),每个样品收集 50 个点。设有意义峰的最低信噪比为 5,最小峰的阈值为 20%。采用 CiphergenProteinChip 3.1 版的分析软件自动采集数据,结果采用 Biomarker Wizard 软件对所测的蛋白质统一标准化后,分析肾癌患者和正常对照组血清的蛋白质谱差异。

数据分析: 对血清蛋白质谱图标准化后,应用 CiphergenProteinChip 3.1.1 软件对数据进行统计学处理,BioMarker Wizard 软件对 2 组中相同质荷比的蛋白质含量数据进行 t 检验,确定两组之间的 $P<0.01$ 时有统计学意义。

结果分析: 结果见图 6-44。血清标本蛋白质芯片检测用 Biomarker Wizard 软件对所有的蛋白质谱进行标准化后,每例标本在分子量(1.5~30)× 10^3(1.5~30kD)范围内均能检测出 170 个左右的蛋白峰。比较肾细胞癌组、正常对照组的血清检测结果,发现肾细胞癌组表达明显的差异蛋白峰有 7 个,其中有 3 个低表达,相对分子量分别为 4.098 × 10^3、5.917 × 10^3 和 6.643 × 10^3(4.098、5.917 和 6.643kD);有 4 个高表达,相对分子质量为 5.572 × 10^3、6.344 × 10^3、6.529 × 10^3 和 8.518 × 10^3(5.572、6.344、6.529 和 8.518kD)(图 6-45)。进一步鉴定和分析这些特异性蛋白质对肿瘤临床特异性生物标志物的检测具有重要意义。同时观察到肾透明细胞癌的不同发展阶段、临床 Robson 分期不同的患者的血清肽指纹图谱未发现明显的差异蛋白。但肾细胞癌大小不同,存在蛋白表达差异,发现差异表达明显的蛋白峰有 2 个,相对分子量分别为 33.117 × 10^3 和 22.505 × 10^3,均在肿瘤≥5cm 的癌中高表达。

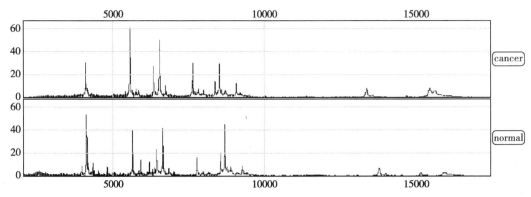

图 6-44　肾透明细胞癌和正常对照组的血清 WCX2 蛋白质芯片检测结果

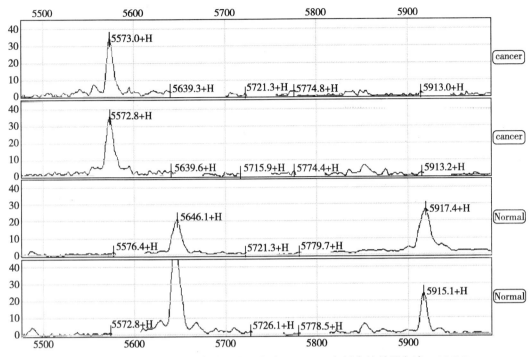

图 6-45　肾透明细胞癌中高表达的蛋白峰 5.572kD 和低表达的蛋白峰 5.917kD

实例 2：肾细胞癌的差异蛋白表达：应用质谱检测发现新的生物标志物

样品来源：肿瘤组织来源于被确诊的肾细胞癌患者，正常组织来自于肿瘤周围的正常组织。样品经过蛋白酶抑制剂处理，并保存于液氮中。

实验仪器：高效液相系统（Amsterdam，The Netherlands）、串联质谱仪（Applied Biosystems/MDS Sciex，Foster City，CA）、毛细喷管（New Objective，Woburn，MA）。

色谱条件：色谱柱（75μm i.d. × 150mm），进样量 1μl，二元梯度流动相，总流速 200nl/min。质谱条件：离子喷雾电压 1800~3000V，Q0 去簇电压 65V，聚焦电位 265V，氮气作为保护气。TOF-MS 的离子扫描范围为 m/z400~1500 Th for 2s each。由 IDA 自动控制碰撞能（CE）。

iRTAQ 样品的制备过程：从组织混合物中得到的细胞碎片在 4℃条件下离心，14 000r/min 离心 30 分钟。上清液转移到新离心管中，总蛋白用商业布拉德福德检测试剂测定（Bio-Rad 公司，米西索加，安大略，加拿大）。用丙种球蛋白作为控制剂得到布拉德试剂的标准曲线，取每种样品 100μg 使之变性，进而使得如 iTRAQ 实验方案（Applied Biosystems，美国）所述，半胱氨酸受阻。每种蛋白用胰酶消化，用如下 iTRAQ 标签示踪：无癌症、病变的肾：iTRAQ114；正常肾：iTRAQ115；两种肾癌样本：iTRAQ116 和 iTRAQ117。被标记的样品与洗脱液 A 混合（10mmol/L KH_2PO_4 溶于 25% 乙腈和 75% 去离子水中，并用正磷酸调 pH 到3.0）定容到 1.0ml 用于强阳离子交换色谱。稀释样品进一步用 5μl 磷酸酸化，之后将其注入200μl 体积的强阳离子交换墨盒（Applied Biosystems，美国）中。分离效果受第一次 1.0ml 洗脱液 A 的影响，洗脱用 0.5ml 氯化钾浓度递增的洗脱液 A 进行分段分离，样品干燥后保存于 –20℃。在应用反相纳米液相色谱 - 串联质谱仪器分析前，样品溶解于 10μl1.0% 甲酸中待测。

数据分析：iTRAQ 实验使用 human Celera protein sequence 数据库（human KBMS20041109）

NCBI's nr、refseq、Swiss-Prot//TrEMBL 和 Celera 数据库。

结果分析：应用质谱分析得到的离子碎片（图 6-46），且经过谱图分析、数据分析及数据处理得出的产物离子与之前指认的肽段序列相吻合，证明了液相色谱 - 串联质谱适合于检测肾癌相关的生物标志物。经检测发现，与正常组织相比，在癌组织中有 65 种蛋白低表达、34 种蛋白高表达，如表 6-41 所示。

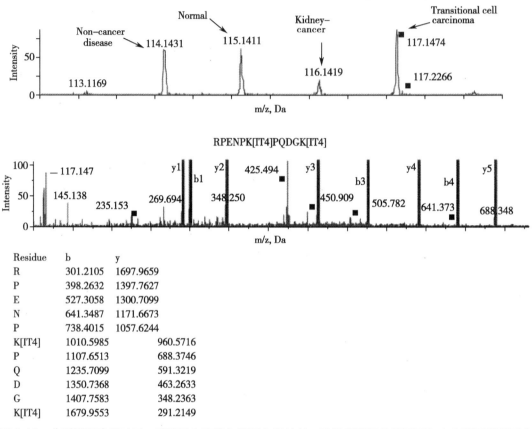

Residue	b	y
R	301.2105	1697.9659
P	398.2632	1397.7627
E	527.3058	1300.7099
N	641.3487	1171.6673
P	738.4015	1057.6244
K[IT4]	1010.5985	960.5716
P	1107.6513	688.3746
Q	1235.7099	591.3219
D	1350.7368	463.2633
G	1407.7583	348.2363
K[IT4]	1679.9553	291.2149

图 6-46 典型谱图表明对于一种胰蛋白酶消化的蛋白质的某一肽链所指示的离子区和全串联质谱谱图在正常控制条件下仅在肾癌样本中表达的是不一样的（蛋白质 #212：信号离子是 DNA 结合蛋白 B）。显著的质荷比值表明 b 和 y 两种产物离子与已确定的肽序列相吻合

表 6-41 从同一患者获得的癌组织中异常表达的蛋白

No.	protein name	gene symbol	Swiss-Prot ID	fold change[a]	regulation[a]
1	KIAA1865 protein	C14orf4	Q9H1B7	4.8624	UP
2	tyrosine 3/tryptophan 5-monooxygenase activationprotein	YWHAH	Q04917	4.2912	UP
3	CAPNS1 protein	CAPNS1	P04632	3.9777	UP
4	complement component 1 inhibitor	SERPING1	Q96FE0	3.66505	UP
5	UDP-glucose 6-dehydrogenase	UGDH	O60701	3.3497	UP
6	L-lactate dehydrogenase A chain	LDHA	P00338	3.32095	UP

No.	protein name	gene symbol	Swiss-Prot ID	fold change[a]	regulation[a]
7	nicotinamide N-methyltransferase	N nmT	P40261	3.2572	UP
8	hypothetical protein DKFZp686H13163	GSTO1	Q7Z3T2	3.1252	UP
9	poly（RC）-binding protein 2, isoform b	PCBP2	Q6PKG5	3.0866	UP
10	ADP-ribosylation factor 3	ARF3	P61204	3.0753	UP
11	calnexinprecursor	CANX	P27824	2.8414	UP
12	3'（2'）,5'-bisphosphate nucleotidase 1	BPNT1	O95861	2.7755	UP
13	hypothetical protein DKFZp547J2313	FABP7	Q9H047	2.7722	UP
14	catechol O-methyltransferase, membrane-bound form	COMT	P21964	2.7512	UP
15	glyceraldehyde-3-phosphate dehydrogenase, testis-specific	GAPDHS	O14556	2.6716	UP
16	hypothetical protein	ANXA4	Q6P452	2.6156	UP
17	hypothetical protein DKFZp686I04222	SERPINB6	Q7Z2Y7	2.5934	UP
18	echinoderm microtubule-associated protein-like 4	E ml4	Q9HC35	2.575	UP
19	vimentin-human	VIM	P08670	2.5615	UP
20	cytoplasmic dynein intermediate chain 2C	DYNC1I2	Q7Z4X1	2.5234	UP
21	calpain small subunit 1	CAPNS1	P04632	2.5198	UP
22	glutathione S-transferase	GSTA2	P09210	2.49785	UP
23	alpha crystallinβ	CRYAB	P02511	2.48945	UP
24	ALDOC protein	ALDOC	Q6P0L5	2.4321	UP
25	Rab GDP dissociation inhibitor alpha	GDI1	P31150	2.4198	UP
26	PRKAR2A protein	PRKAR2A	Q9BUB1	2.4146	UP
27	chloride intracellular channel protein 1	CLIC1	O00299	2.4112	UP
28	pre-B-cell colony enhancing factor 1, isoform b	PBEF1	Q8WW95	2.4046	UP
29	annexinA5	ANXA5	P08758	2.3679	UP
30	glyceraldehyde-3-phosphate dehydrogenase	GAPDH	P04406	2.3475	UP
31	endothelial cell growth factor 1（platelet-derived）	ECGF1	P19971	1.834	UP
32	major vault protein	M VP	Q14764	1.6983	UP
33	adipose differentiation-related protein	ADFP	Q99541	1.6629	UP
34	60kD heat shock protein	HSPD1	P10809	0.4896	DOWN
35	ATP synthase delta chain	ATP5D	P30049	0.4879	DOWN
36	coronin1A	CORO1A	P31146	0.4878	DOWN
37	GCSH protein	GCSH	Q6IAT2	0.4873	DOWN

续表

No.	protein name	gene symbol	Swiss-Prot ID	fold change[a]	regulation[a]
38	TAGLN protein	TAGLN	Q6FI52	0.4862	DOWN
39	Ksp-cadherin	CDH16	Q6UW93	0.4818	DOWN
40	splicing factor, arginine/serine-rich 2	SFRS21P	Q99590	0.4802	DOWN
41	zinc finger protein 207	ZNF207	O43670	0.4726	DOWN
42	40S ribosomal protein S17	RPS17	P08708	0.4702	DOWN
43	secreted cement gland protein XAG-2 homologue	AGR2	O95994	0.46395	DOWN
44	thymosin beta-4	TMSB4X	P62328	0.4631	DOWN
45	CKB protein	CKB	Q6FG40	0.4589	DOWN
46	calmodulin	CALM1	Q13942	0.4562	DOWN
47	hypothetical protein FLJ46684	C9orf58	Q6ZR40	0.4479	DOWN
48	elongation factor Tu	TUFM	P49411	0.4476	DOWN
49	tumor protein p53 inducible protein 3	TP53\ill\3	Q9BWB8	0.4383	DOWN
50	calmodulin	CALM1	P62158	0.4245	DOWN
51	hypotetical protein DKFZp586K2222	TPM1	Q9Y427	0.4187	DOWN
52	creatine kinase-B	CKB	P12277	0.4162	DOWN
53	ATP synthase beta chain	ATP5B	P06576	0.41455	DOWN
54	hemoglobin beta	HBB	Q6R7N2	0.4127	DOWN
55	histone H2A	HIST3H2A	Q7L7L0	0.4112	DOWN
56	AP endonuclease 1	APEX1	P27695	0.4085	DOWN
57	acyl-CoA dehydrogenase, medium-chain specific	ACADM	P11310	0.3938	DOWN
58	nonhistone chromosomal protein H mg-17	H mgN2	P05204	0.39295	DOWN
59	HES1 protein	C21orf33	P30042	0.3925	DOWN
60	eukaryotic translation initiation factor 3 subunit 3	EIF3H	O15372	0.3894	DOWN
61	calreticulin	CALB2	Q96BK4	0.3772	DOWN
62	programmed cell death protein 5	PDCD5	O14737	0.3623	DOWN
63	chromosome 10 open reading frame 65	C10orf65	Q86XE5	0.3616	DOWN
64	adenylate kinase 3 alpha	AK3	Q9UIJ7	0.3613	DOWN
65	LOC112817 protein	C10orf65	Q96E V5	0.3554	DOWN
66	ubiquinol-cytochrome-C reductase complex core protein 1	UQCRC1	P31930	0.3531	DOWN
67	plastin 3	PLS3	Q86YI6	0.3394	DOWN
68	membrane associated protein SLP-2	STO ml2	Q9UJZ1	0.3341	DOWN

续表

No.	protein name	gene symbol	Swiss-Prot ID	fold change[a]	regulation[a]
69	MHC class Ⅱ antigen	HLA-DRB1	Q9MYD9	0.3294	DOWN
70	reticulocalbin1 precursor	RCN1	Q15293	0.312	DOWN
71	DNA-binding protein B	YBX1	P67809	0.31	DOWN
72	cytochrome C	CYCS	Q6NUR2	0.2901	DOWN
73	NADH-ubiquinone oxidoreductase 13kD-A subunit	NDUFS6	O75380	0.2759	DOWN
74	Lupus La protein	SSB	P05455	0.2709	DOWN
75	pyruvatedehydrogenase E1 component beta subunit	PDHB	P11177	0.2662	DOWN
76	FERM, RhoGEF, and pleckstrin domain protein 1, isoform 1	FARP1	Q9Y4F1	0.2628	DOWN
77	mitochondrial aldehyde dehydrogenase 2	ALDH2	Q6I V71	0.2603	DOWN
78	2,4-dienoyl-CoA reductase	DECR1	Q16698	0.21255	DOWN
79	OXCT protein	OXCT1	Q6IA V5	0.1973	DOWN
80	mitochondrial glycine cleavagesystem H-protein	GCSH	Q6QN92	0.164	DOWN
81	prothymosin alpha	PTMA	Q15202	0.1322	DOWN
82	hypothetical protein DKFZp564K0164	PDHB	Q9UFK3	0.1253	DOWN
83	hemoglobin beta	HBB	Q6J1Z7	0.0835	DOWN
84	hHypothetical protein DKFZp761J19	C9orf58	Q9BQI0	0.0412	DOWN

注：[a]Fold change and regulation is calculated as the ratio of cancer：normal

第十一节　质谱技术在胃癌诊断中的应用

一、胃癌简介

胃肠道肿瘤因其高发病率和死亡率,一直是众多学者的研究热点。胃癌在我国各恶性肿瘤的发病率中居首位,胃癌发病有明显的地域性差别,我国西北与东部沿海地区的胃癌发病率比南方地区明显为高。好发年龄在50岁以上,男女的发病率之比为2：1。胃癌的预后与胃癌的病理分期、部位、组织类型、生物学行为以及治疗措施有关。

二、目前临床诊断胃癌的方法

1. 胃液分析　胃癌患者的胃酸多较低或无游离酸。当胃癌引起幽门梗阻时,可发现大量食物残渣。如伴有出血,则可出现咖啡样液体,对胃癌的诊断具有一定的意义。

2. 大便隐血试验　持续性大便隐血阳性对胃癌的诊断有参考价值。

3. 细胞学检查 胃脱落细胞检查操作简单,诊断胃癌的阳性率可达 80%~96%,痛苦少,患者易于接受。但该种方法不能确定病变部位,一般应与 X 线、胃镜等检查相结合应用。

4. 四环素荧光试验 四环素荧光试验的基本原理是根据四环素能与癌组织结合,如四环素进入体内后被胃癌组织所摄取,因而可以在洗胃液的沉淀中见到荧光物质。方法:患者口服四环素 250mg,3 次 / 天,共 5 天,末次服药后的 36 小时洗胃。收集胃冲洗液离心,将沉渣摊在滤纸上,温室干燥,暗室中用荧光灯观察,有黄色荧光者诊断为阳性,阳性率为 79.5%。

5. 胃液锌离子测定 胃癌患者的胃液锌离子含量较高,胃癌组织内的含锌量平均为 11 400mg/kg,等于健康组织含锌量的 2.1 倍。因在胃癌患者的胃液内混有脱落的癌细胞,癌细胞中的锌经过胃酸和酶的作用,使其从蛋白结合状态中游离出来,呈离子状态而混入胃液中,所以以胃癌患者的胃液中锌离子含量增高。

6. 免疫学检查 ①胎儿硫糖蛋白抗原(FSA):FSA 为胃液中的 3 种硫糖蛋白抗原之一。此类抗原可存在于胃癌细胞及癌组织周围的黏膜细胞内,胃癌患者的胃液中含量较高。②胃癌抗原(GCA):GCA 是一种肿瘤相关性抗原,存在于胃癌患者的胃液中,是具有免疫活性的糖蛋白。③放射免疫显像(RII):胃癌单克隆抗体经放射性碘标记后,静脉内注射给事先用 Lugol 碘剂封闭了甲状腺的患者,48~72 小时后进行放射性扫描,可发现胃癌所在部位出现放射性浓集区。这一方法不但可以查出胃内的原发性瘤体,而且还可以发现胃癌在其他脏器和远处淋巴结的转移灶。

三、质谱技术在胃癌诊断中的应用

目前随着分析仪器和分析技术的快速发展,使其在临床疾病生物标志物筛选中的应用越来越广泛,质谱技术在胃癌生物标志物的研究领域中也起着关键作用。

实例 1:液相色谱 - 质谱法分析比较正常人与胃癌患者的胃组织蛋白质

样品来源:样品为胃癌患者的胃组织,包括患者正常的胃组织及癌症组织(术后病理学诊断为胃癌,病理分型均为低分化腺癌)。取材的癌组织侵及胃壁全层,取癌组织的中央坚硬部位(要求全层),手术中无菌清理后,置于 –80℃低温冰箱中保存待检。

实验仪器:液相色谱 - 质谱联用仪为 Paradigm GM4 Microscale HPLC System(美国 MichromBiroesources 公司)与 LCQ 离子阱质谱(美国 Thermo 公司);SEQUEST 算法用于蛋白质的数据库搜索。尿素(Invitrogen 公司)、二硫苏糖醇(DTT)、碘代乙酰胺(IAA)等(美国 Acros 公司);蛋白酶抑制剂(protease inhibitor cocktail set Ⅰ,德国 Merck 公司)。

色谱及质谱条件:

(1) RP-LC 分离蛋白质提取液的条件:色谱柱为 C18 反相微柱(5cm×300μm,5μm,孔径为 20nm)。流动相 A 为含 2% 乙腈和 0.1% 甲酸的水溶液,流动相 B 为含 2% 水和 0.1% 甲酸的乙腈溶液;流速为 5μl/min。梯度洗脱程序为 0~8 分钟,0% B~10% B;8~20 分钟,10% B~40% B;20.01 分钟,80% B 保持 10 分钟。

(2) 液相色谱 - 质谱鉴定蛋白质提取物中的差异蛋白质的条件:反相有机聚合物色谱柱(250mm×4.6mm,5μm)。流动相 A 为含有 0.1% 三氟醋酸(TFA)的水溶液,流动相 B 为含有 0.1% 的乙腈溶液;流速为 0.5ml/min。梯度洗脱程序为 0~10 分钟,2% B~10% B;10~20 分钟,10% B~35% B;20~55 分钟,35%B~50%B;55~80 分钟,50% B~80%B,保持 20 分钟。上样量为 80μg 正常部分和癌症部分提取的蛋白质。检测波长为 214nm。质谱条件：采集时间 30 分钟；扫描范围 m/z400~2000；喷雾电压 2.0kV；加热毛细管温度 150℃；归一化碰撞能量设置为 35%；在一级质谱扫描中选取信号最强的 2 个母离子进行串联质谱分析，其中动态排除重复 2 次，每次 180 秒，重复容忍时间为 30 秒。

　　样品前处理方法：将正常胃组织与胃癌组织分别置于表面皿中并在冰上剪碎，用含 0.05% 吐温 20 的 pH7.4 的 0.01mol/L 磷酸盐缓冲溶液（PBS）反复清洗直至清洗液为无色以去除残余的血液，以含 1mmol/L 蛋白酶抑制剂的 8mol/L 尿素溶液为蛋白质提取液进行冰上匀浆，在功率为 85W 时工作 10 秒，停止 10 秒，循环超声 5 次提取蛋白质。提取液于 4℃ 16 000r/min 下离心 30 分钟，取蛋白质溶液上清液，采用考马斯亮蓝（BRADFORD）法测定蛋白质浓度。

　　结果分析：从数据库检索的结果（表 6-42）中可以看出，从胃癌组织的馏分收集液中一共鉴定出 26 个蛋白质，从正常胃组织的馏分收集液中鉴定了 15 个蛋白质。对比分析两组蛋白质，正常胃组织鉴定的蛋白质中有 9 个与胃癌组织的蛋白质相一致。但胃癌组织中的两种主要（得分高的）蛋白质 transgelin（gi 4507359）和 vimentin（gi 5030431）并未从正常的胃组织中找到，推测为癌症中特有的蛋白质，即可能是发生变异的蛋白质。

表 6-42　胃癌组织及正常胃组织差异部分共有及特异性蛋白质的鉴定信息

number	gi number*	pI of protein	Mr of protein	score
specific protein in tumor tissue				
1	4507359	8.56	22476.6	70.2
2	5030431	4.82	41563.2	26.5
3	17661704	5.46	33923.0	10.2
4	12314197	6.49	38659.8	10.1
5	17028471	5.30	183060.7	10.1
6	38016180	5.54	65767.8	10.1
7	1255659	6.19	255799.6	10.1
8	14249342	5.34	55391.2	10.1
9	29648324	5.48	101956.3	8.6
10	29729554	4.71	154788.9	8.6
11	6321891	6.11	433177.8	8.2
12	385766	4.56	1839.1	8.2
13	18027762	6.06	66322.7	8.2
14	37541779	9.02	56314.3	6.6
15	34878777	5.73	113662.7	6.2
16	33875035	9.97	22193.7	6.2
17	13529083	8.67	25357.0	4.3

续表

number	gi number*	pI of protein	Mr of protein	score
specific protein in normal tissue				
1	114234	6.09	33899.5	14.2
2	131650	6.81	15870.1	10.2
3	29446	7.13	15969.3	10.2
4	4504255	10.58	13553.6	10.1
5	18105507	6.02	242983.1	8.5
6	125987551	8.23	26175.4	4.5
common proteins identified in both tumor and normal tissue				
1	19698555	5.21	53505.4	82.2
2	4504251	10.90	14096.4	10.1
3	4504351	7.84	16056.4	10.2
4	13195586	7.06	10711.1	50.2
5	28195394	10.88	13996.2	10.2
6	3660145	6.81	15878.1	8.3
7	33620739	4.46	16962.0	40.2
8	27065154	7.98	15867.2	10.1
9	13492060	9.10	6542.8	20.3

实例2:以尿嘧啶作为辅助生物标志物提高我国台湾地区胃癌患者的诊断检出率

样品来源:尿液样品来自于49名原发性胃癌患者。

实验仪器:尿肌酐浓度由全自动生化分析仪[SYNCHRON LX System(SYNCHRON LX®),Beckman Coulter Creatinine]检测,液相色谱为 Finnigan™ SurVeyor™ HPLC。

色谱条件:

(1)核苷测定:色谱仪采用 Finnigan™ SurVeyor™ HPLC 系统,色谱柱为 Atlantis® d C18 柱(2.1mm×100mm,3μm)(Waters)。流动相 A 为 2mmol/L 醋酸铵水溶液(pH5.0),B 为 2mmol/L 醋酸铵的 50% 甲醇溶液;流速为 0.2mol/min;梯度条件如下:95%A 洗脱 5 分钟,5~7 分钟梯度变成 20%B,7~10 分钟梯度变成 30%B,10~20 分钟梯度变成 40%B。质谱仪加热毛细管控温 295℃,保护气体(氮气)流速为 30(任意单位)。

(2)肌酐分析:尿肌酐浓度由 SYNCHRONLX 系统测定,尿样与相应试剂反应生成红色络合物,最大吸光度值在 520nm 处。吸光度值已经被证明能够直接用于测定尿液中的肌酐含量。

(3)尿核苷定量分析:为了弥补各尿液样品中尿核苷的浓度差异,所有的核苷浓度以"核苷 μmol/mmol 肌酸酐"表示。

样品前处理方法:样品用 2mol/L HCl(调整为 0.01mol/L HCl)酸化,之后离心,取上清液

1ml 加入 100μl 内标物（2μg/ml 抗结核菌素），通过用 1ml 甲醇与水调平的 Oasis MCX 色谱柱纯化，之后样品直接上柱，用含 0.1% 甲酸的水溶液冲洗，之后用含 2.8%NH₄OH 的甲醇溶液洗脱，氮气吹干，以 100μl 流动相溶解。腺苷酸、胞嘧啶、肌苷、3- 甲基胞苷（m3C）、1- 甲基腺苷和抗结核菌素根据其溶解性用甲醇和水的混合液配成浓度范围在 100~1000μg/L 的溶液。所有样品避光保存在 −20℃ 环境下。

结果分析:各种指标成分在正离子模式下检测到的质谱图如图 6-47 所示。本实验通过比较癌症患者和健康志愿者组尿液样品中 5 种核苷的浓度差异来分析癌细胞中尿核苷的表达，发现在癌症患者中 5 种指标成分的表达均高于其在健康受试者体内的表达（图 6-48），推测核苷类物质有望作为诊断胃癌的生物标志物。

实例 3:代谢组学应用于胃癌组织及血浆的研究

样品来源:样品来自于 20 例慢性胃炎患者、17 例胃癌患者和 15 例胃癌术后患者共 52 位受试者。其中慢性胃炎患者和胃癌患者同时提供组织标本和血标本，胃癌术后患者仅提供血标本，其中 5 例慢性胃炎患者和 2 例胃癌患者未提供血浆。组织通过活检取得，所采的组织立即置于液氮中，随后保存于 −80℃；血样为清晨空腹静脉血 3ml，EDTA 抗凝，全血经过 4000r/min 离心 10 分钟，取 500μl 血浆置试管中，于 −80℃ 冰箱保存。所有慢性胃炎、胃癌均由病理切片诊断。受试者的个人信息如表 6-43 所示。

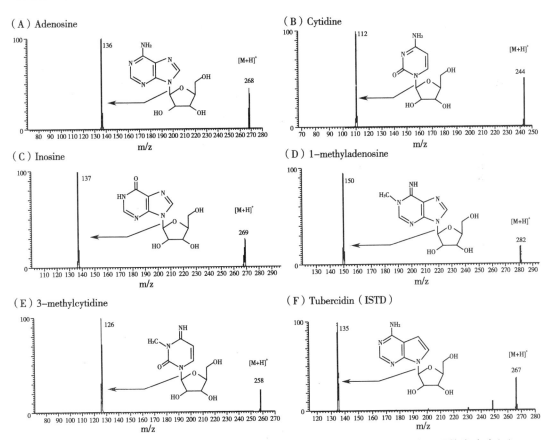

图 6-47 （A）腺嘌呤、（B）胞嘧啶、（C）次黄嘌呤核苷（D）、1- 甲基腺嘌呤、（E）3- 甲基胞嘧啶（F）、抗结核菌素（ISTD）的 ESI 正离子模式质谱图

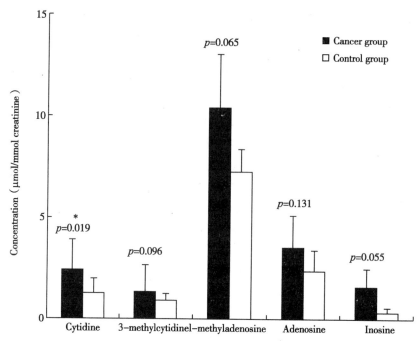

图 6-48 通过高效液相 / 电喷雾质谱 - 串联质谱法测定的胃癌患者和健康受试者样品中尿核苷胞嘧啶、3-甲基胞嘧啶、1- 甲基腺嘌呤、腺嘌呤、肌苷的浓度水平。调控组：志愿者；癌症组：胃癌患者。将原始数据做统计学 t 检验来处理分析，*$P<0.05$ 有统计学意义

表 6-43 受试者的个人信息

		慢性胃炎（例）	胃癌（例）	胃癌术后（例）
性别	男性	13	9	10
	女性	7	8	5
年龄（岁）	范围	48~70	50~86	44~78
	平均	52 ± 12.62	58 ± 13.27	56 ± 16.34
	吸烟 +	无	无	无
	饮酒 +	无	无	无
	用药史 +	无	无	无
	HP 感染	无	无	无
	肝肾功能	正常	正常	正常

注：+ 表示最近 2 周内

实验仪器：飞行时间质谱仪（Pegasus Ⅲ，力可公司，美国），6980GC 气相色谱仪（Agilent，美国），Agilent7683 自动进样器（Agilent，China，GA），DB-5 熔凝硅胶毛细管柱（10m × 0.18mm i.d.，J&W Scientific，USA）。

样品前处理方法：

（1）组织代谢物提取：将 –80℃冷冻储存的组织切成小块，在分析天平上精密称定 20mg，

放入特制的玻璃套管式玻璃研磨器中,分 2 次各加入 300μl 含有稳定同位素内标肉蔻酸 (2.5μg/ml)的单相萃取液(水:甲醇 =1:4,V/V)后,仔细研磨,再加入 200μl 萃取液洗涤后,合并混合液置于 eppendorf 离心管中涡旋振荡 3 分钟,然后于 4℃静置 1 小时,接着在 4℃ 200 000g 离心 10 分钟。取 200μl 上清液置于 GC 小瓶中,减压挥干溶剂。向 GC 小瓶中加入 30μl 甲氧胺 - 吡啶溶液(10μg/ml),涡旋振荡 3 分钟,于 20℃肟化 16 小时,加入 30μl MSIFA(含 1% TMCS 作为催化剂),涡旋振荡 3 分钟,于 20℃衍生化 1 小时。最后加入 30μl 外标甲基硬脂酸庚烷液(30μg/ml),涡旋振荡 3 分钟后即作为待测样品。

(2)血浆代谢物提取:将 -80℃冷冻储存的血浆于 37℃水浴中解冻 15 分钟,取 100μl 血浆置于 eppendorf 试管中,加入 400μl 含有稳定放同位素内标甲基肉蔻酸(2.5μg/ml)的单相萃取液(水:甲醇 =1:4,V/V),涡旋振荡 3 分钟,后续处理过程与组织代谢物的提取方法相一致。

GC-TOF/MS 分析条件:0.5μl 衍生化样品以不分流模式自动进样,进样口温度为 250℃;载气氦气流速为 1ml/min,吹扫时间为 60 秒,吹扫流速为 20ml/min,平衡时间为 1 分钟;采用程序升温模式,柱温初始值设定为 70℃,维持 2 分钟,然后从 70℃以 30℃ /min 的速度升温至 310℃,保持 2 分钟。从毛细管柱流出的组分进入 Pegasus III TOF-MS 离子源(Leco Corp.St Joseph,MI)。设定传输管的温度为 250℃,EI 离子源(electron impact ionization)的温度为 200℃。离子化电压为 -70eV,电流为 2.0mA。MS 进行数据采集的方式为全扫描方式,扫描范围在 m/z50~800,采集速度为 20pectra/s。溶剂延迟时间设定为 170 秒。检测电压为 -1650V。

数据分析:采用 Chroma TOF 2.0 软件(Leco Corp.)自动对峰进行检测,对内标及化合物的峰面积进行计算。软件计算标准为将自动峰检测和质谱图去卷积法中的峰宽均设为 2 秒,其中信噪比(S/N)<20 的峰将被除去。为了精确地进行峰面积检测,采用内标和待测化合物的特征质量数(m/z)对峰进行检测。各个峰的保留指数由它们的保留时间与系列烷烃 C_8~C_{40} 的保留时间的比值计算得到,将所有检测化合物的质谱图、保留指数、标准样品以及 NIST 库中的标准谱图和保留指数进行对比(图 6-49),并对化合物进行鉴定。采用 PLS-DA 分析对组织和血浆中的代谢物进行分析,找出差异代谢物。

结果分析:通过对胃癌和胃炎组织的 GC-TOF/MS 数据进行 PLS-DA 分析共得到 25 种化合物在两组间有统计学差异(图 6-50~ 图 6-54),其中麦芽糖、核糖、β- 甲基吡喃葡萄糖苷、6- 磷酸果糖、尿嘧啶核苷、十八碳烯酸、胆固醇、肌醇在慢性胃炎组织中的浓度明显高于胃癌组织中;乳糖、乳酸、枸橼酸、尿嘧啶、天门冬氨酸、谷氨酰胺、半胱氨酸、赖氨酸、2- 氨基己二酸、十六碳烯酸、庚酸、3- 羟基丁酸、核糖醇、单甲基磷酸、未知化合物 2、未知化合物 4 在胃癌组织中的浓度明显高于慢性胃炎组织。提示这些化合物是区分胃癌组织和慢性胃炎组织的潜在标志物。

而胃炎血浆和胃癌血浆的 PLS-DA 分析发现 12 种化合物在两者之间有显著的统计学差异(图 6-50~ 图 6-54),其中蔗糖、乳酸、琥珀酸、延胡索酸、丝氨酸、甘氨酸、半胱氨酸、十八碳烯酸、3- 羟基丁酸、1- 磷酸肌醇在慢性胃炎血浆中明显高于胃癌血浆,而 β-D- 甲基吡喃葡萄糖、庚酸、未知化合物 1 在胃癌血浆中高于慢性胃炎血浆。提示它们是血浆中区分胃癌和慢性胃炎的潜在标志物。

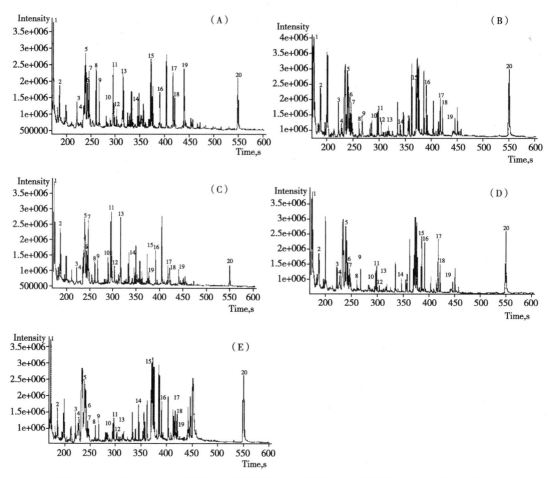

图 6-49　A、B、C、D 和 E 分别表示慢性胃炎组织、胃癌组织、慢性胃炎血浆、胃癌血浆和
胃癌术后血浆的典型 TIC 色谱图

数字标注的峰为部分鉴定出结构的化合物。1:乳酸;2:丙氨酸;3:缬氨酸;4:尿酸;5:甘油;6:脯氨酸;7:甘氨酸;8:丝氨酸;9:苏氨酸;10:苹果酸;11:天门冬氨酸;12:肌酸酐;13:谷氨酸;14:谷氨酸盐;15:葡萄糖;16:棕榈酸;17:油酸;18:乙酰谷酰胺;19:花生四烯酸;20:胆固醇酯

　　胃癌血浆组和胃癌术后血浆组相比较发现共有 17 种化合物在两者之间有显著的统计学差异(图 6-50~ 图 6-54),其中蔗糖、β-D- 甲基吡喃葡萄糖苷、半乳糖酸内酯、十六碳烯酸、吲哚丙酸、未知化合物 1 在胃癌血浆组高于胃癌术后血浆组;核糖、枸橼酸、琥珀酸、延胡索酸、苹果酸、丝氨酸、N- 乙酰谷氨酸、谷氨酸、十八碳烯酸、十六碳烯酸在胃癌术后血浆组高于胃癌血浆组。提示这些化合物可能是血浆中判断胃癌根治术后患者预后的生物标志物。

　　慢性胃炎血浆组和胃癌术后血浆组相比较,发现共有 5 种化合物在两者之间有显著的统计学差异(图 6-50~ 图 6-54)。色氨酸、甘油、硬脂酸单甘油酯在慢性胃炎血浆组明显高于胃癌术后血浆组;枸橼酸和 3- 羟基丁酸在胃癌术后血浆组明显高于慢性胃癌血浆组。提示它们是血浆中判断胃癌根治术后患者预后的潜在标志物。

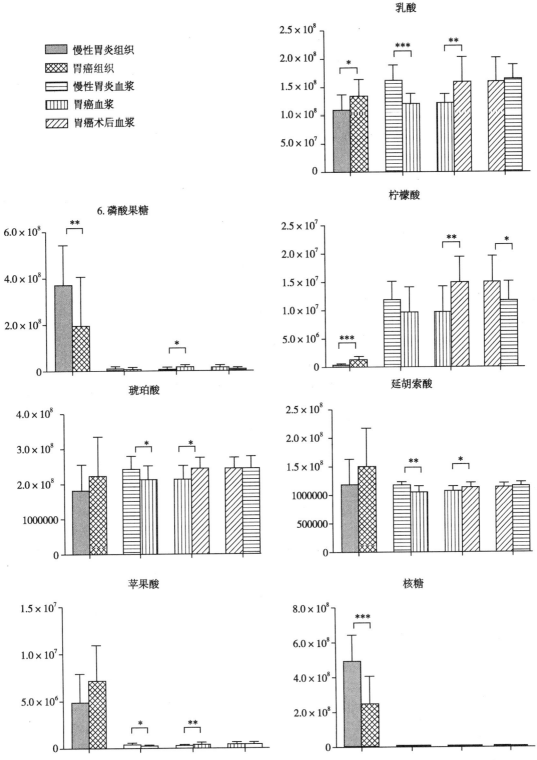

图 6-50　乳酸在胃癌组织中堆积，而在胃癌血浆中则是显著降低的；6- 磷酸果糖在胃癌组织中是明显降低的；三羧酸循环的中间产物在胃癌组织中呈增高的趋势，而在胃癌血浆中呈降低的趋势

*、** 和 *** 分别表示 $P<0.05$、$P<0.01$ 和 $P<0.001$

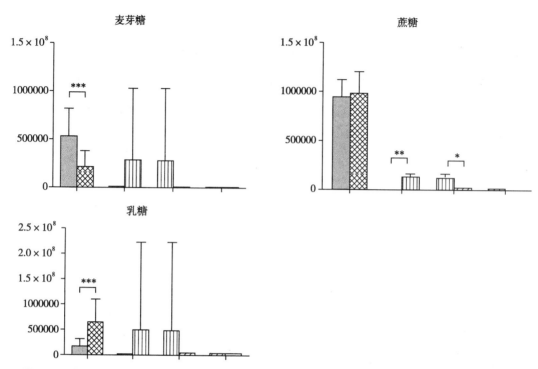

图 6-51 蔗糖在胃癌血浆中明显增高；麦芽糖在胃癌组织中显著降低；乳糖在胃癌组织中显著增高

*、** 和 *** 分别表示 $P<0.05$、$P<0.01$ 和 $P<0.001$

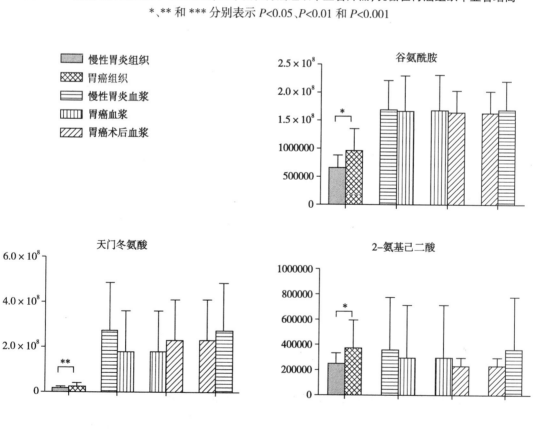

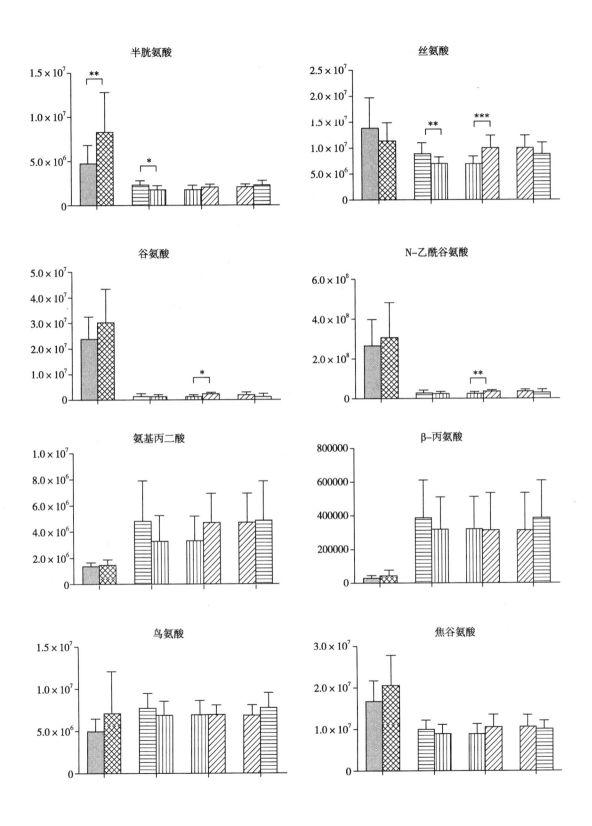

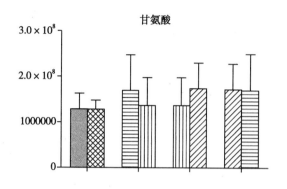

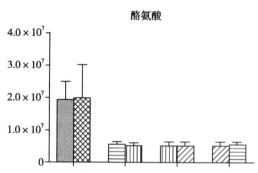

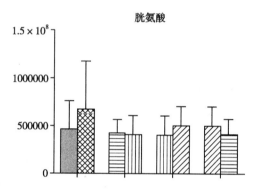

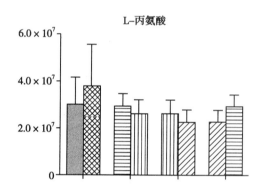

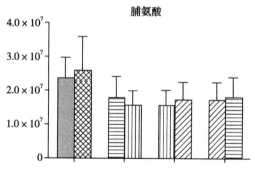

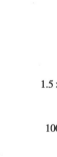

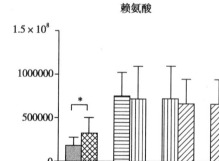

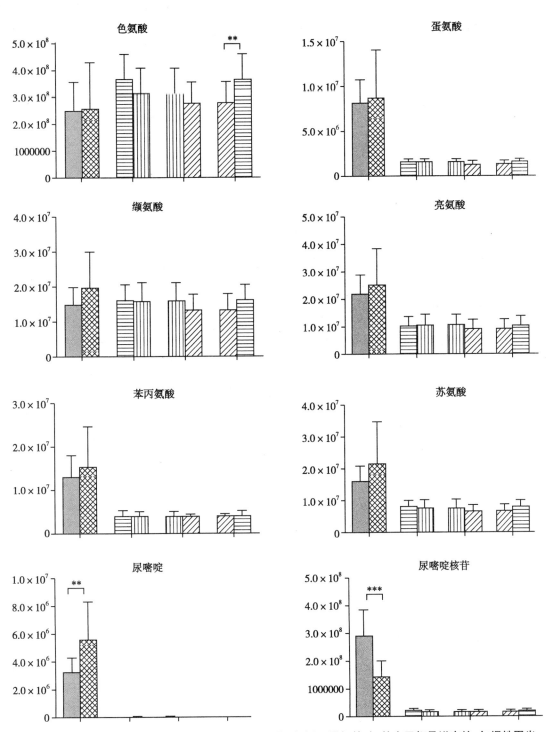

图 6-52　胃癌组织中,除丝氨酸外的氨基酸及衍生物,包括必需氨基酸,其水平都是增高的;与慢性胃炎血浆相比,胃癌血浆中的非必需氨基酸水平呈降低的趋势,必需氨基酸的变化相对较小

*、** 和 *** 分别表示 $P<0.05$、$P<0.01$ 和 $P<0.001$

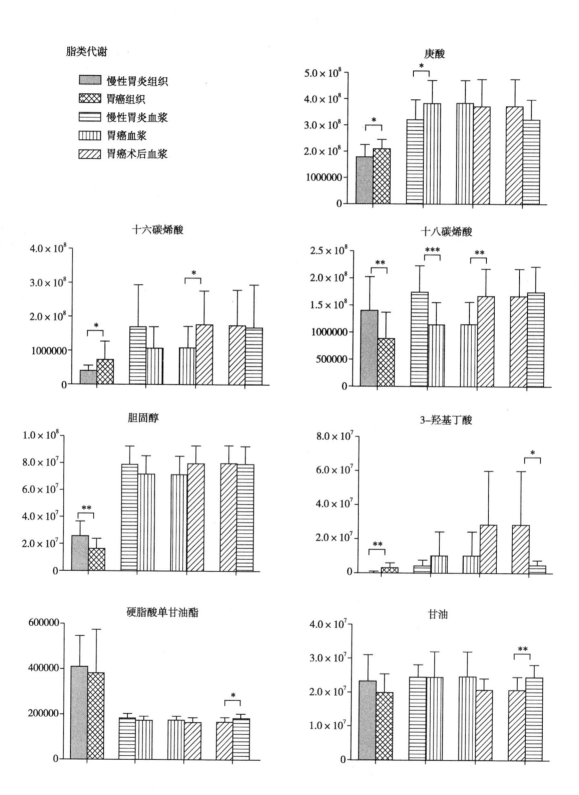

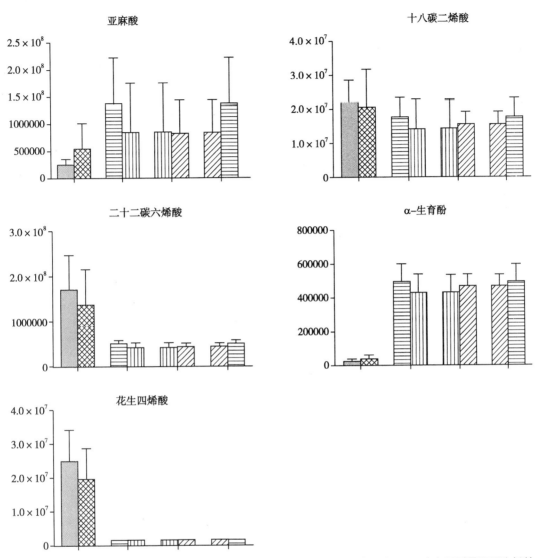

图 6-53 胃癌组织中的庚酸、十六碳烯酸、3- 羟基丁酸明显增高，十八碳烯酸、胆固醇水平则是明显降低的
*、** 和 *** 分别表示 $P<0.05$、$P<0.01$ 和 $P<0.001$

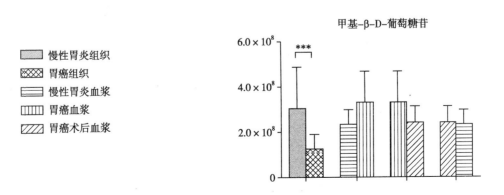

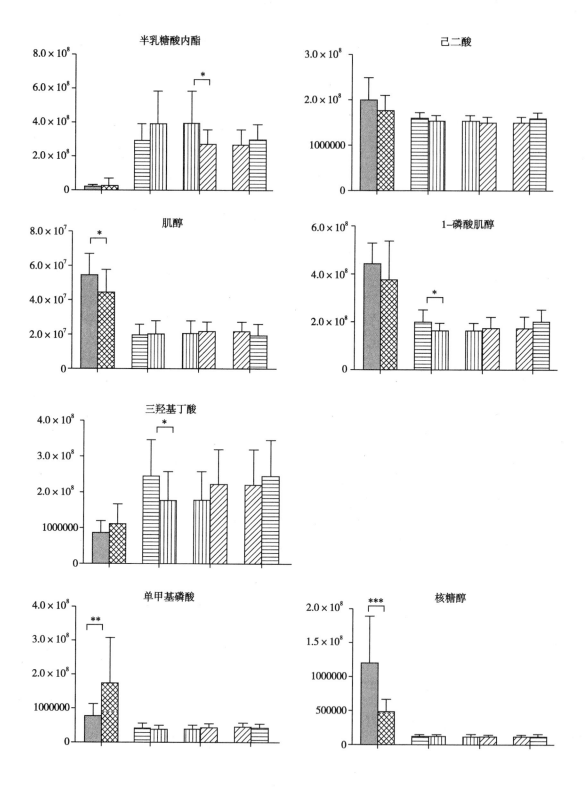

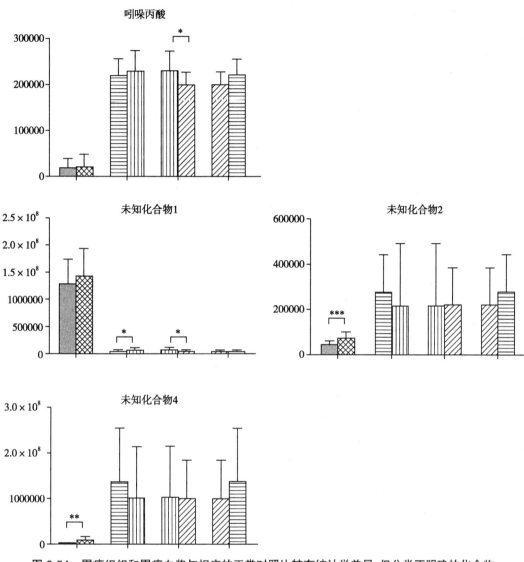

图 6-54 胃癌组织和胃癌血浆与相应的正常对照比较有统计学差异,但分类不明确的化合物

*、** 和 *** 分别表示 $P<0.05$、$P<0.01$ 和 $P<0.001$

第十二节 质谱技术在膀胱癌诊断中的应用

一、膀胱癌简介

膀胱癌是泌尿系统最常见的恶性肿瘤,发病率居泌尿系统恶性肿瘤的首位,居男性患恶性肿瘤发病率的第 4 位,位于前列腺癌、肺癌和结肠癌之后。其发病原因尚不清楚,一般认为与经常接触致癌物如萘胺、联苯胺等有关,日常生活中常见的染料、橡胶、塑料制品、油漆、洗涤剂等也有潜在的致癌危险,吸烟不仅仅对呼吸系统有害,还是会引起膀胱癌。另外,某些疾病如膀胱白斑、腺性膀胱炎、尿道结石、尿潴留等也可能会诱发膀胱癌。由于其

高复发率和较大的临床复杂性,膀胱癌的诊断和治疗更加困难。早期患者的存活率可达约95%,而晚期患者的存活率仅为50%左右。因此,早期诊断并治疗膀胱癌有助于提高患者的存活率。

二、目前临床诊断膀胱癌的方法

1. 临床诊断 血尿是膀胱癌最常见和最早出现的症状,常表现为间歇性肉眼血尿,可自行减轻或停止,出血量多少与肿瘤大小、数目及恶性程度不成比例。晚期膀胱肿瘤可引起输尿管梗阻、肾功能不全、严重贫血、体重下降、衰弱等。盆腔广泛浸润时可出现腰骶部疼痛及下肢浮肿。体检包括经直肠、经阴道指检和下腹部双合诊,可了解肿瘤大小、浸润深度范围以及与盆壁的关系。

2. 影像学诊断 腹壁 B 超为非损伤性检查,可作为膀胱肿瘤的最初筛选,可显示肿瘤大小、形态、数目、部位及浸润深度,初步确定临床分期。另外彩色多普勒超声也被用来诊断膀胱癌,通过该方法检测能够充分了解膀胱癌病灶的血液供应情况,发现特征性高速血流,可提高膀胱癌的准确性。

3. 膀胱镜诊断 膀胱镜检查目前仍然是膀胱癌诊断最可靠的方法,它可直接观察到肿瘤所在部位、大小、数目、形态、有蒂还是广基,初步估计基底部浸润深度,能直接对可疑病变活检进行病理学检查确诊。此方法结合膀胱镜活检可准确诊断一些普通膀胱镜难以发现的小肿瘤、不典型性增生或原位癌。

4. 诊断性经尿道电切术 诊断性经尿道电切术(transurethral resection,TUR)作为诊断膀胱癌的首选方法,逐渐被采纳。在影像学检查提示有膀胱肿瘤病变并且没有明显的肌层浸润征象时,可直接在麻醉下使用诊断性 TUR。诊断性 TUR 在切除肿瘤的同时可对标本进行组织学检查,明确病理诊断、肿瘤分期和分级。

上述检测方法多数具有入侵性而不被患者早期检查所接受。另外,膀胱癌的临床表现主要有间歇性无痛性肉眼血尿或者显微镜下的血尿,但早期患者较少出现尿路刺激等症状,导致多数患者在发现病情进行检查治疗时已过了早期治疗的时间,因此膀胱癌的早期诊断已成为治疗的关键环节。

三、质谱技术在膀胱癌诊断中的应用

目前尚处于研究阶段的诊断膀胱癌的方法有尿细胞学检查。尿脱落细胞学检查可作为血尿患者的初步筛选,对细胞异型性明显的原位癌及浸润癌的癌细胞有很高的检出率。近年来新出现的尿脱落细胞学检查技术有荧光原位杂交技术、DNA 甲基化及尿沉渣微卫星分析研究等。此外,检测尿液肿瘤标志物作为膀胱癌早期无创性诊断方法得到了广泛的研究,目前研究较多的尿液肿瘤标志物有核基质蛋白 22、膀胱肿瘤抗原、存活素、透明质酸和透明质酸酶等。

(一) 修饰核苷类生物标志物的检测

研究发现尿液核苷含量能够反映机体细胞 RNA 的代谢速率及细胞增殖情况,特别是肿瘤细胞中 tRNA 的修饰酶活性增高,使肿瘤细胞中的特异性 tRNA 高度修饰,异常的 tRNA 不能被正常降解代谢和磷酸酯化,不能被再利用,随尿排出体外,从而导致尿液中修饰核苷的水平显著增高。

实例：LC-MS/MS 检测膀胱癌患者尿液中的修饰核苷类生物标志物

样品来源：48 例膀胱癌患者和 16 例健康人的尿样。

实验仪器：AllianceHPLC（美国 Waters，2695 分离单元，2996 光电二极管阵列检测器）；Micromass Q-TOF Micro™ 高分辨质谱仪（美国 Waters 公司，Waters MassLynx™ 4.0 软件系统）。

色谱及质谱条件：X-Terra[R] MS C18 反相色谱柱（3.5μm，2.1mm×100mm，Waters 公司）；流动相 A 为甲醇，B 为醋酸铵水溶液（5mM，pH5.2）；流速为 0.18ml/min；进样体积为 20μl；柱温为 27℃；UV 检测波长为 200~400nm；梯度洗脱见表 6-44。质谱条件：ESI 正离子模式，毛细管电压为 3kV，锥孔电压为 20V，离子源温度为 80℃，脱溶剂气温度为 200℃，反吹气体流速为 50L/h，脱溶剂气体流速为 450L/h，碰撞诱导解离电压（CID）为 4V，进样体积为 20μl。

表 6-44　HPLC 分离条件

时间（分钟）	醋酸铵缓冲液（%）	甲醇（%）
0	100	0
7	100	0
22	90	10
45	65	35
50	35	65
52	35	65
65	100	0

样品前处理方法：室温下使尿液自然解冻，用浓氨水调 pH 至 9.5 左右，取 2ml 尿样加入 0.1ml 内标 6-Cl 鸟苷，12 000r/min 离心 10 分钟，取上清液 1ml 过 HLB 小柱。甲醇/水（1:1）活化 HLB 固相萃取小柱两次，取上清液 1ml 上样后用 0.25ml 水洗掉杂质，然后用 12ml 甲醇/水（4:6）萃取，萃取液蒸干后溶于 1ml 缓冲盐溶液中，用 0.22μm 滤膜滤过进样。以 7 种核苷即 1-甲基腺苷、N₄-乙酰胞嘧啶腺苷、腺苷、O-6-甲基鸟苷、5′-脱氧-硫腺嘌呤、1-甲基肌酐和 1-甲基鸟苷为标样，内标为 6-Cl 鸟苷。

结果分析：

（1）从实验结果可知 7 种修饰核苷在膀胱癌患者体内均高于正常人。经统计学 t 检验发现 1-甲基腺苷、6-甲基鸟苷、1-甲基次黄苷和 1-甲基鸟苷在膀胱癌患者体内的含量显著高于正常人，具有统计学意义，如表 6-45 所示。

（2）对于没有标样的 15 种修饰核苷，采用相对定量的方法即尿液修饰核苷的相对峰面积与尿液肌酐浓度的比值，其中相对峰面积是指修饰核苷的提取离子图中的峰面积与内标峰面积的比值，结果如图 6-44 所示。15 种修饰核苷的含量比正常人尿液中的含量高，经统计学 t 检验其中有 10 种的含量在膀胱癌患者和正常人之间有显著性差异，如表 6-46 所示。

表 6-45 膀胱癌患者和正常人尿液中 7 种修饰核苷的含量比较（有标样修饰核苷）

化合物	正常对照浓度 [a]	膀胱癌	P-value NC:MC
1- 甲基腺苷	3.606 ± 1.752	5.152 ± 2.237	<0.001
N_4- 乙酰胞嘧啶腺苷	0.438 ± 0.261	1.634 ± 4.647	<0.01
腺苷	0.999 ± 0.497	0.878 ± 1.196	NS[b]
O-6- 甲基鸟苷	0.350 ± 0.244	0.608 ± 0.664	<0.001
5′- 脱氧 - 硫腺嘌呤	0.173 ± 0.082	0.200 ± 0.221	<0.001
1- 甲基肌酐	8.257 ± 4.491	13.173 ± 7.353	<0.001
1- 甲基鸟苷	1.799 ± 1.297	2.601 ± 2.765	<0.01

注：[a]nmol/μmol；[b]not significant

表 6-46 膀胱癌患者和健康人尿液中没有标样的 15 种修饰核苷浓度的比较（无标样的修饰核苷）

compound	concentration		P-value
	normal control	patient withbladder cancer	NC:MC
N_3- 甲基胞苷	0.082 ± 0.032	0.127 ± 0.128	NS
黄嘌呤	0.366 ± 0.253	1.597 ± 1.632	NS
5′ 或 2′ -O- 甲基胞苷	0.037 ± 0.014	0.965 ± 1.100	<0.001
3- 甲基鸟嘌呤	0.308 ± 0.121	0.623 ± 0.750	<0.05
7- 甲基鸟嘌呤	0.586 ± 0.211	1.032 ± 1.439	NS
核糖嘧啶羧氨基化合物	0.162 ± 0.731	0.326 ± 0.352	<0.001
5′- 脱氧 -2′ - 脱氧次黄苷	0.038 ± 0.015	0.074 ± 0.080	<0.001
N_7- 甲基 -N_1- 乙基鸟嘌呤核苷	0.175 ± 0.109	0.253 ± 0.175	<0.05
N_2,N_2- 二甲基鸟苷	0.705 ± 0.409	15.762 ± 53.78	<0.005
N_6- 苏氨酸氨基甲酰腺苷	0.061 ± 0.023	0.108 ± 0.117	<0.005
N_2- 甲基鸟苷	0.060 ± 0.036	0.118 ± 0.127	<0.005
N_3- 甲基尿嘧啶核苷	0.020 ± 0.009	0.038 ± 0.028	<0.001
N_3- 甲基腺苷	0.175 ± 0.065	0.241 ± 0.278	NS
N_7- 甲基 -N_2- 乙鸟嘌呤核苷	0.019 ± 0.008	0.032 ± 0.036	NS
O-6- 乙基鸟嘌呤核苷	0.001 ± 0.0005	2.528 ± 10.253	<0.001

对有标样和没标样的样品使用 ROC 曲线（接受者操作特性曲线或感受性曲线），采用 SPSS16.0 软件对 48 例膀胱癌患者和 16 例正常人中的 22 种修饰核苷数据绘制 ROC 曲线，通过曲线下面积、临界值、敏感性、特异性综合评价修饰核苷作为膀胱癌患者诊断的肿瘤标记物的可行性。曲线中的纵坐标为敏感性、横坐标为特异性，通过 ROC 曲线上距离校正线最远切点上的横坐标和纵坐标即可判断出该核苷的敏感性和特异性值。通过对膀胱癌患者和正常人尿液中修饰核苷的含量做 ROC 图谱分析，22 种核苷肿瘤标记物被发现（表 6-47 和表 6-48），其中的 14 种修饰核苷有诊断价值，综合敏感性和特异性两个方面的因素考虑这 14 种标志物中诊断价值较高的主要有 1- 甲基腺苷、5′ 或 2′- 脱氧 - 甲基胞苷、O-6- 乙基鸟苷、N_6- 苏氨酸氨基甲酰腺苷、核糖嘧啶羧氨基化合物，敏感性最高的是 O-6- 乙基鸟苷，可达 90%，特异性最高的是 N_3- 甲基胞苷可达 94%。

表 6-47 4 种修饰核苷诊断膀胱癌的准确性比较

修饰核苷	ROC 曲线下面积	敏感性（%）	特异性（%）	准确性	t 检验结果
1- 甲基腺苷	0.836	84	70	1.53	$P<0.001$
N_4- 乙酰胞苷	0.731	79	68	1.47	$P<0.01$
1- 甲基鸟苷	0.780	83	65	1.48	$P<0.01$
1- 甲基次黄苷	0.796	85	65	1.50	$P<0.001$

表 6-48 10 种修饰核苷诊断膀胱癌的准确性比较

修饰核苷	ROC 曲线下面积	敏感性（%）	特异性（%）	准确性	t 检验结果
5′ 或 2′- 氧 - 甲基胞苷	0.914	88	93	1.81	$P<0.001$
N_3- 甲基鸟嘌呤	0.667	55	81	1.36	$P<0.05$
5′- 脱氧 -2′- 脱氧次黄苷	0.786	65	87	1.52	$P<0.001$
N_2,N_2- 二甲基鸟苷	0.742	80	62	1.42	$P<0.005$
N_2- 甲基鸟苷	0.739	75	75	1.50	$P<0.005$
N_3- 甲基胞苷	0.779	62	94	1.56	$P<0.001$
N_6- 苏氨酸氨基甲酰腺苷	0.765	81	75	1.56	$P<0.005$
N_7- 甲基 -N_1- 乙基鸟苷	0.705	81	68	1.50	$P<0.05$
O-6- 乙基鸟苷	0.899	90	81	1.71	$P<0.001$
核糖嘧啶羧氨基化合物	0.805	80	75	1.55	$P<0.001$

（二）膀胱癌血清和尿液的代谢组学研究

在膀胱癌的研究中，尿液一直被作为首选的检测样品。目前报道的膀胱癌的潜在生物标志物大多来源于尿液。而血清涵盖了身体各个器官和组织的代谢物，一般也是重点筛查对象。在诸多针对膀胱癌患者血清和尿液的代谢组学研究中一些具有普遍性或特异性的生物标志物被相继发现,为膀胱癌疾病的早期诊断奠定了基础。

实例: 膀胱癌血清及尿液的代谢组学研究

样品来源: 20例膀胱癌患者和24例健康志愿者。

实验仪器: Ultimate-3000高效液相色谱系统(美国戴安公司);Kinetex C18色谱柱(2.1mm×100mm×2.6mm,Phenomenex公司);亲水分离采用 X Bridge™ HILIC 色谱柱(150mm×2.1mm×3.5mm,Waters公司);高分辨电喷雾四级杆飞行时间质谱(MicroTOF-Q Ⅱ,Bruker Daltonics公司)

色谱及质谱条件: 色谱方法:KinetexC18色谱柱用于反相分离;流动相 A 为0.1%(*V*/*V*)甲酸溶液,流动相 B 为0.1%(*V*/*V*)甲酸 - 乙腈溶液;RPLC 流速为300μl/min。亲水分离采用 X Bridge™ HILIC色谱柱;流动相 A 为含0.1%(*V*/*V*)甲酸及10mmol/L醋酸铵溶液,流动相 B 为0.1%(*V*/*V*)甲酸 - 乙腈溶液;HILIC 流速为200μl/min(表6-49)。整个分析过程中,血清上样量为15μl,尿液上样量为20μl。质谱条件:ESI 离子源,采用正离子扫描模式,喷雾电压为 –4500V,干燥气为7L/min(200℃),雾化气为0.07MPa,质量扫描范围为 *m*/*z* 50~1000。用 MS/MS 鉴定潜在标志物的结构,Ar 作为碰撞气,碰撞能量在10~30eV 可调。

表 6-49　色谱分离条件

血清				尿液			
反相液相色谱 RPLC		亲水作用色谱 HILIC		反相液相色谱 RPLC		亲水作用色谱 HILIC	
时间（分钟）	流动相 B（%）	时间（分钟）	流动相 B（%）	时间（分钟）	流动相 B（%）	时间（分钟）	流动相 B（%）
0	15	0	95	0	15	0	95
2	15	5	95	4	15	3	95
24	95	22	45	14	45	18	40
28	95	26	45	24	95	28	40
28.5	15	27	95	28	95	28.5	95
33	15	33	95	28.5	15	35	95
–	–	–	–	30	15	–	–

数据分析: LC-MS 分析产生的原始数据经过 Data Analysis 4.0 软件(Bruker Daltonics)预处理,得到一系列具有分子生物学特性的化合物。再采用 Profile Analysis1.1 软件进行峰校准、背景扣除、面积归一化和数据简化处理,得到包含质荷比、保留时间和峰面积的三维数据表,信噪比 >5 的峰被保留进入下一步分析。设定质荷比和保留时间的窗口分别为0.5amu 和1分钟。将上述三维数据导入 SIMICA-P 软件(12.0 Demo Version,Umetrics AB,Sweden)进行多维统计分析,以便筛选变量。

样品前处理方法：在 150μl 血清中加入事先预冷的甲醇 450μl，涡旋混合，沉淀蛋白，于 –20℃静置 10 分钟，于 4℃以 12 000g 离心 10 分钟，取上清液，滤膜过滤。在 200μl 尿液中加入 800μl 超纯水，用于 RPLC-MS 分析。在 100μl 尿液中加入 400μl 乙腈，用于 HILIC-MS 分析。从处理的每一例样品中取 15μl，合并组成质量控制（quality control，QC）样品。每隔 5 个样品分析 QC 和空白样品，以检验分析方法的重现性和色谱上样量。见图 6-55。

结果分析：血清在反相模式和亲水模式下所检测到的变量数分别为 609 个和 167 个，而尿液在这两种分离模式下所检测到的变量数分别为 352 个和 142 个。反相模式下检测到的变量数更多，其分辨率更高，血清中含有的代谢物种类远远多于尿液中，也证明了血清是发掘潜在标志物的重要来源。对比正常人和膀胱癌患者血液和尿液中的代谢物，发现 26 种膀胱癌的潜在标志物，其中溶血磷脂酰胆碱（LPCs）被认定为是膀胱癌、肺癌、卵巢癌、直肠癌的潜在标志物，而（2E，6E，8E）- 二十二碳三烯 -1- 醇、7-[（1S，2S）-2-（庚胺）环已基]庚酸和（11E，14E，17E）- 三烯 - 二十碳 -1- 醇、马尿酸、苯乙酰谷氨酰胺（phenylacetylglutamine，PAGN）、葫芦巴酰胺、肉毒碱、2,6- 二甲基庚酰基肉毒碱、7- 甲基鸟嘌呤被筛选为膀胱癌的潜在生物标志物。次黄嘌呤在血清和尿液中都有异常表达，而其他潜在标志物只源于血清或尿液中的一种，如表 6-50 所示。

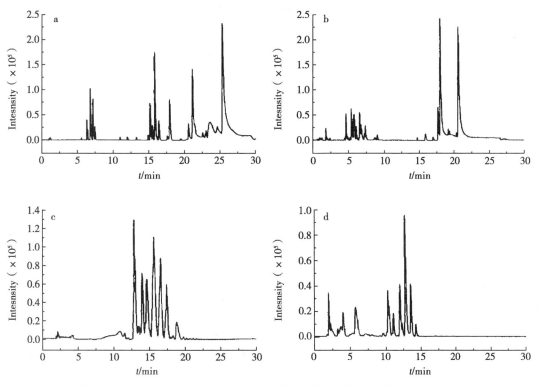

图 6-55　血清在反相（a）和亲水（b）模式下的基峰色谱图；尿液在反相（c）和
亲水（d）分离模式下的基峰色谱图

表 6-50 血清和尿液中的潜在标志物

VIP[a]	分子量	加合物	P 值	色谱柱	鉴定结果	来源	变化[b]
10.04	338.34	M+NH₄[+1]	2.08×10^{-3}	RP/HPLC	(2E,6E,8E)-二十二碳三烯-1-醇 docosatrienol[e]	血清	↑
7.13	524.37	M+H[+1]	1.94×10^{-10}	RP/HPLC	溶血磷脂酰胆碱 C18:0 LPC C18:0[c,f]	血清	→
4.68	496.35	M+H[+1]	6.87×10^{-8}	HILIC	溶血磷脂酰胆碱 C16:0 LPC C16:0[e]	血清	→
3.57	991.66	M+H[+1]	9.02×10^{-7}	RP	溶血磷脂酰胆碱 C16:0 LPC C16:0[e]	血清	→
3.55	782.64	M+Na[+1]	7.65×10^{-4}	HILIC	未知化合物 UN[g]	血清	→
3.48	312.34	M+H[+1]	6.34×10^{-3}	RP/HPLC	7-[(1S,2S)-2-(庚胺)环己基]庚酸 azaprostanoicacid[e]	血清	↑
3.27	523.33	M+H[+1]	2.77×10^{-12}	RP	未知化合物 UN	血清	→
2.85	543.35	M+H[+2]	7.47×10^{-10}	RP	未知化合物 UN	血清	→
2.68	137.06	M+H[+1]	3.54×10^{-7}	HILIC	次黄嘌呤 hypoxanthine[f]	血清/尿液	↑
2.65	258.13	M+H[+1]	3.81×10^{-6}	HILIC	甘油磷酸胆碱 glycerophosphorycholine[f]	血清	↑
2.54	310.31	M+NH₄[+1]	1.32×10^{-3}	RP	(11E,14E,17E)-三烯-二十碳-1-醇 eicosatrienol[e]	血清	↑
2.02	427.27	M+H[+1]	3.77×10^{-12}	RP/HPLC	未知化合物 UN	血清	→
1.91	415.25	M+H[+1]	1.58×10^{-4}	HILIC	乙酰苯丙氨酸 acetylphenylalanine[f]	血清	↑
5.68	180.08	M+H[+1]	6.13×10^{-6}	RP	马尿酸 hippuric acid[f]	尿液	→

续表

VIP[a]	分子量	加合物	P值	色谱柱	鉴定结果	来源	变化[b]
5.66	265.13	M+H[+1]	6.70×10^{-3}	RP/HPLC	苯乙酰谷氨酰胺 PAGN[d,f]	尿液	↓
3.69	130.06	M+H[+1]	2.84×10^{-3}	RP	苯乙酰谷氨酰胺的碎片 fragment of PAGN[e]	尿液	↓
2.76	138.06	M+H[+1]	4.30×10^{-4}	HILIC	葫芦巴酰胺 trigonelline[e]	尿液	↓
2.66	202.06	M+Na[+1]	1.78×10^{-5}	RP	马尿酸 hippuric acid[f]	尿液 urine	↓
2.60	300.23	M+H[+1]	8.28×10^{-4}	HILIC	肉毒碱 C9:1 carnitine C9:1[e]	尿液 urine	↓
2.58	166.07	M+H[+1]	1.63×10^{-3}	HILIC	7-甲基鸟嘌呤 7-methylguanine[e]	尿液 urine	↓
2.34	576.16	M+H[+1]	2.41×10^{-5}	RP	未知化合物 UN	尿液 urine	↓
2.33	302.25	M+H[+1]	8.41×10^{-5}	RP	2,6-二甲基庚基肉毒碱 2,6-dimethylheptanoylcarnitine[e]	尿液 urine	↓
2.13	383.10	M+H[+1]	1.15×10^{-7}	RP	未知化合物 UN	尿液 urine	↓
2.10	179.01	M+H[+1]	1.90×10^{-3}	HILIC	未知化合物 UN	尿液 urine	↓
2.04	204.12	M+H[+1]	7.39×10^{-3}	HILIC	乙酰肉毒碱 acetyl carnitine[e]	尿液 urine	↑
2.00	286.20	M+H[+1]	3.30×10^{-2}	HILIC	肉毒碱 C8:1 carnitine C8:1[e]	尿液 urine	↓

注：[a]VIP：变量投影影响重要度；[b]变化趋势：（↑）表示上调，（↓）表示下调；[c]LPC：溶血磷脂酰胆碱；[d]PAGN：苯乙酰谷氨酰胺；[e]推测的化合物；[f]经过标准品验证的化合物；[g]UN：未知化合物

（王立波　龚裳刚）

参考文献

[1] Nicholson JK, Lindon JC, Holmes E. 'Metabonomics': understanding the metabolic responses of living systems to pathophysiological stimuli Via multi Variate statistical analysis of biological NMRspectroscopic data[J]. Xenobiotica, 1999, 29(11): 1181-1189.

[2] Fiehn O. Combining genomics, metabolome analysis, and biochemical modelling to understand metabolic networks[J]. Comp. Funct. Genom. , 2001, 2(3): 155-168.

[3] 马林春, 罗开元. 乳腺癌标志物的研究[J]. 医学综述, 2009, 15(8): 1156-1159.

[4] Taioli E, Im A, Xu X, et al. Comparison of estrogens and estrogen metabolites in human breast tissue and urine[J]. Reprod Biol Endocrinol(RB&E), 2010, 8: 93.

[5] Sepko Vic DW, Bradlow H. Estrogen hydrolationthe good and the bad[J]. Ann N Y Acad Sci, 2009, 1155: 57-67.

[6] Huang J, Sun JH, Song YM, et al. Analysis of endogenous estrogen metabolites in human urine using HPLC-MS/MS method. The 13th Beijing international conference and exhibition on instrumental analysis, Beijing, China, No, 2009, 25-28.

[7] Kubom A, Meguid MM, Hitch DC. Amino acid profiles correlate diagnostically with organ site in three kinds of malignant tumors[J]. Cancer, 1992, 69: 2343-2348.

[8] Cascino A, Muscaritoli M, Cangiano C. Plasma amino acid imbalance in patients withlung and breast cancer[J]. Anticancer Res, 1995, 15: 507-510.

[9] Sasco AJ, Rey F, Reynaud C. Breast cancer prognostic significance of some modified urinary uncleosides[J]. Cancer Lett, 1996, 108: 157-162.

[10] Liu W, Vadgama JV. Identification and characterization to amino acid starvation induced CD24 gene in MCF-7 human breast cancer cells[J]. International Journal of Oncology, 2000, 16: 1049-1054.

[11] 黄江. 乳腺癌生物样本中内源性雌激素的代谢轮廓以及代谢组学的 LC-MS/MS 分析方法研究[D]. 中国医学科学院药物研究所, 2011.

[12] Varki NM, Varki A. Diversity in cell surface sialic acid presentations: implications for biology and disease[J]. Lab Invest, 2007, 87(9): 851-857.

[13] Wickramasinghe S, Medrano JF. Primer on genes encoding enzymes in sialic acid metabolism in mammals[J]. Biochimie, 2011, 93(10): 1641-1646.

[14] Malykh YN, Schauer R, Shaw L. N-Glycolylneuraminic acid in human tumours[J]. Biochimie, 2001, 83(7): 623-634.

[15] 王芳. LC-MS/MS 法测定不同肿瘤组织中脱氨神经氨酸、N- 乙酰基神经氨酸、N- 羟乙酰基神经氨酸的含量及其意义[D]. 厦门大学, 2011.

[16] Hiramatsu K, Miura H, KameiS. Development of a sensitive and accurate enzyme-linked immunosorbent assay (ELISA) system that can replace HPLC analysis for the determination of N_1, N_{12}-diacetylspermine in human urine[J]. Biochemistry, 1998, 124: 231-236.

[17] Haruhito T, Toshiki M, Koichi I, et al. High-Throughput LC-MS/MS Based Simultaneous Determination of Polyamines Including N−Acetylated Forms in Human Saliva and the Diagnostic Approach to Breast Cancer

Patients[J]. Analytical Chemistry,2013,85:11835-11842.

[18] 邱云平.基于色谱质谱联用技术的大肠癌代谢组学研究[D].上海交通大学博士论文,2008.

[19] 沙丽娜.大肠癌患者氨基酸代谢的临床研究[D].解放军医学院硕士论文,2014.

[20] 杨维,再帕尔·阿不力孜,张瑞萍,等.基于 LC-MS/MS 技术的肺癌血浆代谢组学研究[D].北京协和医学院博士论文,2013.

[21] 覃慧婵,柳广南,苏红,等.iTRAQ 联合 LC MS/MS 技术在肺腺癌血浆生物标志物筛选中的应用[J].山东医药,2013,53(20):32-35.

[22] 吕磊,赵亮,兰红涛,等.张国庆应用 HPLC-MS 技术测定健康受试者和肝癌患者血浆中 13 种胆汁酸的含量[J].药学实践杂志,2014,32(4):270-273.

[23] 肖忠华,彭咏波,邱宗荫.多维色谱串联质谱分析肝癌患者血浆中的低丰度差异蛋白[J].分析化学研究报告,2009,9(4):477-483.

[24] Linan Shi,Jun Zhang,Peng Wu,et al. Discovery and identification of potential biomarkers pediatric Acute Lymphoblastic Leukemia[J]. Proteome Science,2009,7:7.

[25] 彭宏凌,戴崇文,张广森,等.磷酸化蛋白质(多肽)组学分析与筛查急性白血病特异性分子标志[J].中华血液学杂志,2012,33(3):163-168.

[26] Kozak KR,Su F,Julian P,et al. Characterization of serum biomarkers for detection of early stage ovarian cancer[J]. Proteomics,2005,5:4589-4596.

[27] 李莉,唐杰,于春霞,等.基于 iTRAQ 标记结合 2D nano HPLC-ES I-Orb iTrap MS/MS 技术筛选卵巢癌血清标记物[J].中国肿瘤临床,2012,39(24):2075-2079.

[28] 赵素敏,王宜生,窦阿波,等.液相色谱 - 质谱用于卵巢癌肿瘤中磷脂轮廓的分析[J].色谱,2011,29(9):843-850.

[29] 张惠萍.基于多种分析技术的胰腺癌与糖尿病血清代谢组学研究[D].上海交通大学博士论文,2011.

[30] 刘建,徐捷凯,邹璎,等.血清蛋白质指纹图谱诊断模型在早期胰腺癌中的应用研究[J].肿瘤学杂志,2011,17(10):776-778.

[31] 高翔.尿肌氨酸检测对前列腺癌早期诊断及预后意义的探讨[D].山西医科大学硕士论文,2012.

[32] 郦卫星.应用 SELDI-TOF-MS 技术分析前列腺癌蛋白指纹图谱对诊断前列腺癌的价值[J].浙江检验医学,2011,9(2):23-27.

[33] 郝强,赵继懋,杜林栋.应用 SELDI-TOF-MS 技术筛选肾细胞癌患者血清标志物[J].中国癌症杂志,2008,18(8):596-599.

[34] Michael Siu K W,Leroi V. DeSouza,Andreas Scorilas. Differential Protein Expressions in Renal Cell Carcinoma:New Biomarker Discovery by Mass Spectrometry[J]. Journal of Proteome Research,2009,8:3797-3807,3797.

[35] 罗福文,陶定银,赵鹏,等.液相色谱 - 质谱法比较分析正常人与胃癌患者的胃组织蛋白质[J].色谱,2010,28(1):34-37.

[36] Lo WY,Jeng LB,Lai CC,et al. Urinary cytidine as an adjunct biomarker to improve the diagnostic ratio for gastric cancer in Taiwanese patients[J]. Clinica Chimica Acta,2014,428:57-62.

[37] 于连珍,施瑞华.消化道肿瘤(胃癌,食管癌)的代谢特征和代谢标志物的研究[D].南京医科大学,2012.

[38] 陈俊苗.LC/MS 技术在药物相关物质及尿液修饰核苷分析中的应用[D].郑州大学,2011.

［39］陈永婧,王小华,黄真真,等．膀胱癌血清及尿液代谢组学研究［J］．分析化学,2012,40(9):1322-1328.

［40］Huang ZZ,Lin L,Gao Y. Bladder Cancer Determination Via Two Urinary Metabolites:A Biomarker Pattern Approach［J］. Mol Cell Proteomics,2011,10(10):1-10.

第七章　质谱技术在糖尿病诊断中的应用

第一节　概　　述

一、糖尿病简介

2007 年"联合国糖尿日"国际糖尿病联盟首次认为糖尿病（diabetes mellitus,DM）这一非传染性疾病正像艾滋病一样在全球蔓延,它严重威胁着人类的健康与生命,印度、中国、美国列居当今世界糖尿病患者数量最多的前 3 位。世界卫生组织 2013 年的报告指出全世界有 3.82 亿人患有糖尿病,其中 90% 为 2 型糖尿病。糖尿病是一组以高血糖为特征的代谢性疾病,高血糖则是由于胰岛素分泌缺陷或其生物作用受损,或两者兼有引起的。糖尿病长期存在的高血糖导致各种组织,特别是眼、肾、心脏、血管、神经的慢性损害、功能障碍。糖尿病的病因主要是胰腺无法产生足够的胰岛素,或者细胞对胰岛素不敏感。临床上糖尿病主要包括 3 类:自身无法产生足够胰岛素的 1 型糖尿病或胰岛素依赖型糖尿病;非胰岛素依赖型糖尿病或 2 型糖尿病以及妊娠糖尿病。1 型糖尿病发病年龄轻,大多数患者 <30 岁,起病突然,多饮、多尿、多食、消瘦症状明显,血糖水平高,不少患者以酮症酸中毒为首发症状,血清胰岛素和血清 C 肽水平低下,血清胰岛细胞抗体（ICA）、胰岛素自身抗体（IAA）和谷氨酸脱羧酶抗体（GAD-Ab）这三种抗体可呈阳性,单用口服药无效,需注射胰岛素。2 型糖尿病一般用口服药物控制或者注射胰岛素。

二、目前临床诊断糖尿病的方法

1. 血糖是诊断糖尿病较为准确且通用的方法。有明显的"三多一少"症状者,只要一次异常的血糖值即可诊断。无症状者诊断糖尿病需要两次异常的血糖值。可疑者需做 75g 葡萄糖耐量试验。

2. 尿糖常为阳性。血糖浓度超过肾糖阈（160~180mg/dl）时尿糖阳性。但肾糖阈增高时,即使血糖超出正常值范围,也会使糖尿病的诊断呈阴性,因此尿糖测定不作为诊断糖尿病的标准。

3. 尿酮体酮症或酮症酸中毒时尿酮体呈阳性。

4. 糖基化血红蛋白（HbA1c）是葡萄糖与血红蛋白非酶促反应结合的产物,反应不可逆,HbA1c 水平稳定,可反映出取血前 2 个月的平均血糖水平,是判断血糖控制状态最有价值的指标。

5. 糖化血清蛋白是血糖与血清白蛋白非酶促反应结合的产物,反映取血前 1~3 周的平均血糖水平。

6. 血清胰岛素和 C 肽水平反映胰岛 B 细胞的储备功能。2 型糖尿病早期或肥胖型糖尿病血清胰岛素正常或增高,随着病情的发展,胰岛功能逐渐减退,胰岛素分泌下降。

7. 血脂糖尿病患者常见血脂异常,在血糖控制不良时尤为明显,表现为甘油三酯、总胆固醇、低密度脂蛋白胆固醇水平升高,高密度脂蛋白胆固醇水平降低。

8. 免疫指标胰岛细胞抗体(ICA)、胰岛素自身抗体(IAA)和谷氨酸脱羧酶(GAD)抗体是 1 型糖尿病体液免疫异常的三项重要指标,其中以 GAD 抗体阳性率高,持续时间长,对 1 型糖尿病诊断的价值大。在 1 型糖尿病的一级亲属中也有一定的阳性率,有预测 1 型糖尿病的意义。

9. 尿白蛋白排泄量放射免疫或酶联法可灵敏地检出尿白蛋白排出量,早期糖尿病肾病尿白蛋白轻度升高。

三、质谱技术在糖尿病诊断中的应用

糖尿病本身并不可怕,可怕的是其各种并发症。2009~2013 年,世界糖尿病日的主题定为"糖尿病预防与教育"。开发一种新方法探寻糖尿病发生发展各个阶段机体内环境的变化,进而对糖尿病进行早期预防、诊断极其重要。代谢组学作为一种能够识别和测量生物体整体代谢变化的新技术,非常适用于代谢性疾病的研究,如糖尿病,此技术可以为糖尿病的早期诊断和预防提供新的途径和方法。要实现糖尿病的早期诊断,提高体检筛查和风险预测的准确性具有一定难度,目前通过糖尿病代谢组学研究发现了多种代谢异常的脂类、氨基酸、多肽、蛋白等内源性物质,这些潜在生物标志物的发现使早期诊断糖尿病成为可能。代谢组学技术以灵敏和强大的分析平台为支撑,主要依赖于核磁共振(NMR)、液相色谱 - 质谱联用(LC-MS)以及气相色谱 - 质谱联用(GC-MS)技术,其中 NMR 具有对样品无破坏性、样品制备简单等优点,但其灵敏度相对较低,而且动态线性范围有限。与 NMR 相比,LC-MS 技术结合了 HPLC 的强大分离能力和质谱(MS)的高灵敏度,具有灵敏度高、结构定性能力强、检测动态范围宽等优势,其在临床疾病诊断方面具有独特的优势。而另一类技术 GC-MS 只能对样品中的挥发性组分实现直接分析。

第二节　质谱技术在 1 型糖尿病诊断中的应用

基于 LC-MS 的 1 型糖尿病患者尿液的蛋白质组学研究

实例: 1 型糖尿病患者尿液的蛋白质组学研究

样品来源: 尿样来自于 10 位健康志愿者(采样前 12 个月检测肾功能、血压、尿蛋白、尿沉淀,且无重大疾病)和 20 位 1 型糖尿病患者(表 7-1)。

实验仪器: MALDI-TOF/MS(Applied Biosystems,Framingham,MA,USA)、LC-MS4000Q-Trap 及 1100 微流速 HPLC(Agilent Technologies,Wilmington,DE,USA)。

色谱及质谱条件: MALDI-TOF 采用正离子模式检测。MALDI 基质的制备方法为 10mg α- 氰基 -4- 羟基肉桂酸溶于 1ml 乙腈 / 水(90∶10,V/V)中,1μl 基质加到金属样品盘中,然后加入 1μl 待测样品,启动靶电压 20kV,第一个网格电压 95%,延迟 600 纳秒抽出获得最佳信噪比和最好的分辨率。

表 7-1 样本信息

	对照	1 型（总数）	1 型糖尿病（正常白蛋白尿）	1 型糖尿病（微量白蛋白尿）
例数	10	20	16	4
年龄（age）	35.62 ± 4.72	43.81 ± 10.07	44.85 ± 10.15	36.5 ± 7.78
性别（% men）	50	60	54	50
患病年数（持续时间）	–	24.43 ± 8.65	25.28 ± 8.84	18.5 ± 4.95
总胆固醇（mg/dl）	143.63 ± 18.71	178.86 ± 20.55	175.92 ± 19.85	198 ± 18.38
低密度胆固醇（mg/dl）	101.54 ± 22.62	111.14 ± 23.58	106.91 ± 21.72	136.5 ± 23.33
高密度胆固醇（mg/dl）	42.67 ± 15.55	58.78 ± 18.58	59.5 ± 19.61	54.5 ± 14.84
甘油三酯（mg/dl）	39.92 ± 12.67	47.06 ± 15.67	46.84 ± 16.55	48.5 ± 12.02
糖化血红蛋白（%）	4.5 ± 1	8.09 ± 1.09	7.88 ± 0.98	9 ± 1.41
蛋白尿（mg/24h）	8.5 ± 3	24.34 ± 39.68	9.06 ± 5.69	116 ± 22.63

样品前处理方法：

（1）尿液处理：采集的尿样在 1000g 4℃条件下离心 10 分钟去除细胞残渣等，然后加入蛋白酶抑制剂除去内源性蛋白，同时加入 NaN_3 抑制细菌生长。使用 Amicon Ultra-15 Centrifugal（10 000D）超滤尿液除去盐及小分子物质，滤液在 4000g 4℃条件下离心 10 分钟。上清液中加入核酸酶在室温下孵化 1 小时以除去 DNA 和 RNA，样品中加入丙酮和甲醇的混合溶液（8:1，V/V），置于 –20℃条件下过夜，以除去脂类及盐类物质；继而在 4000g 4℃条件下离心 15 分钟得到沉淀，沉淀用 1ml 丙酮和甲醇洗涤，干燥。沉淀溶解于缓冲液中（含有 7mol/L 尿素、2mol/L 硫脲素、4% 丙磺酸、1% 二硫苏糖醇、15mmol/L 三异丙基乙磺酰、2% 安福灵）（1:10，W/V），获得的蛋白溶液进行双向电泳检测。

（2）蛋白消化：将正常组和患病组中表达差异的蛋白从胶上剥离、脱色，用 0.1mol/L pH7.5 的 NH_4HCO_3 和乙腈进行洗涤，样品用 50μl 10mmol/L DTT 的 0.1mol/L pH7.5 的 NH_4HCO_3 缓冲液孵化，再用 50μl 55mmol/L 碘乙酰胺的 0.1mol/L pH7.5 的 NH_4HCO_3 缓冲液羧氨甲基化，继而在 12.5ng/μl 胰蛋白酶的 10mmol/L pH7.8 的碳酸氢铵溶液中于 4℃ 孵化 1 小时，除去胰蛋白酶，再加入新的酶消化液，37℃ 孵化 16 小时。多肽通过使用 10mmol/L 碳酸氢铵和 1% 甲酸的乙腈在室温下洗涤而获得。最后获得的多肽使用 ZipTip C18 pipettes（Millipore）除盐。

结果分析：从健康对照组和患病组获得的待测蛋白经双向电泳检测，分别得到了大约 160 种表达的蛋白，使用 MALDI-FOT-MS 和 LC-MS/MS 对两组中表达差异的蛋白进行分析鉴定，鉴定了 24 种蛋白，发现 Tamm-Horsfall 尿糖蛋白（THP）、载脂蛋白 A I（ApoA I）、载脂蛋白 E（ApoE）、α_2- 硫醇蛋白酶抑制剂（HMWK）及人补体调节蛋白 CD59（CD59）5 种蛋白在患病组中的表达下调，而 α_1- 微球蛋白抗体（AMBP）、锌 α_2- 糖蛋白（ZA2G）、α_{1B}- 糖蛋白（A1BG）和视黄醇结合蛋白（RBP4）4 种蛋白在患病组中表达上调（表 7-2）。

表 7-2 与对照组相比，1 型糖尿病患者的表达差异蛋白

两组中表达存在差异的蛋白	倍数变化
down-regulated	
THP	−2.72
ApoA I	−1.79
ApoE	−1.82
HMWK	−1.77
CD59	−1.41
up-regulated	
AMBP	1.62
ZA2G	3.04
A1BG	3.92
RBP4	1.20

第三节 质谱技术在 2 型糖尿病诊断中的应用

一、基于 LC-MS 的 2 型糖尿病血清小分子物质的代谢组学研究

实例：基于 UPLC-QTOF/MS 的 2 型糖尿病血清代谢组学研究

样品来源：2 型糖尿病患者（DM）的诊断原则如下：餐前血糖高于 7mol/L 或餐后血糖高于 11.1mmol/L（WHO guidelines 1997）。男性糖尿病患者 8 例、女性患者 11 例，平均年龄为 40~71 岁。正常对照组男性 12 例、女性 13 例，平均年龄为 40~70 岁。

实验仪器：超高效液相色谱 - 单级四级杆飞行时间串联质谱联用仪（UPLC-QTOF/MS）ACQUITYUPLC Q-TOF premie（Waters 中国有限公司）、电喷雾离子源（ESI）、MassLynx 操作系统（Waters 中国有限公司）

色谱及质谱条件：UPLC C18 色谱柱（100mm × 2.1mm，1.7μm）及 UPLC C18 保护柱（2.1mm × 5mm）ASQUITY UPLC™（Waters 中国有限公司）；柱温 40℃；流速 0.4ml/min；流动相组成：A 为水 +0.1% 甲酸，B 为乙腈 +0.1% 甲酸；梯度洗脱程序见表 7-3。ESI 正离子模式下的进样量为 5μl，ESI 负离子模式下的进样量为 7μl；在整个分析过程中样品置于 4℃自动进样器中。为了避免在分析过程中可能产生仪器误差，所有正常人和患者样品按随机顺序进样分析。另外，每分析 10 个实验样品后，将 3 种 QC 样品分析 1 次。QC1 为 MeOH 溶液；QC2 是 3 个氨基酸标准品的甲醇 / 水混合溶液，主要用于检测质量精度（均为 5μg/ml）；QC3 是分别取 25 个健康人血清 70μl 混合后得到的溶液。

质谱条件：分别采用 ESI 正离子和负离子两种模式进行检测；以氮气作为雾化气、锥孔气；飞行管检测模式 V 型。正离子模式条件为毛细管电压（capillary voltage）3kV；锥孔电压（sampling cone）35kV；离子源温度（source temperature）100℃；脱溶剂气温度（desolvation temperature）300℃；反向锥孔气流（cone gas flow）50L/h；脱溶剂气（desolvation gas flow）600L/h；

表 7-3　流动相条件

time（min）	flow rate（ml/min）	A（%）	B（%）
0	0.4	99	1
3	0.4	80	20
5	0.4	40	60
12	0.4	0	100
14.5	0.4	0	100

萃取锥孔（extraction cone）4V。负离子模式条件为毛细管电压（capillary voltage）3kV；锥孔电压（sampling cone）50kV；离子源温度（source temperature）100℃；脱溶剂气温度（desolvation temperature）350℃；反向锥孔气流（cone gas flow）50L/h；脱溶剂气（desolvation gas flow）700L/h；萃取锥孔（extraction cone）4V。在正离子和负离子模式下，离子扫描时间（scan time）为 0.03 秒，扫描时间间隔（inter scan time）为 0.02 秒，数据采集范围为 m/z 50~1000。为确保质量的准确性和重复性，应用亮氨酸 - 脑啡肽作为锁定质量（lock mass），正离子模式下产生 $[M+H]^+$ 556.2771D，负离子模式下产生 $[M-H]^-$ 554.2615D。MS/MS 实验部分的裂解电压设置范围为 15~45eV。

数据分析： 首先将数据进行归一化、中心化和标度化（pareto scaling）预处理，峰的归一化是用峰面积总和的方法进行分析；随后在 SIMCA-P 12 软件中进行多维统计分析。首先采用 PCA 的方法来观察各组样本之间的总体分布和考察仪器稳定性；然后用 OPLS-DA 的方法来区别各组间代谢轮廓的总体差异，找到与疾病病变最相关的差异代谢物。为防止模型过拟合，采用 7 次循环交互验证和 200 次响应排序检验的方法来考察模型的质量。为了验证在多维统计中找到的差异代谢变量是否在单维统计上具有显著性差异，采用 Student t 检验，$P<0.05$ 有显著性差异。

差异代谢物的结构鉴定： 通过精确分子量以及同位素比例，在 MassLynx 上初步确认可能的分子式，然后通过数据库（Metlin、MDB、MassBank 和 ChemSpider 等）初步确认差异物的结构式，再把这些差异物做 MS/MS，通过裂解谱图与数据库中的数据比对进一步确定结构，最后根据标准品的 RT、m/z 及 MS/MS 结果确定结构。

样品前处理方法： 取血清样品 70μl，加入 280μl 冷乙腈和甲醇的混合溶液（MeOH：ACN=2∶1，V/V）中，涡旋混合 2 分钟后，于 4℃静置 10 分钟，14 000r/min 离心 15 分钟后，取上清液，16 000r/min 再离心 10 分钟，取上清液置样品瓶中，4℃保存至进样。

结果分析： 采用 UPLC-QTOF/MS 分别在正、负离子模式下采集血清样品的代谢物信息。图 7-1 和图 7-2 分别为正离子和负离子模式下糖尿病患者和正常人的典型基峰离子流图，在每个样本中有多种不同的内源性代谢物可被同时检测到。根据 VIP 值和 S-plot 筛选出的差异变量，共鉴定出 26 个差异代谢物，进一步对这 26 个差异变量进行单维 Student t 检验，并考察这些变量在组间的峰面积平均值差异（表 7-4）。与正常对照组相比，糖尿病患者血清中的 lysoPC 显著降低，推测是由于糖尿病的发病机制中蛋白激酶（PKC）通路的活化，引起磷脂酶 A_2（PLA_2）活性增高，磷脂酶 A_2 特异性地催化甘油磷脂中 C-2 位置酯键的水解产生游离脂肪酸。在糖尿病早期，由于磷脂酶活性的增高加速了催化 PC 的 C-2 位置酯键的水解，形成 lysoPC,从而导致 lysoPC 浓度的升高。随着疾病的发展,PC 浓度减少,导致 lysoPC 浓度降低,此推测有待于验证。

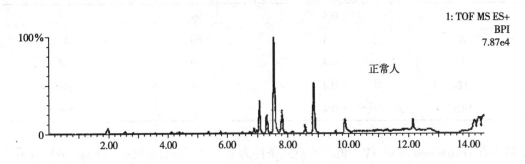

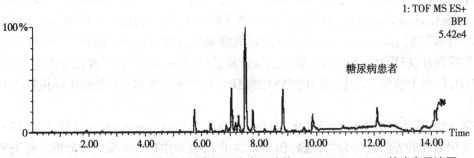

图 7-1 正离子模式下糖尿病患者和正常人血清的 UPLC-QTOF/MS 基峰离子流图

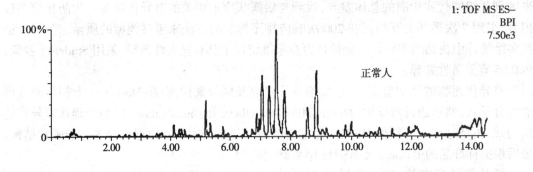

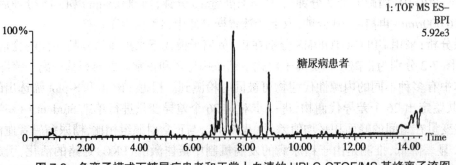

图 7-2 负离子模式下糖尿病患者和正常人血清的 UPLC-QTOF/MS 基峰离子流图

表 7-4 基于 UPLC/MS 的血清代谢差异物

No.	代谢物	糖尿病患者 vs 对照	
		P^a	FC^b
1	lactate	9.19×10^{-4}	−1.94
2	TCA	8.96×10^{-2}	−231.04
3	GCDCA	1.19×10^{-3}	−7.40
4	GCA	1.04×10^{-2}	−20.84
5	TCDCA	3.07×10^{-2}	−61.17
6	Sn-1 14:0	3.79×10^{-1}	1.19
7	Sn-2 16:1	−	−
8	Sn-1 18:2	3.69×10^{-1}	1.17
9	Sn-2 20:5	4.98×10^{-1}	1.21
10	Sn-1 22:6	4.26×10^{-3}	−2.10
11	Sn-2 16:0	1.47×10^{-5}	−4.65
12	Sn-1 16:0	1.33×10^{-6}	−1.70
13	Sn-1 18:1	1.81×10^{-4}	−2.07
14	Sn-2 18:1	2.40×10^{-3}	−5.06
15	Sn-2 20:3	5.26×10^{-2}	−1.38
16	Sn-2 18:0	3.62×10^{-3}	−2.98
17	Sn-1 18:0	5.31×10^{-5}	−2.09
18	C18:2	2.66×10^{-8}	−4.07
19	DHA	3.06×10^{-4}	−11.79
20	AA	6.79×10^{-6}	−11.91
21	22:5	2.81×10^{-5}	−7.00
22	palmitic acid	7.58×10^{-5}	−5.24
23	oleic acid	3.04×10^{-7}	−5.25
24	20:3	5.35×10^{-5}	−11.44
25	22:4	1.02×10^{-4}	−6.00
26	stearic acid	8.71×10^{-6}	−3.51

注:[a]P 值经 Student t test 统计分析获得;[b] 倍数差异源自于每组数据的平均值。倍数差异为正值表示与健康受试者相比,PC 或 DM 样品中相应代谢物的浓度相对较高;而倍数差异为负值表示 PC 或 DM 样品中相应代谢物的浓度相对较低

二、基于 LC-MS/MS 技术的 2 型糖尿病血清脂质组学研究

近年来,许多研究提示脂代谢异常为 2 型糖尿病发病中的典型症状,因此提出糖尿病为"糖脂病"。糖尿病作为典型的代谢性疾病,应用脂质组学的方法,可以获取与疾病相关的脂质类潜在生物标志物,也可对糖尿病治疗药物进行疗效评价等,为糖尿病的预防及治疗提供重要的参考和依据。目前,脂质组学研究的内容主要包括生物体内脂质类代谢物及其衍生物的分析鉴定、脂质类化合物的功能与代谢调控(包括关键基因 / 蛋白质 / 酶)的相关性、脂质代谢途径及网络等三大方面。

实例:脂质组学研究 2 型糖尿病中的脂质类生物标志物

样品来源:血清样本包括 80 例经临床诊断为 2 型糖尿病的患者和 28 例健康志愿者,血浆采集后立即 4000r/min 离心制备血清,冻存于 −80℃冰箱中。样本信息如下:

(1)初诊的 2 型糖尿病患者:确诊 2 型糖尿病 1 年以内且未接受药物或胰岛素治疗,记为"初诊 2 型糖尿病"(newly-diagnosed diabetes,NDD)组。

(2)10 年以下病史的 2 型糖尿病患者:确诊 2 型糖尿病 10 年以下的患者,且采样前 3 个月内未接受降脂治疗,记为"10 年以内 2 型糖尿病"(less-than-ten-year diabetes,LTY)组。

(3)10 年以上病史的 2 型糖尿病患者:确诊 2 型糖尿病 10 年以上的患者,且采样前 3 个月内未接受降脂治疗,记为"10 年以上 2 型糖尿病"(more-than-ten-year diabetes,MTY)组。

(4)健康志愿者:血糖、血脂正常的健康人(共 28 人)为 control 组。

实验仪器: Agilent 1200 系列快速高分辨液相色谱仪(rapid resolution liquid chromatography,Agilent Technologies,Waldbronn,Germany),二极管阵列检测器,二元梯度泵,在线脱气机,自动进样器,柱温箱,4~40℃恒温箱;色谱柱 ACQUITYUPLC CSH C18(2.1mm × 100mm,1.7μm,Waters Corporation,USA)。

QTRAP™5500 型四极杆 - 线性离子阱串联质谱仪(Applied Biosystems/MDS SCIEX 公司),配有 ESI 源、APCI 源;Q-TOF 型 MS/MS 质谱仪(QSTAR™Elite,Applied Biosystems/MDS Sciex),配有 ESI 源、APCI 源。

色谱及质谱条件:流动相 A 为水(H_2O),含 0.1% 甲酸、10mM 甲酸铵;流动相 B 为乙腈 - 异丙醇(CH_3CN-IPA)(1:1,V/V);线性梯度洗脱;流速为 250μl/min。进样量分别为 5μl(正离子模式)和 20μl(负离子模式),每次进样前用初始流动相平衡 20.0 分钟。柱温为 35℃。流动相条件如表 7-5 所示。质谱条件:分别采用正、负离子模式的 ESI 检测方式,扫描模式为增强型全扫描(EMS),质量扫描范围均为 m/z 350~1000(正离子模式)和 m/z 100~1000(负离子模式)(表 7-6)。数据采集和处理采用 Analyst 1.5.1 数据处理系统。

表 7-5　流动相条件

total time(min)	A(%)	B(%)
0	30	70
20	0	100
40	0	100

表 7-6 optimized MS parameters for RPLC-（±）ESI MS

parameters	RRLC-MS（QTRAP）		RRLC-MS（Q-TOF）	
scan mode	（+）ESI	（−）ESI	（+）ESI	（−）ESI
gas 1（arb）	35	35	50	50
gas 2（arb）	70	70	55	55
curtain gas（arb）	30	30	30	30
capillary voltage（V）	5000	−4500	5500	−4500
temperature（℃）	500	500	450	450
declusteringpotential（V）	80	−80	80	−80

数据处理：Analyst 1.5.1 数据处理系统主要用于大批量血清样本的脂质组学分析测定。Analyst QS 2.0 数据处理系统主要用于潜在脂质生物标志物的高分辨数据及二级质谱分析测定。

样品前处理方法：血清在4℃下解冻,取血清30μl,加入 CH_2Cl_2-CH_3OH（2：1,V/V）（含0.1g/L 2,6-二叔丁基 -4-甲基酚,0℃）混合溶剂600μl 中,涡旋并静置,加入水200μl,涡旋并静置,离心后移取有机相并吹干,加入乙腈 -异丙醇（CH_3CN-IPA）（1：1,V/V）混合溶剂复溶后进样测定。

对照品溶液的制备：

（1）脂质类成分对照品贮备液的制备:称取14种脂质类成分（表7-7）对照品各1mg,分别溶于 CH_2Cl_2-CH_3OH（2：1,V/V）混合溶剂中制备脂质类成分对照品贮备液。SM（d 18:1/16:0）、PE（14:0/14:0）的浓度为 0.1mg/ml;PC（18:1/18:1）、PC（18:1/0:0）与 CE（9:0）的浓度为0.5mg/ml;胆固醇的浓度为10mg/ml;其余均为1.0mg/ml。

（2）脂质类成分对照品工作液的制备:将脂质类成分对照品贮备液稀释1000倍,制备脂质类成分对照品工作液。

（3）脂质类成分对照品混合液的制备:取不同体积的14种脂质类成分对照品贮备液,混匀后用 CH_2Cl_2-CH_3OH（2：1,V/V）混合溶剂稀释至1ml,制备脂质类成分对照品混合液。所有脂质类成分的浓度按其在人体血液中的正常浓度配制（少数成分除外,各脂质类成分在人体血液中的正常浓度范围均由 HMDB 数据库 http://www.hmdb.ca 获得）,记为 mixture 1。

表 7-7 对照品列表

name	abbreviation	theoretical mass（D）	measured mass（D）	deviation of mass（ppm）
fatty acids				
myristic acid	FA（14:0）	228.2089	228.2091	0.9
palmitic acid	FA（16:0）	256.2402	256.2401	−0.4
linoleic acid	FA（18:2）	280.2402	280.2405	1.1

续表

name	abbreviation	theoretical mass（D）	measured mass（D）	deviation of mass（ppm）
glycerolipids				
1-oleoyl-rac-glycerol	MG(18:1/0:0/0:0)[rac]	356.2927	356.2928	0.3
1-stearoyl-rac-glycerol	MG(18:0/0:0/0:0)[rac]	358.3083	358.3089	1.7
glyceryl tripalmitate	TG(16:0/16:0/16:0)	806.7363	806.7360	−0.4
sphingolipids				
N-palmitoyl-D-sphingomyelin	SM(d18:1/16:0)	702.5676	702.5672	−0.6
glycerophospholipids				
1-arachidonoyl-2-palmitoyl-sn-glycero-3-phosphocholine	PC(20:4/16:0)	781.5622	781.5630	1.0
1,2-dioleoyl-sn-glycero-3-phosphocholine	PC(18:1/18:1)	785.5935	785.5938	0.4
1,2-dimyristoyl-sn-glycero-3-phosphoethanolamine	PE(14:0/14:0)	635.4526	635.4521	−0.8
1-palmitoyl-sn-glycero-3-phosphocholine	PC(16:0/0:0)	495.3325	495.3329	0.8
1-oleoyl-sn-glycero-3-phosphocholine	PC(18:1/0:0)	521.4381	521.4383	0.4
sterol lipids				
cholesterol	Chol.	386.3549	386.3551	0.5
cholesteryl pelargonate	CE(9:0)	526.4750	526.4753	0.6

结果分析：采用具有明显优势的正交偏最小二乘判别分析（orthogonal projections to latent structures discriminant analysis，OPLS-DA）多变量统计方法建立了模式识别模型，并对其进行了验证。下文分别对正、负离子检测模式的 RRLC-MS 谱获得的数据矩阵进行 OPLS-DA 分析。

（1）差异代谢的筛选：差异代谢物的筛选包括四个部分：①差异变量的提取：质谱图经 OPLS-DA 分析后，使所有样本在得分图上得到良好分组，首先采用 S-plot 选择差异变量，其中 VIP 值 >1.0 被认为该变量对模型有较大影响；②差异变量的均值 t 检验：对 4 组样本的差异变量进行检验；③剔除同位素及碎片离子：通过各变量之间的相关性，结合提取离子流色谱图或离子的精确质量数，判断同一保留时间的离子是否来自于同一代谢物，同时剔除加合离子、同位素离子或碎片离子，获得准确的分子离子；④回归原始数据验证：手动提取差异代谢物色谱峰来验证结果的准确性，剔除不准确的差异代谢物。

（2）差异代谢物的结构鉴定：①确定脂质类生物标志物的[M+H]⁺或[M-H]⁻，通过分子离子的精确质量数寻找其可能的分子组成；②通过高分辨 MS、MS/MS 谱分析、数据库检索（Lipid Maps，http://www.lipidmaps.org；METLIN，http://metlin.scripps.edu）及代谢物结构的质谱裂解特征推断生物标志物的可能结构；③使用代谢相关性网络分析推断代谢物的结构，并验证已鉴定代谢物结构的正确性；④将鉴定的代谢物结构与对照品的保留时间以及 MS/MS

谱对照,最终确认可能生物标志物的结构。

（3）脂肪酸代谢物的结构鉴定:脂肪酸是一端含有一个羧基的长脂肪族碳氧链,人体的脂肪酸大多数是偶数碳原子酸,碳链长度在 12~28 个碳原子,最常见的是含 16 或 18 个碳原子的脂肪酸。单不饱和脂肪酸分子的双键位置一般在 9~10 个碳原子,不饱和脂肪酸分子中的两个双键之间往往由一个甲烯基隔开,故称为非共轭烯酸,其双键几乎都是顺式构型（Z 式）。在（-）ESI 质谱检测方式下,脂肪酸的质谱裂解均具有明显的特征,即中性丢失 H_2O（18.0106D）产生的碎片。下面以亚油酸 FA（18:2）为例解释该类化合物的结构推导过程。FA（18:2）该差异代谢物的保留时间为 7.8 分钟,其［M-H］$^-$为 m/z 279.2332。根据其高分辨 MS 谱,获得了［M-H］$^-$可能的元素组成为 $C_{18}H_{31}O_2^-$。图 7-3 是该代谢物的（-）ESI-MS 谱及 MS/MS 谱,其 MS/MS 谱显示该代谢物有中性丢失 H_2O（18.0106D）的碎片离子 $C_{18}H_{29}O_2^-$（m/z 261.2218）。按照 FA（18:2）的结构特点,其高分辨 MS/MS 谱大多数的子离子均得到了合理的解释,如图 7-4 所示。通过与 FA（18:2）对照品的保留时间及 MS/MS 谱分析比对,最终鉴定该生物标志物为 FA（18:2）。

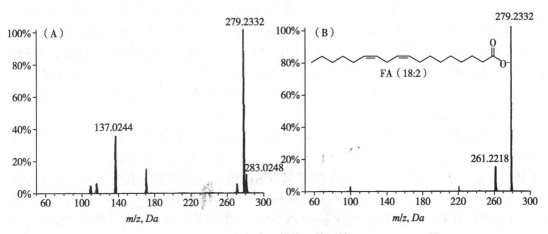

图 7-3　Q-TOF-MS/MS 在负离子模式下检测的 RRLC-MS/MS 图
（A）代谢物 m/z 279.2332 的质谱图;（B）m/z 279.2332 的负离子的子离子质谱图

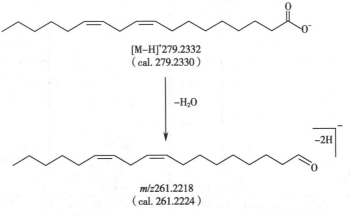

图 7-4　负离子模式下 m/z 279.2332［M-H］$^-$ 的离子裂解途径
cal. 为理论值,其上方的数字为实测值

（4）甘油酯类代谢物的结构鉴定：甘油酯类是指由甘油和脂肪酸（包括饱和脂肪酸和不饱和脂肪酸）经酯化所生成的酯类。根据分子所用脂肪酸分子的数目可分为单脂酰甘油（甘油一酯）、二脂酰甘油（甘油二酯）、三脂酰甘油（甘油三酯），人体中甘油三酯的含量最高，甘油一酯、甘油二酯的含量较少。在（+）ESI 质谱检测方式下，且流动相水相中含有铵根离子时，甘油三酯类化合物极易形成［M+NH$_4$］$^+$ 准分子离子，此类化合物的质谱裂解具有明显的特征，即中性丢失 NH$_3$（17.0265D）产生的［M+H］$^+$ 准分子离子，之后可分别丢失 3 个脂肪酸长链分子，产生相应的带有两个脂肪酸长链取代基的碎片离子。因此根据此裂解特征，可以推测甘油酯类脂肪酸长链取代基的种类，但是取代基的位置及双键的构型不能确定。下面以 TG（16:0/18:1/20:4）为例解释该类化合物的结构推导过程。

TG（16:0/18:1/20:4）的保留时间为 24.2 分钟，其［M+NH$_4$］$^+$ 为 m/z 898.7859，根据其高分辨 MS 谱，获得了［M+NH$_4$］$^+$ 可能的元素组成为 C$_{57}$H$_{104}$NO$_6^+$。图 7-5 是该代谢物的（+）ESIMS 谱及 MS/MS 谱，其 MS/MS 谱显示该代谢物有中性丢失 C$_{16}$H$_{32}$O$_2$（256.2402D）、C$_{18}$H$_{34}$O$_2$（282.2559D）及 C$_{20}$H$_{32}$O$_2$（304.2402D）相应生成的碎片离子，则该化合物可能含有的脂肪酸长链取代基分别为 FA（16:0）、FA（18:1）和 FA（20:4）。发现该化合物中性丢失 C$_{20}$H$_{32}$O$_2$（304.2402D）生成的 m/z 577.5202 碎片离子的丰度最高，说明此类化物倾向于丢失最长的脂肪酸长链，以减少分子的空间位阻。按照 TG（16:0/18:1/20:4）的结构特点，其高分辨 MS/MS 谱大多数的子离子均得到了合理的解释，如图 7-6 所示，但是无法确定脂肪酸长链取代基的取代位置、FA（18:1）与 FA（20:4）的双键位置及构型，初步推测该潜在生物标志物可能为 TG（16:0/18:1/20:4）。

（5）胆固醇（酯）类代谢物的结构鉴定：胆固醇是环戊烷多氢菲的衍生物，以环戊烷多氢菲为核心结构，在甾核的 C$_3$ 上有一个羟基，在 C$_{17}$ 上有一分支的碳氢链，C$_{10}$ 与 C$_{13}$ 上都有甲基。在血中存在的胆固醇绝大多数都是和脂肪酸结合的胆固醇酯，仅有 10% 不到的胆固醇以游离态存在。在（+）ESI 质谱检测方式下，胆固醇（酯）类化合物极易发生源内裂解，丢失 C3 位的羟基或脂肪酸长链，生成 m/z 369.3523 的碎片离子，准分子离子的丰度极小。当流动相的水相中含有铵根离子时，通过对 369.3523 进行母离子扫描，可以寻找到丰度较高

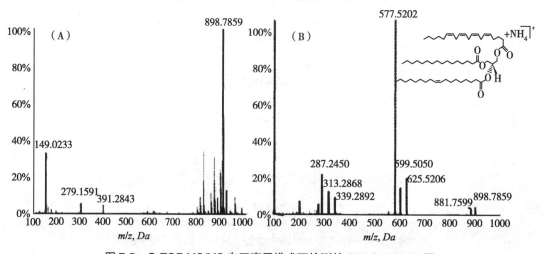

图 7-5　Q-TOF-MS/MS 在正离子模式下检测的 RRLC-MS/MS 图

（A）代谢物 m/z 898.7859 的质谱图；（B）m/z 898.7859 的正离子的子离子质谱图

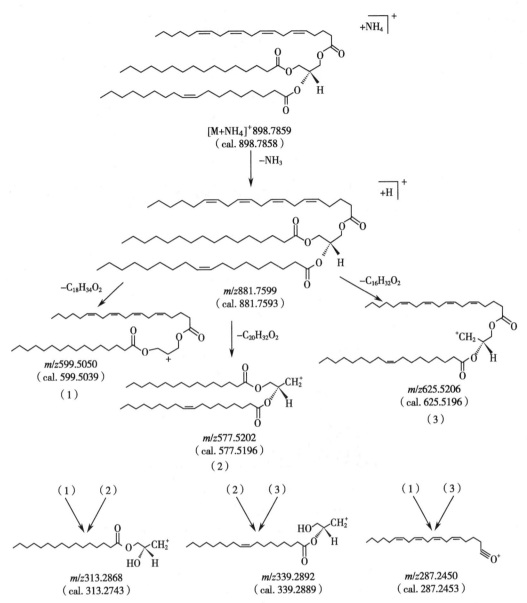

图 7-6 正离子模式下 *m/z* 898.7859［M+NH₄］⁺ 的裂解途径

cal. 为理论值,其上方的数字为实测值

的［M+NH₄］⁺ 准分子离子,可用于结构推断的依据。胆固醇(酯)类化合物的质谱裂解具有明显的特征,即生成 *m/z* 161.1380 和 147.1171 的碎片离子,两者均产生明显的相差 14.0157D 的系列碎片离子,因此根据一及二级质谱的裂解特征,可以推测胆固醇酯的分子种类,但是双键的构型不能确定。下面以 CE(18:2)为例解释该类化合物的结构推导过程。

CE(18:2)的保留时间为 25.5 分钟,其［M+NH₄］⁺ 为 *m/z* 666.6180,根据其高分辨 MS 谱,获得了［M+NH₄］⁺ 可能的元素组成为 $C_{45}H_{80}NO_2^+$。图 7-7 是该代谢物的(+)ESIMS 谱及 MS/MS 谱,其 MS/MS 谱显示该代谢物有明显的特征性碎片离子(*m/z* 369.3523、161.1380 和 147.1171)。按照 CE(18:2)的结构特点,其高分辨 MS/MS 谱大多数的子离子均得到了合理

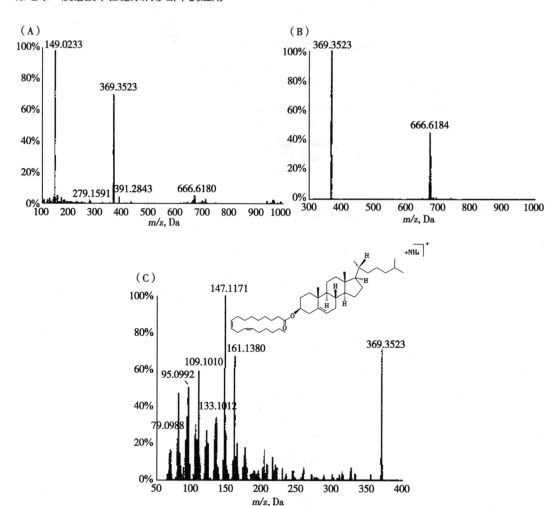

图 7-7　Q-TOF-MS/MS 在正离子模式下检测的 RRLC-MS/MS 图
（A）代谢物 *m/z* 666.6180 的质谱图；（B）代谢物 *m/z* 369.3523 的母离子图；
（C）*m/z* 369.3523 的正离子的子离子图

的解释,如图 7-8 所示,但是无法确定长链脂肪酸取代基的双键位置及构型,推测该物质为
CE(18∶2)。

（6）鞘磷脂类代谢物的结构鉴定:鞘磷脂由鞘氨醇、脂肪酸、磷酸及胆碱(少数是磷酰乙
醇胺)各 1 分子组成,是一种不含甘油的磷脂,其脂肪酸由酰胺键与氨基结合。鞘磷脂为两
性脂类,极性头部为磷酸胆碱,脂肪酸与鞘氨醇的长碳链为非极性尾部。在(+)ESI 质谱检
测方式下,鞘磷脂类化合物易生成丰度较高的[M+H]$^+$ 准分子离子,质谱裂解具有明显的特
征,即产生丰度较高的 $C_5H_{15}NO_4P^+$(m/z 184.0733)碎片离子;在(−)ESI 质谱检测方式下,鞘
磷脂类化合物易生成丰度较高的[M+HCOO]$^-$ 准分子离子,质谱裂解具有明显的特征,即中
性丢失 CH_3COOH(60.0211D),且产生丰度较高的 $C_4H_{11}NO_4P^-$(m/z 168.0431)碎片离子,但是
不产生长链脂肪酸碎片离子。故正、负离子模式相结合仍然无法确定脂肪酸与鞘氨醇的长
链的碳数、取代位置、双键位置及构型,只能进行长链脂肪酸分子总碳数及总双键数目的推
断。下面以 SM(34∶2)为例解释该类化合物的结构推导过程。

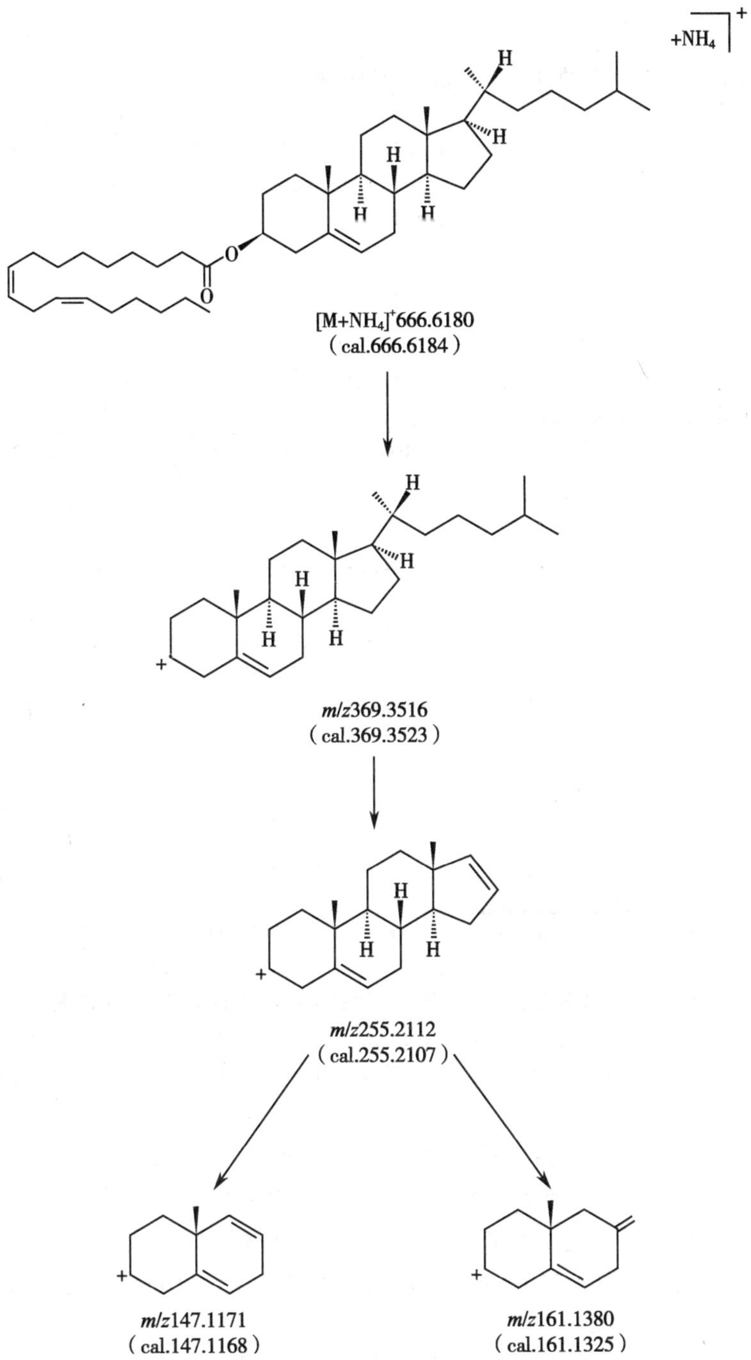

图 7-8 正离子模式下 *m/z* 666.6180 [M+NH₄]⁺ 的裂解途径
cal. 为理论值，其上方的数字为实测值

SM（34:2）的保留时间为 15.4 分钟，在正离子模式下其[M+H]⁺为 *m/z* 701.5598，在负离子模式下其[M+HCOO]⁻为 *m/z* 745.5505。根据其高分辨 MS 谱，获得了[M+H]⁺可能的元素组成为 $C_{39}H_{78}N_2O_6P^+$，[M+HCOO]⁺可能的元素组成为 $C_{40}H_{78}N_2O_8P^-$。图 7-9 是该代谢物的（±）ESIMS 谱及 MS/MS 谱，其 MS/MS 谱示该代谢物有明显的特征离子（*m/z* 184.0743、

213

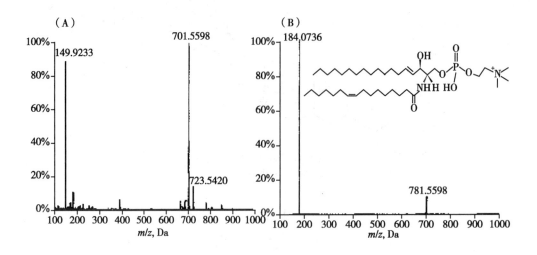

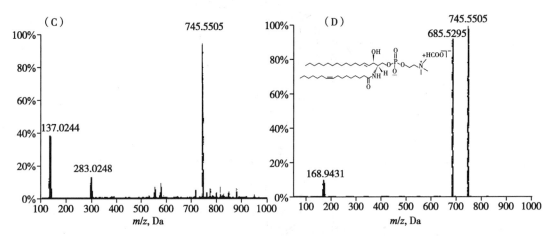

图 7-9 Q-TOF-MS/MS 在正离子模式下检测的 RRLC-MS/MS 图

（A）代谢物 *m/z* 701.5598 在正离子模式下的质谱图；（B）*m/z* 701.5598 的正离子的子离子图；
（C）代谢物 *m/z* 745.5505 在负离子模式下的质谱图；（D）*m/z* 745.5505 的负离子的子离子图

685.5295 和 168.0431），推测其为鞘磷脂类化合物。按照 SM（d18:1/16:1）或 SM（d16:1/18:1）
的结构特点，其高分辨 MS/MS 谱大多数的子离子均可得到合理的解释，但是正、负离子模式
相结合所得到的信息不能确定 2 个长链脂肪酸分子的取代位置，只能确定长链脂肪酸分子
的总碳数及总双键数目。以 SM（d18:1/16:1）为例解释该化合物的裂解过程如图 7-10 所示，
最终推测该物质为 SM（34:2）。

（7）甘油磷脂类代谢物的结构鉴定：甘油磷脂又称磷酸甘油酯，其结构特点是甘油的两
个羟基被脂肪酸酯化，3 位羟基被磷酸酯化成为磷脂酸，其中 1 位羟基被饱和脂肪酸酯化，2
位羟基常被 $C_{16}\sim C_{20}$ 的不饱和脂肪酸如花生四烯酸酯化。磷脂酸的磷酸羟基再被氨基醇（如
胆碱、乙醇胺、丝氨酸或甘油等）取代，形成不同的甘油磷脂，如脂酸（PA）、磷脂酰胆碱（PC）、
磷脂酰乙醇胺（PE）、磷脂酰丝氨酸（PS）、磷脂酰甘油（PG）等。

以磷脂酰胆碱（PC）为例介绍甘油磷脂类化合物的结构鉴定过程。在（+）ESI 质谱检测
方式下，磷脂胆碱类化合物易生成丰度较高的［M+H］⁺准分子离子，质谱裂解其有明显的特

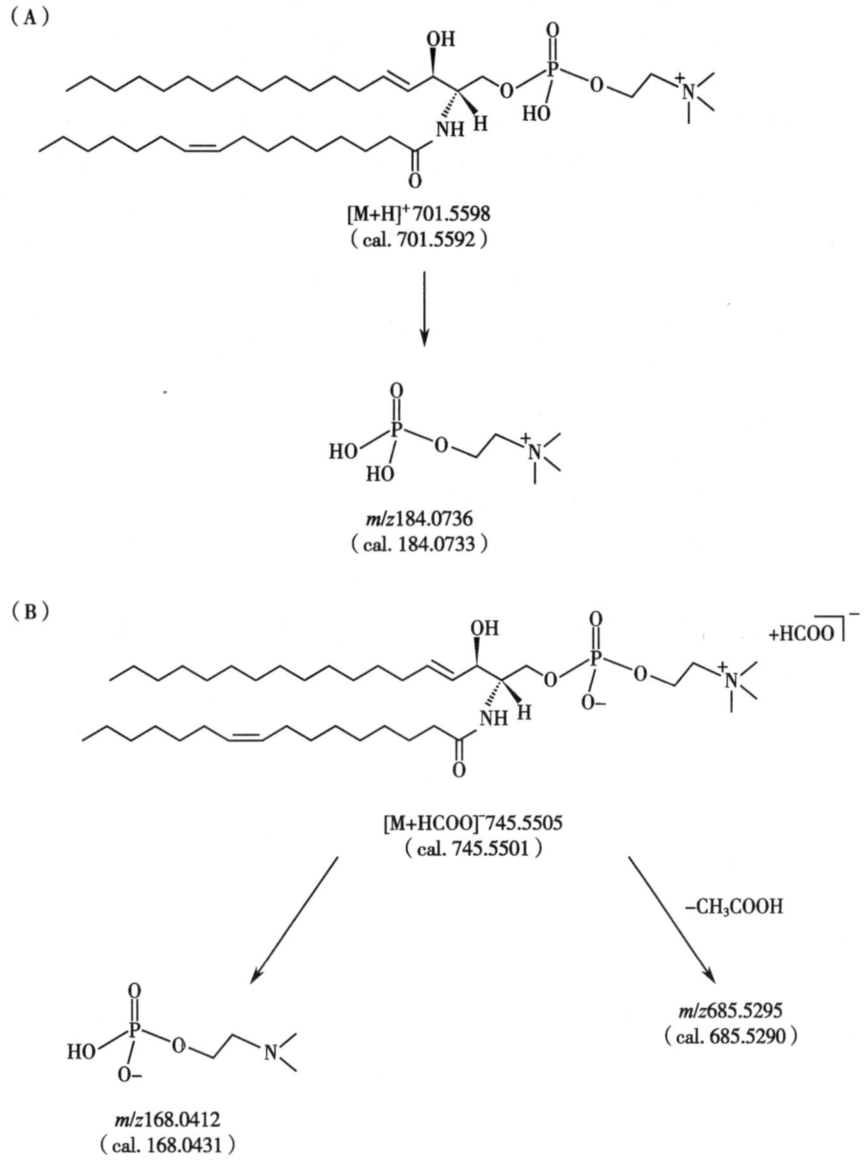

（A）

[M+H]⁺ 701.5598
（cal. 701.5592）

m/z184.0736
（cal. 184.0733）

（B）

[M+HCOO]⁻745.5505
（cal. 745.5501）

−CH₃COOH

m/z685.5295
（cal. 685.5290）

m/z168.0412
（cal. 168.0431）

图 7-10 SM（d18:1/16:1）的裂解途径

（A）m/z 701.5598［M+H］⁺ 在正离子模式下的裂解途径;（B）m/z 745.5505［M+HCOO］⁻ 在
负离子模式下的裂解途径

cal. 为理论值,其上方的数字为实测值

征,即产生丰度较高的 $C_5H_{15}NO_4P^+$（m/z 184.0733）碎片离子;在（−）ESI 质谱检测方式下,磷
脂酰胆碱类化合物易生成丰度较高的［M+HCOO］⁻ 准分子离子,质谱裂解具有明显的特征,
中性丢失 CH₃COOH（60.0211D）,且产生 sn-1 位、sn-2 位长链脂肪酸分子的碎片离子。正、负
离子模式相结合更有利于磷脂酰胆碱类代谢物的结构鉴定,但是对于长链脂肪酸分子的取
代位置、双键的位置及构型则无法确定。下面以 PC（16:0/22:6）为例解释该类化合物的结
构推导过程。

PC（16：0/22：6）的保留时间为 16.1 分钟，在正离子模式下其［M+H］⁺ 为 *m/z* 806.5698，在负离子模式下其［M+HCOO］⁻ 为 *m/z* 850.5601。根据其高分辨 MS 谱，获得了［M+H］⁺ 可能的元素组成为 $C_{46}H_{81}NO_8P^+$，［M+HCOO］⁻ 可能的元素组成为 $C_{47}H_{81}NO_{10}F$。图 7-11 是该代谢物的（±）ESIMS 谱及 MS/MS 谱，其 MS/MS 谱显示该代谢物有明显的特征离子（*m/z* 184.0743 和 790.5390），推测其为磷脂酰胆碱类化合物；在（−）ESI MS/MS 谱中有明显的脂肪酸碎片离子 *m/z* 255.2320 与 *m/z* 327.2320，推测该化合物含有两个脂肪酸长链，分别为 FA（16：0）与 FA（22：6），但是两者的取代位置不能确定，依据绝大多数的甘油磷脂类化合物 sn-2 位脂肪酸多为不饱和脂肪酸，推断此化合物可能为 PC（16：0/22：6），双键位置与构型无法确定。按照 PC（16：0/22：6）的结构特点，其高分辨 MS/MS 谱大多数的子离子均得到了合理的解释，如图 7-12 所示，最终推测该物质为 PC（16：0/22：6）。

结合多变量数据统计方法，发现了 42 个在 NDD 组与 control 组血清中存在显著性差异的内源性脂质类代谢物，并鉴定 35 个差异代谢物的结构，包括 2 个脂肪酸、6 个甘油三酯、3 个胆固醇酯、1 个鞘磷脂和 23 个甘油磷脂等（表 7-8）。同时，发现 52 个在 LTY 组与 MTY 组血清中存在显著性差异的内源性脂质类代谢物，已鉴定 49 个差异代谢物的结构，包括 2 个脂肪酸、1 个甘油三酯、2 个胆固醇酯、11 个鞘磷脂和 33 个甘油磷脂等（表 7-9）。尤其值得关注的是，在 2 型糖尿病的初期诊断时，甘油磷脂及甘油三酯的含量显著升高，

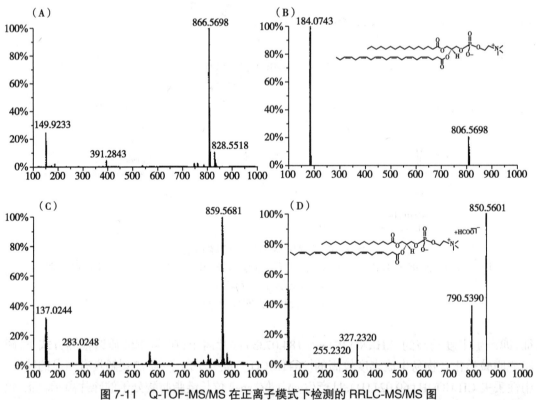

图 7-11 Q-TOF-MS/MS 在正离子模式下检测的 RRLC-MS/MS 图

（A）代谢物 *m/z* 806.5698 正离子模式下的质谱图；（B）*m/z* 806.5698 的正离子图；
（C）*m/z* 850.5601 在负离子模式下的质谱图；（D）*m/z* 850.5601 的负离子的子离子图

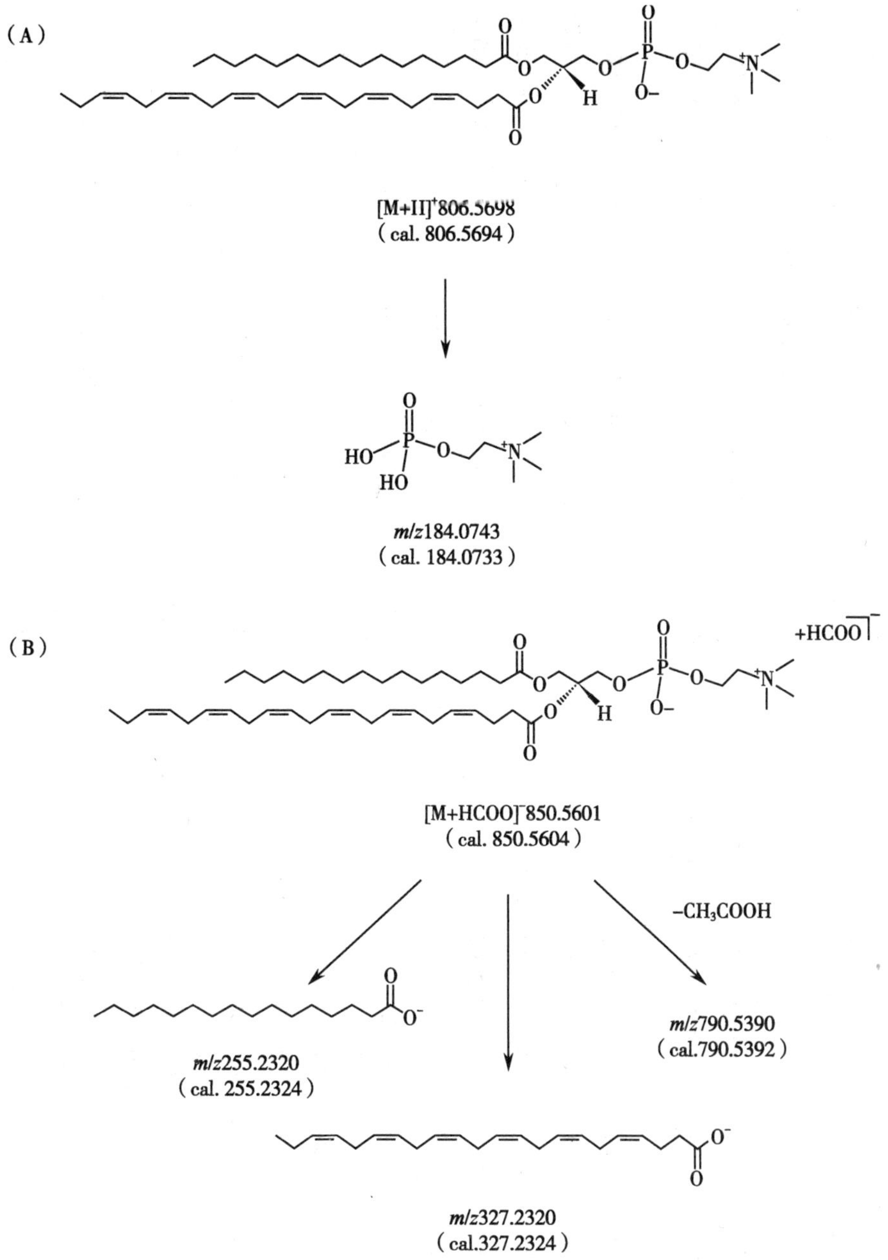

图 7-12 （16:0/22:6）的裂解途径

（A）*m/z* 806.5698［M+H］⁺ 在正离子模式下的裂解途径;（B）*m/z* 850.5601［M+HCOO］⁻ 在
负离子模式下的裂解途径

cal. 为理论值,其上方的数字为实测值

胆固醇酯的含量显著降低;随着病程发展,甘油磷脂和鞘磷脂的含量显著升高。分析推断
2 型糖尿病的诊断、治疗可能与甘油磷脂、甘油三酯、胆固醇酯及鞘磷脂的代谢紊乱密切
相关。

表 7-8　由 RRLC MS/MS 数据鉴定的正常人样品和 NDD 样品中的差异蛋白

No.	ionization method	RT (min)	m/z [a]	representative fragment ions (m/z) [b]	postulated elemental composition (theoretical m/z)	metabolite identification
1	ESI(−)	7.8	279.2332*	279.2(100%),261.1	$C_{18}H_{31}O_2$(279.2330)	FA(18:2)
2	ESI(−)	9.9	281.2488*	281.2(100%),263.2	$C_{18}H_{33}O_2$(281.2486)	FA(18:1)
3	ESI(+)	25.5	902.8173**	902.6(100%),885.8,603.6,407.3	$C_{57}H_{108}NO_6$(902.8171)	TG(18:1/18:1/18:1)
4	ESI(+)	24.2	898.7859**	898.6,881.5,625.3,599.3,577.4(100%),339.3,313.3,287.2,269.2,203.2	$C_{57}H_{104}NO_6$(898.7858)	TG(16:0/18:1/20:4)
5	ESI(+)	26.6	904.8329**	904.6(100%),887.6,605.4	$C_{57}H_{110}NO_6$(904.8328)	TG(18:0/18:1/18:1)
7	ESI(+)	24.7	874.7862**	874.6(100%),857.5,601.6,575.4	$C_{55}H_{104}NO_6$(874.7858)	TG(16:0/18:1/18:2)
8	ESI(+)	22.3	918.7546**	918.6(100%),901.6,809.6,597.4	$C_{59}H_{100}NO_6$(918.7545)	TG(16:1/20:4/20:4)
9	ESI(+)	24.7	879.7438**	879.5(100%),693.5,623.2,599.4	$C_{57}H_{102}NO_6$(879.7436)	TG(16:0/18:2/20:4)
10	ESI(±)	15.4	701.5598***	701.5(100%),184.1	$C_{39}H_{78}N_2O_6P$(701.5592)	SM(34:2)
11	ESI(+)	24.5	690.6182**	369.2(100%),257.2,243.1,229.1,215.2,203.1,189.2,187.2,179.3,177.2,175.2,173.2,165.1,163.1,161.2,159.1,149.2,147.1,145.1,137.2,135.1,133.1,131.0,123.1,121.1,119.0,109.1,107.0,105.1,97.0,95.0,93.0,91.0	$C_{47}H_{80}NO_2$(690.6184)	CE(20:4)
12	ESI(+)	25.5	666.6180**	369.2(100%),257.2,243.1,229.1,215.2,203.1,189.2,187.2,179.3,177.2,175.2,173.2,165.1,163.1,161.2,159.1,149.2,147.1,145.1,137.2,135.1,133.1,131.0,123.1,121.1,119.0,109.1,107.0,105.1,97.0,95.0,93.0,91.0	$C_{45}H_{80}NO_2$(666.6184)	CE(18:2)
13	ESI(+)	27.2	668.6339**	369.2(100%),257.2,243.1,229.1,215.2,203.1,189.2,187.2,179.3,177.2,175.2,173.2,165.1,163.1,161.2,159.1,149.2,147.1,145.1,137.2,135.1,133.1,131.0,123.1,121.1,119.0,109.1,107.0,105.1,97.0,95.0,93.0,91.0	$C_{45}H_{102}NO_2$(668.6340)	CE(18:1)
14	ESI(±)	4.6	540.3310****	540.3,480.3(100%),255.3,224.2	$C_{25}H_{51}NO_9P$(540.3307)	PC(16:0/0:0)

续表

No.	ionization method	RT (min)	m/z [a]	representative fragment ions (m/z) [b]	postulated elemental composition (theoretical m/z)	metabolite identification
15	ESI(±)	3.6	564.3311****	564.3, 504.3(100%), 279.2, 224.1	$C_{27}H_{51}NO_9P$ (564.3307)	PC(18:2/0:0)
16	ESI(±)	7.0	568.3626****	568.4, 508.4(100%), 283.2, 224.2	$C_{27}H_{54}NO_9P$ (568.3620)	PC(18:0/0:0)
17	ESI(±)	5.4	508.3766***	508.3(100%), 226.3, 184.1, 104.1	$C_{26}H_{55}NO_6P$ (508.3762)	PC(O-18:1/0:0)
18	ESI(±)	3.1	546.3560***	546.4(100%), 528.8, 184.1, 104.1	$C_{28}H_{53}NO_7P$ (546.3554)	PC(20:3/0:0)
19	ESI(±)	4.0	576.4031***	576.3(100%), 531.1, 411.1, 397.1, 307.2, 263.1, 217.1, 171.1, 150.1, 119.0(100%), 77.4	$C_{30}H_{59}NO_7P$ (576.4024)	PC(22:2/0:0)
20	ESI(±)	16.1	806.5698***	806.5(100%), 184.1	$C_{46}H_{81}NO_8P$ (806.5694)	PC(16:0/22:6)
21	ESI(±)	17.0	780.5543***	780.6(100%), 721.2, 184.1	$C_{44}H_{79}NO_8P$ (780.5538)	PC(20:4/16:1)
22	ESI(±)	20.0	832.5850***	832.5(100%), 184.1	$C_{48}H_{83}NO_8P$ (832.5851)	PC(18:1/22:6)
23	ESI(±)	16.6	808.5860***	808.7(100%), 184.1, 125.1, 86.0	$C_{46}H_{83}NO_8P$ (808.5851)	PC(16:0/22:5)
24	ESI(±)	16.7	732.5540***	732.5(100%), 184.1	$C_{40}H_{79}NO_8P$ (732.5538)	PC(14:0/18:1)
25	ESI(±)	17.3	766.5386***	766.5(100%), 184.1	$C_{43}H_{77}NO_8P$ (766.5381)	PC(15:1/20:4)
26	ESI(±)	17.7	742.5386***	742.5(100%), 601.6, 184.1, 86.0	$C_{41}H_{77}NO_8P$ (742.5381)	PC(15:1/18:2)
27	ESI(±)	5.2	679.4334***	679.4(100%), 663.4, 607.4, 221.1	$C_{38}H_{64}O_8P$ (679.4333)	PA(13:0/22:6)
28	ESI(±)	5.5	564.5355***	564.4(100%), 321.1, 270.1, 265.4, 160.0	$C_{36}H_{70}NO_3$ (564.5350)	PA(36:2)
29	ESI(±)	18.0	639.4235***	639.6(100%), 594.2	$C_{32}H_{64}O_{10}P$ (639.4232)	PG(26:0)
30	ESI(±)	17.1	865.5951***	865.3(100%), 780.4, 721.5, 597.4	$C_{49}H_{86}O_{10}P$ (865.5953)	PG(21:0/22:6)
31	ESI(±)	18.3	867.5179***	867.5(100%), 782.4, 723.5, 599.6	$C_{50}H_{76}O_{10}P$ (867.5171)	PG(22:6/22:6)
32	ESI(±)	18.5	893.5332***	893.4(100%), 808.4, 749.3, 625.4	$C_{52}H_{78}O_{10}P$ (893.5327)	PG(46:14)
33	ESI(±)	16.6	872.6378***	872.4(100%), 804.4, 745.4, 621.4	$C_{48}H_{91}NO_{10}P$ (872.6375)	PS(42:2)

续表

No.	ionization method	RT (min)	m/z [a]	representative fragment ions (m/z) [b]	postulated elemental composition (theoretical m/z)	metabolite identification
34	ESI(±)	5.9	540.3301***	540.3(100%),315.8,288.2,270.0,251.1	$C_{25}H_{51}NO_9P$(540.3296)	PS(19:0/0:0)
35	ESI(±)	8.5	568.3612***	568.4(100%),298.3,209.5	$C_{27}H_{55}NO_9P$(568.3609)	PS(21:0/0:0)

注: [a]The high resolution data from different quasi-molecular ions; *[M-H]⁻;**[M+NH₄]⁺;***[M+H]⁺;****[M+HCOOH-H]⁻

[b]The base peak of fragment ions has been marked by 100%

表 7-9 由 RRLC MS/MS 数据鉴定的 LTY 和 MTY 样品中的差异蛋白

No.	ionization method	RT (min)	m/z [a]	representative fragment ions (m/z) [b]	postulated elemental composition (theoretical m/z)	metabolite identification
1	ESI(-)	12.4	283.2643*	283.3(100%),265.2	$C_{18}H_{35}O_2$(283.2643)	FA(18:0)
2	ESI(-)	7.3	303.2332*	303.3(100%),285.2	$C_{20}H_{31}O_2$(303.2330)	FA(20:4)
3	ESI(+)	24.1	924.8019**	924.6(100%),907.6,651.5,625.5,601.4,577.5,313.1	$C_{59}H_{106}NO_6$(924.8015)	TG(16:0/18:1/22:5)
4	ESI(±)	20.2	811.6689***	811.5(100%),184.1	$C_{47}H_{92}N_2O_6P$(811.6688)	SM(42:3)
5	ESI(±)	20.2	785.6535***	785.4(100%),184.1(100%),125.1,86.0	$C_{45}H_{90}N_2O_6P$(785.6531)	SM(40:2)
6	ESI(±)	18.7	757.6222***	757.5(100%),184.1,125.1,104.1,86.0	$C_{43}H_{86}N_2O_6P$(757.6218)	SM(38:2)
7	ESI(±)	21.3	813.6848***	813.5(100%),184.1,125.1	$C_{47}H_{94}N_2O_6P$(813.6844)	SM(42:2)
8	ESI(±)	17.8	717.5911***	717.4(100%),184.1(100%),125.1,86.0	$C_{40}H_{82}N_2O_6P$(717.5905)	SM(35:1)
9	ESI(±)	15.4	701.5596***	701.5(100%),184.1	$C_{39}H_{78}N_2O_6P$(701.5592)	SM(34:2)
10	ESI(±)	20.2	759.6377***	759.6(100%),184.1,125.1,86.0	$C_{43}H_{88}N_2O_6P$(759.6375)	SM(38:1)
11	ESI(±)	15.9	689.5596***	689.5,184.1(100%)	$C_{38}H_{78}N_2O_6P$(689.5592)	SM(33:1)
12	ESI(±)	14.8	675.5438***	675.4,184.1(100%),125.1	$C_{37}H_{76}N_2O_6P$(675.5436)	SM(32:1)
13	ESI(±)	18.6	731.6066***	731.7(100%),184.1,125.1	$C_{41}H_{84}N_2O_6P$(731.6062)	SM(36:1)
14	ESI(±)	21.5	787.6689***	787.6(100%),184.1(100%),125.1	$C_{45}H_{92}N_2O_6P$(787.6688)	SM(40:1)

续表

No.	ionization method	RT (min)	m/z[a]	representative fragment ions (m/z)[b]	postulated elemental composition (theoretical m/z)	metabolite identification
15	ESI(+)	28.7	654.6188**	369.2(100%),257.2,243.1,229.1,215.2,203.1,189.2,187.2,179.3,177.2,175.2,173.2,165.1,163.1,161.2,159.1,149.2,147.1,145.1,137.2,135.1,133.1,131.0,123.1,121.1,119.0,109.1,107.0,105.1,97.0,95.0,93.0,91.0	$C_{44}H_{80}NO_2$(654.6184)	CE(17:1)
16	ESI(+)	25.5	666.6188**	369.2(100%),257.2,243.1,229.1,215.2,203.1,189.2,187.2,179.3,177.2,175.2,173.2,165.1,163.1,161.2,159.1,149.2,147.1,145.1,137.2,135.1,133.1,131.0,123.1,121.1,119.0,109.1,107.0,105.1,97.0,95.0,93.0,91.0	$C_{45}H_{80}NO_2$(666.6184)	CE(18:2)
17	ESI(±)	4	576.4028***	576.3(100%),531.1,411.1,397.1,307.2,263.1,217.1,171.1,150.1,119.0(100%),77.4	$C_{30}H_{59}NO_7P$(576.4024)	PC(22:2/0:0)
18	ESI(±)	4.3	496.3403***	496.2(100%),478.3,184.1,104.1	$C_{24}H_{51}NO_7P$(496.3398)	PC(16:0/0:0)
19	ESI(±)	6.6	524.3716***	524.3(100%),506.3,184.1,125.1,86.0	$C_{26}H_{55}NO_7P$(524.3711)	PC(18:0/0:0)
20	ESI(±)	4.6	522.3919***	522.3(100%),184.1,104.1,86.0	$C_{27}H_{57}NO_6P$(522.3918)	PC(18:1/0:0)
21	ESI(±)	3.6	564.3302****	564.3,504.3(100%),279.2,224.1	$C_{27}H_{51}NO_9P$(564.3296)	PC(18:2/0:0)
22	ESI(±)	4.9	566.3453****	566.3,506.3(100%),281.3	$C_{27}H_{53}NO_9P$(566.3452)	PC(18:1/0:0)
23	ESI(±)	4.6	540.3301****	540.3,480.3(100%),255.3,224.2	$C_{25}H_{51}NO_9P$(540.3296)	PC(16:0/0:0)
24	ESI(±)	7	568.3611****	568.4,508.4(100%),283.2,224.2	$C_{27}H_{55}NO_9P$(568.3609)	PC(18:0/0:0)
25	ESI(±)	18.5	786.6012***	786.5(100%),184.1	$C_{44}H_{85}NO_8P$(786.6007)	PC(18:0/18:2)
26	ESI(±)	18.9	744.5536***	744.5(100%),603.4,184.1	$C_{41}H_{79}NO_8P$(744.5538)	PC(15:0/18:2)
27	ESI(±)	17.6	794.5696***	794.4(100%),184.1,125.1	$C_{45}H_{81}NO_8P$(794.5694)	FC(17:1/20:4)
28	ESI(±)	17.3	784.5858***	784.4(100%),184.1,125.1	$C_{44}H_{83}NO_8P$(784.5851)	PC(18:1/18:2)
29	ESI(±)	19.7	814.6323***	814.5(100%),184.1	$C_{46}H_{89}NO_8P$(814.6320)	PC(20:0/18:2)
30	ESI(±)	15.3	806.5702***	806.5(100%),184.1	$C_{46}H_{81}NO_8P$(806.5694)	PC(18:2/20:4)

续表

No.	ionization method	RT (min)	m/z[a]	representative fragment ions (m/z)[b]	postulated elemental composition (theoretical m/z)	metabolite identification
31	ESI(±)	19.6	788.6166***	788.6(100%),184.1,125.1	$C_{44}H_{87}NO_8P$(788.6164)	PC(18:0/18:1)
32	ESI(±)	17.6	834.6012***	834.3(100%),184.1,125.1	$C_{48}H_{85}NO_8P$(834.6007)	PC(18:0/22:6)
33	ESI(±)	17.1	730.5388***	730.2(100%),712.2,184.1,125.1,86.0	$C_{40}H_{77}NO_8P$(730.5381)	PC(14:0/18:2)
34	ESI(±)	17	780.5541***	780.6(100%),721.2,184.1	$C_{44}H_{79}NO_8P$(780.5538)	PC(16:1/20:4)
35	ESI(±)	18	836.6168***	836.5(100%),184.1,125.1	$C_{48}H_{87}NO_8P$(836.6164)	PC(18:0/22:5)
36	ESI(±)	19	796.5857***	796.4(100%),184.1,125.1	$C_{45}H_{83}NO_8P$(796.5851)	PC(17:0/20:4)
37	ESI(±)	16.1	806.5701***	806.5(100%),184.1	$C_{46}H_{81}NO_8P$(806.5694)	PC(18:0/20:6)
38	ESI(±)	15.4	756.5541***	756.5(100%),184.1	$C_{42}H_{79}NO_8P$(756.5538)	PC(16:1/18:2)
39	ESI(±)	16.1	832.5858***	832.4(100%),184.1	$C_{48}H_{83}NO_8P$(832.5851)	PC(40:7)
40	ESI(±)	19.2	746.5699***	746.4(100%),184.1,125.1	$C_{41}H_{81}NO_8P$(746.5694)	PC(16:0/18:1)
41	ESI(±)	16.6	808.5856***	808.7(100%),184.1,125.1,86.0	$C_{46}H_{83}NO_8P$(808.5851)	PC(16:0/22:5)
42	ESI(±)	20.3	824.6168***	824.5(100%),184.1	$C_{47}H_{87}NO_8P$(824.6164)	PC(39:4)
43	ESI(±)	17	758.5699***	758.4(100%),184.1	$C_{42}H_{81}NO_8P$(758.5694)	PC(16:0/18:2)
44	ESI(±)	17	848.6380***	848.4(100%),780.4,721.3,597.7	$C_{46}H_{91}NO_{10}P$(848.6375)	PS(40:0)
45	ESI(±)	5.9	540.3301***		$C_{25}H_{51}NO_9P$(540.3296)	PS(19:0/0:0)
46	ESI(±)	8.5	568.3612***	568.4(100%),298.3,209.5	$C_{27}H_{55}NO_9P$(568.3609)	PS(21:0/0:0)
47	ESI(±)	17.1	865.5958***	865.3(100%),780.4,721.5,597.4	$C_{49}H_{86}O_{10}P$(865.5953)	PS(21:0/22:6)
48	ESI(±)	18.5	893.5329***	893.4(100%),808.4,749.3,625.4	$C_{52}H_{78}O_{10}P$(893.5327)	PG(46:14)
49	ESI(±)	19.7	764.5228***	764.2(100%),623.5,98.8	$C_{43}H_{75}NO_8P$(764.5225)	PE(38:6)

注：[a]The high resolution data from different quasi-molecular ions；*[M-H]^-；**[M+NH$_4$]^+；***[M+H]^+；****[M+HCOOH-H]^+
[b]The base peak of fragment ions has been marked by 100%

三、基于 LC-MS/MS 技术的 2 型糖尿病多肽类生物标志物的检测

由于通过蛋白质组学方法寻找用于疾病诊断的生物标志物的技术具有一定的局限性，而对蛋白质消化降解得到的多肽类物质进行检测要容易得多，因此采用此种技术在糖尿病患者尿液或血浆中寻找多肽类生物标志物也成为比较热门的研究领域。

实例：通过 LC-MS/MS 及 ^{18}O 标记的糖基化技术检测 2 型糖尿病的多肽类生物标志物

样品来源：由北京理工大学医学院提供，收集 2009~2010 年间接受身体特征调查问卷的 389 名志愿者的血液样本，调查包括个人的基本特征（年龄、性别以及身体质量指数）、家族糖尿病病史以及有无早期糖尿病症状，同样也对他们的血液样本进行生化检查并记录在案。将上述血样分成 2 型糖尿病组（T2DM）、葡萄糖耐量降低组（IGT）、正常葡萄糖耐受量组（NGT）。样本的详细信息见表 7-10。

表 7-10 受试者的基本信息

characteristics[a]	T2DM group	IGT group	NGT group
n	73	63	253
basic characteristics			
age（years）	56（±16）	52（±13）	48（±13）
sexuality（M/F）	39/34	33/30	132/121
BMI（kg/m^2）	29.2（±2.5）[b]	25.6（±1.6）	26.0（±1.7）
family history of diabetes（%）	42.0	36.0	18.0
symptoms[c]（%）			
fatigue	34.2	30.1	10.7
rapid decline in visual acuity	49.3	31.7	12.5
acral itch, pain, or numbness	26.1	6.3	5.1
lower extremity edema	4.1	7.9	5.9
prone to infection	8.2	4.7	1.2
red face	2.7	1.6	2.0
simplex	1.4	3.2	1.2
cutaneous xanthoma	2.7	3.2	2.0
repeated infections on vulva or prostate	6.8	4.0	2.8
urinary tract infection	8.2	4.0	3.2
easy to have hypoglycemia	2.7	1.6	1.2
gastrointestinal disorders	5.4	4.0	2.0
lose weight suddenly	2.7	3.2	1.6
diagnostic tests			
ALT	31（±26）	23（±4）	18（±5）

续表

characteristics[a]	T2DM group	IGT group	NGT group
BUN	4.5(±0.8)	4.9(±1.4)	4.7(±1.5)
CREA	76(±16)	80(±15)	77(±14)
UA	298.2(±83.4)	282.9(±48.2)	279.4(±48.2)
GLU	10.8(±4.5)	7.2(±0.8)	5.2(±0.5)
TG	2.36(±1.55)	1.88(±1.60)	1.87(±1.62)
CHOL	5.5(±0.9)	4.9(±1.1)	4.7(±0.9)
HDL	1.5(±0.5)	1.4(±0.4)	1.4(±0.3)
LDL	3.3(±0.6)	2.7(±0.6)	2.4(±0.5)
HB	all negative	all negative	all negative

注：[a]For continuous variables, values were expressed as mean(±SD);for categorical variables, % was used.[b]The values in bold represent significant differences between the T2DM and IGT/NGT groups.[c]By self-evaluation of volunteers. Abbreviations: T2DM group: type 2 diabetes mellitus group; IGT group, impaired glucose tolerance; NGT group, normal glucose tolerance group; ALT, alanine aminotransferase; BUN, blood urea nitrogen; CREA, creatinine; UA, uric acid; GLU, glucose; TG, triglyceride; CHOL, cholesterol; HB, hemoglobin

实验仪器：高效液相-电喷雾飞行时间质谱仪，Agilent1100 高效液相系统，Agilent ESI-TOF-MS（6210），VYDAC C18 色谱柱（30nm，2.1mm×150mm），流速 0.2ml/min，进样量 10μg，流动相为缓冲液 A（0.1% 甲酸的水溶液）及缓冲液 B（0.1% 甲酸的乙腈溶液），流动相梯度见表 7-11。质谱方面，氮气作为干燥气体及喷雾气体（流速 10L/min，压力 35psi，控温 350℃），质谱离子化模式为阳离子模式，毛细管电压 -3.5kV。HPLC/ESI-ion trap MS（Agilent MSD trap）用于定量分析。

表 7-11 液相色谱的流动相条件

time（min）	B（%）
0~5	3
5~35	40
35~40	40~95
40~43	95
43~45	95~3
45~55	3

样品处理：

（1）人血清白蛋白（HSA）的糖基化：血清白蛋白（用 pH7.4 的 50mmol/L KH_2PO_4-K_2HPO_4 缓冲液将蛋白配成 40mg/ml 的溶液，其中包含 0.1mmol/L 甲苯作为抑菌剂），在 37℃条件下与 D- 葡萄糖在 4 种不同的比例条件下（HSA:glucose 1：10、1：41.5、1：83 和 1：415）孵化

10、20 或 30 天,然后冻干。

（2）蛋白消化:200μgHSA（包括糖基化和对照 HSA）用 20μl 含有 8mol/L 尿素、10mmol/L DTT、50mmol/LNH₄HCO₃（pH8.3）的缓冲液在 37℃条件下变性 4 小时。使用 50mmol/LLAA 溶液在室温下暗室中烷基化 1 小时,烷基化后,使用 50mmol/LNH₄HCO₃（pH8.3）缓冲液稀释使尿素的最终浓度为 1mol/L。然后蛋白和胰酶以 50∶1（W/W）的比例在 37℃条件下消化 20 小时,消化的多肽冻干后用于标记反应。

（3）^{18}O 肽段标记:^{18}O 肽段标记是在阳离子环境下操控完成的。肽段样品溶解在 50mmol/L KH₂PO₄-K₂HPO₄ 缓冲液中,调 pH5 左右,冻干使样品完全干燥。最终使用 1.6μg 胰酶对对照 HSA 肽段和糖基化的肽段在 H₂^{18}O 和 H₂^{16}O 中进行标记,标记条件为 37℃,标记 20 小时,将样品煮沸 10 分钟使得剩余的胰酶失活并加入 5% 甲酸溶液。所有样品在 17 000g 离心条件下离心 15 分钟,继而用 HPLC-MS 分析。

结果分析:实验首先以标准人血清白蛋白与葡萄糖建立体外模拟糖基化模型,酶切后通过 ^{18}O 标记,经 LC-MS/MS 定量检测后分别筛选出葡萄糖敏感肽段和葡萄糖不敏感肽段。葡萄糖敏感肽段即为初步筛选出的候选生物标志物,而葡萄糖不敏感肽段因不易被葡萄糖修饰,可在下一步的血浆样本验证中被用作"内标"肽段,用以衡量其他葡萄糖敏感肽段的变化程度,从而进一步筛选出有望作为糖尿病早期诊断的生物标志物。实验发现 AAFTECCQAADKAACLLPK（m/z=977.4）为葡萄糖非敏感性多肽,被用于内标（图 7-13 中给出了葡萄糖非敏感性多肽和敏感性多肽的质谱变化特征）,最终从 8 种葡萄糖敏感性多肽中筛选出 3 种多肽即 FKDLGEENFK、LDELRDEGK 和 KVPQVSTPTLVEVSR 被鉴定为潜在的生物标志物,其在 T2DM 组和 NGT 组中表现出显著性差异,而 FKDLGEENFK 和 KVPQVSTPTLVEVSR 在 NGT/IGT 组和 IGT/T2DM 组中也有显著性差异（表 7-12）,由此推测这 3 种多肽可用于早期 2 型糖尿病的诊断。

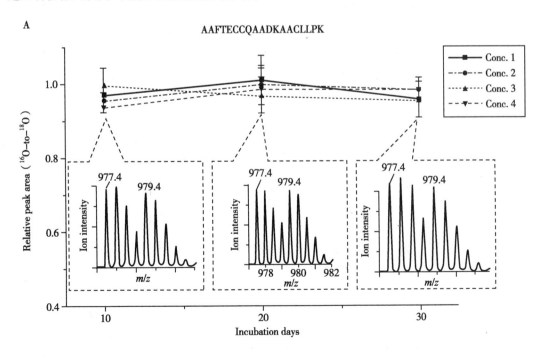

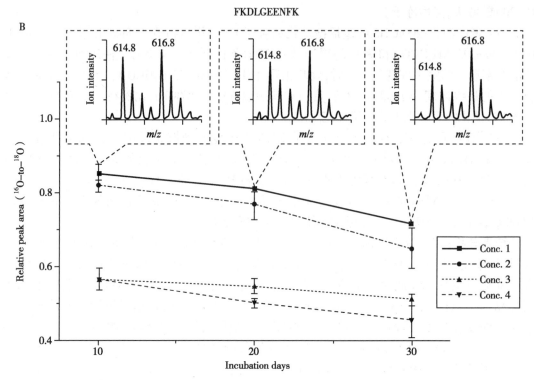

图 7-13 葡萄糖敏感肽段和葡萄糖不敏感肽段在不同葡萄糖浓度和不同孵化时间下的对比图

A 为葡萄糖非敏感性多肽;B 为葡萄糖敏感性多肽

表 7-12 NGT/IGT 组和 NGT/IGT&T2DM 组中的 3 个肽类生物标志物

groups	biomarker petide	cut-off point[a]	sensitivity(%)	specificity(%)	AUC[b]
NGT/IGT	LDELRDEGK	0.043	37.95	76.19	0.551
	FKDLGEENFK	0.120	97.23	93.65	0.991
	KVPQVSTPTLVEVSR	0.123	94.47	98.41	0.986
NGT/IGT&T2DM	LDELRDEGK	0.034	55.15	94.47	0.769
	FKDLGEENFK	0.118	97.06	97.23	0.996
	KVPQVSTPTLVEVSR	0.099	99.27	94.47	0.993

注:[a]Peak area ratio(biomarker peptide:IS peptide) in each clinical case

[b]Area under curve:0.5~0.7 means the method has low accuracy;0.7~0.9 means the method hasmedium accuracy;>0.9 means the method has high accuracy

第四节 质谱技术在糖尿病肾病诊断中的应用

一、糖尿病肾病简介

糖尿病的患病人数越来越多,而由糖尿病所带来的慢性并发症则已成为威胁人类健康的杀手。在糖尿病的慢性并发症中,血管并发症的危害最大,而糖尿病肾病是重要的微血管并发症之一,是糖尿病患者的主要死亡原因之一。国内外的流行病学研究资料表明,糖尿病患者中约有 30% 会并发糖尿病肾病。现代西方医学普遍认为,糖尿病肾病为糖尿病引起的肾脏损害,其特异性表现为糖尿病性肾小球硬化症,其基本病理病变为肾小球基底膜增厚和系膜基质增生,临床表现主要为蛋白尿、水肿、高血压及肾功能损害。

二、目前临床诊断糖尿病肾病的方法

尿微量白蛋白指高于正常,但常规方法无法检出的白蛋白尿,其检测作为早期肾损害诊断的重要指标已受到广泛重视,测定方法包括放射免疫法、ELISA 法等,应用较多的是免疫透射比浊法。微量白蛋白尿是诊断糖尿病肾病的标志。微量白蛋白尿指 UAE 持续升高 20~200μg/min,或尿白蛋白 30~300mg/24h,或尿白蛋白∶尿肌酐为 30~300μg/mg。由于微量白蛋白尿是临床诊断早期糖尿病肾病的主要线索,目前美国糖尿病协会建议,对于 1 型糖尿病患者,起病 5 年后就要进行尿微量白蛋白的筛查;而对于 2 型糖尿病则在确诊糖尿病时应同时检查。但一次检查阳性还不能确诊为持续微量白蛋白尿,需要在 3~6 个月内复查;如果 3 次检查中 2 次阳性,则可确诊;如为阴性,则应每年检查 1 次。糖尿病控制很差时也可引起微量白蛋白尿,尿白蛋白的排出可以 >20μg/min,这样的尿白蛋白排出量不能明确糖尿病肾病的诊断。但若糖尿病得到有效控制时尿白蛋白排出量仍为 20~200μg/min,则可以认为有早期糖尿病肾病,是糖尿病肾病的诊断依据。

三、质谱技术在糖尿病肾病诊断中的应用

目前对于糖尿病肾病的预警和早期诊断尚无特别有效的手段,通常情况下要等到出现蛋白尿等明显症状才能进行诊断并开始治疗,但往往此时患者的肾功能已经出现了严重的病变,很难进行有效的治疗。所以如若发现有效的生物标志物,对其进行早期的诊断将有利于该病的治疗。

实例:糖尿病肾病血清样品中嘌呤嘧啶循环的定量代谢组学研究

样品来源:选取 110 例具有完整住院信息的糖尿病肾病患者纳入研究,并根据 Mogensen 分期标准将 110 例患者分为单糖尿病组(DM)、糖尿病肾病Ⅲ期组(DN Ⅲ)、糖尿病肾病Ⅳ期组(DN Ⅳ)和糖尿病肾病Ⅴ期组(DN Ⅴ)。同时,选取年龄段基本相同的 50 例健康人的血浆样本作为正常对照组(control)进行对比研究。

实验仪器:HP1100 高效液相色谱仪(AgilentTechnologies,Palo Alto,CA,USA),质谱采用 SciexAPI3000 三重四极杆质谱仪(Perkin-Elmer Sciex,Canada)进行检测。

色谱及质谱条件:目标化合物的分离使用 HP1100 高效液相色谱仪,安捷伦 TC-C18(4.6mm×250mm,Agilent Technologies)色谱柱,预柱(7.5mm×4.6mm i.d.,5μm)。流动相组成:A 相为 10mmol/L 醋酸铵溶液,并用冰醋酸调 pH5.8;B 相为甲醇。流动相流速为 0.8ml/min,柱温控制在 25℃ ±1℃,进样体积为 20μl。液质接口分流比设为 4∶1。液相分离的流动相梯度条件如表 7-13 所示。对于所有化合物的检测均采用质谱进行定性,而定量采用两种方式,即乳清酸、尿酸、胞苷、次黄嘌呤、脱氧尿苷、胸腺嘧啶、肌苷、胸腺嘧啶核苷、腺嘌呤、腺苷和脱氧腺苷采用紫外检测器定量,检测波长为 254nm;β- 丙氨酸、肌氨酸、胞嘧啶、肌酐、尿嘧啶、二氢尿嘧啶、黄嘌呤、尿苷、鸟苷和脱氧肌苷采用质谱定量。质谱检测均采用正离子模式下的多反应监测(MRM)方式。实验前,采用注射泵连续注射(15μl/min),各个化合物的标

准品溶液（浓度均为 5μg/ml）注入质谱仪进行参数优化。各个化合物的最佳质谱参数见表 7-14。电离电压为 5kV，离子源温度为 350℃，碰撞气压为 6mTorr，雾化气（氮气）、气帘气（氮气）和辅助干燥气（空气）分别设为 8、2 和 4L/min。

表 7-13　流动相梯度条件

时间（分钟）	A 相（%）	B 相（%）
0	100	0
5	100	0
10	95	5
20	80	20
40	70	30
45	0	100
50	100	0

表 7-14　化合物的最佳质谱参数

化合物	母离子	碎片离子	DP（V）	CE（eV）
β- 丙氨酸（β-alanine）	90.2	72.2	90	12
肌氨酸（creatine）	132.3	90.2	70	18
乳清酸（orotic acid）	157.3	111.3	50	20
胞嘧啶（cytosine）	112.1	95	45	25
肌氨酸酐（creatinine）	114.2	86.2	40	17
二氢尿嘧啶（dihydrouracil）	115.2	55.2	50	27
尿嘧啶（uracil）	113.2	96	50	25
尿酸（uric acid）	169.4	141.4	70	20
胞苷（cytidine）	244.0	112.2	40	18
次黄嘌呤（hypoxanthine）	137.1	110.1	40	18
尿苷（uridine）	245.2	113.1	50	20
黄嘌呤（xanthine）	153.4	110.2	40	15
胸腺嘧啶（thymine）	127.1	110.1	40	20
脱氧尿苷（deoxyuridine）	229.2	113.1	50	20
肌苷（inosine）	269.2	137.1	50	20
鸟苷（guanosine）	284.0	152.4	70	25
脱氧肌苷（deoxyinosine）	253.2	137.1	50	20
腺嘌呤（adenine）	136.4	92.2	70	40
胸苷（thymidine）	243.0	127.2	50	18
腺苷（adenosine）	268.2	136.2	50	20
脱氧腺苷（deoxyadenosine）	252.2	136.1	40	20

样品前处理方法：精密移取血浆 200μl，加入 800μl 甲醇溶液，涡旋 2 分钟。于 4℃ 以 10 000r/min 离心 15 分钟，取上清液于室温下氮吹至干，用 100μl50% 甲醇溶解，保存于 −20℃ 环境下。

结果分析：通过对数据进行 Student t 检验，寻找到以下几种物质在组间有显著性差异，可认定为潜在的代谢标志物，分别为尿酸、黄嘌呤、肌苷、腺苷、胞嘧啶、胞苷及胸腺嘧啶核苷。从组间对比的结果可以看出，随着病程的发展，尿酸、黄嘌呤在各组之间的含量呈升高的趋势，并且在正常对照组和单糖尿病组、糖尿病肾病Ⅳ 和 Ⅴ 期组之间均存在显著性差异；肌苷在各组之间的含量呈升高的趋势，并且在单糖尿病组和糖尿病肾病Ⅲ 期组之间存在显著性差异；腺苷在各组之间的含量呈升高的趋势，并且在糖尿病肾病Ⅲ 和 Ⅳ 期组、糖尿病肾病Ⅳ 和 Ⅴ 期组之间均存在显著性差异；胸腺嘧啶核苷在各组之间的含量呈升高的趋势，并且在单糖尿病组和糖尿病肾病Ⅲ 期组、糖尿病肾病Ⅳ 和 Ⅴ 期之间存在显著性差异。上述指标可以用来对病程发展进行监测，并可以为慢性肾衰竭的发生进行预警（表 7-15）。由此研究可知 4 种嘌呤代谢循环的物质腺苷、肌苷、尿酸和黄嘌呤和 3 种嘧啶代谢循环的物质胞嘧啶、胞苷、胸腺嘧啶是糖尿病以及糖尿病肾病发生过程的潜在生物标志物。

表 7-15　正常对照组和各组之间的差异

化合物	正常对照 （n=50）	糖尿病 （n=27）	糖尿病肾病Ⅲ 期（n=27）	糖尿病肾病Ⅳ期 （n=28）	糖尿病肾病Ⅴ期 （n=28）
肌氨酸	1.226 ± 0.282	0.911 ± 0.207	0.804 ± 0.121	0.571 ± 0.145	0.975 ± 0.213
乳清酸	0.021 ± 0.003	0.030 ± 0.005	0.031 ± 0.004	0.022 ± 0.011	0.085 ± 0.025
胞嘧啶	0.115 ± 0.015	0.194 ± 0.038	0.293 ± 0.076	0.305 ± 0.069	0.520 ± 0.167
肌苷	7.321 ± 0.770	11.282 ± 1.447	19.043 ± 5.201	51.360 ± 14.224	82.101 ± 11.889
尿酸	46.527 ± 3.060	58.624 ± 5.656	60.462 ± 8.601	64.867 ± 7.851	76.450 ± 5.651
胞苷	0.046 ± 0.012	0.051 ± 0.007	0.056 ± 0.014	0.091 ± 0.021	0.296 ± 0.069
次黄嘌呤	0.287 ± 0.036	0.283 ± 0.075	0.247 ± 0.088	0.221 ± 0.064	0.528 ± 0.231
尿苷	1.226 ± 0.096	1.394 ± 0.168	1.031 ± 0.161	1.035 ± 0.204	1.119 ± 0.177
黄嘌呤	0.477 ± 0.062	0.554 ± 0.159	0.663 ± 0.131	0.839 ± 0.179	2.034 ± 0.657
胸腺嘧啶	0.035 ± 0.008	0.030 ± 0.007	0.034 ± 0.017	0.028 ± 0.007	0.077 ± 0.023
脱氧尿苷	0.194 ± 0.055	0.099 ± 0.027	0.062 ± 0.016	0.124 ± 0.051	0.162 ± 0.056
肌苷	0.077 ± 0.012	0.080 ± 0.015	0.284 ± 0.021	0.319 ± 0.079	0.947 ± 0.346
腺嘌呤	0.165 ± 0.036	0.146 ± 0.055	0.156 ± 0.064	0.172 ± 0.091	0.187 ± 0.042
胸苷	0.028 ± 0.005	0.039 ± 0.012	0.081 ± 0.030	0.122 ± 0.054	0.339 ± 0.093
腺苷	0.136 ± 0.030	0.138 ± 0.029	0.295 ± 0.071	0.540 ± 0.080	1.870 ± 0.407

（王立波　袭荣刚）

参考文献

［1］Soggiu A,Piras C,Bonizzi L,et al. A discovery-phase urine proteomics investigation in type 1 diabetes［J］. Acta Diabetol,2012,49:453-464.

［2］张惠萍.基于多种分析技术的胰腺癌与糖尿病血清代谢组学研究［D］.上海交通大学,2011.

［3］Pang LQ,Liang QL,Wang YM,et al. Simultaneous determination and quantification of seven major phospholipid classes in human blood using ormal-phase liquid chromatography coupled with electrospray mass spectrometry and the application in diabetes nephropathy［J］. J. Chromatogr. B Analyt. Technol. Biomed. Life Sci. ,2008,869(1-2):118-125.

［4］Kroger J,Zietemann V,Enzenbach C,et al. Erythrocyte membrane phospholipid fatty acids,desaturase activity,and dietary fatty acids in relation to risk of type 2 diabetes in the European Prospective Investigation into Cancer and Nutrition(EPIC)-Potsdam Study［J］. Am J. Clin. Nutr,2011,93(1):127-142.

［5］Zhao C,Mao J,Ai J,et al. Integrated lipidomics and transcriptomic analysis of peripheral blood reveals significantly enriched pathways in type 2 diabetes mellitus［J］. BMC Med Genomics,2013,6(suppl 1):S12-S16.

［6］Wmg C,Kong H,Guan Y,et al. Plasma Phospholipid Metabolic Profiling and Biomarkers of Type 2 Diabetes Mellitus Based on High-Performance Liquid Chromatography/Electrospray Mass Spectrometry and Multivariate Statistical Analysis［J］. Anal. Cfem. ,2005,77:4108-4116.

［7］习聪.基于 LC-MS/MS 技术的 2 型糖尿病血清脂质组学研究［D］.中国医学科学院硕士学位论文,2013.

［8］Zhang M,Xu W,Deng YL. A New Strategy for Early Diagnosis of Type 2 Diabetes Mellitus by Standard-Free, Label-Free LC-MS/MS Quantification of Glycated［J］. Diabetes,2013,62:3936-3942.

［9］Wirta O,Pastemack A,Mustonen J,etal. Albumin excretion rate and its relation toKidney disease in non-insulin-dependent diabetes mellitus［J］. J. Intern. Med. ,1995,237(4):367-373.

［10］Esmatjes E,Castell C,Gonzalez T,etal. Epidemiology of renal involvement in type 2diabeties(NIDDM)inCatalonia. The Catalan Diabetie Nephropathy Study Group［J］. Diabetes Res. Clin. Pract. ,1996,32(3):157-163.

［11］Unnikrishnan RI,Rema M,Pradeepa R,et al. Prevalence and risk factors of diabetic nephropathy in an Urban South Indian population:the chennai urban rural epidemiology study(Cures-45)［J］. Diabetes Care,2007, 30:2019-2024.

［12］夏建飞.基于液质联用技术的代谢组学新方法的研究与应用［D］.华东理工大学,2010.

第八章 质谱技术在常用强心苷类药物临床监测中的应用

第一节 概　述

强心苷类药物是一类具有强心作用的苷类化合物。强心苷类按照结构可以分为甲型强心苷和乙型强心苷。其中甲型强心苷主要分布在玄参科(洋地黄属)、夹竹桃科(黄花夹竹桃属)、萝藦科(杠柳属、马利筋属)、百合科(铃兰属、万年青属)、十字花科(糖芥属)以及毛茛科(侧金盏花属)等植物中;乙型强心苷主要分布在百合科以及毛茛科(铁筷子属)植物中,主要存在于这些植物的果、叶或根中。目前临床上应用的达二三十种,常用的药物为洋地黄类强心苷,可供使用的药物有地高辛、洋地黄毒苷、毛花苷丙和毒毛花苷 K(strophanthin K)。临床上尤以地高辛为主要的强心苷类制剂,主要用以治疗充血性心力衰竭及节律障碍等心脏病。

一、强心苷类药物简介

强心苷是一类选择性地作用于心脏,加强心肌收缩力的药物。洋地黄强心苷类药物为临床上的常用药物,主要用于治疗心功能不全,包括洋地黄毒苷、地高辛、去乙酰毛花苷丙和毒毛花苷 K 等。地高辛(异羟基洋地黄毒苷)、洋地黄毒苷与羟基洋地黄毒苷药物存在于许多有毒的植物中,化学结构见图 8-1。3000 年前,古埃及就已知多种含洋地黄毒苷与羟基洋地黄毒苷的药用植物。地高辛、洋地黄毒苷与羟基洋地黄毒苷多由玄参科植物洋地黄(亦称"毛地黄"或"紫花洋地黄")的叶中提取制得。该类药物是结构较为复杂的甾体类化合物,是由强心苷元和洋地黄毒糖两部分构成的。天然存在的强心苷元的 B/C 环都是反式,C/D 环都是顺式,A/B 环两种稠合方式都有;洋地黄毒苷元为顺式稠合,且大多数甾体化合物都为顺式稠合。在洋地黄毒苷与羟基洋地黄毒苷的甾核上,C-3 和 C-14 位都有羟基取代,洋地黄毒苷的 3-OH 大多是 β 构型,也有 α 构型,我们称洋地黄毒苷元的 C-3 异构体为 3- 表洋地黄毒苷元。临床应用中除洋地黄毒苷 C 为一级苷,亲水性强,适用于注射外,洋地黄毒苷和羟基洋地黄毒苷均为次级苷。洋地黄毒苷的亲脂性较强,口服吸收完全,作用持久而缓慢,可口服也可注射,但多口服用于慢性病例。羟基洋地黄毒苷由于在 C-16 位引入羟基,亲脂性低,难以吸收,曾长期不被应用,但乙酰化后脂溶性提高,易吸收,在吸收过程中脱去乙酰基,脂溶性降低,易经肾排泄,故蓄积性小,治疗宽度较大,易于控制。

洋地黄毒苷与羟基洋地黄毒苷药物不仅可以用于治疗低心排血量型充血性心力衰竭,同时还具有治疗室上性心律失常、心绞痛及抗肿瘤的作用。洋地黄毒苷与羟基洋地黄毒苷在治疗量时,对心脏的作用表现为以下几个方面:①首先是正性肌力作用。正性肌力作用是

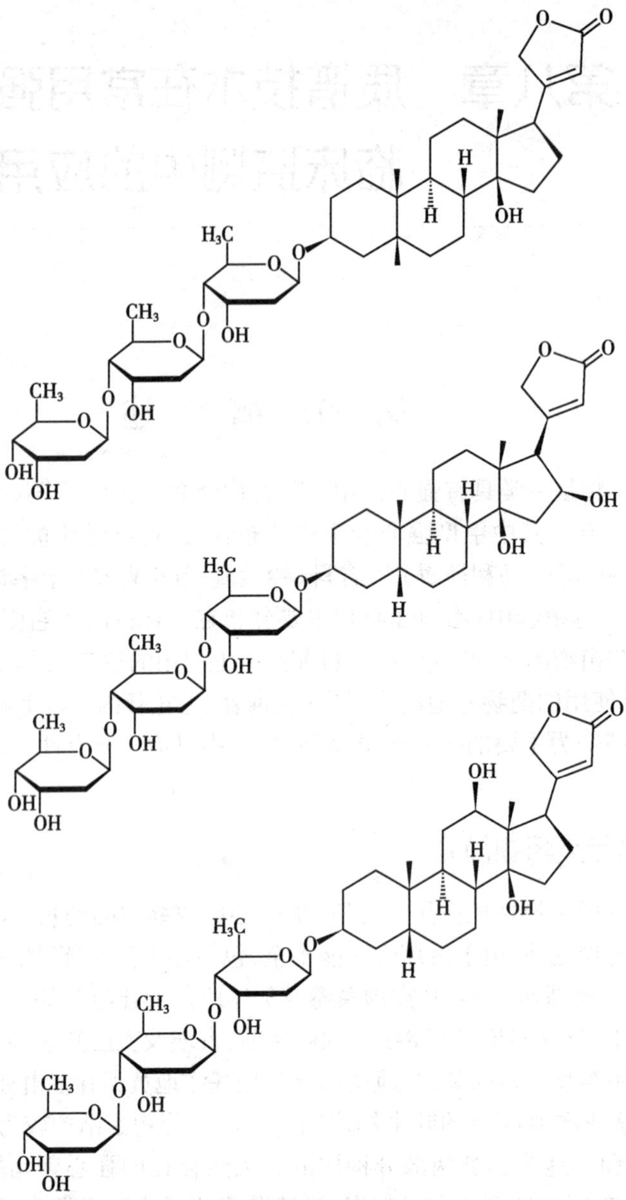

图 8-1 洋地黄毒苷(A)、羟基洋地黄毒苷(B)和地高辛(C)的化学结构

由于 Na^+,K^+-ATP 酶的抑制,钠、钾离子通过心肌细胞膜主动转运能量即由此酶提供(钠泵)。洋地黄毒苷对心力衰竭具有有益的血流动力学改变作用,可增加衰竭心脏的心排血量和心脏做功。洋地黄毒苷使心肌收缩力增加可导致心肌耗氧量增加,但同时使心脏收缩期心室腔中的排血量增加,残余血量减少,又能反射性地使心率下降和外周血管阻力降低。心脏容积随之缩小,室壁张力降低,心脏收缩期缩短,相对地延长舒张期,使因心力衰竭而扩大的心脏缩小和心率减慢。因此,心肌总耗氧量减少。②其次是电生理作用。治疗剂量的洋地黄毒苷轻度降低窦房结的自律性,使房室结传导时间和不应期延长,致使房室传导减慢,心房肌的应激性降低,缩短心房肌的不应期而延长房室结的不应期。中毒量的洋地黄毒苷引起的电生理改变为自律性增高,抑制传导性可导致各种心律失常的发生。③再次为自主神经系统作用。洋地黄毒苷作用于心肌,具有拟迷走和拟交感神经作用。迷走神经常传导由中枢发放的冲动,对心脏活动发生持续的抑制性影响,使窦性心率减慢、房室传导延缓、心房不应期缩短。洋地黄毒苷的拟交感神经作用增加窦房结的兴奋节律,加快心肌和房室束对兴奋的传导,增强心房肌和心室肌的收缩力。使用小剂量的羟基洋地黄毒苷时提高窦房结对迷走神经冲动的敏感性,可增强其减慢心率作用;大剂量(通常接近中毒量)则可直接抑制窦房结、房室结和希氏束而呈现窦性心动过缓和不同程度的房室传导阻滞。④第四是治疗量的洋地黄毒苷可引起心电图改变。心电图上常有 ST 段鱼钩状下垂和 T 波双向或倒置,T波的变化是洋地黄毒苷对心肌代谢影响的标志。洋地黄毒苷中毒时,心电图上一般不出现这种特征性的 ST-T 改变、Q-T 间期缩短、P-R 或 P-Q 间期延长,这是负性传导作用的结果,并不表示洋地黄毒苷中毒。⑤第五是血管作用。洋地黄毒苷具有直接兴奋血管平滑肌或血管运动中枢的作用,可使外周血管阻力增加。⑥第六是肾脏作用。对肾脏本身有轻微的直接和间接的利尿作用。

二、洋地黄毒苷和羟基洋地黄毒苷的制剂

1. 洋地黄毒苷片主要用于充血性心力衰竭,由于其作用缓慢而持久,适用于慢性心功能不全患者长期服用,尤其适用于伴有肾功能损害的充血性心力衰竭患者。洋地黄毒苷的治疗量和中毒量之间相差很小,每个患者对其耐受性和消除速度又有很大差异,而所列的各种洋地黄剂量大都是平均剂量,故需根据病情、制剂、疗效及其他因素来摸索不同患者的最佳剂量。在洋地黄中毒的表现中,心律失常最重要,最常见者为室性期前收缩,约占心脏反应的 33%;其次为房室传导阻滞、阵发性或加速性交界性心动过速、阵发性房性心动过速伴房室传导阻滞、室性心动过速、窦性停搏、心室颤动等。疑有洋地黄中毒时,应立即停药并做洋地黄血药浓度测定。

2. 洋地黄叶(中药材)内含 20 多种强心苷,以羟基洋地黄毒苷元与不同的糖缩合而成的羟基洋地黄毒苷为主。能增加心肌收缩力,对衰竭的心肌更为明显;还可使心肌传导系统的不应期延长而减慢传导,故用于治疗充血性心力衰竭及心房颤动。主要制成粉剂、酊剂、片剂等应用。

三、洋地黄强心苷药物的临床用药特点

地高辛的用药特点是排泄较快而蓄积性较小,临床使用比洋地黄毒苷安全。口服吸收不完全也不规则,生物利用度为 75%~88%,吸收率为 50%~70%,起效时间为 1~2 小时,3~6小时达最大作用,作用维持时间为 4~7 天;静脉注射经 10~30 分钟生效,2~4 小时达最大效应,3~6 天后作用消失。地高辛从尿中排出主要为原形物,少量为代谢物。洋地黄毒苷与羟基洋地黄毒苷药物存在排泄缓慢、易于蓄积中毒,而且治疗量和中毒量接近(治疗量约为中毒量的 60%)的缺点,用量稍大即可中毒。低血钾、低血镁、高血钙、缺氧、原有严重的心肌病变、重度心力衰竭和老年人及肾功能低下者则更易发生中毒。洋地黄毒苷与羟基洋地黄毒苷药物与利血平、胍乙啶、溴苄胺、肾上腺素、麻黄碱及其类似药物或钙剂等合用时毒性明显增大。口服后主要在肠道吸收,在胃中吸收极微,洋地黄毒苷吸收最完全而恒定。通常,作用迅速而短暂的强心苷脂溶性低,在肠道中吸收不良,这些药物常被制成注射剂。洋地黄毒苷药物进入血液后,与血清蛋白有一定程度的结合,主要在肝内代谢转化,同样具有强心

作用的代谢产物及未变化的原形从胆汁排出,这些物质在肠内又被吸收,从而形成一个肠肝循环,因此洋地黄毒苷的蓄积性最强,作用最为持久。而羟基洋地黄毒苷由于有 16β- 羟基,脂溶性较差,作用弱,且很容易被机体排泄,毒性较小。洋地黄毒苷与羟基洋地黄毒苷药物的吸收不完全有较大的个体差异,更受肾功能的影响导致在血中浓度的个体相差可达数倍。洋地黄毒苷与羟基洋地黄毒苷药物的血药浓度测定受多种因素的影响,在应用于中毒诊断时应结合临床具体情况,非常有必要建立快速、灵敏度高的生物样品检测方法,以便更好地进行治疗药物监测。控制血药浓度的过程中也应注意配伍用药的影响,如利血平能提高洋地黄毒苷和羟基洋地黄毒苷与心肌的结合率;奎尼丁、维拉帕米能降低肾对地高辛的清除率;噻嗪类、呋塞米等可引起低钾血症和低镁血症;氯霉素等能减慢洋地黄毒苷的肝代谢速率。此外,患者肝肾功能不全、心肌缺氧及用药配伍不当均可加重强心苷的毒性,故用药时应注意根据病情调整剂量,注意剂量个体化。基于上述因素,强心苷类药物在使用过程中需要进行临床药物监测。质谱法由于生物样品需求量小、前处理简单、分析时间短以及灵敏度高等特点,常被用于药物的临床监测中。本章的内容主要介绍串联质谱法在强心苷类药物临床监测中的应用。

第二节 质谱技术在强心苷类药物临床监测中的应用

一、洋地黄强心苷类药物的血药浓度监控方法

强心苷类药物已有 200 多年的使用历史,但目前还未实现人工合成,仍采用从毛花洋地黄植物中提取的制备方法,使得目前使用的洋地黄强心苷类药物原料药依然存在较多的相关物质,对人体可能产生副作用或存在潜在的危害。尤其是强心苷类药物的作用机制复杂、治疗窗口窄、治疗安全范围小、药物动力学和药效学个体差异大,因此在临床用药过程中,及时监测强心苷的血药浓度具有特别重要的意义。地高辛作为临床应用最为广泛的强心苷类药物,在临床上用于监控其血药浓度的方法主要包括免疫测定法、高效液相色谱法、高效液相色谱 - 串联质谱法和毛细管电泳法等。

免疫测定法是目前地高辛血药浓度监测的主要方法,该法是基于抗原抗体反应的特异性和敏感性的免疫学原理,运用不同的标记物和检测方式检测标本中的微量物质的分析方法。免疫测定法主要包括放射免疫测定法、酶免疫测定法、荧光免疫测定法、化学发光免疫测定法、干化学测定法、乳胶免疫抑制法等方法。由于洋地黄强心苷类药物的相关物质和代谢物往往会干扰血药浓度测定结果,因此同时具有分离和定性、定量分析的 HPLC-MS/MS 测定强心苷的血药浓度备受关注。HPLC-MS/MS 具有快速准备、抽血量小、可批量分析、样品处理简单、不易产生交叉反应等优点。本章介绍 HPLC-MS/MS 法测定人血清中地高辛及洋地黄毒苷及其代谢物含量的方法,为该类药物的临床监控提供新的思路和分析方法。

二、常用洋地黄强心苷类药物的质谱裂解规律

质谱联用方法的建立过程中,质谱裂解规律可以提供更多的产物离子信息。本章对常见洋地黄强心苷的质谱裂解规律进行了总结。洋地黄毒苷的质谱裂解途径如图 8-2 所示,

地高辛（异羟基洋地黄毒苷）的质谱裂解方式如图 8-3 所示，羟基洋地黄毒苷的裂解方式如图 8-4 所示。该数据能为洋地黄强心苷类药物的质谱监测方法的建立提供有用的数据。

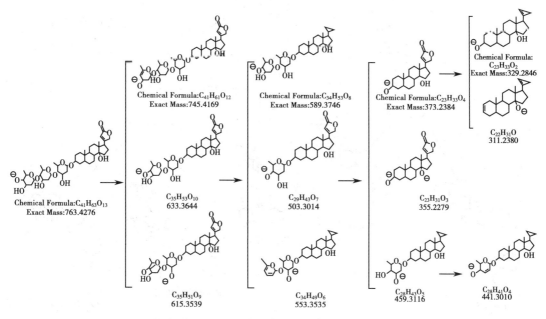

图 8-2　洋地黄毒苷的质谱裂解途径示意图

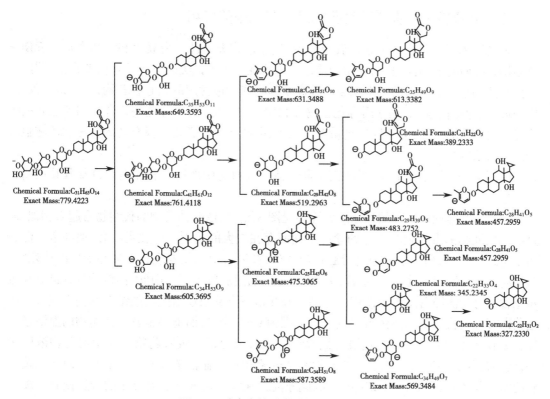

图 8-3　地高辛的质谱裂解途径示意图

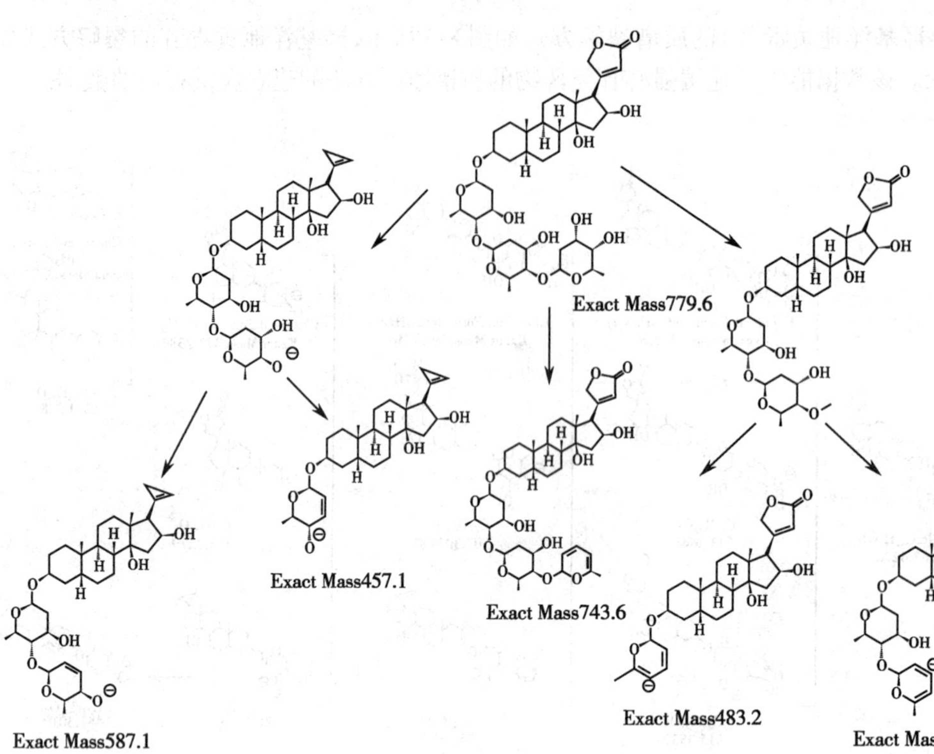

图 8-4 羟基洋地黄毒苷的质谱裂解途径示意图

三、质谱技术在强心苷类药物临床监测中的应用

地高辛和洋地黄毒苷为强心苷类药物,用于治疗充血性心力衰竭和心律失常。近期研究表明,洋地黄强心苷类药物也用于治疗多种癌症。由于该类药物的治疗窗非常窄,因此常见由于药物过量而引起的中毒现象。地高辛是临床上最常用的强心苷药物,如洋地黄毒苷、甲地高辛、醋地高辛、毛花苷丙等化合物在临床上也有应用,而且这些化合物相互之间的吸收速率、药物动力学行为和服用剂量差别很大,因此非常有必要选择合适的方法去监测强心苷的血药浓度水平。

实例:高效液相色谱 - 串联质谱法同时测定人血清中地高辛和洋地黄毒苷及其代谢物的含量

地高辛和洋地黄毒苷的代谢降解途径见图 8-5。虽然两种药物的代谢物看起来相似,但是两者代谢物的毒性因其消除的途径不同而存在较大的差别。口服吸收后,地高辛广泛分布于组织中,然后药物主要通过肾脏排出体外,在尿液中也能发现具有强心活性的代谢物。与地高辛在肾脏中的代谢不同,洋地黄毒苷主要通过肝脏代谢。因此,洋地黄毒苷最好在老年患者或肾功能障碍患者中使用。地高辛和洋地黄毒苷与血清蛋白的结合率差别较大。洋地黄毒苷及其代谢的血清蛋白结合率范围为 92%~98%,而地高辛及其代谢物的血清蛋白结合率仅为 13%~21%。血清蛋白结合率很关键,因为组织吸收药物只与游离药物浓度相关,而不是与总药物浓度相关。通常地高辛的给药量为血清浓度 0.5~2.0ng/ml,而洋地黄毒苷的给药量为血清浓度 10~25ng/ml,因此地高辛和洋地黄毒苷监测方法的合适截止浓度分别为 2.0 和 25ng/ml。

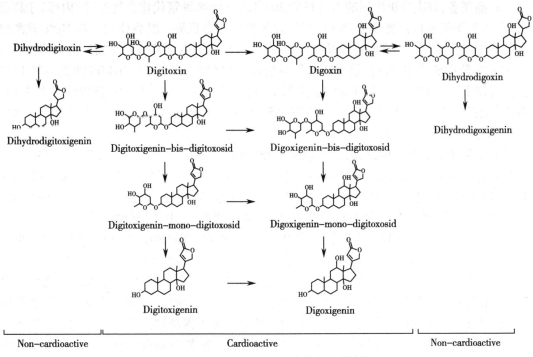

图 8-5　地高辛和洋地黄毒苷的代谢途径

除了地高辛和洋地黄毒苷以外,临床上也使用其他强心苷。例如甲地高辛,服药后通过肾脏进行消除,给药剂量的 25% 在尿液中能发现原形,30% 能代谢成地高辛,在血液中也能发现甲地高辛原形以及去甲基后的地高辛。毛花苷同样主要通过肾脏途径代谢,口服后吸收速率非常差,在尿液中 80% 的药物主要以去乙酰毛花苷形式存在,17% 以地高辛形式存在。醋地高辛可以提高肠道吸收率,口服吸收以后快速发生去乙酰化。在血液中能发现地高辛原形,而血液中的毛花苷丙、洋地黄毒苷、醋地高辛、毛花苷和甲地高辛主要以代谢物的形式存在。

本章中建立一种灵敏的同时测定血浆和血清中地高辛及洋地黄毒苷及其代谢物浓度的方法。代谢物主要包括地高辛 -2- 洋地黄毒糖(DGbis)、地高辛 - 单 - 洋地黄毒糖(DGmono)、洋地黄毒苷 -2- 洋地黄毒糖(DTbis)、洋地黄毒苷 - 单 - 洋地黄毒糖(DTmono)、异羟基洋地黄毒苷元(DGenin)、洋地黄毒苷元(DTenin)、2- 羟基地高辛(H2DG)、甲地高辛和醋地高辛。该方法可以为免疫测定法提供参考,同时该方法同时对代谢物去乙酰毛花苷和毛花苷进行半定量测定。

内标制备:根据以往的文献,我们选择待测物质的氘代试剂。DG 和它的代谢产物 DGbis、DGmono 和 DGnin 几乎同时被氘代,这种物质在反应瓶中称重并将其溶解在 DMF 中,每 4ml DMF 溶解 10mg 该物质,在 70 和 80℃下加氧化性氘(1.2ml)和三乙胺(200μl),该混合物在氮气环境下反应 24 小时。将反应混合物在氮气流下 70℃蒸发干燥,残渣进行称量,溶解在氘代甲醇中,配制成浓度约为 1.0mg/ml 的溶液,并在 2~8℃存储。运用 LC-MS/MS 方法进行实验。

样品制备：每次分析所用的血清量为 300μl，加 80μl 8 种氘代化合物溶液（内标）于样品中，在室温下恒温振荡器中平衡 30 分钟，过滤得到蛋白沉淀。然后使用 700μl 10% 硫酸锌溶液溶解，充分混合 5 分钟，将样品离心 15 分钟后用 SLE 取上清液。平衡后的血清提取物在 SLE 容器中放置 10 分钟，将 1ml 二氯甲烷（DCM）/ 异丙醇（90：10，V/V；洗脱溶剂 1）添加到容器中，10 分钟后，使用 3ml 洗脱溶剂 1 和 3ml CHL/IPA（95：5，V/V，洗脱溶剂 2）提取。所收集的两种混合溶液在 40℃ 氮气流下吹干，浓缩。干燥的残渣溶解在 120μl 甲醇 / 水中（30：70，V/V），LC-MS 系统分析。

液相色谱及质谱条件：色谱系统包括戴安 U3000 型液相色谱仪（美国 Thermo Fisher 公司），配有二元泵、柱温箱、自动进样器。色谱柱为 KinetexPFP 型色谱柱（2.6μm，150mm×3mm）（阿沙芬堡，德国）。洗脱液 A 为水、甲酸锂（浓度为 70μmol/L）和 0.1% 甲酸，洗脱液 B 为甲醇 - 水（95：5，V/V）、甲酸锂（浓度为 70μmol/L）和 0.1% 甲酸；梯度洗脱；流速为 300μl/min。柱温为 40℃。梯度洗脱条件为 0~9 分钟，B 为 50%~80%；9~12 分钟，B 为 80%~100%；12~14 分钟，B 为 100%；14~17 分钟，平衡柱压。总运行时间为 17 分钟。质谱仪为 TSQVantage 三重四级杆质谱，电离源为电喷雾电离，喷雾器的电压为 3.5kV；毛细管温度为 320℃；汽化温度为 350℃；氮气作保护气（30psi）和辅助气体（10psi）；碰撞池气压（氩气）为 1.5mTorr；采用多反应监测（MRM）模式。为了提高数据采集的速度和质谱响应丰度，色谱图分成 5 个片段：第一片段（0~5.5 分钟）包含 DGenin、DGenin-d_3、DGmono 和 DGmono-d_3，使用的去簇电压 DCV 为 16V；第二段（5.5~7 分钟）能检测到去乙酰毛花苷、DGbis 和 DGbis-d_3；第三段（7~8.6 分钟）分为 2 个扫描部分，一个用于检测 DG、DG-d_3、H2DG 和毛花苷，第二个检测 DTenin 和 DTenin-d_3，所用的 DCV 为 20V；DTmono、DTmono-d_3、MetDG 和 AcDG 在第四段（8.6~9.8 分钟）；DTbis、DTbis-d_3、DT-d_3 和 DT 在最后一个时间段（9.8~17 分钟）进行检测。在最后的 2 分钟切换到负离子模式，以避免质谱仪的带电效应。弃去前 3 分钟和最后 4 分钟的流出物，以避免所用的挥发盐和残留的基质成分污染离子源。

实验结果：用人血清制备质控样品。每一批都在测试之前进行预试验，以确保没有除待测物之外的其他杂质。稀释血清，得到含有 8 个待测物的标准曲线水溶液。地高辛和洋地黄毒苷的标准曲线线性范围不同。DG、DGbis、DGmono、DGenin、H2DG、AcDG 和 MetDG 的线性范围为 0.2~8ng/ml；DT、DTbis、DTmono、DTenin、去乙酰毛花苷和毛花苷的检测范围在 2.0~80ng/ml。下列氘代化合物为多个待测化合物的内标：DG-d_3（1.0ng/ml）作为 DG、H2DG、AcDG 和 MetDG 的内标；DGbis-d_3（0.85ng/ml）、DGmono-d_3（0.85ng/ml）、DGenin-d_3（1.6ng/ml）和 DT-d_3（9.1ng/ml）为去乙酰毛花苷和毛花苷的内标；其他氘代化合物的浓度分别为 DTbis-d_3（6.6ng/ml）、DTmono-d_3（7.5ng/ml）和 DTenin-d_3（7.7ng/ml）。除了 DTenin 在 SIM 模式下进行检测外，所有化合物都通过 MRM 进行检测，用待测物与内标的峰面积比来制作标准曲线。待测物质 LQC 的 MRM 色谱图如图 8-6 所示；DG、H2DG 和 DG-d_3 的 MRM 色谱图如图 8-7 所示；待测物质的 LOD 和 LOQ 数据见表 8-1。

结论：地高辛和洋地黄毒苷在临床上常用于治疗心功能不全，过量的情况下会导致严重的副作用，甚至死亡。本章中介绍的 LC-MS/MS 方法能同时测定人血清中地高辛和洋地黄毒苷及其几个主要代谢物的含量，常用的蛋白沉淀和液液萃取样品制备方法可以实现高灵敏度。该方法的方法学验证表现出很好的准确度、精密度、线性和灵敏度。地高辛和洋地黄毒苷及其主要代谢物的含量测定方法与 EDTA 和肝素锂法有很好的通用性。模拟生物样品和实际生物样品中地高辛和洋地黄毒苷的测定方法与已知的方法有非常好的相关性。免疫测定法要求的分析时间非常短,当样品中含有待测成分的代谢物或有结构类似物存在时会影响测定结果。LC-MS/MS 方法的目的就是为免疫学检验法提供参考方法。本方法为目标化合物的快速准确定量提供了方法,同时对患者血清中的代谢物情况提供了有用的信息。

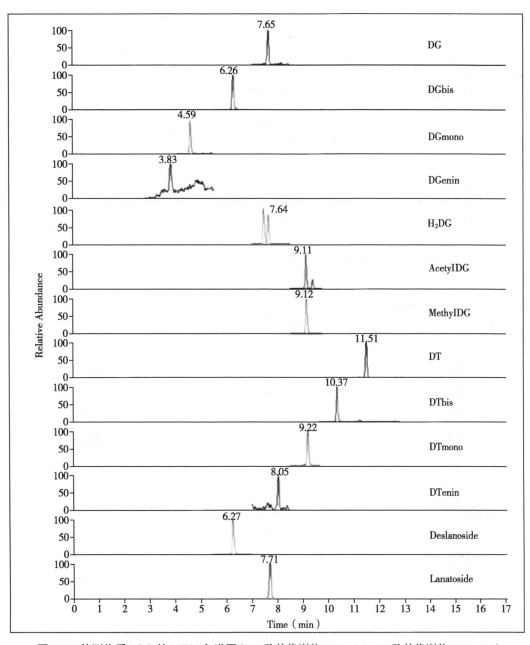

图 8-6　待测物质 LQC 的 MRM 色谱图(DG 及其代谢物,0.2ng/ml;DT 及其代谢物,0.2ng/ml)

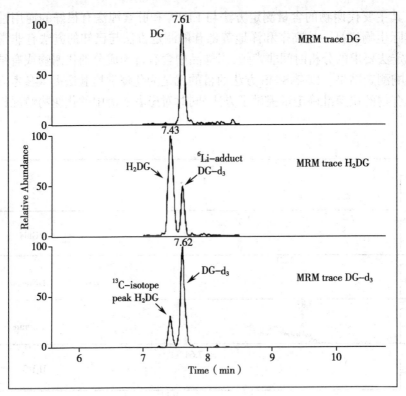

图 8-7　DG、H₂DG 和 DG-*d₃* 的 MRM 色谱图（0.6、0.6 和 1ng/ml）

表 8-1　待测物质的 LOD 和 LOQ

analyte	LOD（ng/ml）	LOQ（ng/ml）
DG	0.08	0.12
DGbis	0.04	0.04
DGmone	0.16	0.20
DGenin	0.20	0.20
H₂DG	0.04	0.08
AcDG	0.04	0.04
MetDG	0.03	0.06
DT	0.40	0.40
DTbis	0.40	0.40
DTmono	0.39	0.79
DTenin	1.2	2.0
deslanosid	0.40	0.40
lanatosid	0.40	0.40

（杨春娟　吴立军）

参 考 文 献

［1］朱建喜,庄波阳,王凌,等．HPLC-MS/MS 测定地高辛片中羟基洋地黄毒苷和洋地黄毒苷的含量［J］．中国现代应用药学,2013,30(12):1342-1346.

［2］Caroline B,Roland T,Uwe K,et al. Simultaneous quantification of digoxin,digitoxin,and their metabolites in serumusing high performance liquid chromatographytandemmass spectrometry［J］. Drug Test Anal,2015,7(10):937-946.

第九章　质谱技术在免疫抑制剂临床监测中的应用

第一节　概　　述

人体的免疫功能包括免疫防御功能、自身稳定功能和免疫监视功能3种。免疫防御功能可清除入侵的病原微生物和毒素;但防御应答过高时可导致超敏反应,过低或缺失则发生免疫缺陷。自身稳定功能是指机体对自身成分耐受,可及时清除体内衰老、损伤、变性及死亡的细胞。免疫监视功能可及时识别和清除体内突变的细胞和外源异质性细胞。当免疫功能亢进时,临床上采用的治疗策略之一即是免疫抑制,往往针对 T、B 淋巴细胞的抗原识别、活化、增殖以及效应阶段,使免疫应答限制在合适的强度和时间内,以防治疾病,维持机体的内环境稳定。免疫抑制疗法可通过应用免疫抑制剂、淋巴细胞及其表面分子的抗体、诱导免疫耐受等实现。

免疫抑制剂是一类可抑制机体异常免疫反应的药物,其在防治移植排斥、移植物抗宿主病或宿主抗移植物病、超敏反应引起的疾病以及治疗自身免疫性疾病(如类风湿关节炎、风湿热、结缔组织病、红斑狼疮、皮肤真菌病、强直性脊柱炎、膜性肾小球肾炎、炎性肠病和自身免疫性溶血性贫血)中具有极重要的作用。免疫抑制剂可通过影响机体的免疫应答反应和免疫病理反应来抑制机体的免疫功能,不同的免疫抑制剂其疗效和不良反应都不同,目前临床上也多采用联合用药的方法来减少各种用药的剂量和不良反应。

一、免疫抑制剂的分类

自 20 世纪 70 年代免疫抑制剂发展以来,目前临床正在应用的免疫抑制剂基本上可以划分为五大类。第一类为细胞因子抑制剂,如环孢素(cyclosporin A,CsA)、他克莫司(FK506)等。CsA 是 1969 年从真菌培养液中分离出来的一种 11 个氨基酸的环肽。1978 年 CsA 用于临床器官移植预防排斥反应获满意效果,环孢素的问世是现代器官移植的一座新的里程碑。他克莫司是 1984 年从土壤放线菌发酵产物中分离出的一种具有强大免疫抑制作用的大环内酯类免疫抑制剂,它是含有 23 元环的大环内酯类抗生素,它主要选择性地抑制 T 细胞,阻断白细胞介素 -2 的释放。西罗莫司又名雷帕霉素,发现于 1975 年,是土壤放线菌产生的一种亲脂性 35 元大环内酯类抗生素。西罗莫司可抑制 T 细胞的活性和增殖,亦抑制抗体的产生,在细胞中西罗莫司与免疫抑制蛋白结合产生免疫抑制复合物,抑制 T 细胞演变分化中 G_1 到 S 期的进展。第二类是 DNA 合成抑制剂,如硫唑嘌呤(azathioprine,AZA)、霉酚酸(mycophenolic acid,MPA)、咪唑立宾。硫唑嘌呤(azathioprine,AZA)能延缓器官移植排斥,包括人肾移植排斥反应。AZA 的代谢活性产物巯嘌呤能抑制嘌呤生物合成而抑制

DNA、RNA 以及蛋白合成,抑制淋巴细胞增殖反应。AZA 因其非选择性地抑制机体细胞嘌呤核苷酸的合成而被归为第一代免疫抑制剂,它口服吸收良好,体内代谢完全。霉酚酸通过抑制鸟嘌呤的合成选择性阻断 T、B 淋巴细胞增殖,发挥有效的免疫抑制作用。霉酚酸能选择性地作用于 T、B 淋巴细胞,高效、非竞争性地、可逆地抑制次黄嘌呤单核苷酸脱氢酶,阻断鸟嘌呤核苷酸的从头合成途径,使鸟嘌呤核苷酸耗竭,进而阻断 DNA 合成。咪唑立宾是从土壤真菌的培养滤液中获得的咪唑类抗生素,在动物实验及临床试验中均有免疫抑制作用,它的作用机制与霉酚酸类似,能抑制嘌呤合成,干扰细胞因子受体的表达,拮抗细胞因子对淋巴细胞的激活作用,达到抑制细胞免疫与体液免疫的目的。第三类是肾上腺皮质激素类,如泼尼松、甲泼尼龙等。第四类为抗淋巴细胞抗体,如抗淋巴细胞球蛋白(ALG)、抗胸腺球蛋白(ATG)等。第五类为其他免疫抑制剂,如 AEB071、FTY720、环磷酰胺等。

二、免疫抑制剂的定量监测方法

免疫抑制剂在临床使用时通常需要进行药物监测,这对药物的合理使用至关重要。因为当免疫抑制剂用量过大时,可能引起严重的毒性反应或导致患者长期病态;而用量不足时,患者将发生免疫排斥反应。免疫抑制剂的浓度测定通常有免疫测定法和色谱法(如高效液相色谱法和气相色谱法)两类技术,药物与抗体的非特异性结合常导致免疫测定法所测的浓度过大或异常;普通的色谱法如液相色谱 - 紫外光谱法(HPLC-UV)可以测定西罗莫司、依维莫司、环孢素、麦考酚酸等,但对一些血药浓度较低或没有生色基团的药物如他克莫司则难以测定。临床上免疫抑制剂的测定结果不但要求准确性且需要快速测定,目前高效液相色谱 - 串联质谱(LC-MS/MS)可以代替以上的各种方法,其具有较高的特异性和灵敏度,也适用于几种免疫抑制剂联合使用时的快速测定。

第二节 质谱技术在免疫抑制剂临床监测中的应用

一、超高效液相色谱 - 串联质谱技术在免疫抑制剂治疗药物监测中的应用

免疫抑制剂在临床上主要应用于抗移植排斥,治疗自身免疫性疾病和变态反应性疾病等。这类药物治疗窗窄、药物动力学个体差异较大,需进行治疗药物监测。在肾移植患者的治疗中,由钙调酶抑制剂环孢素(cyclosporine A,CsA)/ 他克莫司(tacrolimus,FK506)或者新一代免疫抑制剂西罗莫司(sirolimus,SIR)+ 霉酚酸酯(mycophenolatemofetil,MMF)+ 糖皮质激素泼尼松(predisone,PRED)组成的三联疗法是目前权威的免疫抑制治疗用药方案,临床效果良好。其中 MMF 在体内迅速吸收并代谢为活性成分霉酚酸(mycophenolic acid,MPA),PRED 经肝内代谢为泼尼松龙(prednisolone,PREDL)产生药效。因此,如能对 CsA、FK506、SIR、MPA 和 PREDL 等多种药物同时进行监测,可以获得更为完整的治疗用药信息,便于调整个体化给药方案。目前 HPLC-MS/MS 方法逐步成熟,越来越得到广泛重视,此方法专属性好、灵敏度高,在一个分析过程中为了实现对联合用药方案的整体把握,用 UPLC-MS/MS 对三联疗法中的药物同时进行测定,以全面监控免疫抑制治疗药物的体内暴露水平。

实例:UPLC-MS/MS 同时测定肾移植患者全血中的环孢素、他克莫司、西罗莫司、霉酚酸及泼尼松龙

色谱及质谱条件:ACQUITYUPLC超高效液相色谱仪、Quattro PremierXE三级串联四级杆质谱仪、电喷雾离子化源(ESI)及MassLynx4.1数据处理系统(美国Waters公司)。色谱柱为ACQUITYUPLCBEH-C18色谱柱(2.1mm×50mm,1.7μm);流动相为A(含0.1%甲酸的0.01mol/L甲酸铵水溶液)-B(含0.1%甲酸的甲醇)。采用梯度洗脱:0~3分钟,A相55%,B相45%;3~5分钟,以相同的梯度变化速率变化至A相0%,B相100%;5~8分钟,维持A相0%,B相100%;8.1~10分钟,维持A相55%,B相45%。流速0.2ml/min。柱温55℃,进样器温度10℃。进样量10μl。毛细管电压3.5kV;脱溶剂气(N$_2$)流量500L/h;锥孔反吹气流量50L/h;离子源温度110℃;脱溶剂气温度300℃;采用子离子扫描模式(daughters scan)检测,检测方式为多离子反应监测(MRM),MRM条件见表1。在进样后的0~5.5分钟以ESI负离子模式进行扫描,5.5~10分钟以ESI$^+$模式进行扫描。在上述色谱及质谱条件下得到的典型色谱图见图9-1。

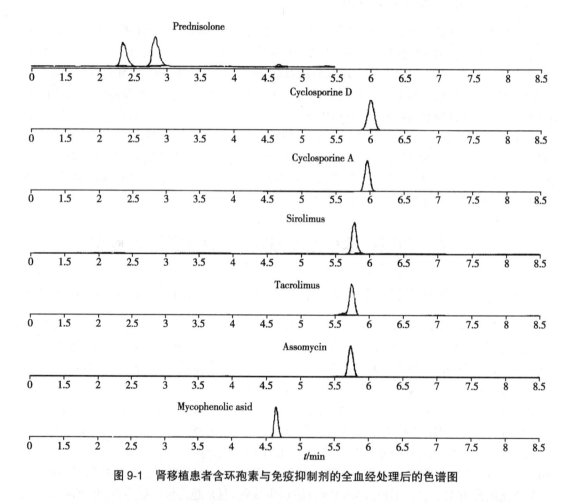

图9-1 肾移植患者含环孢素与免疫抑制剂的全血经处理后的色谱图

对照品溶液的制备:精密称取对照品适量于量瓶中,甲醇溶解成对照品储备液,质量浓度分别为PREDL 247μg/ml、MPA 667μg/ml、CsA 261μg/ml、SIR245μg/ml、FK506 224μg/ml,以及内标混合液环孢素D(CsD)51.2ng/ml、子囊霉素(Asc)4.76ng/ml,上述溶液均置于-20℃冰箱中保存。

血样处理方法：取全血样品 80μl 于 1.5ml 离心管中，加入内标混合液 20μl、ZnSO₄ 溶液（0.4mol/L）200μl、乙腈 800μl，涡旋混合 3 分钟后 12 000r/min 离心 5 分钟；转移上清 900μl 至另一离心管中，60℃水浴空气吹干；流动相（A：B=55：45，V/V）80μl 复溶，12 000r/min 离心 5 分钟，取上清进样检测。

标准曲线和检测限：取标准品溶液适量与空白全血混合，配制成系列浓度的含药全血，按血样处理方法进行处理后进样检测，线性回归建立标准曲线，确定检测限，其色谱图见图 9-1。其中 PREDL 和 MPA 采用外标法定量；CsA、FK506 和 SIR 采用内标法定量，CsA 的内标为 CsD、FK506 和 SIR 共用内标 Asc。结果表明，线性范围分别为 PREDL 0.99~49.4ng/ml、MPA 0.10~30.15μg/ml、CsA 10.44~1566ng/ml、SIR 0.98~29.4ng/ml 和 FK506 0.90~26.88ng/ml，各相关系数 $r \geqslant 0.9983$；检测限分别为 PREDL 0.49ng/ml、MPA 0.01ng/ml、CsA 1.04ng/ml、SIR 0.49ng/ml 和 FK506 0.089ng/ml，信噪比 S/N 均 >3。

肾移植患者的血样测定：患者的 TDM 样本经处理后一次进样，即可得到其全部免疫抑制治疗用药信息，共计 1382 个血药浓度数据，其中得到 1301 个线性范围内的数据，包括测得 CSA 228 例、FK506 335 例、MPA 460 例、PREDL 239 例和 SIR 39 例；其中已进行 TDM 常规测定的项目共 970 个血药浓度，包括 CSA 218 例、FK506 328 例、MPA 387 例和 SIR 32 例。本方法的测定结果涵盖了所有 TDM 测定项目，还同时获得了另外 331 例血药浓度数据，可为临床用药提供参考，考察结果见图 9-2。

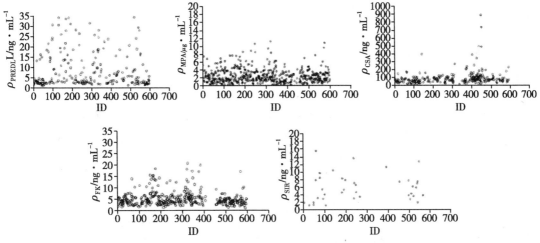

图 9-2　肾移植患者的免疫抑制治疗药物监测结果（ID 为 600 例 TDM 样本的编号）

　　UPLC-MS/MS 方法的选择性高，灵敏度好，可更好地避免同系物的干扰；同时，血样处理方法较为简便、检测效率高，适合用于治疗药物监测中的批量样本分析。UPLC-MS/MS 法可同时获得肾移植患者的全部治疗用药信息。获得全面、准确的患者用药信息对于个体化给药方案的制订来说至关重要，尤其在肾移植患者的联合用药治疗中，对各药物的体内暴露水平进行综合评价从而调整给药方案关系到手术成功与否和术后患者的生活质量。用本方法进行免疫抑制治疗药物 TDM 监测的结果表明，三联治疗方案中药物的体内浓度水平可以同时实现监测，可更为全面地监控多种药物在患者体内的暴露量，对于患者的个体化给药方案调整更具有参考价值。对多种免疫抑制剂进行同时监测可提高效率，更经济。目前常规

TDM 监测过程中,CsA、FK506、SIR 等免疫抑制剂采用免疫方法进行测定,而 MPA 由于尚未开发免疫试剂盒,需采用 HPLC-UV 方法进行测定。以上各检测项目的样本处理方法不同,需分别进行测定,各项目分别收费。如改用 UPLC-MS/MS 方法进行检测则可以一次测定以上所有药物,大大提高了样品处理效率,降低了成本,从而缩减了患者得到结果报告所需的时间,以便及时进行用药调整,并减轻患者就医的经济压力。

表 9-1　UPLC-MS/MS 测定肾移植患者全血中的环孢素等多种免疫抑制剂的 MRM 条件

ESI mode	substance	parent(m/z)	daughter(m/z)	dwell(s)	cone(volts)	coll energy(eV)
ESI⁻	PREDL	405.2	329.5	0.2	22	18
	MPA	319.2	191.1	0.2	34	22
ESI⁺	CoA	1202.9	1184.8	0.2	50	30
	SIR	931.9	864.7	0.2	22	16
	FK506	821.7	768.4	0.2	25	15
	CoD	1234.0	1217.0	0.2	20	15
	ASC	809.6	756.6	0.2	30	20

二、气相色谱 - 串联质谱技术测定生物样本中霉酚酸的含量

(一)霉酚酸简介

霉酚酸(mycophenolic acid,MPA)是一种高效的单磷酸鸟苷脱氢酶(inosine monophosphatedehydrogenase,IMPDH)的选择性、可逆性抑制剂,IMPDH 是鸟嘌呤核苷酸从头合成的关键酶。T、B 淋巴细胞主要依赖从头合成途径合成鸟嘌呤,而其他细胞则可以通过补救合成来代替,因此 MPA 可以选择性地抑制淋巴细胞增生。同时还可抑制 T 和 B 淋巴细胞因受有丝分裂原和同种异体抗原刺激所引起的增殖,抑制 B 淋巴细胞生成抗体。此外,MPA 还可通过抑制与内皮细胞黏附有关的淋巴细胞和单核细胞表面黏附分子的糖基化,阻断淋巴细胞和单核细胞向排斥反应部位和炎症部位的迁移。霉酚酸酯(mycophenolatemofetil,MMF)是霉酚酸的前体药物。霉酚酸酯口服后吸收迅速,绝对生物利用度高,在体内可迅速水解转化为霉酚酸,并分布于全身。1992 年 Sollinger 等首次报道采用霉酚酸酯预防肾移植后的排斥反应获得成功。1995 年 5 月霉酚酸酯获得美国食品药品监督管理局(FDA)认可,用于预防肾移植急性排斥反应,并在以后的应用中取得了较好效果。1998 年 10 月该药成为美国正式批准上市的具有免疫抑制作用的药物。作为抗代谢免疫抑制剂,霉酚酸酯以其低毒副作用的优点已经在实体器官移植中得到广泛应用。通常情况下,MMF 以固定剂量(国外 2~3g/d,国内 1~2g/d)与钙调神经磷酸酶抑制剂(calcineurin inhibitors,CNIs,包括 CsA 和 TAC)及激素合用于器官移植患者来控制急性排斥反应,但实际上 MPA 在患者体内也具有个体差异大(MPA 体内暴露量的个体间差异超过 10 倍,同一患者用药 3~6 个月后的药物暴露量可增加 50%~100%)、治疗窗窄、PK 过程受多种因素影响等特点。因此医师可通过 TDM 来调整药物用量进而实现最佳的疗效和最小的毒性,故 TDM 也越来越受到临床医师的重视。由于药物反应个体差异的普遍存在,使得临床上许多药物仅对部分患者有效,个别患

者对常规药物治疗的敏感度不同而出现各种程度不等的药物不良反应的情况也十分普遍，因此药物反应个体差异不但是临床药物治疗失败的重要原因，也常是药物不良反应的罪魁祸首。个体间差异较大、PK 参数能够预测排斥反应的发生及合并用药等因素对 PK 具有较大的影响都表明需要进行 MPA-TDM；移植后的 2 个月内；抗排斥治疗方案发生重要改变，如撤除激素、逐步减少其他免疫抑制剂的剂量等；出现重要的临床事件如排斥或感染；患者出现特殊的并发疾病时；肝肾功能不全或低蛋白血症时通常监测血浆游离 MPA 浓度。TDM 监测方法成熟，结果可靠，能够直接反映环境因素和非遗传因素对药物代谢的影响，而且这些因素的影响也只能够通过 TDM 来反映，因此从这个角度来讲 TDM 在药物个体化治疗中仍具有不可替代的位置。随着人们对 MPA-TDM 越来越多的关注，目前有多个大型临床试验正在对其临床收益进行评价，而 MPA 的常规监测也必将为器官移植患者带来切实的利益。MMF 口服吸收较为完全，进入体内后很快代谢为活性成分 MPA，99.99% 的 MPA 分布于血浆中，MPA 的血浆蛋白结合率为 97%~99%，在肠道、肝脏和肾脏主要被二磷酸鸟苷 - 葡萄糖醛酸转移酶（uridine diphosphate gluconosyltransferases，UGTs）代谢为霉酚酸葡萄糖苷酸（mycophenolic acidglucuronide，MPAG），另外还有少量代谢为 7-O- 葡萄糖苷 - 霉酚酸和霉酚酸酰基葡萄糖苷酸（mycophenolic acid acylglucuronide，AcMPAG），最近又发现了 MPA 的一个 I 相代谢物 6-O- 去甲基 - 霉酚酸。MPAG 为无活性的代谢产物，血浆蛋白结合率约为 82%，可与 MPA 竞争血浆蛋白的结合，因而血浆中的 MPAG 升高时会导致游离 MPA 的升高。UGT1A9 和 UGT2B7 是 MPA 的主要代谢酶，有研究表明，UGT1A9 对肝、肾和肠黏膜产生 MPAG 的贡献分别为 55%、75% 和 50%。此外，UGT1A7、UGT1A8、UGT1A10 也可在肝外将 MPA 代谢为 MPAG。UGT2B7 则主要将 MPA 代谢为 AcMPAG，体外研究发现，AcMPAG 具有抑制 IMPDH 的活性，被认为可能与 MPA 的胃肠道和血液系统毒性相关。MPA 在体内存在肠肝循环，其代谢物通过肝内多药耐药相关蛋白 2（multi-drug resistance protein 2，MRP-2）转运入胆汁，随胆汁排入肠道后经细菌分解为 MPA，并再次经血液循环进入肝脏，因而在用药后的 4~12 小时出现 MPA 的第二个峰浓度，使 MPA 的体内暴露量升高近 40%。最终约 93% 的 MPA 经尿液排出，其中以 MPAG 形式排出的占 87%；少量通过粪便排出（约 6%）。MPA 的体内代谢情况见图 9-3。

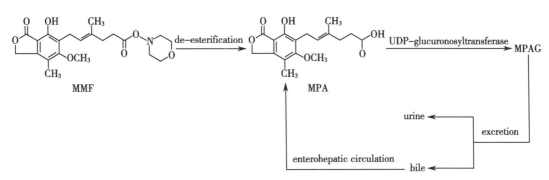

图 9-3　MPA 的体内代谢情况

（二）霉酚酸的常用检测方法

霉酚酸及其代谢物的血浆浓度分析方法主要包括两种分析技术——高效液相色谱（high-performance liquid chromatography，HPLC）和酶增强免疫测定技术（the correspondingenzyme-multiplied immunoassay technique，EMIT）。EMIT 不能测定活性代谢产物 AcMPAG 的浓度，原因是 AcMPAG 与 MPA 的抗体具有交叉反应而使 EMIT 法测定的 MPA 浓度高于 HPLC 法测定的结果，因此 EMIT 法较 HPLC 具有较低的特异性。免疫分析法是目前医院最常用的免疫抑制剂的血药浓度监测方法，但免疫分析法有其自身的局限性，即药物的体内代谢产物易干扰原形药物的检测，使测得值高于实际值。而随着高效液相色谱 - 串联质谱仪的普及，LC-MS/MS 法由于其精密度、准确度及灵敏度均优于免疫分析法，并且可同时定量多种物质，已渐渐成为许多实验室研究的热点。HPLC 与 EMIT 法都是 MPA 治疗时预测排斥反应发生的有效手段，而 HPLC 在准确测定 MPA 及其代谢物时具有更大的特异性，因此更为常用。

有文献报道，采用 HPLC 法检测 MPA 的浓度，将 MPA 血浆样品经甲醇沉淀后直接进样测定，其中色谱柱为 Symmetry Shield C18，流动相为乙腈 - 水 - 三乙胺（40：60：0.3，*V/V/V*），流速为 1.0ml/min，柱温为 30℃，测定波长为 218nm，进样量为 20μl。结果 MPA 的检测浓度在 0.2~50mg/L 范围内线性关系良好（*r*=0.9996），定量下限为 0.2mg/L。采用反相高效液相色谱法（RP-HPLC）测定血浆中的霉酚酸浓度方法，色谱仪为美国 Waters 高效液相色谱仪，Symmetry C18 色谱柱，乙腈 -0.05% 磷酸（34：66，*V/V*）为流动相，流速为 1.0ml/min，萘普生作内标，样品在酸性条件下用三氯甲烷涡旋混合萃取浓集后手动进样，在 254nm 波长下检测。结果标准曲线在 0.1~40mg/L 范围内有良好的线性，最低检测浓度为 0.1mg/L。采用 LC-MS 法测定人血浆中的 MPA 的浓度，流动相为乙腈 -0.01% 甲酸溶液（70：30，*V/V*），以电喷雾电离（ESI）负离子检测，吲哚美辛为内标，分别以 318.90→190.87 和 355.90→311.93 为 MPA 和吲哚美辛的定量离子对，结果 MPA 的血浆质量浓度的线性范围为 0.010~5.4mg/L。

气相色谱 - 串联质谱技术在药物的临床检测上也有广泛的应用。本章介绍同位素稀释选择离子气相色谱 - 串联质谱法测定血清或血浆中的霉酚酸含量。

实例：同位素稀释选择离子气相色谱 - 串联质谱法测定血清或血浆中的霉酚酸含量

气相色谱及质谱条件：Agilent 6890/5973 GC-MSD 仪器，色谱柱为 HP-5MS 色谱柱，（30mm×250μm×0.25μm），交叉连接 5% 苯基甲基硅烷（Agilent 科技公司，Wilmington，DE）。表 9-2 中列举了气相色谱的程序升温运行条件。

表 9-2　气相色谱的运行条件

梯度	℃ /min	下一温度（℃）	保持时间（分钟）	运行时间（分钟）
初始	0	70	2.00	2.00
梯度 1	5.00	165	0.00	21.00
梯度 2	60.00	300	10.00	33.25

内标和待测物均采集两对离子进行检测。未知样品中霉酚酸的离子对为 *m/z*119 和 157，内标 *d₃*- 霉酚酸的离子对为 *m/z*122 和 160。监测每对离子的比率以确保没有污染。霉酚酸和内标的定量离子为 *m/z*157 和 160，见图 9-4。霉酚酸和内标的碎片图谱见图 9-5。

标准溶液制备：配制 200μl 1μmol/L 霉酚酸贮备液，–40℃保存（冷冻情况下 5 年内稳定）。配制 100μl 0.1μmol/L 氘代霉酚酸贮备液，–40℃保存（冷冻情况下 5 年内稳定）。配制 5mol/L 碳酸钾溶液，室温稳定 2 年。为了得到标准曲线用无霉酚酸血浆，在机构内部根据制备方法

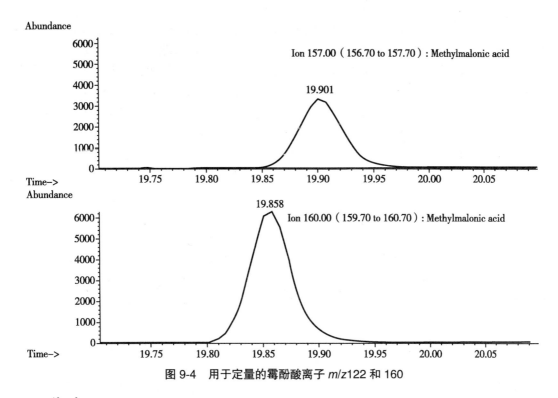

图 9-4　用于定量的霉酚酸离子 *m*/z122 和 160

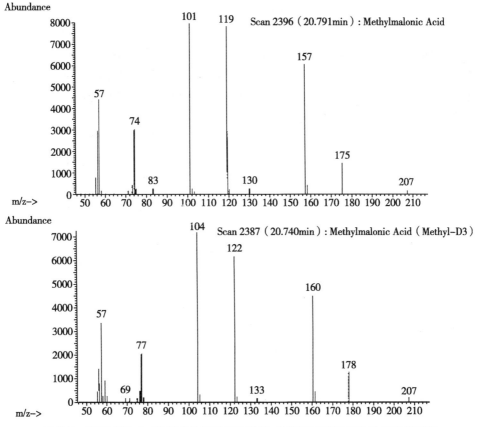

图 9-5　霉酚酸和 d_3- 霉酚酸的质谱图参考值,分析测定范围以及临床参考范围

用 Slide-A-Lyzer 透析盒（Pierce，Rockford，IL）制备透析的混合血浆。在机构内部制备对照溶剂。用前述的混合分析样品制备高体积和正常体积的对照溶液，然后在 −40℃ 保存。

　　血浆样品制备方法：取 100μl 空白溶液和患者样品加入标记好的玻璃试管中。如果已知患者为变位酶缺乏症且霉酚酸水平非常高时，取 10μl 生物样品。0.1μmol/L 内标溶液 10μl 加入标准曲线样品、空白溶剂样品以及患者玻璃管中，涡旋。加入 900μl 乙醇进行沉淀蛋白，涡旋，18 000g 离心 5 分钟。转移上清液至干净的试管中，室温氮气流下吹干。加入 100μl 正丁醇 −3mol/L 盐酸，盖上塞子，涡旋，65℃ 孵化 15 分钟。每个试管中加入 30μl 5mol/L 碳酸钾（以中和并提高两相分离情况），涡旋。取上层正丁醇层并转移至第三个试管中，室温氮气流下吹干。每个试管中加入 75μl 乙酸乙酯，涡旋至残渣溶解。转移至气相进样瓶中，取 1.0μl 注入气相色谱仪。

　　标准曲线绘制：用标准溶液来制备标准曲线。取上述冷冻的霉酚酸标准溶液融化，根据标准制备 6 点标准曲线以及空白，霉酚酸的最终浓度为 0.01~5.00μmol/L（10~5000nmol/L）。按照上述血浆样品处理方法制备模拟生物样品，进样后以霉酚酸与内标的峰面积比值为纵坐标，以浓度为横坐标，绘制标准曲线。线性方程中的斜率和截距用于计算对照值和未知值。

　　质控样品和方法验证：每个分析批运行低浓度和高浓度的混合血浆样品和血清样品。高浓度的霉酚酸从甲基丙二酸血症患者中得到。

　　没有可供参考的血浆中霉酚酸的测定程序。通过每年两次将样品送到二级实验室进行方法学验证，同时也作为临床霉酚酸监测项目，并将数据进行匹配比较。

　　结果分析：从 38 例正常个体血浆或血清中得到的参考范围为（245 ± 100）nmol/L，孕妇中的参考范围更高。分析测定范围：水溶液以及系列稀释溶液中的霉酚酸的浓度范围为 100~500 000nmol/L。具有霉酚酸 - 辅酶 A 变位酶缺乏症患者的代谢危险期时存在霉酚酸最高限度。临床参考范围：该值为 100~500 000nmol/L，低于 100nmol/L 的评价为 <100nmol/L，高于 500 000nmol/L 的需要稀释后重新进行评价。

（杨春娟　吴立军）

参 考 文 献

［1］陈文倩，崔刚，刘晓，等 . UPLC-MS/MS 同时测定肾移植患者全血中环孢霉素 A、他克莫司、西罗莫司、霉酚酸及泼尼松龙［J］. 中国药学杂志，2014，49（20）：1845-1849.

［2］Chen J，Bennet MJ. Quantitation of Methylmalonic Acid in Serum or Plasma UsingIsotope Dilution-Selected Ion Gas Chromatography-MassSpectrometry［J］. Methods Mol Biol，2010，603：445-451.

第十章 质谱技术在临床上常用抗凝血药物监测中的应用

第一节 概 述

抗凝血药可用于防治血管内栓塞或血栓形成的疾病,预防脑卒中或其他血栓性疾病。抗凝血药是通过影响凝血过程中的某些凝血因子阻止凝血过程的药物。溶解血栓药物是通过影响凝血过程中的某些凝血因子阻止凝血过程的药物。正常人由于有完整的血液凝固系统和抗凝及纤溶系统,所以血液在血管内既不凝固也不出血,始终自由流动完成其功能。但当机体处于高凝状态或抗凝及纤溶减弱时,则发生血栓栓塞性疾病。

一、抗凝血药物的分类

抗凝血药是一类通过影响凝血过程的不同环节,阻止血液凝固的药物,主要用于血栓栓塞性疾病及其并发症的预防与治疗。目前临床上主要的肠外抗凝血药物有普通肝素、低分子量肝素、华法林、重组水蛭素和阿加曲班等。第一类为传统抗凝血药物。普通肝素:肝素通过结合赖氨酸残基使 AT-Ⅲ 变构,使其失去使纤维蛋白原变成纤维蛋白的功能,变构后的 AT-Ⅲ 可与凝血因子 Ⅱa、Ⅸa、Ⅹa、Ⅺa 和 Ⅻa 结合成复合物使其失去活性,因此普通肝素对凝血的 3 个阶段都有抑制作用。肝素还可与血管壁相互作用,血管壁是肝素的主要贮存场所。肝素吸附于血管壁后,防止血小板黏附,阻止血小板释放血小板因子 4(PF4)达到抗凝血作用。另外肝素能促进内皮细胞对组织型纤溶酶原激活物(t-PA)的释放,增强纤溶活性。肝素还可改变血黏度,促进血液流动性,预防血栓形成。低分子质量肝素:临床用于预防手术后血栓栓塞、深静脉血栓形成、肺栓塞、血液透析时体外循环的抗凝剂、末梢血管病变等。华法林:华法林通过抑制还原型二硫苏糖醇与氧化型二硫苏糖醇的相互转变,阻碍了依赖维生素 K 的凝血因子对维生素 K 的利用,抑制了凝血酶原、因子Ⅶ、因子Ⅸ和因子Ⅹ的生理合成,引起凝血酶原时间延长。第二类为新型抗凝血药物。Ⅹa 因子抑制剂:Ⅹa 因子抑制剂按是否依赖于 AT-Ⅲ 因子可分为间接与直接抑制剂。间接 Ⅹa 因子抑制剂需要 AT-Ⅲ 因子作为辅助因子,不能抑制凝血酶原酶复合物结合的 Ⅹa 因子;直接 Ⅹa 因子抑制剂直接作用于 Ⅹa 因子分子的活性中心,即抑制血浆中游离的 Ⅹa 因子,也能抑制被凝血酶原酶复合物结合的 Ⅹa 因子。代表药物包括磺达肝癸钠(fondaparinux),又称磺达肝素,属人工合成的特异性活化 Ⅹa 因子抑制物,为 Ⅹa 因子间接抑制剂,机制为通过选择性地与 AT-Ⅲ 因子结合,使 AT-Ⅲ 中和已激活的 Ⅹa 因子的作用增强约 300 倍,从而起到抑制Ⅲa 因子生成的目的,对已生成的凝血酶无直接作用。利伐沙班(rivaroxaban):一种口服的特异性的 Ⅹa 因子抑制剂,能高度选择性地和竞争性地与 Ⅹa 因子的活性位点可逆性结合,来竞争性地抑制游离和结合的 X a 因子以及凝血酶原活性。Ⅱa 因子抑制剂：Ⅱa 因子是凝血过程中的关键酶，可以将可溶性的纤维蛋白原转变为不溶的纤维蛋白，还可激活凝血因子 V、Ⅷ、Ⅺ和Ⅻ，有多重作用，目前应用的药物主要为其直接抑制剂，代表药物包括水蛭素类药物。水蛭素与凝血酶 1∶1 紧密结合，之失去酶的活性。凝血酶被抑制后不但阻止了纤维蛋白原转变成纤维蛋白，同时抑制血小板的聚集和凝血因子 V、Ⅶ、X Ⅲ的活性。水蛭素类药物包括水蛭素、重组水蛭素及其改构重组体。水蛭素目前被批准应用于血小板减少症的预防和治疗动静脉血栓、替代心肺旁路手术患者所应用的肝素，也可用于急性冠状动脉综合征和关节置换术后有高度血栓危险者。

二、华法林用药简介

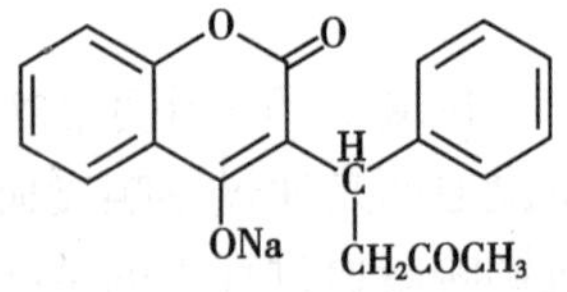

华法林是一种传统的抗凝药，为香豆素类口服抗凝血药，化学结构见图 10-1。华法林是 20 世纪 40 年代由美国 WisConsin 大学研制的，用于防治血栓栓塞性疾病如心房纤颤和心脏瓣膜病所致的血栓栓塞。接受心脏瓣膜修复手术的患者需长期服用华法林。它还广泛应用于多种疾病的抗凝治

图 10-1　华法林钠的化学结构

疗，如瓣膜置换、非瓣膜病性房颤、电复律、冠心病、肺栓塞和深静脉血栓形成等。香豆素类化合物的母核为邻羟基桂皮酸内酯，香豆素类化合物双香豆素存在于腐败的牧草中，牛、羊食用后可出血致死，但香豆素在体内吸收快，不经过尿排出，长期食用要防止其蓄积性毒性现象的发生。

华法林通过抑制维生素 K 在肝脏细胞内合成凝血因子Ⅱ、Ⅶ、Ⅸ和 X，从而发挥抗凝作用。肝脏微粒体内的羧基化酶能将上述凝血因子的谷氨酸转变为 γ- 羧基谷氨酸，后者再与钙离子结合，才能发挥其凝血活性。临床常以其外消旋体给药，其中 S- 华法林的药理活性为 R- 华法林的 4 倍多，主要由细胞色素 P450（CYP）2C9 酶代谢为 S-7-OH- 华法林；R- 华法林主要经 CYP1A1、CYP1A2、CYP3A4 和 CYP2C19 酶代谢，主要代谢产物为 R-10-OH- 华法林。华法林口服后吸收快而完全，其钠盐的生物利用度几乎为 100%，吸收后 99% 以上与血浆蛋白结合，表观分布容积小。其主要在肝中代谢，最后以代谢物形式由肾排出。华法林应用过量易致自发性出血，最严重者为颅内出血，应密切观察。华法林能通过胎盘屏障，可引起出血性疾病。

由于接受心脏瓣膜修复手术的患者需长期服用华法林，因此在临床应用过程中需要进行临床药物监测。掌握华法林的药物相互作用对安全性至关重要。阿司匹林、保泰松等使血浆中的游离香豆素浓度升高，抗凝作用增强。患有肝病的患者，因凝血因子合成减少也可增强其作用。肝药酶诱导剂苯巴比妥、苯妥英钠、利福平等则会加速香豆素类的代谢，降低其抗凝作用。也有文献报道，同时给予华法林和甲硝唑时，甲硝唑会抑制华法林的代谢，从而增强华法林的作用。其他硝基咪唑类药物可能也会与华法林有相互作用。因此，在开发硝基咪唑类药物时，应考察药物与华法林的相互作用。

目前，已经建立了多种同时测定生物样品中的 R- 华法林和 S- 华法林的方法，例如液相色谱 - 紫外检测法、液相色谱 - 荧光检测法、液相色谱 - 光电二极管阵列检测器法等。由于 HPLC-MS 法的高灵敏度和样品前处理简单等特点，在生物样品中华法林的检测过程中应用越来越广泛。本章主要介绍质谱法在抗凝血药物华法林的血药浓度监测中的应用。

第二节　质谱技术在抗凝血药物华法林监测中的应用

华法林是临床上最常用的抗凝药,是一种外消旋混合物。*S*- 华法林的功效是 *R*- 华法林的 3~5 倍,主要是通过细胞色素 P450(CYP)2C9 代谢形成无活性的 *S*-7-OH- 华法林。CYP2C9 基因多态性对华法林的清除效果显著,并且在低剂量下也能发挥作用,在华法林治疗的诱导期会增加出血的风险。测定人血浆中华法林对映体的含量以及 7-OH- 华法林的含量,能免除尿样样本采集时费时费力的过程。

测定生物基质或血浆中的华法林对映体和(或)其羟基化代谢物的分析方法很多。例如利用各种手性柱和紫外或紫外 / 荧光检测系统进行检测、通过高效液相色谱法实现的人血浆样品中的 *S*- 华法林和 *R*- 华法林或尿中的 7-OH- 华法林对映异构体的分离和检测;此外,通过毛细管区带电泳法使用高度硫酸化的 β- 环糊精作为手性选择剂,实现了同时拆分华法林和 4-OH- 华法林、6-OH- 华法林、7-OH- 华法林标准混合物。一般来说,这些方法的研究重点主要集中在药物对映体分离上,而羟基化代谢物的分析方法还比较少。有研究报道,通过柱切换的 HPLC-UV(BSA-C8 预柱和 OD-RH 手性柱)方法可以测定人血浆中华法林和 7-OH- 华法林对映体的含量。但是,串联质谱法由于其优异的选择性和灵敏度已经受到更多的关注。在人血浆、尿和体外代谢的研究中,LC-MS/MS 可以进行非手性分离和测定外消旋华法林和(或)其单羟基代谢物。因此,可以采用合适的串联质谱法同时测定人体液中华法林对映体及其主要代谢物 7-OH- 华法林对映体的含量。本章介绍 LC-MS/MS 法同时测定人血浆中华法林对映体及 7-OH- 华法林对映体的含量。

实例:高效液相色谱 - 串联质谱法测定人血浆中 *S*- 华法林、*R*- 华法林、*S*-7-OH- 华法林和 *R*-7-OH- 华法林的含量

样品来源:*S*- 华法林、*R*- 华法林及外消旋体 4'-OH、6-OH、7-OH、8-OH、10-OH- 华法林对照品购于 UltrafineChemicals(Manchester,UK)。内标物双氯芬酸钠对照品购于 Sigma(St. Louis,MO,USA)。Oasis 混合型阳离子交换固相萃取小柱(MCX)和混合型阴离子交换固相萃取小柱(MAX)均购于 Waters(Milford,USA)。

血浆样品前处理方法:混合型阳离子交换固相萃取小柱(MCX)的预处理方法为分别用 1ml 甲醇和 1ml 水洗脱。在 200μl 血浆中加入 500μl 内标溶液(2μg/ml)以及 200μl 10% 磷酸溶液,涡旋混合 15 秒。将混合物加入处理好的 MCX 小柱中,先用 1ml 0.1M 盐酸冲洗小柱后,分析物用 1ml 甲醇洗脱,洗脱液氮气流下吹干,残渣用 200μl 60% 乙腈水溶液复溶。取 50μl 样品注入 HPLC-MS/MS 系统。

LC-MS/MS 条件:仪器为 ABI 2000 Q-Trap 三重四级杆质谱,高效液相色谱仪为 Perkin-Elmer PE-200 系列色谱仪。色谱柱为手性 AstecChirobiotic V 色谱柱(250mm × 4.6mm,5μm),保护柱为 AstecCyclobond I 保护柱(20mm × 4.0mm,5μm)。高效液相色谱分析的梯度洗脱条件为乙腈(A)和 10mmol/L 醋酸铵(冰醋酸调节 pH 为 4.4)(B):0~7 分钟,A 为 10%;7~12 分钟,A 线性升高至 40%,保持 3 分钟。高通量液相色谱的流速为 1.0ml/min。自动进样室的温度和柱温均为 4℃。进样量为 50μl。40% 的流出液进入质谱仪。质谱仪选择负离子检测模式。典型的仪器参数为离子喷雾电压为 –4500V;载气、辅助气、气帘和碰撞气均为氮气,压力分别为 30、80、30 和 3psi;辅助气温度为 450℃,接口温度为 100℃。采用多反应监测

（MRM）模式。前体离子和产物离子分别为华法林 *m/z* 307→161；4-OH- 华法林 *m/z* 323→161；6-OH- 华法林、7-OH- 华法林和 8-OH- 华法林 *m/z* 323→177；6-OH- 华法林 *m/z* 323→250；内标 *m/z* 294→250。

临床引用华法林患者的血浆样品分析：11 个长期服用华法林且国际标准化比值 INR 为 2~3 的患者外周取血 10ml 后进行分析。

结果分析：虽然当前的研究主要是测定 *R*-、*S*- 华法林及其代谢物 *R*-、*S*-7-OH- 华法林对映体的含量，但是与其他单羟基代谢物如 4'-OH、6-OH、8-OH、10-OH- 华法林的分离情况不容忽视，因为其他单羟基代谢物具有相似的结构性质，在上述色谱条件下可能会干扰目标化合物的测定。从含有 1000ng/ml*S*- 华法林、*R*- 华法林、外消旋 4'-OH、6-OH、7-OH、8-OH、10-OH- 华法林以及内标的提取离子色谱图中可以看出（图 10-2），各对映体在此条件下分离情况良好，*R*-、*S*- 华法林对映体及其主要代谢物 *R*-、*S*-7-OH- 华法林能与其他单羟基华法林的对映体实现分离。

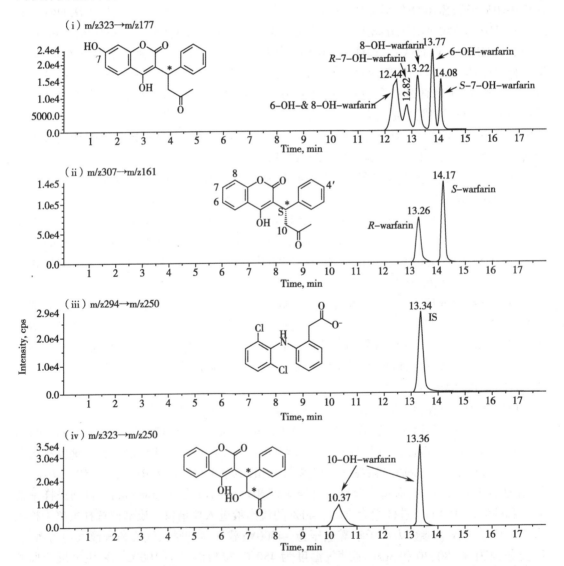

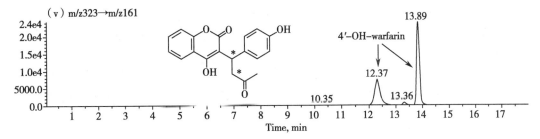

图 10-2　含有 *S*- 华法林、*R*- 华法林、外消旋 4′-OH、6-OH、7-OH、8-OH、10-OH- 华法林及双氯芬酸的提取离子色谱图

R-、*S*- 华法林的线性范围为 5~1500ng/ml；*R*-、*S*-7-OH- 华法林的线性范围为 5~750ng/ml。所有待测物的最低检测限均为 1.5ng/ml，最低定量限为 5.0ng/ml。该方法的最低定量限远远低于采用紫外检测器时的最低定量限（75~180ng/ml）。

方法学验证后将该检测方法应用到临床上长期服用华法林的患者中华法林和 7-OH- 华法林对映体浓度的检测中。患者的国际标准化比值 INR 为 2~3。从受试者中得到的实际生物样品的色谱图见图 10-3。在当前的色谱条件下，血浆中的内源性物质没有影响待测物的分析。稳态条件下受试者血浆中华法林对映体及 7-OH- 华法林对映体的含量测定结果见表 10-1。

结论：本实例中建立了一个简单的、灵敏的 HPLC-MS/MS 法同时测定人血浆中华法林和 7-OH- 华法林对映体的血药浓度。建立的方法选择性高，可以将华法林的主要代谢物 7-OH- 华法林与其他单羟基华法林实现良好的分离，测定结果准确，为临床上对华法林及其代谢物的定量分析提供了新的方法。

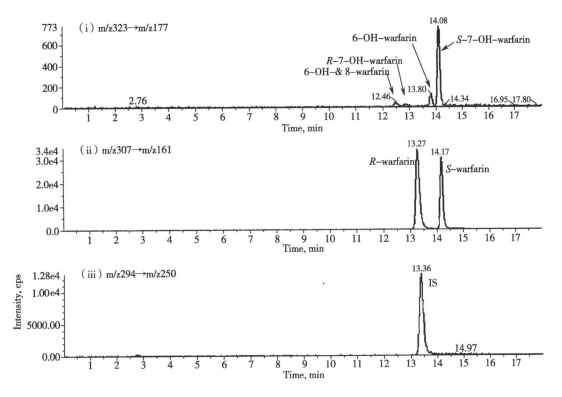

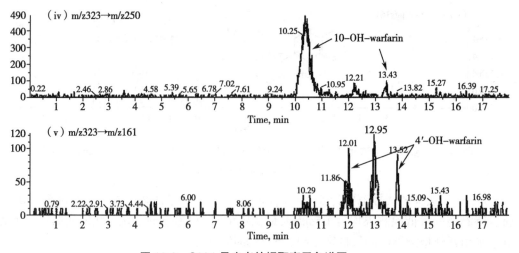

图 10-3 S034 号患者的提取离子色谱图

表 10-1 30 个稳态患者中 *S*-华法林、*R*-华法林、*S*-7-OH-华法林和 *R*-7-OH-华法林的血药浓度

患者编号	剂量（mg）	血药浓度（ng/ml）			
		R-华法林	*S*-华法林	*R*-7-OH-华法林	*S*-7-OH-华法林
S001	2.50	449	237	<5	51
S002	2.75	794	343	6	54
S003	2.50	774	390	12	168
S004	6.25	497	421	11	69
S005	3.75	813	382	22	346
S006	2.75	786	298	11	123
S008	3.25	658	207	5	75
S009	3.50	603	329	<5	46
S010	8.50	1161	310	17	195
S011	5.25	768	359	8	72
S012	3.50	519	169	13	120
S013	3.00	495	187	7	69
S014	3.00	747	349	9	134
S015	2.25	809	430	8	53
S016	6.00	1254	884	<5	130
S018	4.00	639	308	11	185
S019	2.25	544	237	5	56
S020	3.50	769	310	8	153
S021	3.00	834	244	<5	64
S022	2.00	412	103	<5	90

续表

患者编号	剂量（mg）	血药浓度（ng/ml）			
		R-华法林	S-华法林	R-7-OH-华法林	S-7-OH-华法林
S027	2.25	948	440	7	91
S029	4.00	655	471	<5	83
S030	3.50	838	351	10	80
S031	3.00	1005	438	5	86
S033	3.00	767	524	8	73
S034	3.00	808	274	<5	58
S035	3.00	911	353	10	146
S039	7.25	1356	753	10	196
S040	1.75	754	345	5	93
S041	4.50	579	352	6	85

（杨春娟　吴立军）

参考文献

[1] Zuo Z,Wo SK,Lo CM,et al. Simultaneous measurement of S-warfarin,R-warfarin,S-7-hydroxywarfarin and R-7-hydroxywarfarin in human plasma by liquid chromatography-tandem mass spectrometry[J]. J Pharm Biomed Ana,2010,(52):305-310.

第十一章 质谱技术在抗精神病类药物监测中的应用

第一节 概 述

精神失常是由多种原因引起的精神活动障碍的一类疾病,包括精神分裂症、躁狂症、忧郁症和焦虑症。精神分裂症(schizphrenia)是一组以思维、情感、行为之间的不协调,精神活动与现实脱离为主要特征的最常见的一类精神病,大约全世界人口的 1% 患有该病。抑郁症是另一类常见的精神病,终身患病率达 6.1%~9.5%;据世界卫生组织估计,全球大约有 3% 的成人遭受抑郁症的折磨,有 15% 的抑郁症患者死于自杀。治疗这些疾病的药物统称为抗精神失常药。这类药物大多是强效多巴胺受体拮抗剂,在发挥治疗作用的同时,大多药物可引起情绪冷漠、精神运动迟缓和运动障碍等不良反应。自从 1953 年第一个抗精神分裂症的药物氯丙嗪在临床上应用以来,已经过了四十多年。然而,对抗精神病药物的作用机制的研究仍在不断地继续和深入。根据化学结构,将抗精神分裂症药分为四类:吩噻嗪类、硫杂蒽类、丁酰苯类及其他类。这些抗精神分裂症药大多具有相似的作用机制:①阻断中脑-边缘系统和中脑-皮质系统的多巴胺受体;②阻断 5-羟色胺(5-HT)受体。

一、常用抗精神失常类药物的分类

(一)抗抑郁症药

包括三环类抗抑郁症药[抑制去甲肾上腺素(NA)/5-HT 再摄取的药物]、NA 再摄取抑制剂、5-HT 再摄取抑制药及其他抗抑郁药。这些药物大多是以单胺学说作为抑郁症的发病机制并在此基础上建立动物模型研发获得的,所以在药理作用、临床应用和不良反应等方面具有许多相似之处。

抑郁症的具体发病机制目前尚不清楚,较多研究提示中枢神经系统的单胺类神经递质传递功能下降为其主要病理改变,故目前大多数抗抑郁药均通过不同途径提高神经元突触间隙单胺类神经递质的浓度,以期达到治疗目的。根据药物作用机制不同,抗抑郁药物可按以下进行分类:①三环类抗抑郁药:三环类抗抑郁药属第一代单胺再摄取抑制剂,代表药物有丙米嗪、氯米帕明、阿米替林和多塞平。三环类药物主要通过抑制突触前膜对单胺递质5-HT 和 NE 的再摄取过程,增加突触间隙的 5-HT、NE 浓度,达到治疗抑郁症的效果。② NA抑制剂:该药物选择性地抑制 NA 再摄取,用于以脑内 NA 缺乏为主的抑郁症,尤其适用于尿检 MH-PG 显著减少的患者。这类药物的特点是奏效快,而镇静作用、抗胆碱作用和降压作用均比三环类抗抑郁药弱。代表药物有地昔帕明、马普替林、去甲替林等。③ 5-HT 再摄取抑制剂:5-HT 再摄取抑制剂主要通过选择性地抑制 5-HT 再摄取,使突触间隙的 5-HT 含量升高。代表药物有氟西汀、帕罗西汀和舍曲林等。该类药物口服吸收良好,生物利用度较高,与三环类抗抑郁药比较具有高度的安全性和耐受性,心血管系统的安全性高,对焦虑症状有良好疗效。④其他抗抑郁药:如曲唑酮、米安舍林、米氮平等。

(二)抗精神分裂药物

抗精神病药物的时代始于对氯丙嗪的具体抗精神病特性的发现.①吩噻嗪类:吩噻嗪是由硫、氮连接两个苯环的一种三环结构,其2、10位被不同的基团取代而得到各种噻嗪类抗精神病类药物。代表药物有氯丙嗪、奋乃静、氟奋乃静等。②硫杂蒽类:硫杂蒽类的基本结构与吩噻嗪类相似,但在吩噻嗪环上第10位的氮原子被碳原子取代,所以此类药物的基本药理作用与吩噻嗪类也极为相似。代表药物有氯普噻吨、氯哌噻吨。③丁酰苯类:化学结构虽然与吩噻嗪类不同,但药理作用和临床应用相似。代表药物有氟哌啶醇、氟哌利多等。传统抗精神分裂药物对精神分裂症的阳性症状(包括思维紊乱、妄想、幻觉、运动障碍等)治疗效果较好,对阴性症状(反应迟钝、意识缺乏、兴趣缺乏等)和认知功能受损(注意力下降、记忆障碍、执行功能障碍等)无效,并会损害患者的认知功能;其副作用有肌张力障碍和肌强直、震颤、催乳素水平升高、体重增加、锥体外系症状(EPS)、静坐不能和迟发性运动障碍(TD)。新型抗精神分裂药物在提高药物有效性和减少副作用方面的研究取得了突破,并且天然药物在治疗精神分裂症中也具有独特的优势。

(三)抗躁狂症药物

目前治疗躁狂症主要采用氟哌啶醇联合碳酸锂,其中氟哌啶醇能快速控制激越,而碳酸锂治疗精神病性狂躁的效果比抗精神病药好,但需7~10天后才见效。当碳酸锂起效后,氟哌啶醇可逐渐减量,因为氟哌啶醇在双相情感性障碍中可能诱发抑郁,易致锥体外系反应,尤其是迟发性运动障碍,故不宜使用。另一方法是氯丙嗪联合碳酸锂,对高度兴奋的患者氯丙嗪的效果优于碳酸锂,对不太严重的患者氯丙嗪的效果与锂盐相当,氯丙嗪的抗躁狂效果可能不如氟哌啶醇。虽然治疗躁狂症首选锂盐或抗惊厥剂丙戊酸盐,但抗精神病药物在躁狂发作的急性期常发挥重要作用,且可能为某些病例预防复发所必需的。

二、常用的检测抗精神病类药物的方法

由于抗精神病类药物能产生十分严重的不良反应,如氯丙嗪可引起急性肌张力障碍、震颤、帕金森综合征;氯氮平长期应用于致粒细胞减少或缺乏症,血糖、血脂及血压增高等不良反应;苯二氮䓬类的体内吸收不规则,半衰期较长(5~30小时),消除慢,药物剂量的个体差异大,易产生药物蓄积性中毒。临床治疗中常采用大剂量、多药联用的治疗方案,导致药物毒性增加。治疗药物监测在抗精神病类药物的临床治疗中发挥了重要作用,通过对治疗药物的监测,可以及时调整患者的用药方案,避免药物并发症、体内蓄积等一系列不良反应。建立抗精神失常药的检测方法,为临床医师同时提供多种血药浓度数据,能够协助和指导临床医师合理调整各药剂量,避免或减少药品不良反应,确保患者用药安全、有效,实现患者的个体化给药方案。精神类药物的检测方法有薄层色谱法(TLC)、液相色谱法(LC)、气相色谱-串联质谱法(LC-MS/MS)等。但是TLC检测结果的假阳性率高;高效液相色谱法在药物的体内外检测中应用比较广泛,但缺点是灵敏度较低,在生物样品的定量分析过程中有一定的局限性;GC-MS虽然灵敏度高,但是部分药物需要进行烦琐费时的衍生化前处理;而LC-MS/MS方法因具有灵敏度高、检出限低的特点,可以进行多组分定性、定量检测,是目前报道

较多的方法。

第二节　抗精神失常类药物的检测

一、质谱技术在精神分裂类药物监测中的应用

抗精神病药物在临床上的应用越来越广泛,其药动学特点和不良反应使得对其进行血药浓度监测具有重要意义,多种检测方法也随之发展。典型及非典型的抗精神分裂药物对精神分裂症的疗效已经取得确认,但其药物代谢动力学特点及严重的不良反应要求应用这些药物时应该采取个体化给药方案。随着检测方法的快速发展,在精神分裂症患者的治疗过程中对其进行必要的血药浓度检测具有重要的意义。常用的检测方法有高效液相色谱法(HPLC)、气相色谱法(GC)、氟测定法等。HPLC 是 20 世纪 70 年代发展起来的一种测定血药浓度的方法,可采用合适的色谱柱将抗精神病药和其代谢物进行分离和鉴定。其特异性高,只测定部分药物和母药浓度而不受其代谢物的干扰,结果准确可靠,但因需花很大精力处理样品以去除干扰物质,操作烦琐,成本增加,且需特殊的技术和昂贵的设备,因而不适于进行常规分析。GC-MS 和 LC-MS 是精确度高、特异性好、经济、简便、快速的监测方法,能够提供临床个体化用药方案,及时根据血药浓度调整用药剂量,具有重要意义。

实例 1:使用质谱技术同时测定 7 种抗抑郁药和 5 种抗精神病类药物的血药浓度

色谱条件: Bridge™Phenyl 柱(150mm × 2.1mm,5μm);流动相为 0.02% 甲酸水溶液 -0.02% 甲酸乙腈溶液(35 : 65,V/V),等度洗脱,流速为 0.3ml/min。

质谱条件(表 11-1):离子源为电喷雾离子源;正离子扫描;离子源电压为 5kV;离子源温度为 550℃;雾化气为 50psi;辅助气为 50psi;气帘气体为 30psi;MRM 扫描分析。

表 11-1　质谱 MRM 通道条件

analyte	precursor ion(m/z)	production(m/z)
五氟利多	524.2	109.1
匹莫齐特	462.2	328.2
氯普噻吨	316.2	271.1
硫利达嗪	371.2	126.2
三氟拉嗪	408.2	70.1
阿米替林	278.2	233.1
氯米帕明	315.2	86.1
氟西汀	310.1	44.2
丙米嗪	281.2	86.2
马普替林	278.3	250.1
地昔帕明	264.3	233.2
舍曲林	306.1	159.1

样品前处理方法:取血清 100μl 置 1.5ml 塑料离心管中,加入 300μg/L 内标工作液 10μl,加 200μl 乙腈溶液后涡旋振荡 30 秒,12 000r/min 离心 2 分钟,转移至进样瓶中,进样量为 20μl。在上述 LC-MS/MS 条件下分析测定,记录色谱图(图 11-1)中 12 种药物和内标的峰面积,以内标法进行定量。

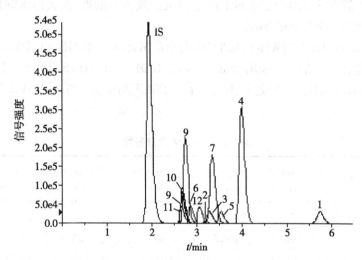

图 11-1 7 种抗抑郁和 5 种抗精神病类药物的典型 MRM 色谱图

1. 五氟利多;2. 匹莫齐特;3. 氯普噻吨;4. 硫利达嗪;5. 三氟拉嗪;6. 阿米替林;7. 氯米帕明;8. 氟西汀;9. 丙米嗪;10. 马普替林;11. 地昔帕明;12. 舍曲林;I.S. 还阳酚

结论:已知的 HPLC 法灵敏度和特异性都相对较低,不能适应高通量要求的血药浓度监测。GC-MS 使用固相萃取法进行样品预处理,步骤烦琐,耗时长,血浆样品用量大,有机溶剂用量大,分析时间长达 18 分钟。LC-MS/MS 方法的预处理多用液液萃取或固相萃取的方法,过程也较复杂,但相比上述方法优点更多。

该实例采用了 LC-MS/MS 方法同时检测 12 种临床常用的抗抑郁和抗精神病类药物,基本覆盖了临床常用的抗抑郁和抗精神病药物。本方法的血浆样本使用量少,仅需要 100μl,分析时间较短,并且能够达到高通量的要求。经过方法学验证,说明该方法可确保血清中 12 种抗抑郁和抗精神病类药物浓度的准确检测,适合于临床药物浓度监测。

实例 2:通过超高效液相与质谱联用测定人体血浆中 10 种抗精神分裂症药物的含量及代谢产物

样品来源:氨磺必利、奥氮平、帕潘立酮、喹硫平、利培酮、阿塞那平、伊潘立酮、米氮平、去甲米氮平、norquetiapine 等标准品由法国巴黎的赛诺菲安万特公司、荷兰的欧佳农等公司提供。采用内标法,内标都采用待测组分的氘代试剂,由 LGC 标准品等公司提供。人体空白血浆(抗凝剂为枸橼酸盐)从洛桑大学医院的血液转化中心获得,并在 −20℃ 下保存。

样品处理:一个简单的萃取过程包括蛋白质沉淀、溶剂沉淀、血浆中沉淀(250μl 血浆:750μl 乙腈 =1:3)。这项技术操作更简单,准备样本更快并且低成本。为了增加灵敏度,采用惰性气体吹干(N$_2$,45℃),用 100μl 流动相复溶。为了进一步简化样品制备,对于分离和浓集两个步骤作出了评价。为了避免峰宽变宽,上层清液(含有 75% 乙腈)在缓冲注射前应该被进一步稀释来使乙腈的比例更低或者和最初的流动相(15% 乙腈)组分相同。然而,在这些情况下,即使血浆和沉淀剂的比例为 1:1.5 来减小稀释的影响,检测器的灵敏度也不足以对一些分析物来分析。因此,为了达到预期的 LLOQ,样本制备需要包含再浓集这一步骤。然而,对比 HPLC-MS,UPLC-MS/MS 有更高的选择性,SIL-IS 更方便,促使我们简化了萃取步骤,同时得到更少纯化的萃取物的分析结果。查阅文献可知,1:3 的血浆和沉淀物比例作为当前的方法,能够达到 94% 的蛋白沉淀效率。最近,在蛋白沉淀后上层清液的蒸发已经被视为另一种实验室方法。

质谱条件(表 11-2):采用 Waters UPLC 设备串联 Waters 三重四极杆(TQD),配有二元泵、96 孔自动进样盘、5μl 定量环。采用 Waters UPLC BEH Shield RP18 色谱柱(2.1mm × 50mm;1.7μm),柱温 40℃,自动进样器设为 10℃。采用 ESI 正离子源。采用 Waters 定量软件用于数据处理。

表 11-2 MRM 质谱条件

	parent (m/z)	fragment (m/z)	cone voltage (V)	collision energy (eV)	dwell time (ms)	t_R^2 (min)
function 1(0~1.08min)						
olanzapine	313.1	256.2	45	25	128	0.63
olanzapine-d_3	316.2	256.2	45	25	128	0.62
amisulpride	370.2	242.1	45	30	128	0.89
amisulpride-d_5	375.2	242.1	45	30	128	0.88
function 2(1.08~1.45min)						
desmethyl-mirtazapine	252.2	195.1	40	25	128	1.22
desmethyl-mirtazapine-d_4	256.2	195.1	40	25	128	1.21
mirtazapine	266.3	195.1	40	25	128	1.32
mirtazapine-d_4	270.2	195.1	40	25	128	1.31
function 3(1.45~1.85min)						
paliperidone	427.2	207.1	45	30	128	1.56
paliperidone-d_4	431.2	211.2	45	30	128	1.55
risperidone	411.2	191.1	45	30	128	1.68
risperidone-d_4	415.3	195.1	45	30	128	1.67
function 4(1.85~2.47min)						
norquetiapine	296.2	210.1	45	30	128	2.02
norquetiapine-d_8	304.5	210.2	50	30	128	1.97
quetiapine	384.2	253.1	45	30	128	2.16
quetiapine-d_8	392.3	258.1	45	30	128	2.13
Function 5(2.47~3.90min)						
asenapine	286.1	165.1	45	45	128	2.59

续表

	parent (m/z)	fragment (m/z)	cone voltage (V)	collision energy (eV)	dwell time (ms)	t_R^2 (min)
asenapine-13c,d_3	290.2	165.1	45	45	128	2.59
iloperidone	427.3	190.1	50	40	128	2.71
iloperidone-d_3	430.3	190.1	50	40	128	2.69

色谱条件:流速为 0.4ml/min,流动相为 10mmol/L 醋酸铵 A(pH3.0)和乙腈 B。流动相的梯度为 0~0.5 分钟,B 15%;0.5~1 分钟,B 25%;1~2.7 分钟,B 30%;2.7~2.9 分钟,B 30%;2.9~3.5 分钟,B 95%。去溶剂气体为 N_2,流速为 800L/h,温度为 500℃;锥孔气体为 N_2,流速为 50L/h。离子源温度为 150℃,毛细管电压为 2kV。氩气为碰撞气体,流速为 800L/h。采用 MRM 模式。

实验结果:见图 11-2 和图 11-3。图 11-2 给出了 10 种抗精神失常药物的标准品及内标的 MRM 色谱图,图 11-3 给出了实际血浆样品色谱图。

结论:本实例介绍了一种灵敏度高、选择性好的测定血浆中 10 种抗精神失常类药物的 UPLC-MS/MS 检测方法。根据最新的国际标准选定了一个较大的线性范围,其中好的内标起到了很大的作用,该方法同样适用于药动学检测。

二、质谱技术在抗抑郁症药物监测中的应用

随着抗抑郁药物在临床上的广泛应用,滥用、误用此类药物或利用此类药物违法犯罪时有发生,在法庭科学和毒物检测领域,对抗抑郁类药物的检测要求也日益提高。目前,抗抑郁类药物的检测方法主要有气相色谱法、高效液相色谱法、气相色谱-质谱联用法(GC-MS)、液相色谱-串联质谱法(LC-MS/MS)。GC-MS 虽然灵敏度高,但是部分药物需要进行烦琐费时的衍生化前处理;而 LC-MS 方法因具有灵敏度高、检出限低的特点,可以进行多组分定性、定量检测,是目前报道较多的方法。

实例 1:自动固相萃取-液相色谱-串联质谱法同时测定血液中的 5 种抗抑郁类药物

郭璟琦等采用自动固相萃取和 LC-MS/MS 检测血液中 5 种抗抑郁药的血药浓度。本研究建立了自动固相萃取-液相色谱-串联质谱(ASPE-LC-MS/MS)检测血液中的卡马西平、多塞平、氯氮平、阿米替林和米氮平 5 种抗抑郁药物的方法,方法提取率高、选择性强、重现性好,可以快速有效地对血液样品中的 5 种抗抑郁药物进行定性与定量分析。

样品来源:卡马西平、多塞平、氯氮平、阿米替林和米氮平标准品(纯度≥98%,美国 Sigma 公司)。

质谱条件(表 11-4):电喷雾正离子-多反应监测(ESI-MRM),气帘气为 137.9kPa,离子源雾化气为 241kPa,离子源加热辅助气为 27kPa,碰撞气为 27.6kPa,喷雾电压为 5200V,加热器温度为 450℃。

色谱条件: Waters Atlantis™ dC18 色谱柱(150mm × 3.9mm,5.0μm);流动相为甲醇(A)和 0.1% 甲酸溶液(B),流速为 0.5ml/min;温度为 35℃;进样量为 20μl;梯度洗脱程序见表 11-3。

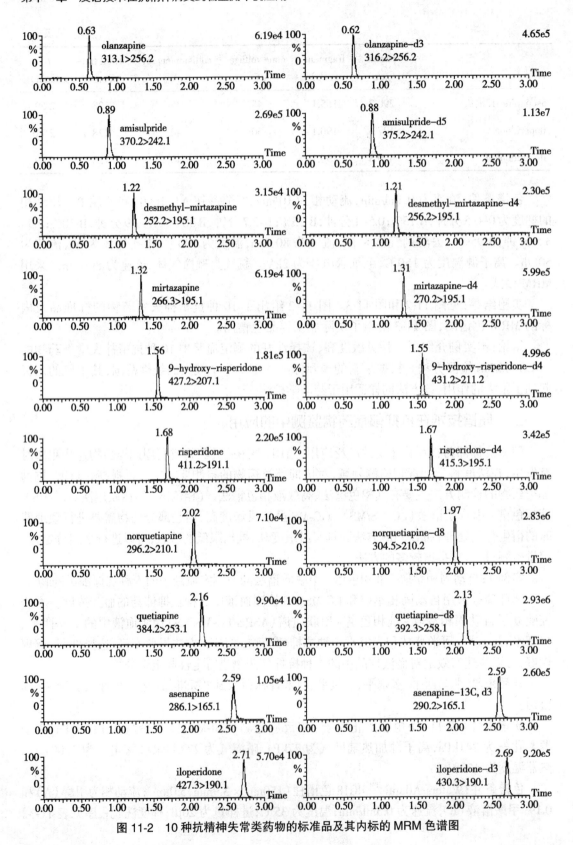

图 11-2　10 种抗精神失常类药物的标准品及其内标的 MRM 色谱图

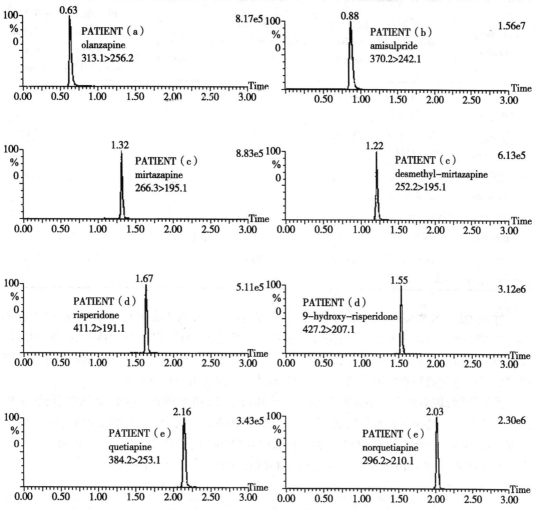

图 11-3　在患者服用 50ng/ml olanzapine（a），438ng/ml amisulpride（b），28 和 29ng/ml mirtazapine、desmethylmirtazapine（c），3.5 和 30ng/ml risperidone、9-hydroxy-risperidone（paliperidone）（d），181 和 151ng/ml quetiapine、norquetiapine（e）后的实际血浆样品色谱图

表 11-3　色谱梯度洗脱条件

t/min	甲醇（A%）	0.1% 甲酸溶液（B%）
0~1	20	80
1~4	20~90	80~10
4~9	90	10
9~10	90~20	10~80
10~20	20	80

表 11-4 5 种目标物的 ESI-MRM 条件

目标物 analyse	离子对 ion pairs （m/z）	碰撞电压 collision energy（V）	去簇电压 declusteringpotential （V）	入口电压 entrance potential（V）	出口电压 collision cell exit potential（V）	保留时间 retention time （min）
卡马西平 carbamazepine	237.1/194.22 37.1/192.1	26.29	37	10	5.5	8.03
多塞平 doxepin	280.2/106.9* 280.2/235.0	31.20	20	10	2.10	7.12
氯氮平 clozapine	327.2/270.1* 327.2/192.1	30.60	25	10	10.10	7.09
阿米替林 amitriptyline	278.2/233.1* 278.2/117.1	24.33	38	10	7.7	7.33
米氮平 mirtazapine	266.1/195.1* 266.1/209.2	33.29	50	11	8.8	6.62

样品处理：取血浆样品 1ml 置于 15ml 具塞离心管中，加 2ml 去离子水稀释，用饱和的 Na_2CO_3 溶液调节 pH 至 9，涡旋振荡，以 9500r/min 离心 5 分钟，取上清液待过柱；取 HLB 固相萃取柱，依次加 3ml 甲醇、3ml 去离子水活化，上清液过柱，2ml 去离子水清洗，2ml 甲醇洗脱，氮气吹干；用流动相定容至 1ml，过 0.22μm 有机滤膜后供 LC-MS 分析。

液液萃取：取血液样品 1ml 置于 15ml 具塞离心管中，用饱和的 Na_2CO_3 溶液调节 pH 至 9，加入 3ml 乙醚，涡旋振荡，混匀后超声 5 分钟，以 9500r/min 离心 5 分钟，取上清液；复提 1 次，合并有机相，氮气吹干；用流动相定容至 1ml，过 0.22μm 有机滤膜后供 LC-MS 分析。

实验结果：5 种目标物及实际样品的 MRM 色谱图见图 11-4 和图 11-5。

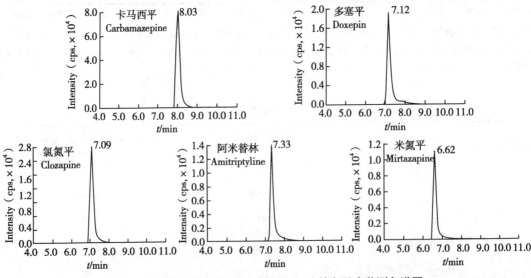

图 11-4 5 种目标物（添加水平 100μg/L）的多反应监测色谱图

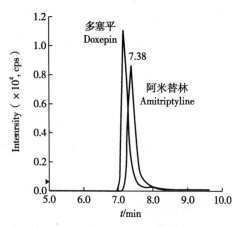

图 11-5　实际样品的 MRM 色谱图

实例 2:采用质谱技术快速筛查和确证血液中的抗抑郁类药物

样品来源:卡马西平、多塞平、氯氮平、阿米替林和米氮平标准品(结构式见图 11-6,纯度均≥98%,均购自美国 Sigma 公司)。

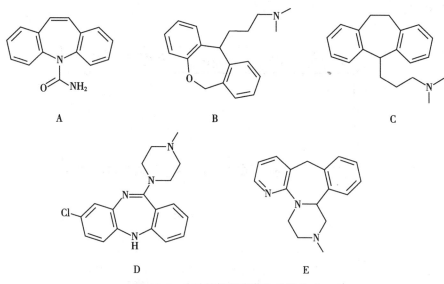

图 11-6　5 种抗抑郁类药物的结构式
(A)卡马西平;(B)多塞平;(C)阿米替林;(D)氯氮平;(E)米氮平

样品处理:取 1ml 血液置于 15ml 具塞离心管中,加 2ml 去离子水稀释,用饱和的 Na_2CO_3 溶液调节 pH 为 9,涡旋混匀,待净化。

固相萃取:将待净化液以 9500r/min 的速率离心 5 分钟,取上清液待过柱。将 HLB 固相萃取过柱,依次加 3ml 甲醇、3ml 去离子水活化。将上清液过柱,用 3ml 去离子水淋洗,用 3ml 甲醇洗脱,洗脱液用氮气吹干,加入 1ml 流动相溶解残渣,过 0.22μm 有机滤膜,滤液供 LC-QTOF/MS 分析。

　　液液萃取：将待净化液中加入 3ml 乙醚，涡旋振荡，混匀后超声 5 分钟，以 9500r/min 的速率离心 5 分钟，取上清液；重复提取洗脱液用氮气吹干，加入 1ml 流动相溶解残渣，过 0.22μm 有机滤膜，滤液供 LC-QTOF/MS 分析。

　　质谱条件：Agilent 1290-6550 超高效液相色谱 - 四极杆飞行时间质谱仪，配有 Dual Agilent Jet Stream Electrospray Ionization（Dual AJS ESI）源（美国 Agilent 公司）；HLB 固相萃取柱（60mg/3ml，美国 Waters 公司）。离子源：Dual AJS ESI 源；扫描方式：正离子全扫描；全扫描范围：50~1000D；毛细管电压：4000V；鞘气温度：350℃；鞘气流速：12.0L/min；干燥气流速：16.0L/min；干燥气温度：200℃；碎裂电压：135V。

　　色谱条件：本研究选用 0.2% 甲酸水溶液（含 5mmol/L 甲酸铵）- 甲醇体系作为流动相，并在此基础上优化了流动相梯度洗脱条件。

　　实验结果：图 11-7 血液样品中氯氮平扣除背景前和扣除背景后的碎片离子镜像信息的对比图，图 11-8 为 5 种抗抑郁类药物标准溶液（100μg/L）的色谱图。

　　结论：本实例采用自动固相萃取方法对血液样品进行前处理，并建立了目标物数据库。利用 LC-QTOF/MS 数据库检索进行定性分析，利用基质匹配外标标准曲线法进行定量分析，实现了对实际样品中抗抑郁类药物的筛查、确证与定量，并取得了令人满意的结果。该方法具有前处理简单、分析速度快、灵敏度高、重现性好的优点，在法庭科学和医学检验中具有重要的实际意义。

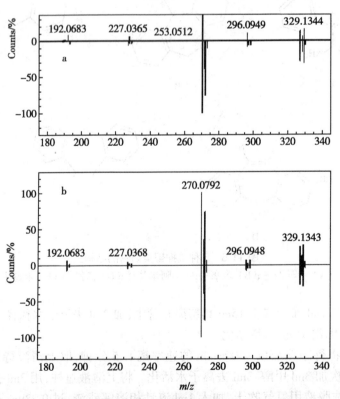

图 11-7　血液样品中氯氮平扣除背景前和扣除背景后的碎片离子镜像信息的对比图

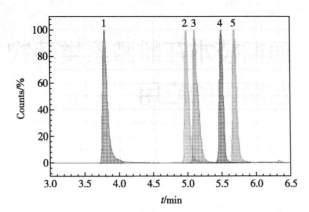

图 11-8　5 种抗抑郁类药物标准溶液（100μg/L）的色谱图
1. 米氮平；2. 氯氮平；3. 多塞平；4. 卡马西平；5. 阿米替林

（杨春娟　王晓波）

参 考 文 献

[1] Brunello N, Mendlewicz J, Kasper S, et al. The role of noradrenaline and selective, noradrenaline reuptake inhibition in depression[J]. Eur Neuropsychopharmacol, 2002, 12(5):461-475.

[2] 卢鸿雁. 躁狂症的临床诊断与治疗[J]. 中国现代药物应用, 2011, 5(3):73-74.

[3] 贾晶莹, 张梦琪, 桂雨舟, 等. 液相色谱 - 串联质谱法同时测定 7 种抗抑郁类和 5 中抗精神病类药物的血药浓度[J]. 中国药物应用与检测, 2010, 7(5):272-275.

[4] Ansermot N, Brawand-Amey M, Kottelat A, et al. Fast quantification of ten psychotropic drugs and metabolites in human plasma by ultra-high performance liquid chromatography tandem mass spectrometry for therapeutic drug monitoring[J]. Journal of Chromatography A, 2013(1292), 160-172.

[5] 郭璟琦, 石银涛, 王绘军, 等. 自动固相萃取 - 液相色谱 - 串联质谱法同时测定血液中 5 种抗抑郁类药物[J]. 分析化学研究报告, 2014, 5(5):701-705.

[6] 郭璟琦, 王绘军, 段杰. 自动固相萃取 - 液相色谱 - 飞行时间质谱法快速筛查与确证血液中抗抑郁类药物[J]. 色谱, 2014, 32(7):687-692.

第十二章 质谱技术在雌激素类药物
监测中的应用

第一节 概　　述

雌激素类药物包括卵巢分泌的天然雌激素雌二醇以及从孕妇尿中提出的雌酮、雌三醇及其他雌激素,后者多为雌激素的肝脏代谢产物。天然雌激素的活性较低,故常用的雌激素类药物多是以雌二醇为母体人工合成的高效衍生物,主要有炔雌醇、炔雌醚及戊酸雌二醇等,它们均有类固醇样结构。口服天然雌激素经胃肠道吸收,在肝内迅速被破坏,生物利用率低,故需注射给药。其代谢产物大部分形成葡萄糖醛酸或硫酸酯,随尿排出,小部分通过胆汁排出,形成肠肝循环。雌激素可促进女性性器官的发育和成熟,维持女性的第二性征,并可与孕激素协同作用,使子宫内膜产生周期性变化,形成月经周期,同时也可增加子宫平滑肌对缩宫素的敏感性。它还可使阴道上皮增生,使浅表层细胞角化。较大剂量的雌激素可抑制下丘脑 - 垂体系统释放促性腺激素释放激素(GnRH),从而抑制排卵。临床上主要用于绝经期综合征、卵巢功能不全和闭经、功能性子宫出血、乳房胀痛及退乳、晚期乳腺癌等疾病。

一、雌激素药物的分类

雌激素是一种女性激素,主要由卵巢和胎盘产生,肾上腺皮质也产生少量雌激素,可分为植物雌激素与动物雌激素。植物雌激素是复杂的多糖通过胃肠道代谢转化成有雌激素活性的化合物。植物雌激素主要有三类:异黄酮类、木酚素类和黄豆素类,均含在植物及其种子中。植物雌激素的分子结构与哺乳动物雌激素的结构相似,是一类具有类似于动物雌激素生物活性的植物成分,它们对激素相关疾病有广泛作用,尤其对乳腺癌、前列腺癌、绝经期综合征、心血管病和骨质疏松有一定的预防作用。虽然被人们称为植物雌激素,其实它们本身不是激素。异黄酮活性成分也就是天然的植物雌激素,其结构与女性体内的雌激素相似,可以起到模拟、干扰、双向调节内分泌水平的生理化作用。植物雌激素是从植物尤其是豆类植物中提取的,可替代雌激素的作用并同时防止雌激素不良反应的发生。植物雌激素可通过补充益生元大豆异黄酮来实现,类植物雌激素补充方式安全性高。

动物雌激素是从动物体内提取的雌激素。雌激素主要有雌二醇、雌三醇、雌酚等,是由卵巢分泌的雌激素。雌激素是一类有广泛生物活性的类固醇化合物,它不仅有促进和维持女性生殖器官和第二性征的生理作用,并对内分泌系统、心血管系统、机体的代谢、骨骼的生长和成熟、皮肤等各方面均有明显的影响。更年期综合征、动脉硬化、脑血管阻塞、骨质疏松症、早老年痴呆症、怠倦、腰痛、肩酸、性冷漠、月经不调、不规则经血、无月经、不孕症、乳房发育不良,以及皮肤干燥、暗黄、粗糙、失去弹性,出现皱纹、黄褐斑等都与体内的动物雌激素分泌低下导致内分泌失调有关。如上所述,动物雌激素对女性来说是一种非常重要的微量元素。但体内动物雌激素的分泌随着年龄的增长不断减少,而且动物雌激素无法通过食物进行体外补充,这是因为动物雌激素只能在人或动物体内自己生成。

通常我们将雌激素分为三类:

(一) 天然雌激素类

基本上是体内分泌的天然雌激素制剂,包括雌二醇(E2)、雌酮(E0)和雌三醇(E3)。它们在体内的代谢过程与第二性征的发育与维持有密切关系。天然雌激素类制剂包括:① 17β- 雌二醇:商品名为诺坤复,是微粒化的天然的人 17β- 雌二醇;②戊酸雌二醇:商品名为补佳乐,是长效雌二醇的衍生物,即雌二醇的戊酸酯;③妊马雌酮:商品名为倍美力,为结合型雌激素,是从孕马尿中提取的水溶性天然结合型雌激素,其中主要成分为雌酮硫酸钠;④苯甲酸雌二醇:目前最常用的雌激素制剂之一,是雌二醇的苯甲酸酯,油溶剂,供肌内注射;⑤环戊苯酸雌二醇:长效雌激素制剂,是雌二醇的环戊丙酸酯,作用比戊酸雌二醇强而持久;⑥其他:包括雌三醇等。

(二) 半合成雌激素类

是在甾体激素的基本结构上经过人工方法去掉某些基团或增加某些基团而合成的具有雌激素活性的药物,如炔雌醇、尼尔雌醇等。半合成雌激素类制剂包括:

1. 炔雌醇也称乙炔雌二醇,是口服强效的雌激素制剂,作用约为乙烯雌酸的 20 倍。

2. 尼尔雌醇是雌三醇的衍生物,为长效口服雌激素,能选择性地作用于阴道及宫颈管,而对子宫内膜作用小。

(三) 合成雌激素类

也称为非甾体雌激素。此类药物的基本结构并非甾体的框架结构,但它们具有雌激素活性,如己烯雌酚等。合成雌激素类制剂有己烯雌酚,也称为乙底酚,其作用较强、价格较低,是常用的雌激素制剂之一,可供肌内注射。

雌激素具有以下药理作用:①卵巢:直接作用,雌激素可以刺激卵泡发育;间接作用,雌激素血药浓度的高低可以促进或抑制促性腺激素的释放,从而间接影响卵巢功能。②输卵管:雌激素能加速卵子在输卵管内的运行速度。③子宫:雌激素对子宫内膜和平滑肌的代谢有明显的促进作用。④胚泡:适量的雌激素为胚泡着床所必需的。⑤阴道:雌激素可促进阴道上皮基底层细胞增生、分化、成熟以及角化,同时引起核致密变化。⑥乳腺:雌激素不仅可以刺激人类乳腺导管的生长,也能促进乳腺腺泡的发育及乳汁生成。⑦蛋白代谢:雌激素一方面可以刺激肾上腺皮质激素分泌和对抗生长激素的作用,表现为促进蛋白分解;另一方面对肝脏则有蛋白同化作用,可以刺激多种血浆蛋白的合成。⑧骨骼:雌激素有促进骨质致密的作用,但能使骨骺提早闭合和骨化而影响骨的长度增加,绝经期妇女可用雌激素治疗骨质疏松症。⑨心血管:雌激素可以降低血管通透性,减少血清胆固醇。

二、常用的检测雌激素类药物的方法

雌激素类药物是以 18 个碳原子的雌烃为基本结构的类固醇激素,其作用除了性激素方面外,还能促进骨中钙的沉淀。目前已有多种以雌激素为主要成分的制剂用于治疗妇女绝经期后由于雌激素缺乏而发生的骨质疏松症及其引起的其他疾病。

目前常用的测定雌激素类药物的方法有比色法、分光光度法、薄层色谱法、高效液相色谱法、气相色谱法、放射免疫分析法及酶联技术等。放射免疫分析法和酶联技术具有很高的灵敏度，可以检测到空气及受污染水源中微量的雌激素，但由于存在交叉响应的问题，测定值常高于真实值，不宜作为含量测定的方法。随着药物分析技术的发展，HPLC 被广泛使用，它具有样品用量少、灵敏度较高、分离效能好、快速等优点。

三、质谱技术在雌激素类药物监测中的应用现状

雌激素类药物在禽畜养殖中具有通过蛋白质同化作用提高食欲的功效，可以用来提高饲料的转化率，促进动物生长，但是人体一旦食用含有残留雌激素的动物食品后，就可通过食物链扰乱人体内的激素平衡，使女性儿童提前发育、男性儿童女性化。欧盟于 2007 年通报，雌甾二醇 17β 及其衍生物在动物性食品中不得检出。目前 HPLC 法的检测限不足以满足残留雌激素检测的要求，液质联用的方法以液相色谱初步分离待测物，用质谱得到目标离子进行选择性分析，利用得到的具有特征性的 MS 质谱图进行确证，专属性比较强。在低浓度、高基质背景的情况下，具有降低背景干扰、改善灵敏度等优点。

第二节　质谱技术在雌激素类药物监测中的应用

雌酮（estrone）等雌激素主要由卵巢和胎盘产生，除了防治疾病外，还可用于丰乳、美容、治疗痤疮等。这类药物若使用不当，可能会引起内分泌失调、肝功能改变、胆结石等不良反应。近年来，市场上出现了多种用于更年期症状和具有美容、延缓衰老、保持青春的保健食品，一些不法商家为了增强疗效，在此类保健食品中非法添加雌激素类化学药物，威胁人体健康。雌二醇（estradiol）是一种重要的环境内分泌干扰物，可通过饮食、空气吸入和皮肤接触等途径侵入体内，较低浓度即可干扰人体内分泌生殖系统的正常功能，对人体健康造成明显影响。环境中的雌二醇主要来源于动物排泄，以及含有人工合成激素药物的使用和排放。排放的雌二醇主要进入污水系统，并经污水处理厂处理后排放到地表水和沉积物中。雌二醇还可通过食物链在生态系统内进行生物富集，并最终在机体的脂肪组织内蓄积，形成长期毒害。近些年，随着中国经济的发展，环境污染问题日趋严重，相关工作也逐渐受到有关方面的重视，针对雌二醇的检测技术近几年也获得较快的发展。雌二醇的检测方法主要包括以气相色谱 - 质谱法（GC-MS）、液相色谱法（LC）及液质联用方法为代表的色谱检测方法，以及基于抗原抗体反应的免疫分析方法。由于具有较高的灵敏度和特异性，近年来 GC-MS 联用技术获得了较快的发展。为了提高分离柱效和检测灵敏度，通常先采用固相萃取柱或液液萃取对样品净化处理，然后再进行检测。液相色谱法是分析环境内分泌干扰物的常用方法之一。雌二醇通过液相色谱分离后可采用紫外检测器（UV）、荧光检测器（FD）或质谱检测器（MS）进行检测。雌二醇本身具有共轭结构，可直接采用紫外检测器进行检测。荧光检测器具有灵敏度高、选择性强等优点。相对前 2 种检测器，质谱检测器具有更高的灵敏度。

实例 1： 保健食品中违禁添加 6 种雌激素类药物的 LC/MS 定性检测

本研究建立了 LC/MS 法检测保健食品中的雌三醇（1）、雌二醇（2）、炔雌醇（3）、雌酮（4）、己烯雌酚（5）和美雌醇（6）的方法，快速准确。

样品来源： 雌三醇（1）、雌二醇（2）、雌酮（4）和美雌醇（6）对照品的含量 >99.5%；炔雌醇

（3）、己烯雌酚（5）的含量 >99.5%。空白保健食品为某品牌的口服液。

色谱条件：柱温：30℃；流速：1ml/min；色谱柱：C18（4.6mm×150mm，5μm）；流动相：乙腈 -20mmol/L 醋酸铵，梯度洗脱（0~20 分钟，25：75~90：10）；进样量：10μl。

质谱条件：正离子电喷雾离子化源（ESI），正离子检测，雾化器压力设为 30Pa，干燥气（N_2）的流速设为 8L/min，干燥气的温度设为 350℃，分流比为 1：4，多反应监测（MRM 模式）。特征离子和轰击电压条件见表 12-1。正离子模式的质谱条件见表 12-2。对照品溶液的总离子流图见图 12-1，空白保健食品的总离子流图见图 12-2,6 种雌激素的一级和二级质谱图见图 12-3。

表 12-1　质谱条件中的特征离子和轰击电压

化合物	结构式	分子量	轰击电压（V）	扫描范围
1	$C_{18}H_{24}O_3$	288.4	0.55	200~350
2	$C_{18}H_{24}O_2$	272.4	0.55	100~350
3	$C_{20}H_{24}O_2$	296.4	0.60	100~350
4	$C_{18}H_{22}O_2$	270.4	0.55	100~350
5	$C_{18}H_{20}O_2$	268.4	0.55	100~300
6	$C_{21}H_{26}O_2$	310.4	0.65	100~400

表 12-2　正离子模式的质谱条件

化合物	保留时间（分钟）	母离子（m/z）	主要碎片离子（m/z）	检测限（ng）
1	5.1	289	271,253	20.7
2	10.0	273	255,159,135	13.6
3	10.9	297	279,159,133	18.9
4	11.5	271	253,157	11.3
5	12.0	269	199,135	41.6
6	16.5	311	293,159,121	12.9

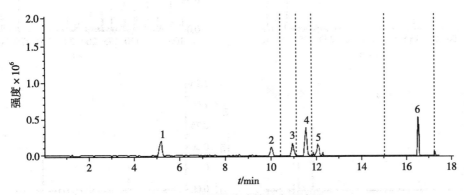

图 12-1　对照品溶液的总离子流图

雌三醇（1）、雌二醇（2）、炔雌醇（3）、雌酮（4）、己烯雌酚（5）和美雌醇（6）

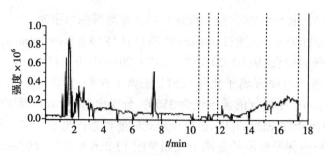

图 12-2 空白保健食品的总离子流图

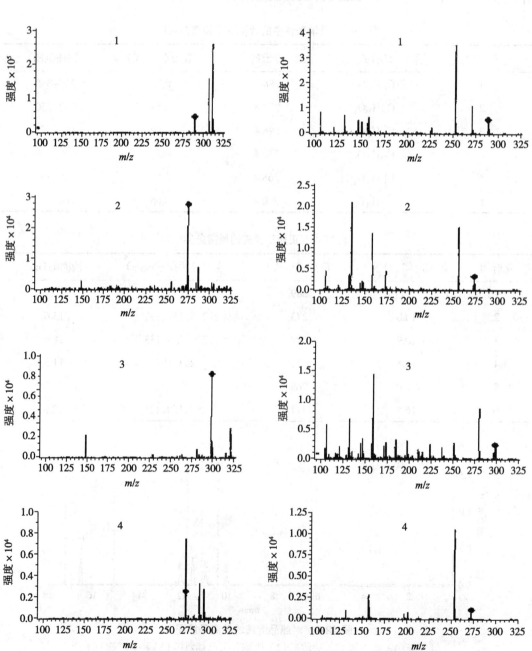

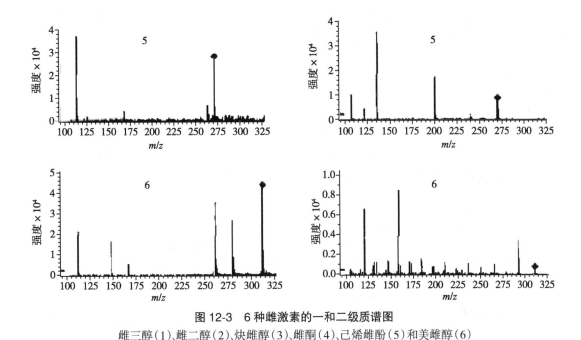

图 12-3　6 种雌激素的一和二级质谱图

雌三醇（1）、雌二醇（2）、炔雌醇（3）、雌酮（4）、己烯雌酚（5）和美雌醇（6）

结论： 本研究采用 LC/MS 法，以液相色谱初步分离待测物，用 MS 分析。当存在共流出现象时，可以对其中的目标离子进行选择分析，利用得到的具有特征性的 MS 质谱图进行确证，专属性较强。甾体激素类药物在溶液中很难形成离子，离子化效率较低，通常选择 APCI 离子源，得到的结果较好。本实验选择了 ESI 离子源，在流动相中添加了 20mmol/L 醋酸铵，由于其显著的质子自递作用，使离子在流动相中预先形成，增加了雌激素类药物的离子化效率，采用正离子模式仍得到了较高的响应。本文所采用的液相色谱条件可以同时检测 6 种雌激素，方法高效、快速、准确。

实例 2： 超高效液相色谱 - 四极杆串联飞行时间质谱法筛查上海市生活饮用水和地表水中的雌激素水平

样品来源： 雌激素标准品：雌三醇、氘代 β- 雌二醇、β- 雌二醇、17α- 炔雌醇、雌酮和己烯雌酚，纯度均 >97.8%。

液相条件： 液相柱为 Waters ACQUITYUPLCHSS T3 色谱柱（100mm × 2.1mm × 1.8μm）。流动相为水（A）和乙腈（B）；梯度洗脱程序为 5 分钟内 5%B 线性升至 30%B，1 分钟内 30%B 线性升至 40%B，3 分钟内 40%B 线性升至 55%B，1 分钟内 55%B 线性升至 95%B，保持 2 分钟，0.5 分钟内线性降至 5%，保持 1.5 分钟；恒流 700μl/min。进样量为 10μl。

质谱条件： 美国 Waters 公司的 ACQUITY 超高效液相色谱仪，美国 Waters 公司的 SYNAPT G2 高分辨率飞行时间质谱仪。采用电喷雾电离（ESI）负离子模式，毛细管电压 2.8kV；锥孔电压 45V；提取锥电压 4V；离子源温度 120℃；脱溶剂气温度 450℃；锥孔气流量 40L/h；脱溶剂气流量 1000L/h；碰撞气为氩气；雌三醇、β- 雌二醇、17α- 炔雌醇、雌酮、己烯雌酚的碰撞电压分别为 45、50、40、40 和 28V，内标氘代 β- 雌二醇为 50V。5 种标准品和内标的 MS/MS 质谱图见图 12-4。5 种标准品的和内标的母离子提取色谱图见图 12-5。

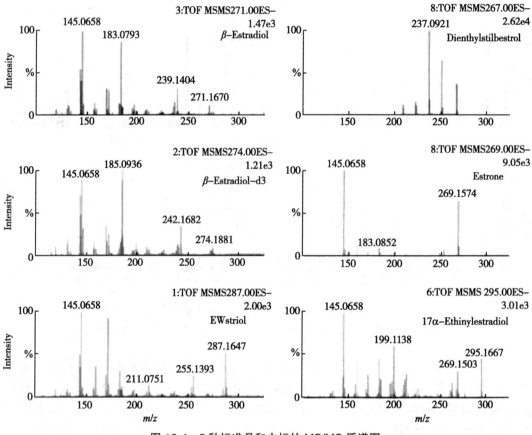

图 12-4 5 种标准品和内标的 MS/MS 质谱图

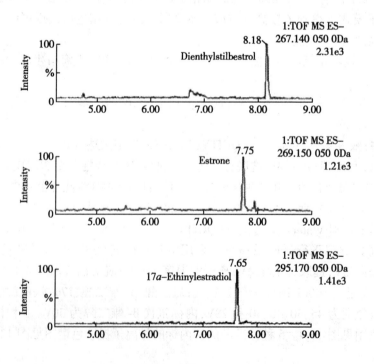

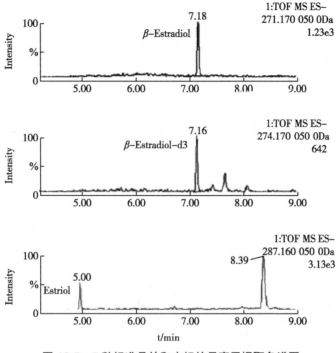

图 12-5 5 种标准品的和内标的母离子提取色谱图

样品处理：取 500ml 水样经 1~10μm 玻璃纤维滤膜过滤，以 5~10ml/min 的流速经预先用 5ml10% 甲醇乙酸乙酯溶液、5ml 甲醇和 5ml 水活化的 Oasis HLB 固相萃取柱萃取富集，5ml70% 甲醇淋洗固相萃取柱，将固相萃取仪抽真空至 0.05MPa 并保持 30 分钟，待固相萃取填料吹干，用 10ml 含 10% 甲醇的乙酸乙酯溶液以 3ml/min 的流速洗脱待测物，收集全部洗脱液于 10ml 离心管中，在 40℃水浴中用微氮气流吹干，用 10% 乙腈溶液定容至 0.5ml，涡旋混匀 30 秒，过 0.2μm 滤膜，进样量为 10μl。

实例 3：液相色谱 - 串联质谱法同时测定牛奶中的 7 种雌激素类药物残留

样品来源：标准品：雌三醇、17β- 雌二醇、17α- 炔雌醇、雌酮、己烯雌酚、己二烯雌酚、己烷雌酚、雌二醇 -13C2 和己烷雌酚 -d_4，纯度均 >97%。

质谱条件：Waters 高效液相色谱 - 四极杆串联质谱仪（Waters Micromass Quattro Premier XE）；MassLynx4.1 工作站。离子化方式：ESI（-）；毛细管电压：2.8V；二级锥孔电压：3.0V；射频透镜电压：0.3V；离子源温度：120℃；锥孔反吹气流量：50L/h；脱溶剂气温度：350℃；脱溶剂气流量：600L/h；多反应监测（MRM）模式检测。MRM 质谱条件见表 12-3。

表 12-3 MRM 质谱条件

分析物	保留时间 （分钟）	母离子 （m/z）	子离子 （m/z）	延迟时间 （秒）	锥孔电压 （V）	碰撞能量 （eV）
雌三醇	6.33	287.0	170.9*	0.1	58	47
			144.9	0.1	58	53
17β- 雌二醇	10.40	271.0	144.9*	0.1	54	52
			183.0	0.1	54	50

续表

分析物	保留时间 （分钟）	母离子 （m/z）	子离子 （m/z）	延迟时间 （秒）	锥孔电压 （V）	碰撞能量 （eV）
己烷雌酚	13.11	269.0	133.0*	0.1	33	21
			118.9	0.1	33	46
17α-炔雌醇	11.40	295.0	144.8*	0.1	57	48
			158.8	0.1	57	41
雌酮	11.92	269.0	144.9*	0.1	54	48
			158.9	0.1	54	47
己烯雌酚	12.60	267.0	251.0*	0.1	47	32
			237.0	0.1	47	36
己二烯雌酚	12.89	265.0	93.0*	0.1	38	32

注：* 为定量离子

色谱条件：NH$_2$ 固相萃取小柱（500mg，3cc，Waters 公司）；色谱柱：Waters Atlantis T3 2.1，150mm，3μm；柱温：35℃；样品温度：20℃；进样体积：10μl；流速：0.2ml/min。流动相：乙腈和水；梯度洗脱程序：0~1.0 分钟，30% 乙腈；1.0~2.0 分钟，30%~53% 乙腈；2.0~7.0 分钟，53%~60% 乙腈；7.0~9.0 分钟，60%~30% 乙腈，保持 7 分钟。雌三醇、17β-雌二醇、17α-炔雌醇、雌酮、己烯雌酚、己二烯雌酚、己烷雌酚、雌二醇-^{13}C2 和己烷雌酚-d4 的 MRM 色谱图见图 12-6。

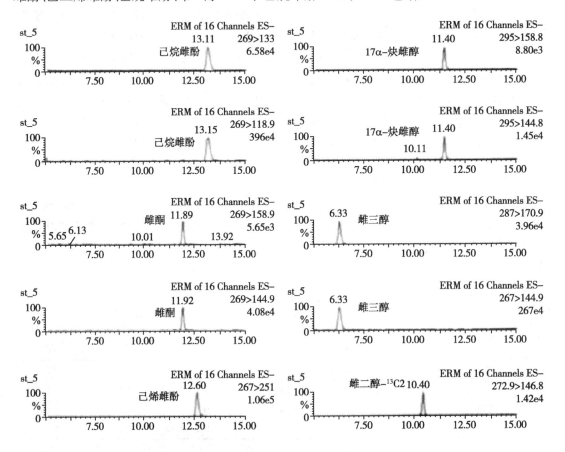

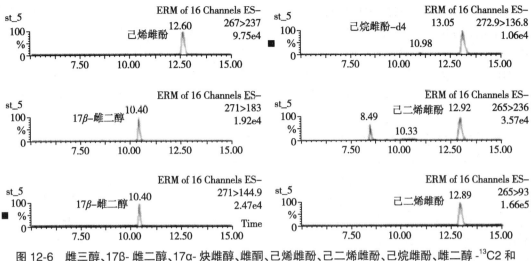

图 12-6 雌三醇、17β- 雌二醇、17α- 炔雌醇、雌酮、己烯雌酚、己二烯雌酚、己烷雌酚、雌二醇 -¹³C2 和
己烷雌酚 -d_4 的 MRM 色谱图

样品处理:称取混匀的牛奶样品 2.0g 于 50ml 具塞塑料离心管中,加入适量内标标准工作溶液,使其最终定容浓度均为 10μg/L。然后加入 10ml 纯水,充分混匀,超声波提取 10 分钟后,加入 20ml 乙腈,振摇 2 分钟,再次超声波提取 10 分钟,然后加入 3g NaCl,振摇 2 分钟,以 10 000r/min 离心 5 分钟后,取 10ml 上清液于离心管中,加入 10ml 正己烷,振摇 1 分钟后,静置 5 分钟,去除上层正己烷,重复操作 1 次,下层乙腈提取液用微弱的氮气流吹至近干,用 1ml 二氯甲烷 - 甲醇溶液(70∶30,V/V)溶解残渣,待净化。

净化:NH₂ 柱预先用 8ml 二氯甲烷 - 甲醇溶液(70∶30,V/V)活化平衡,将上述待净化液上柱,用 10ml 二氯甲烷 - 甲醇溶液(70∶30,V/V)洗脱,收集洗脱液,用微氮气流吹干,用 1.0ml 乙腈 - 水溶液(10∶90,V/V)溶解残渣,涡旋混匀,以 12 000r/min 离心 5 分钟,上清液过 0.22μm 滤膜,待上机测定。

结论:随着科学仪器的不断发展,激素残留的检测方法研究朝着高灵敏度、高分析通量的趋势发展。激素代谢物在血浆和尿液中主要以葡萄糖与硫酸酯结合态的形式存在,为了获得游离态的目标物,分析时需要对样品进行酶解。然而,对于不同基质中的激素检测是否需要酶解的问题迄今为止一直存在争议。本文利用实验室现有的资源条件,通过优化样品前处理及色谱 - 质谱测定条件,建立了高效液相色谱 - 串联质谱法测定牛奶中的 7 种雌激素残留的分析方法。该方法简便快速、灵敏度高,结合同位素内标法定量,方法的各项技术指标均能满足牛奶中痕量激素残留检测的要求,适合于牛奶中雌激素类药物的分析。

实例 4:LC-MS/MS 联用免疫萃取技术测定人体血浆中的雌酮、17β- 雌二醇和雌酮 -3- 硫酸酯

样品来源:雌酮、17β- 雌二醇、雌酮 -3- 硫酸盐、雌酮 -2,4,16,16-d_4(E1-D4)、17β- 雌二醇 -16,16,17-d_3(E2-D3)、雌酮 -2,4,16,16-$d_4$3- 硫酸钠盐(E1S-D4)、色谱纯乙腈和甲醇。5 名健康妇女的血浆样品,5 个血浆样品合并进行验证,所有血浆样品分析前均储存在 –80℃。

质谱条件:在测定雌酮和 17β- 雌二醇时,该 HPLC 系统由两个 G1312A 二元泵(Agilent 1100 系列,安捷伦,Palo Alto,加利福尼亚州,美国)、一个 G1379A 脱气装置、一个 G1316A 柱、

一个 HTC-PAL 自动采样器（CTC 分析，Zwingen，瑞士）和一个注射器泵 - 型号 22（Harvard Apparatus，Holliston，MA，USA，用于柱后添加）组成。分析采用了柱切换技术。在测定雌酮 -3- 硫酸盐时，该 HPLC 系统含有一个 G1312A 二元泵、一个 G1379A 脱气机、一个 G1316A 柱组合和 HTC-PAL 自动进样器。三重四极杆质谱仪 API4000（Applied Biosystems/MDS SCIEX，Concord，Canada）与 ESI 离子源以负离子模式进行操作。多反应监测模式，以增强对离子的灵敏度。

色谱条件：在测定雌酮和 17β- 雌二醇时，色谱柱 Symmetry C18 柱（3.5μm，2.1mm×10mm）（Waters，Milford，MA，USA）作为捕获柱和一个 XTerra Phenyl 柱（5μm，内径 2.1mm×150mm）（Waters）作为分析柱，用于色谱分离。泵 1 的初始复合物（到捕获柱）为 10%（体积）甲醇，流速为 0.2ml/min；泵 2 为 80%（体积）甲醇，流速为 0.15ml/min。柱切换阀的时间程序如下：0~3 分钟和 9~18 分钟，阀门位置 A（到捕获柱）；3~9 分钟，阀门位置 B（到 MS/MS）。柱返回初始状态之前，用甲醇冲洗 3 分钟。甲醇与 32mmol/LNH$_3$ 加入流动相中，作为柱后调节剂，流速为 2.5μl/min。

在测定雌酮 -3- 硫酸盐时，色谱柱 Symmetry C18 柱（3.5μm，2.1mm×150mm）（Waters）用于色谱分离。流动相为溶剂 A［5mmol/L 醋酸铵（pH5.4）- 甲醇（90：10，*V/V*）］和溶剂 B［5mmol/L 醋酸铵盐（pH5.4）- 甲醇（10：90，*V/V*）］；梯度为开始时 55% 的溶剂 B，其次是线性增加至 85% 的溶剂 B，运行 8 分钟，然后是 1 分钟的 100% 的溶剂 B，流速为 0.15ml/min。该柱返回至初始条件之前用溶剂 B 冲洗 6 分钟。2-（2- 甲氧基）乙氧基乙醇作为柱后加入调节剂加入流动相中，流速为 20μl/min。

样品处理：免疫吸附剂要进行预处理。第一，加 10ml 水、8ml 95%（体积比）甲醇、10ml 水和 8ml 50mmol/L 磷酸盐缓冲液（pH7.3）。含有 0.4ng/ml 三氘代雌激素的 50μl 50%（体积比）甲醇加入人血浆（1ml）中以校正整体，然后用 1ml Mcilvaine 枸橼酸 - 磷酸盐缓冲液（pH4.0）稀释。乙醚提取后（3ml×2），用氮气流干燥含有雌酮和 17β- 雌二醇的有机层，将残余物用 100μl 乙醇溶解并用 1.9ml 50mmol/L 含 0.05%（体积）吐温 80 的磷酸盐缓冲液（pH7.3）稀释。含雌酮 -3- 硫酸酯的水层用 1ml 50mmol/L 含有 0.05%（体积）吐温 80 的磷酸盐缓冲液（pH7.3）稀释。将有机层加到针对雌酮和 17β- 雌二醇（柱 A）的免疫吸附剂中，并将水层加到对抗雌酮 -3- 硫酸酯的免疫吸附剂中（B 柱）。用 10ml 水洗涤后，用 5ml 来自于免疫吸附剂的 95%（体积）甲醇洗脱雌激素，然后用氮气干燥。将残余物用 200μl 流动相溶解，然后将 100μl 注入 LC-MS/MS 中分析。17β- 雌二醇和 17β- 雌二醇氘代试剂经免疫萃取之后的 MRM 色谱图，见图 12-7。图 12-8 为雌酮和雌酮氘代试剂经免疫萃取之后的 MRM 色谱图。

结论：为阐明一些抗癌药物如芳香酶抑制剂的药理活性和毒性，我们在现有的检测雌激素的方法上进行改善使分析时间更短。本实例建立了一种具有高灵敏度的液质联用的方法，能够在人体血浆中同时测定 3 种雌激素。我们使用了一个反相色谱柱和色谱柱切换技术对两种雌激素进行了分离，两种雌激素的离子化效率较低，并且它们的离子化进程容易受血浆中的内源性物质的影响，因此在流动相中加入氨水作为流动相 pH 调节剂，来改善离子化的效率，稳定质谱条件，使得两种雌激素的响应增加了 3 倍。本实例中的方法表现出了良好的灵敏度和重现性，适用于检测健康女性血浆中的雌激素水平。以上结果均表明，该方法和 HPLC-RIA 方法一样可以广泛使用。此外，由于本方法的最低定量限较低，允许检测出血浆中雌激素的变化。

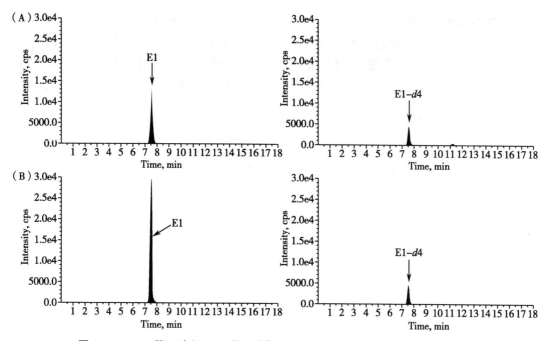

图 12-7　17β- 雌二醇和 17β- 雌二醇氘代试剂经免疫萃取之后的 MRM 色谱图

（A）为人血中加入 20pg/ml 雌酮氘代试剂、17β- 雌二醇氘代试剂、雌酮 -3- 硫酸盐氘代试剂之后的 MRM 色谱图；（B）为人血中加入 50pg/ml 雌酮、50pg/ml 17β- 雌二醇和 300pg/ml 雌酮 -3- 硫酸盐以及 20pg/ml 雌酮氘代试剂、17β- 雌二醇氘代试剂、雌酮 -3- 硫酸盐氘代试剂之后的 MRM 色谱图

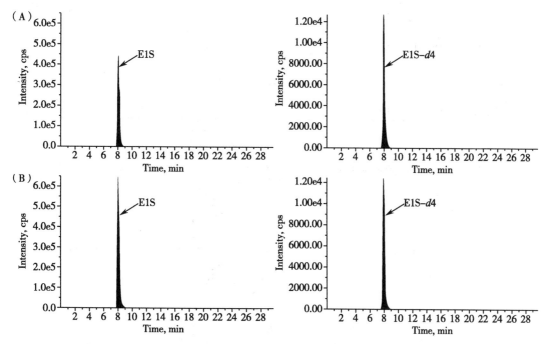

图 12-8　雌酮和雌酮氘代试剂经免疫萃取之后的 MRM 色谱图

（A）为人血中加入 20pg/ml 雌酮氘代试剂、17β- 雌二醇氘代试剂、雌酮 -3- 硫酸盐氘代试剂之后的 MRM 色谱图；（B）为人血中加入 50pg/ml 雌酮、50pg/ml 17β- 雌二醇和 300pg/ml 雌酮 -3- 硫酸盐以及 20pg/ml 雌酮氘代试剂、17β- 雌二醇氘代试剂、雌酮 -3- 硫酸盐氘代试剂之后的 MRM 色谱图

实例 5：采用 GC/MS、LC/MS、LC-MS/MS 法同时测定雌激素和孕激素

本研究的最大特点就是用不同的检测方法，如 GC/MS、LC/MS、LC-MS/MS 对雌激素（包括单体和聚合物）和孕激素进行了检测，对不同的离子源 ESI、APCI 和不同的检测模式及方法如 SIM、MRM 进行了比较。雌激素和孕激素的化学结构见图 12-9。

FREE ESTROGENS

1	Estriol	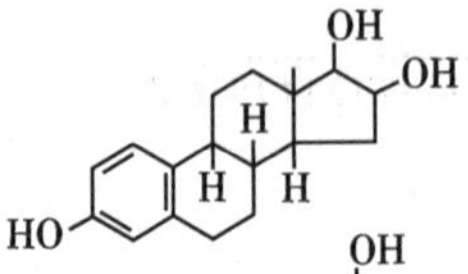	Mw: 288.39
2	Estradiol	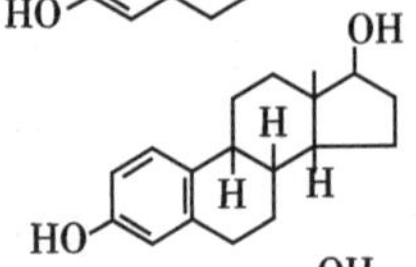	Mw: 272.39
3	Ethynyl Estradiol	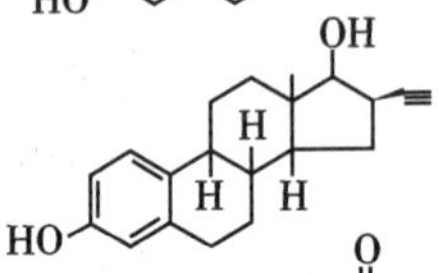	Mw: 296.41
4	Estrone	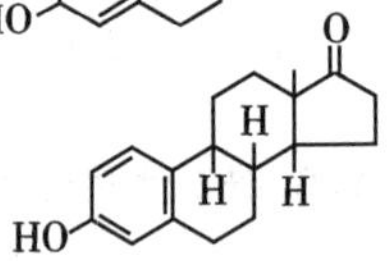	Mw: 270.37
5	Diethylstilbestrol	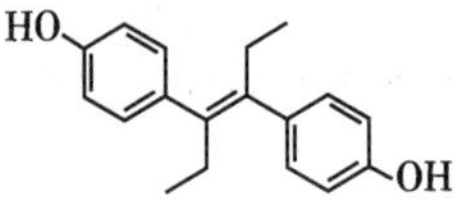	Mw: 268.35
6	Mestranol	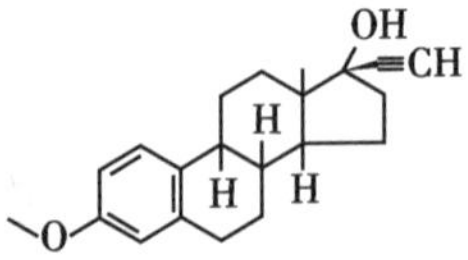	Mw: 310.44

CONJUGATED ESTROGENS

7	Eatradiol–17–gluouronide	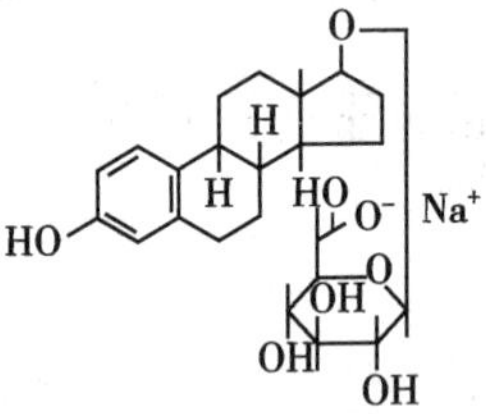	Mw: 470.50
8	Estrone–3–aulfate	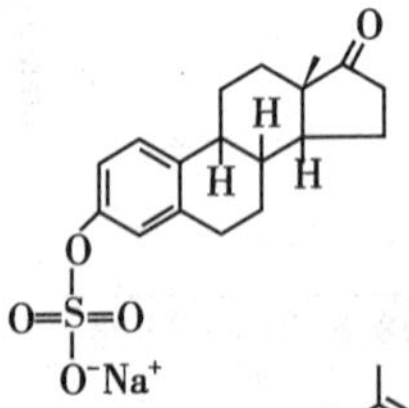	Mw: 372.40
9	Estradiol–17–acetate	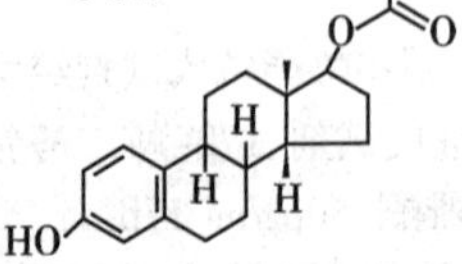	Mw: 314.40

PROGESTOGENS

10	Levonorgestrel	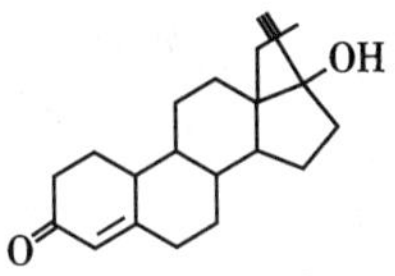	Mw: 312.45
11	Norethindrone	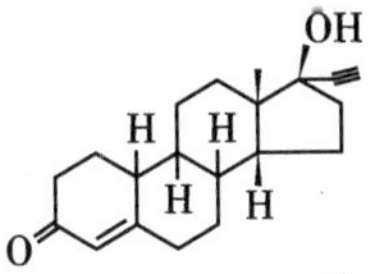	Mw: 298.42
12	Progesterone	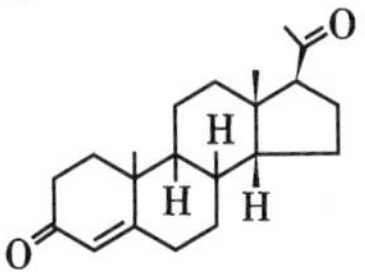	Mw: 314.47

图 12-9　雌激素和孕激素的化学结构

从表 12-4 中可知 GC/MS 的检测限在 1~20ng/ml 不等，最低值对应于雌激素。事实上，许多离子与母体化合物相比有较高的 *m/z* 和改进的色谱峰，它的形成与雌激素衍生化有关，同时导致较低的检测限。SRM 模式下 LC/ESI-MS/MS 分析雌激素、孕激素的质谱条件见表 12-5。

表 12-4　雌激素和孕激素的最低检测限

化合物	GC/MS（SIM）	LC/MS（SIM）		LC-MS/MS（SRM）	
		ESI（INI）	APCI（PI）	ESI（NI）	APCI（PI）
		单级四重杆	三级四重杆	三级四重杆	
雌三醇	1	0.5	0.5　nd	1	nd
雌二醇	3	10	1　100	1	nd
炔雌醇	10	10	1　nd	2	nd
雌酮	1	5	1　400	1	nd
己烯雌酚	3	1	0.1　nd	0.5	nd
炔雌醇甲醚	7	nd	nd　nd	nd	nd
炔诺酮	5	0.4*	10*　20	10*	nd
左炔诺孕酮	20	0.4*	10*　10	10*	400
黄体酮	5	0.4*	20*　nd	10*	40
雌二醇 -17- 葡萄糖		10	200	5	nd
雌酮 -3- 硫酸酯		0.1	200	0.1	nd
雌二醇 -17- 乙酸酯		1	5	1	5

注：nd:>1000ng/ml；*（PI）

表 12-5 SRM 模式下 LC/ESI-MS/MS 分析雌激素、孕激素的质谱条件

compound	time(min)	SRM transitions(m/z)precursor ion→production		cone(V)	coll.(eV)
estradiol-17-gluc.	00.0~12.5	447→113		40	30
		447→271		40	50
estrone-3-sulfate		349→269		40	40
		349→145		40	40
estriol		287→171		50	40
		287→145		50	40
estradiol	12.5~20.5	271→145		50	45
		271→183		50	45
ethynylestradiol		295→145		50	40
		295→159		50	40
estrone		269→145		50	40
		269→143		50	45
diethylstilbestrol		267→222		30	35
		267→237		30	50
estradiol-17-acetate	20.5~25.0	313→253		30	30
		313→145		30	45
norethindrone	00.0~15.3	299→171		30	20
		299→145		30	20
levonorgestrel	15.3~19.0	313→245		30	20
		313→185		30	20
progesterone	19.0~25.0	315→297		30	15
		315→279		30	15

相比于游离的雌激素,聚合的雌激素研究较少,LC-MS/MS 的相关报道只有两次。

这些化合物如游离的雌激素在 SIM 模式下作为基峰,在 SRM 模式下作为母离子、单电荷分子阴离子,见图 12-10。雌酮 -3- 硫酸酯对应于游离激素([M-80]⁻)在 m/z 269 解离的主要碎片离子,而另一个在 m/z 145 低丰度的碎片离子为雌酮;而雌二醇 -17- 葡萄糖苷酸在 m/z 113 得到的主要产物离子对应于葡萄糖苷酸环的特征碎片(基峰),在 m/z 271 对应于游离雌二醇([M-176]⁻)。雌二醇 -17- 乙酸酯的碎片在 m/z 253 和 145 观察到的主要产物离子可以容易确定为没有醋酸基团的母体化合物,与先前在碰撞诱导解离(CID)雌二醇的频谱中相关 $C_8H_{14}O$ 的损失确定的片段离子分别相同。用 ESI 与三重四极杆质谱仪分析孕激素观察到基峰对应前面提到的质子化分子。CID 后,孕激素的[M+H]⁺碳离子在 m/z 297 和 279 的大碎片离子分别指示丢失一个与两个水分子。左炔诺孕酮的主要产物离子是在 m/z 245,其对应到无取代基的甾族环,并且在 m/z 185 涉及 $C_8H_{16}O$ 从甾环系统的缺失。炔诺酮的频谱表明损失与环分裂 m/z 171 和 145 给出的主要子离子相一致。SRM 模式下 LC/APCI-MS/MS 分析雌激素、孕激素的质谱条件见表 12-6。

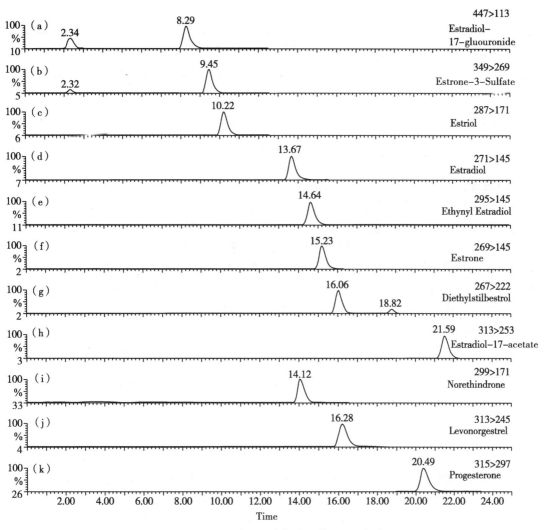

图 12-10　100ng/ml 混合标准品的 SRM 色谱图

表 12-6　SRM 模式下 LC/APCI-MS/MS 分析雌激素、孕激素的质谱条件

compound	time（min）	SRM transitions（*m/z*） precursor ion→production	cone（V）	coll.（eV）
estradiol-17-gluc.	00.0~19.5	534→493	40	3
		534→330	40	3
estrone-3-sulfate		477→339	20	50
		477→445	20	100
estradiol	19.5~29.0	314→287	50	30
		314→263	50	100
norethindrone		340→299	35	3
		—		
estrone		312→207	30	5
		—		

续表

compound	time(min)	SRM transitions(m/z) precursor ion→production	cone(V)	coll.(eV)
levonorgestrel	29.0~35.0	354→313	35	5
		354→216	35	5
estradiol-17-acetate		356→315	35	10
		—		

　　结论:由于孕激素和雌激素的分析十分复杂,所以我们可以选择 LC/MS 方法。雌激素的检测(包括游离的和共聚物)是通过负离子模式进行的,而孕激素则是通过正离子模式进行检测。GC-MS 的线性范围(1~20ng/ml)要比 LC-ESI-MS/MS 在 SRM 模式中的线性范围(0.1~10ng/ml)高,含量测定应用到现实环境中不仅要求要有一个很好的分析测定方法,如 MS/MS 还要有适合的样品处理方法。类固醇新激素是导致体内激素紊乱的主要化合物,极低的浓度就可以发挥作用,所以检测程序也非常复杂,目前有效的检测方法就是 LC/MS 方法。比如新一代的 LC- 离子阱质谱检测系统能够准确定量含量较低的类固醇类性激素,实现对水资源和环境样品的检测。

(杨春娟　王晓波)

参 考 文 献

[1] 李燕,韩海.雌激素类药物的高效液相色谱分析方法概况[J].华西药学杂志,2002,17(5):395-396.

[2] Baronti C,Curini R,Aseenzo GD,et al. Monitoring natural and synthetic estrogens at activated sludge sewage treatment plants and in a receiving river water[J]. Environ Sci Technol,2000,34(24):5059-5066.

[3] 王和兴,周颖,王霞,等.超高效液相色谱 - 四极杆串联飞行时间质谱法筛查上海市生活饮用水和地表水中的雌激素水平[J].复旦学报,2011,38(5):396-306.

[4] 张艳,陈剑刚,冯翠霞.液相色谱 - 串联质谱法同时测定牛奶中 7 种雌激素类药物残留[J].实用预防医学,2013,20(6):740-742.

[5] Jun H,Hideyuki T,Kazuhiro F. LC-MS/MS coupled with immunoaffinity extraction for determination of estrone,17β-estradiol and estrone 3-sulfate in human plasma[J]. J Chromatogr B Analyt Technol Biomed Life Sci,2010,878:222-227.

[6] Diaz-Cruz MS,Lopez de Alda MJ,Lopez R,et al. Determination of estrogens and progestogens by mass spectrometric techniques(GC/MS,LC/MS and LC-MS/MS)[J]. J Mass Spectrom,2003,38(9):917-923.

第十三章　质谱技术在临床上镇静催眠药物监测中的应用

第一节　概　　述

近年来,由于生活节奏的加快、工作压力的加大及其他各种因素造成的失眠已经严重影响人类正常的工作、生活和学习,严重危害人类的健康。失眠症是临床上一种常见的可治性疾病,表现为入睡困难、中途醒转增多、早醒,多发生于老年人和妇女。尤其是难治性失眠,如果得不到有效控制,可进一步发展为重度抑郁症。镇静催眠药是一类对中枢神经系统功能有抑制作用的药物,小剂量时可引起安静或嗜睡状态,称为镇静作用。同一种药物小剂量时表现为镇静作用,随剂量加大可出现催眠作用。药物治疗是治疗失眠症的主要方法之一,常用的镇静催眠类药物可以分为三类:苯二氮䓬类(如扎来普隆、唑吡坦、曲唑酮等)、巴比妥类及其他类。

一、常用镇静催眠类药物的分类

(一) 苯二氮䓬类

苯二氮䓬类药物的基本化学结构为 1,4- 苯并二氮䓬。对其基本结构的不同侧链或基团进行改造或取代,获得了大量的苯二氮䓬类衍生物。其代表药物有地西泮、劳拉西泮等。苯二氮䓬类具有抗焦虑、镇静催眠、抗惊厥、抗癫痫作用和中枢性肌肉松弛作用。苯二氮䓬类口服后吸收迅速而完全,经 0.5~1.5 小时达峰浓度,起效快、作用强、毒性低,可小剂量、间断或短期治疗慢性失眠;肌内注射时吸收缓慢而不规则,临床上急需发挥疗效时应静脉注射给药。地西泮的脂溶性高,易透过血脑屏障和胎盘屏障,与血浆蛋白的结合率达 95% 以上。然而苯二氮䓬类药物也有一些副作用,这就限制了它们在某些患者群体中的有效使用。这些问题包括与其他 CNS 抑制剂的协同作用、反复给药后耐受性的形成、终止给药后的失眠症反弹、次日的残留反应、精神运动行为和记忆的损伤。

(二) 巴比妥类

巴比妥类是巴比妥酸的衍生物。巴比妥酸本身并无中枢抑制作用,用不同的基团取代5 位碳上的两个氢原子后,可获得一系列中枢抑制药。巴比妥类对中枢神经系统有普遍性抑制作用,其随着剂量的增加,中枢抑制作用由弱变强,相应表现为镇静、催眠、抗惊厥、抗癫痫及麻醉等。巴比妥类药物可依据用药后睡眠时间的长短分为四大类,即长效巴比妥(睡眠时间为 6~8 小时)、中效巴比妥(睡眠时间为 4~5 小时)、短效巴比妥(睡眠时间为 2~3 小时)和超短效巴比妥(15 分钟)。长期连续服用巴比妥类药物可使患者产生对该药的精神依赖性和躯体依赖性,迫使患者急速用药,终至成瘾。成瘾后停药将出现戒断症状,表现为激动、失眠、焦虑,甚至惊厥。

（三）其他类镇静催眠药

包含水合氯醛、甲丙氨酯、唑吡坦等。也有很多新一类的催眠药,如美乐托宁、tiagabin等,不仅具有很好的疗效,而且不良反应小、体内残留少,且无耐药性的报道,比巴比妥类和苯二氮䓬类药物的选择性更高、耐受性更好。

对于像褪黑素、细胞因子及天然药物治疗失眠症亦有广阔的发展和应用前景。许多天然产物的成分具有很好的镇静作用,如灵芝、苦豆子、白芍总苷等。在镇静催眠药的使用过程中也存在很多问题,如药物滥用、自杀等问题。针对目前镇静催眠药物的使用现状中存在的种种问题,需要制定长效的管理机制,急需得到广大群众的关注。

二、常用镇静催眠药的检测方法

镇静催眠药应用广泛,但服用过量引起急性中毒的发生率也很高。中毒的程度与药物的种类及血药浓度密切相关,故迅速定性定量检测已中毒患者的血药浓度对抢救具有重大意义。早在 2002 年,利用 HPLC 方法同时测定了血清中 4 种常用镇静催眠药(硝西泮、艾司唑仑、阿普唑仑、地西泮)的浓度,以甲醇 - 水 - 磷酸为流动相,结果表明该方法简便迅速、测定结果准确。2004 年采用固相萃取 -HPLC 法快速测定 4 种常用镇静催眠药(硝西泮、阿普唑仑、艾司唑仑及地西泮)的血药浓度,应用固相萃取(SPE)- 反相 HPLC 法将血浆样品在 ODSC18 固相萃取柱上进行固相萃取,洗脱液混匀后直接进样。比较有特点的是血浆样品的前处理多是用液液萃取(LLE)的方法,而 SPE 方法更加简单,洗脱液不需要挥干,直接进样,大大节省了分析时间,结果准确可靠,令人满意。因为镇静催眠类西药对失眠症的疗效确切、见效迅速,因此一些厂家在其生产的有镇静催眠作用的中成药中添加这些西药,患者在不知情的情况下长期、大量服用这些所谓的纯中药制剂,对其身体造成很大损害。2010年用 HPLC 法测定了镇静催眠类中成药中非法添加的化学药物如巴比妥类药物及氯美扎酮等药物成分,可以供药监及药检部门参考。

三、质谱技术在镇静催眠类药物监测中的应用现状

关于中药制剂内添加镇静催眠药物的调查报告显示,在调查的 107 例使用中成药治疗癫痫的患者中,有 97 例的血药浓度检测结果显示存在各种不同水平的抗癫痫西药(达 90.0%以上),人们迫切需要寻找一种更加快速、简便、专属性更强的检测方法应用于其中。该类药物的检测方法目前主要是 HPLC 法,但该方法为检测尿样或血样中的镇静催眠药。与传统的HPLC-UV 相比,液相色谱 - 离子阱质谱具有灵敏、专属的特点,并且快速、准确、可靠,可以在一次运行中同时完成筛选和确证。而采用液相色谱 - 串联四极杆质谱联用技术对保健品和中成药中非法添加的 15 种镇静催眠剂进行了定量分析研究,并建立了分析方法,为中药制剂和保健品的质量检查工作提供了可靠的技术保障,适用于检测药品的常规定性分析。

第二节　镇静催眠类药物的检测

一、质谱技术在苯二氮䓬类药物监测中的应用

苯二氮䓬类(benzodiazepines)药物多为 1,4- 苯并氮䓬的衍生物,临床常用的 20 余种不

同衍生物之间，抗焦虑、镇静催眠、抗惊厥、肌肉松弛和安定作用则各有侧重。一次误服大量或长期内服较大剂量可引起毒性反应。在刑事案件中经常遇到投用此类药物的案例，在临床上也常见误服过量药物的病例。

目前，对血浆中的苯二氮䓬类药物的定量测定方法有高效液相色谱法（HPLC）、气相色谱法（GC）、气相色谱 - 质谱联用法（GC-MS）。HPLC 和 GC 难以满足毒物分析专属性强、定性准确的要求，而 CC MS 法则需衍生化，操作较复杂。文献上报道的其他方法有紫外分光光度法、荧光分光光度法、电化学分析法、薄层扫描光密度法、免疫分析法等，相对来说这些方法的定量效果不如高效液相色谱法、气相色谱 - 质谱联用法、液相色谱 - 质谱联用法。其中紫外分光光度法、荧光分光光度法、电化学分析法对样品的纯度要求比较高，对于组成复杂的生物样本或者自然水体样本适用性不是很好。液相色谱 - 质谱法（LC-MS）因专属性强和灵敏度高，可以分析复杂基质体系中的待测物。王贤亲等在国内首次使用 LC-APCI-MS 方法同时测定人血浆中 7 种苯二氮䓬类药物的含量。

实例 1：使用 LC-APCI-MS/MS 测定人血浆中苯二氮䓬类药物的含量

样品来源：地西泮（diazepam）、硝西泮（nitrazepam）、氯硝西泮（clonazepam）、奥沙西泮（oxazepam）、三唑仑（triazolam）、阿普唑仑（alprazolam）和艾司唑仑（estazolam）购自中国药品生物制品检定所。

色谱条件：柱温为 25℃；流速为 0.4ml/min；色谱柱为 ZorbaxSB-C18（211mm×150mm，5μm）；流动相为乙腈 -0.1% 甲酸（35：65，V/V）；检测波长为 254nm。

质谱条件：APCI（大气压喷雾离子源），正离子检测，雾化器压力设为 25Pa，干燥气（N_2）的流速设为 10L/min，干燥气的温度设为 350℃，汽化温度为 400℃；多反应监测（MRM 模式）。具体见表 13-1。硝西泮（A）、地西泮（B）、奥沙西泮（C）、艾司唑仑（D）、阿普唑仑（E）、氯硝西泮（F）和三唑仑（G）的二级质谱图见图 13-1。

样品前处理方法：取血浆 1ml 于试管中，加入 500μl 氨水缓冲溶液（pH=10），再加入 5ml 乙醚，涡旋 2 分钟，3000r/min 离心 15 分钟后，取上清液 4ml 于 10ml 试管中，在 40℃下氮气吹干，用 200μl 流动相复溶，0.45μm 滤膜过滤，进样 10μl 检测。

结论：本实例通过调节流动相和流动相的配比改善了拖尾现象，缩短了出峰时间。在流动相中加入少量甲酸，有促进离子化的效果。该方法的灵敏度高、选择性好、专属性强，可以适用于快速的毒物分析。

表 13-1　质谱条件

analyte	precursor ion（m/z）	product ion（m/z）	Ampl（V）	裂解电压（V）
硝西泮	282	236	0.45	0.45
地西泮	285	257	0.45	0.45
奥沙西泮	287	269	0.45	0.45
阿普唑仑	309	281	0.45	0.45
三唑仑	343	308	0.45	0.45
艾司唑仑	295	267	0.45	0.40
氯硝西泮	316	270	0.45	0.55

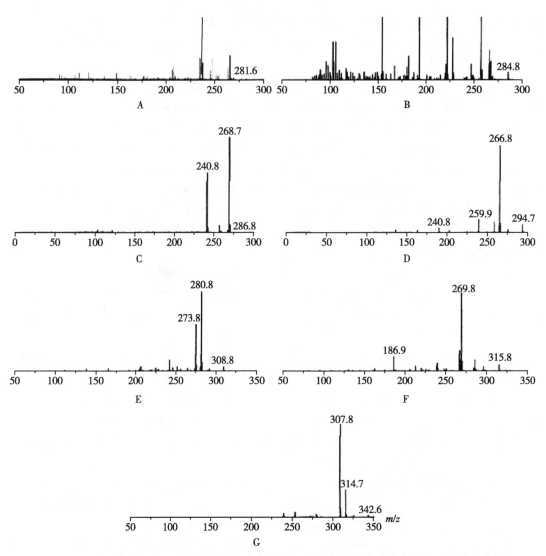

图 13-1 硝西泮（A）、地西泮（B）、奥沙西泮（C）、艾司唑仑（D）、阿普唑仑（E）、氯硝西泮（F）和
三唑仑（G）的二级质谱图

实例 2：通过液相-质谱联用技术/方法测定尿液、头发中的溴西泮、氯硝西泮及代谢产物

本实验应用于迷药犯罪中的司法鉴定。

样品来源：溴西泮、氯硝西泮、7-氨基氯硝西泮购自 Cerilliant（Promochem，法国），羟基溴西泮购自 Roche Laboratories。甲酸铵（≥98%）、甲酸（99%）、甲醇、氢氧化钠购自 Carlo Erba（法国），高效液相色谱级乙腈购自 Carlo Erba（法国），高效液相色谱级二氯甲烷购自 Prolabo（法国）。聚四氟乙烯过滤器（0.2μm×25mm）购自 Alltech。

我们应用这项技术来测定健康志愿者在口服单剂量的 6mg Lexomil 片剂和 2mg Rivotril 片剂之后尿液和头发中的溴西泮、氯硝西泮及代谢产物。尿液在注入前被收集在一个 30ml 的塑料容器中，在分析的 6 天中，每 12 小时分析 1 次；其余时间冷冻在 -20℃下。发样取自于头顶后部，取下后的 3 周~1 个月储存在室温下直至分析。

质谱条件：电喷雾电离（ESI）离子源，SRM 模式，三重四级杆（TSQ）Quantum。对于每个分子离子（M+H）$^+$，在每次扫描即 0.1 秒，10V 的碰撞能，将获得 3 个子离子。优化检测条件，当喷雾电压为 4800V、毛细管温度为 350℃、CE 为 35V 时结果最优。毛细管电压为 120V。鞘气压力和辅助气流分别为 50 和 10L/min。用 HPLC 分析仪（ThermoElectron）进行色谱分离。具体见表 13-2。

表 13-2 MRM 质谱条件

	（M+H）$^+$	子离子（m/z）	碰撞能量（%）
溴西泮	316.03	288	26
		261	30
		209	32
3-羟基溴西泮	332	314.9	20
		303	24
		287	24
氯硝西泮	316.0	270	30
		241	40
		214	42
氯硝西泮-d_4	319.9	274	30
		245	42
		218	42
7-氨基氯硝西泮	286.0	250	26
		222	30
		195	38
7-氨基氯硝西泮-d_4	290.3	254	24
		226	28
		199	36

色谱条件：色谱柱为 C18（150mm×2mm，5μm）（Interchim，法国），30℃恒温。流动相的初始条件为 85% 盐酸缓冲液 2mM，以 200μl/min 的流速维持 0.5 分钟，0.5~10.5 分钟为 10%~90% 的有机相。

实验结果：见表 13-3 和表 13-4、图 13-2 和图 13-3。

结论：在司法毒物鉴定的常用检测手段中，LC-MS/MS 是检测尿液和头发样品中的低浓度苯二氮䓬类药物的有效手段。对类似于药物促进的犯罪，头发样品的检测十分重要，在犯罪者暴露 1 个月之后，尤其是在药品检测的生物体液样品有限的情况下，头发是我们唯一可以采集的证据。头发样品的分析可以得知受害者停药的时间，而不受服药时间的影响，当然也需要进一步的调查。该方法经过改良已经能够筛选 13 种苯二氮䓬类药物，能够打击犯罪、维护正义。

表 13-3 LC-MS/MS 测定尿样中的 BZD 的 LOD 和 LOQ

	LOD（ng/ml）	LOQ（ng/ml）/ 精确度（%）
溴西泮	0.1	1（14.6）
3- 羟基溴西泮	0.5	5（5.4）
氯硝西泮	0.05	1（9.8）
7- 氨基氯硝西泮	0.1	1（15.6）

表 13-4 LC-MS/MS 测定发样中的 BZD 的 LOD 和 LOQ

	LOD（pg/mg）	LOQ（pg/mg）/ 精确度（%）
溴西泮	1~2	5（2.3）
氯硝西泮	0.5	2（10.2）
7- 氨基氯硝西泮	2	5（5.0）

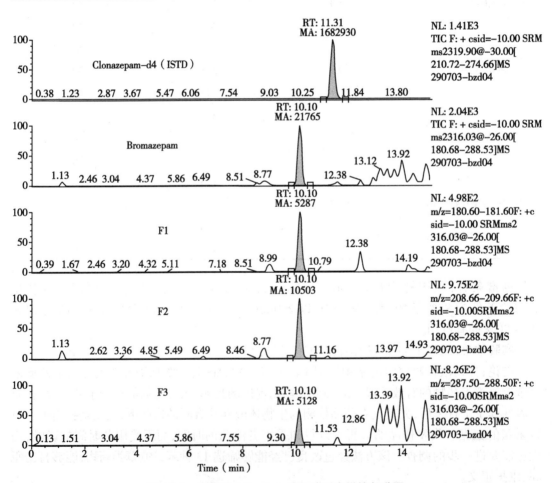

图 13-2 在服用 3.5pg/mg 溴西泮后发样的色谱图

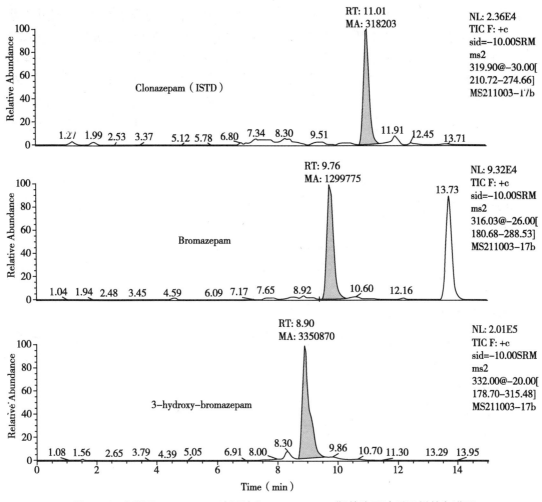

图 13-3 在服用 11.8pg/mg 溴西泮和 41.8ng/ml 3- 羟基溴西泮后尿样的色谱图

二、质谱技术在巴比妥类药物监测中的应用

巴比妥类药物多为白色结晶或粉末,味苦,呈弱酸性,易溶于乙醚、三氯甲烷、乙醇等有机溶剂,难溶于水和石油醚。在酸性溶液中,可用乙醚、三氯甲烷或二氯甲烷等有机溶剂来萃取巴比妥类药物。巴比妥类药物口服易在碱性肠液中吸收,入血后迅速分布至全身组织和体液中。巴比妥类药物在体内主要有两种消除方式,一种经肝脏氧化,另一种以原形由肾排出。苯巴比妥有 48% 左右在肝脏氧化,15%~20% 以原形由尿排出。硫喷妥钠在体内分解、排泄最快,注射后从尿中排出时大部分已分解为戊巴比妥。生物检材中巴比妥类药物的定性、定量分析在法庭毒物分析和临床毒物分析方面应用与报道的较多,所用的方法大多是高效液相色谱法(HPLC)、薄层层析法(TLC)、气相色谱法(GC)和气相色谱 - 质谱联用法(GC/MS)。由于巴比妥类药物的极性很强,而且生物检材基质复杂,用 HPLC、TLC 和GC 难以满足法庭毒物分析特异性强、定性准确的要求,而 GC/MS 方法检测巴比妥类药物需要衍生化,且灵敏度较低。液相色谱 - 质谱(liquid chromatography-mass spectrometry,LC-MS)联用技术因其卓越的灵敏度、精密度以及分析范围广、分析时间短等特点备受毒物分析工

作者的青睐,该技术对于大分子化合物、强极性化合物、热不稳定化合物及非挥发性化合物的分析优势显著,特别是串联质谱 MS/MS 可以进行两次离子选择作用,通常称之为多反应监测。即通过 MS_1 选择一定质量的母离子,与气体碰撞断裂后,再经 MS_2 选择一定质量的子离子,这样大大提高了分析的专一性和灵敏度,可以分析复杂基质体系中的待测物。卓先义等以血液为生物检材,以阿司匹林为内标,建立快速、灵敏、特异性强、灵敏度高的 LC-MS/MS 方法分析常见的 5 种巴比妥类药物,质谱解析子离子产生的机制,并将方法应用到了实践之中。

实例:使用 LC-MS/MS 检测血液中的 5 种巴比妥类药物的方法

样品来源:巴比妥、苯巴比妥、异戊巴比妥、司可巴比妥、硫喷妥钠和内标阿司匹林对照品等均购自中国药品生物制品检定所,流动相乙腈、甲酸和醋酸铵购自 Fluka 公司,其他试剂均为国产分析纯。

液相条件:液相柱为 Cosmosil packed column(150mm × 2.0mm × 5μm),前接 phenomenex 的保护柱。流动相为乙腈∶缓冲液(70∶30),缓冲液为 20mmol/L 醋酸铵和 0.2% 甲酸溶液。恒流 200μl/min。

质谱条件:采用电喷雾电离(ESI)负离子模式。操作参数分别为碰撞气(collision gas)7psi;气帘气(curtain gas)30psi;离子喷雾电压(ionspray voltage)5500V;温度(temperature)500℃。具体见表 13-5。

表 13-5 质谱条件

analyte	precursor ion(m/z)	product ion(m/z)	DP(V)	CE(V)
苯巴比妥	231	186	188.0	14
巴比妥	183	143	140	16
异戊巴比妥	225.1	195.1	182	17
司可巴比妥	237.1	197.1	194	17
硫喷妥	241.0	201.0	58	35

样品处理:血液 1ml 加入内标 10μl(1mg/ml 阿司匹林),加入 2 滴 0.1mol/L HCl,加入 3.5ml 乙醚,涡旋,离心,取有机层,60℃水浴中氮气流下吹干,残余物中加入 100μl 流动相,进样量为 5μl。

结论:本实例建立的同时分析 5 种巴比妥类药物的方法简便、快捷、无需衍生化、特异性强、灵敏度高、分析范围广,可以满足临床药物和法庭毒物分析的需要。

三、质谱技术在其他类型镇静催眠药物监测中的应用

镇静催眠药的研究由苯二氮䓬类向非主流镇静催眠类药物发展,本文阐述了最新研制的几种其他类型的镇静催眠药的作用机制、药动学、不良反应、应用以及镇静催眠药的发展趋势。唑吡坦、佐匹克隆、扎来普隆和美乐托宁等其他类镇静催眠药,前三者都选择性地作用于 BZ1(X1)受体,美乐托宁的作用机制尚不完全清楚,这 4 种药物的疗效都优于或类似于苯二氮䓬,不良反应比苯二氮䓬小。它们共有的特点为半衰期短、疗效好、副作用小。唑

吡坦、佐匹克隆和扎来普隆已投入市场,美乐托宁正处在临床研究阶段。可以预料这些镇静催眠药将逐渐替代 BZS 药物,成为新一代的镇静催眠药。

实例 1:HPLC-MS/MS 测定血浆中的丁螺环酮

盐酸丁螺环酮为一种氮杂环癸烷双酮类抗焦虑药物,临床应用效果好,且不具有抗惊厥及肌肉松弛作用,没有明显的镇静作用与依赖性,是一种较理想的抗焦虑药物。本药的半衰期短,市售产品为普通片剂,服用次数多、用量大,患者长期服用的依从性差,频繁给药导致血药浓度起伏大。缓释制剂有利于维持血药浓度在有效治疗浓度以上,减少服药次数,避免峰谷现象,减少不良反应,因而国内外很多研究者正开发丁螺环酮缓释制剂。刘文芳等建立了 HPLC-MS/MS 测定血浆中的丁螺环酮,旨在为临床进行缓释盐酸丁螺环酮胶囊新剂型的人体药动学研究提供有效的检测手段。

样品来源:对照品:盐酸丁螺环酮(北京华素制药股份有限公司);内标物:苯磺酸氨氯地平(北京赛科药业有限公司);受试制剂:盐酸丁螺环酮缓释胶囊(规格为 15mg)(北京华素制药股份有限公司);甲醇、乙腈为色谱纯,甲酸、甲酸铵、醋酸均为质谱专用,氨水为国产分析纯,超纯水(Millipore-Q);方法学研究用健康人的空白血浆(北京通州血液中心)。

质谱条件:2795 高效液相色谱系统(美国 Waters 公司)、Quattro Premier 串联质谱检测器、电喷雾离子化电离源(ESI)、MassLynx4.1 数据处理系统(美国 Waters 公司)。ESI 离子源,正离子扫描;毛细管电压 3.0kV;离子源温度 105℃;脱溶剂气为氮气,温度为 400℃,流速为 400L/h;碰撞气为氩气,流速为 0.24ml/min;多反应监测(MRM),离子选择通道分别为 m/z 386→121.7(丁螺环酮)和 m/z 409→237.7(氨氯地平)。

色谱条件:采用 Symmetry C18 色谱柱(2.1mm×150mm,5μm),柱温为 20℃,自动进样器的温度为 4℃。流动相:A 相为 10mmol/L 甲酸铵溶液(加甲酸调节 pH 至 3.4),B 相为含 0.5‰ 甲酸的乙腈溶液;梯度洗脱方式(表 13-6);流速为 0.3ml/min。进样量为 25μl。人血浆中丁螺环酮和氨氯地平的色谱图见图 13-4。

样品处理:取血浆样品 1ml,精密加 50μg/L 内标溶液 60μl,混匀,3000r/min 离心 5 分钟,备用。固相萃取小柱依次用甲醇 1ml、水 1ml 活化,精密量取 1ml 上述备用品上样。依次用水 1ml、2% 冰醋酸 -10% 甲醇溶液 1ml、2% 浓氨水 -50% 甲醇溶液 1ml 淋洗,弃去。最后用 2% 浓氨水 -98% 甲醇洗脱液 1ml 洗脱并收集,进样 25μl 分析。图 13-5 中给出了 10 名健康受试者口服 15mg 丁螺环酮胶囊的平均血药浓度 - 时间曲线图。

结论:丁螺环酮的首关效应明显,且原形药物代谢很快,故血药浓度很低,测定方法的灵敏度要求高。

表 13-6　丁螺环酮的梯度洗脱条件

t/min	10mmol/L 甲酸铵溶液	0.5‰甲酸的乙腈溶液
0	70	30
1.5	10	90
3	10	90
6	70	30

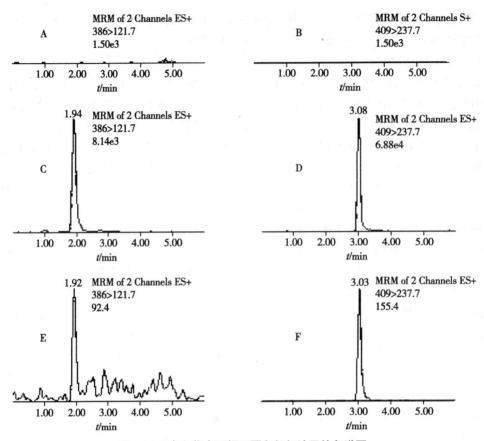

图 13-4 人血浆中丁螺环酮和氨氯地平的色谱图
A、B- 空白血浆；C、D- 空白血浆加丁螺环酮和内标；E、F-15mg 剂量组受试者服药后 48 小时的血液样品

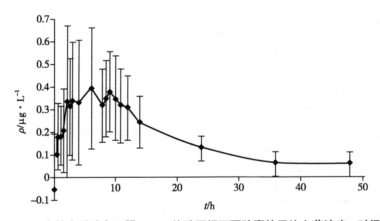

图 13-5 10 名健康受试者口服 15mg 盐酸丁螺环酮胶囊的平均血药浓度 - 时间曲线

实例 2：HPLC-MS 方法应用于多种镇静催眠药的含量测定

样品来源：空白唾液收集自实验人员，并经过其同意；阳性样本来自于被警察控制于路边的受伤司机。采集装置被要求垫于嘴唇中 2 分钟，随后立即装入蓝色唾液稀释液（OraSure，Bethlehem，PA，USA）的塑料容器中。离心后收集蓝色上清液，试液储存于 4℃，要求 2 周内进行测定。由于不同装置的蓝色缓冲液的容量不同，即使在离心前后称量实验容

器,也难以评估所收集的唾液量。根据不同的制造厂商,唾液的收集量可在100~900μl,分别采用平均容量400或600μl,在口腔中放置2或3分钟。唾液采用蓝色稀释液稀释1~3次后,最终稀释至800μl。

样品处理:0.5ml含有唾液的蓝色上清液和0.5ml加入5ng地西泮-d_5作为内标的pH8.4磷酸盐缓冲液混合物由3ml二氯甲烷-乙醚(50:50,V/V)提取。经过15分钟的水平搅拌和离心分离(10 000r/min,15分钟),用聚四氟乙烯过滤器(0.45mm)过滤和SpeedVac来蒸发干燥收集有机相,加入50μl甲醇重组残渣。检测应用的MRM质谱条件如表13-7。药物滥用者唾液的色谱图见图13-6,口服50mg四氢西泮后志愿者口腔液体的样本色谱图见图13-7。

表13-7 MRM质谱条件

化合物	保留时间(分钟)	母离子	子离子	锥孔电压(eV)	碰撞能量(eV)
阿普唑仑	10.9	309.1	205.2	45	40
			274.2	45	26
7-氨基氯硝西泮	7.5	286.1	222.2	40	25
			250.2	40	20
7-氨基氟硝西泮	8.4	284.2	135.1	40	28
			227.2	40	25
溴西泮	9.6	316.0	182.3	35	30
			209.3	35	25
氯巴占	11.7	301.1	224.2	30	33
			259.1	30	20
地西泮	12.1	285.2	154.2	40	25
			193.3	40	30
劳拉西泮	11.0	321.1	229.1	30	27
			275.1	30	22
氯甲西泮	11.7	335.1	177.1	28	40
			289.1	28	20
咪达唑仑	9.3	326.1	244.1	44	25
			291.2	44	28
去甲西泮	11.1	271.2	140.1	40	25
			165.1	40	28
奥沙西泮	10.8	269.1	163.1	45	32
			241.2	45	20
替马西泮	11.5	301.1	283.1	30	40
			255.2	30	20

续表

化合物	保留时间（分钟）	母离子	子离子	锥孔电压（eV）	碰撞能量（eV）
四氢西泮	11.2	289.2	225.2	40	26
			253.2	40	22
三唑仑	11.0	343.1	308.1	45	26
			315.1	45	27
扎来普隆	10.4	306.2	236.2	40	28
			264.2	40	20
唑吡酮	7.9	389.0	245.1	35	15
			345.1	35	9
唑吡坦	8.4	308.2	235.3	40	35
			263.2	40	26
地西泮 -d_5	12.1	290.2	154.1	40	30
			198.3	40	30

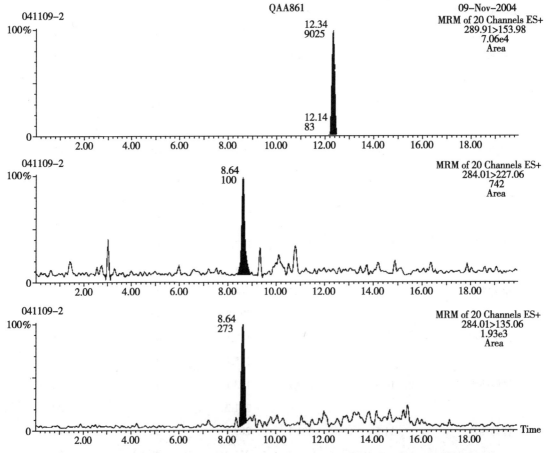

图 13-6 药物滥用者唾液的色谱图，分别为地西泮 -d_5、7- 氨基氟硝西泮、7- 氨基氟硝西泮

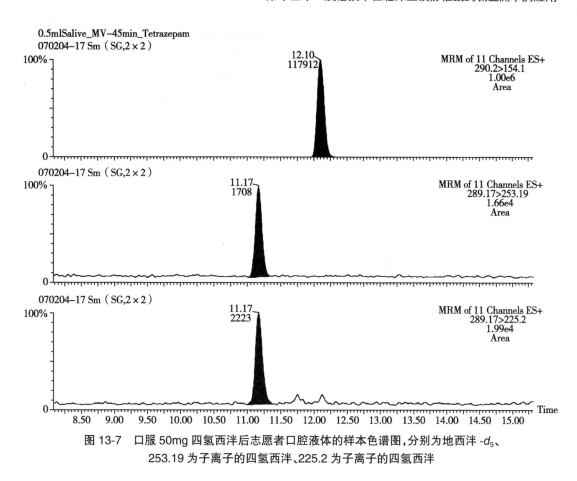

图 13-7 口服 50mg 四氢西泮后志愿者口腔液体的样本色谱图，分别为地西泮 -d_5、
253.19 为子离子的四氢西泮、225.2 为子离子的四氢西泮

结论：人体可以通过多种途径产生体液，而唾液可能是最常见的传染源，应采取适当的预防措施，收集唾液的设备应没有任何安全隐患，并且应适宜于实验人员自己操作，对于许多人而言，比收集尿液更加容易，也更加舒适和卫生。本实例是在唾液样品中检验苯二氮䓬类药物和催眠类药物，目前苯二氮䓬类药物的滥用十分严重，而关注药物滥用的研究比较少。实例中介绍的方法灵敏、简便，并且可重复性较强，适宜于对唾液中的 17 种苯二氮䓬类药物和镇静催眠类药物的定性与定量研究。

（杨春娟 王晓波）

参 考 文 献

［1］王贤亲,林丹,李艳霞,等. LC-APCI-MS 同时测定人血浆中的 7 种苯二氮䓬类药物［J］.药物分析杂志,
   2009,29（3）:403-407.
［2］卓先义,向平. LC-MS/MS 同时分析血液中五种巴比妥类药物［J］.鉴定科学,2007,2:17-19.
［3］刘文芳,刘蕾,李扬,等. HPLC-MS/MS 测定人血浆中丁螺环酮浓度及人体药动学［J］.中药学杂志,
   2009,44（7）:528-531.

[4] Pascal K, Marion V, Marta C. Screening and confirmatory method for benzodiazepinesand hypnotics in oral fluid by LC-MS/MS[J]. Forensic Scien Int, 2005, 150: 213-220.

[5] Marjorie C, Marion V, Gilbert P. Determination of bromazepam, clonazepam and metabolites aftera single intake in urine and hair by LC-MS/MS Application to forensic cases of drug facilitated crimes[J]. Forensic Science International, 2004, 145: 123-130.

第十四章　质谱技术在麻醉性镇痛药监测中的应用

第一节　概　　述

疼痛是一种不愉快的直觉和情绪,是许多疾病的症状,它与实质的和潜在的组织损伤相关联,兼有生理和心理因素。在很多情况下都需要对患者做镇痛治疗。现常用于镇痛的药物有两大类:一类是抑制前列腺素生物合成的解热镇痛药(非甾体抗炎药),通常用于外周的镇痛;另一类是本章介绍的通过激动中枢神经系统特定部分的阿片受体而产生镇痛作用,并同时缓解疼痛引起的不愉快情绪的药物。因其镇痛作用与激动阿片受体有关,易产生药物依赖性或成瘾性,易导致药物滥用及停药戒断综合征,故称为阿片类镇痛药或麻醉性镇痛药、成瘾性镇痛药。本类药中的绝大多数被归入管制药品之列,其生产、运输、销售和使用必须严格遵守"国家禁毒公约"和我国的有关法规如"中华人民共和国管理法(2001)"、"麻醉药品管理办法(1987)"等。

阿片类药物是源自阿片的天然药物及其半合成衍生物的总称。机体内能与阿片类药物结合的受体称阿片受体。因绝大多数镇痛药均通过激动阿片受体而起作用,故称为阿片类镇痛药。

一、阿片类药物的分类及结构特点

镇痛药按结构和来源可分作吗啡生物碱、半合成和全合成镇痛药三类。

治疗剂量的吗啡可引起眩晕、恶心、呕吐、便秘、呼吸抑制、尿少、排尿困难、胆道压力升高甚至胆绞痛、直立性低血压和免疫抑制等。长期反复应用阿片类药物易产生耐受性和药物依赖性。吗啡过量可引起急性中毒。

为了得到无成瘾性、无呼吸抑制等副作用的比吗啡更好的药物,对吗啡结构中易进行化学结构改造的 3、6 位羟基,7、8 位双键和 17 位 N- 甲基进行了大量的研究,得到许多新的、各具特色的药物,这些药物被称为半合成药物。如 3 位甲基化为可待因;3、6 位乙酰化为海洛因;14 位接上羟基、17 位氮原子上把甲基换成烯丙基得纳洛酮,是吗啡受体纯拮抗剂。一般来说,在 17 位把甲基换成烯丙基或小环甲基(如纳布啡)可成为吗啡拮抗剂。

在 20 世纪 50 年代,根据吗啡和大量半合成与全合成镇痛药的结构分析,归纳出镇痛药具有以下共同的结构特征:分子中具有一平坦的芳香环结构;有一个碱性中心,能在生理 pH 条件下大部分电离为阳离子,碱性中心和平坦结构在同一个平面上;含有哌啶或类似于哌啶的空间结构,而烃基部分在立体构型中应突出在平面的前方。

二、目前阿片类药物的检测方法

阿片类物质主要包括吗啡、海洛因、可待因等生物碱,是常被滥用的一类药物。阿片类药物及其代谢产物的检测可为这些药物是否被滥用提供证据,特别是通过代谢产物的检测可以区别吗啡、海洛因、可待因的摄入。阿片类药物的检测方法很多,近些年来对阿片类物质及其代谢产物的定量检测主要有以下手段。

(一) 薄层层析法 (TLC)

薄层层析法是一种比较常用的阿片类毒品定性和粗定量的检测方法,通过选择适当的薄层板、显色剂、展开剂,与标准对照品比较比移值和斑点的大小,可初步确定阿片类毒品的种类和大致含量。阿片类毒品进行薄层层析时常用的薄层板以硅胶 G、硅胶 GF$_{254}$ 为吸附剂,涂层厚度一般为 0.25mm;展开剂为乙酸乙酯:甲醇:氨水 (25%)(85:10:5,$V/V/V$)、甲苯:二氧六烷:乙醇:氨水 (25%)(50:40:5:5,$V/V/V/V$) 或乙醚水饱和液:丙酮:二乙胺 (85:8:7,$V/V/V$)等;显色条件及试剂:254nm 紫外线灯、碘化钾试剂、酸性碘铂酸钾试剂、碘蒸气等。

(二) 高效液相色谱法 (HPLC)

高效液相色谱法是一种对阿片类毒品进行准确定性和定量检测的有效手段。由于海洛因易水解成 O$_3$- 单乙酰吗啡、O$_6$- 单乙酰吗啡、乙酰可待因等,较少使用此种方法,但只要选择合适的流动相,在短时间内完成实验操作,HPLC 法也是一种理想的准确定性和定量检测海洛因的方法。因吗啡在流动相中稳定,故 HPLC 法是一种对吗啡进行准确定性和定量检测的好方法。

(三) 高效毛细管电泳法 (HPCE)

高效毛细管电泳法是 20 世纪 80 年代开始出现的分离技术,但其发展较为迅速,大有取代高效液相色谱法之势。对于检测阿片类毒品,与高效液相色谱法相比,高效毛细管电泳检测的优势在于其微量进样和具有高分离率,采用浓缩方法可提高样品的相对含量。缓冲液为 0.05mol/L 硼酸盐缓冲液 (pH9.2) 或 0.05mol/L 磷酸盐缓冲液 (pH6.9),电压为 15~25kV,检测波长为 UV 214nm。高效毛细管电泳仪的投资成本较高,耗材成本低,操作较为简单,检测灵敏度为 1~2ng/ml。

(四) 气相色谱法 (GC) 以及气质联用法 (GC-MS)

气相色谱法以及气质联用法是检测阿片类毒品的常用方法。由于其采用有机溶剂作为样品的溶媒,可避免海洛因等阿片类毒品的水解。GC-MS 法是目前国际上公认的最后确证毒品的定性、定量的有效手段之一,其检测结果具有权威性。国际上常用的兴奋剂检测也采用此种方法。一般采用甲基硅酮或甲基苯基硅酮作为填料的毛细管柱。检测吗啡常用的内标为二十四烷烃或其他正构烷烃,硅烷化试剂为 N- 甲基 -N- 三甲基硅三氟乙酰胺 (MSTFA);检测海洛因常用的内标为 2,2,2- 三苯基乙基苯酮或 N-tetracosane,衍生化试剂为 N,O-bis-trimethylsilyl-trifluoroacetamide。

(五) 放射免疫分析法 (RIA)

用放射免疫法检测血液中的吗啡含量具有特殊的意义。血液中的吗啡主要与血红蛋白结合,通过提取,再用其他方法检测的灵敏度往往不够。由于放射免疫法的高灵敏度,可以直接检测血液中的微量全吗啡。

（六）高效液相色谱 - 串联质谱联用（HPLC-MS/MS）

LC-MS/MS 方法检测头发中的阿片类生物碱具有无需衍生化、操作简便、灵敏度高的优势，但是目前阿片类滥用的头发分析和评价方法仍存在一些缺陷。首先，因海洛因及其代谢物单乙酰吗啡不稳定，遇热、遇水、长时间放置等容易分解，而现在采用的甲醇超声、酸水解过夜等前处理方法可能致部分单乙酰吗啡分解为吗啡，而影响了头发中目标化合物定性结果的可靠性和定量结果的准确性；其次，目前头发所检测的目标物仅限于海洛因、单乙酰吗啡和吗啡，难以满足鉴别认定、结果解释和来源判断的需要。经多年研究，创建了冷冻研磨头发处理技术以及液相色谱 - 串联质谱（LC-MS/MS）方法同时分离分析头发中的海洛因、吗啡、单乙酰吗啡等 11 种阿片类生物碱的方法，并将方法应用于 21 个海洛因滥用者的头发分析，为涉毒鉴定提供方法和依据。

第二节　质谱技术在阿片类药物临床监测中的应用

一、质谱技术在盐酸吗啡和可待因药物监测中的应用

吗啡自古代就被用于镇痛，在 1804 年提取得到纯品，1847 年确定分子式，1927 年阐明了分子结构，1952 年完成全合成，1968 年发表其绝对构型的研究，20 世纪 70 年代后逐渐揭示出其作用机制。吗啡的化学结构见图 14-1。

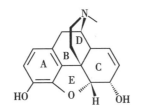

图 14-1　吗啡的化学结构

吗啡具有五环骈合的结构，每个环都有固定的代号。五环中含有部分氢化的菲环（A、B、C）和一个吡啶环（D）。环上有五个手性碳原子（5*R*、6*S*、9*R*、13*S* 和 14*R*）。B/C 环呈顺式，C/D 环呈反式，C/E 环呈顺式。C-5、C-6、C-14 上的氢均与胺链呈顺式，C-4、C-5 的氧桥与 C-9、C-13 的乙胺链为反式。盐酸吗啡为左旋体，旋光度为 -115.0°~-110.0°。吗啡结构上既有酸性的酚羟基，又有碱性的叔氨基，为两性药物。吗啡及其盐类具有还原性，在光照下能被空气氧化，可生成伪吗啡和 N- 氧化吗啡。伪吗啡的毒性较大，故本品应避光、密封保存。

本品口服后在胃肠道易吸收，但肝脏的首关效应显著，生物利用度低，故常用皮下注射，30 分钟后吸收 60%。硬膜外或椎管内注射可快速渗入脊髓发挥作用。本品吸收后约 1/3 与血浆蛋白结合，游离型吗啡迅速分布于全身各组织器官中，尤其肺、肝、肾和脾等血流丰富的组织中浓度最高。本品的脂溶性较低，仅有少量通过血脑屏障，但足以发挥中枢性药理作用。在肝脏，60%~70% 的吗啡通过 3 或 6 位羟基与葡萄糖醛酸结合，后者被认为是吗啡产生镇痛作用的形式。吗啡的血浆半衰期为 2~3 小时，而吗啡 -6- 葡萄糖的血浆半衰期稍长于吗啡。代谢还可脱 N- 甲基位去甲基吗啡，去甲基吗啡的活性低、毒性大。服用药物的 20%

以游离的形式由肾脏排出。

吗啡作用于阿片受体,产生镇痛、镇咳、镇静作用。临床上可缓解或消除严重创伤、烧伤、手术等引起的剧痛和晚期癌症疼痛;对内脏平滑肌痉挛引起的绞痛,如胆绞痛和肾绞痛加用 M 胆碱受体阻断药如阿托品可有缓解;对心肌梗死引起的剧痛,除能缓解疼痛和减轻焦虑外,其扩血管作用可减轻患者的心脏负担。对于左心衰竭突发急性肺水肿所致的呼吸困难(心源性哮喘)除应用强心苷、氨茶碱及吸入氧气外,静脉注射吗啡可迅速缓解患者的气促和窒息感,促进肺水肿液的吸收。并且适用于减轻急、慢性消耗性腹泻症状,可选用阿片酊或复方樟脑酊。

可待因(化学结构见图 14-2)又称甲基吗啡,口服易吸收,生物利用度为 60%,血浆半衰期为 2~4 小时,过量时可延长至 6 小时。大部分在肝内代谢,10% 脱甲基为吗啡,代谢产物极少以原形经肾排泄。可待因与阿片受体的亲和力低,药理作用与吗啡相似,但作用较吗啡弱,镇痛作用为吗啡的 1/10~1/2,镇咳作用为吗啡的 1/4,对呼吸中枢的抑制作用也较轻,无明显的镇静作用。临床上用于中等程度的疼痛和剧烈干咳。无明显的便秘、尿潴留及直立性低血压等副作用,欣快感及成瘾性也低于吗啡,但仍属限制性应用的精神药品。

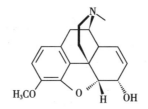

图 14-2 可待因的化学结构

实例:SPE-GC/MS 法对血清及其他基质中阿片、可待因及其代谢物的综合自动化控制

生物液体及组织中的药物及其代谢物在分析前需要进化或者富集。近年来,蛋白质沉淀方法或者稀释方法与高灵敏度和高选择性的质谱整合起来使用,应用于待测物和生物基质的分离以达到准确测定的目的。虽然 LC-MS/MS 方法的需求量增加,但是 GC-MS/MS 方法在许多法定实验室中仍是具有标准检测流程的方法。

固相萃取方法是生物液体和组织毒理分析常用的提取技术之一,通常为聚乙烯柱填充固定好的吸附材料(如离子交换材料)。在线 SPE 和 GC 的组合使用是复杂的,但在减少人工和错误上却起到至关重要的作用。

在不同基质中对阿片类、可待因及其代谢物的检测方法报道有很多种,可以从尿液、全血、血清、血浆、唾液、头发及非活体获得的样品中得到待测物。在这篇研究中,一个带有部分全自动的 SPE-GC/MS 方法被确证,模拟了手动处理生物基质的工作过程,170 个血清样品和 50 多个其他生物基质样品运用此方法平行检测。因此,从此种方法的有效性和自动系统的实用性上来看可以应用到常规的具有法律效力的检测中。

样品来源:所有的分析物和氘代试剂都是检验合格的标准品。7- 氨基氟硝西泮(1mg/ml 乙腈溶媒)和双氢可待因(1mg/ml 溶于甲醇);7- 氨基氟硝西泮、6- 单乙酰吗啡 -d_7 和 6-单乙酰吗啡 -d_3(都为 0.1mg/ml 溶于乙腈);美沙酮、吗啡、吗啡 -d_3、可待因、可待因 -d_3 和双氢可待因 -d_6(都为 0.1mg/ml 溶于甲醇);美沙酮 -d_9、苯甲酰牙子碱和苯甲酰牙子碱 -d_3(每个 1mg/ml 溶于甲醇);可卡因和可卡因 -d_3(每个 1mg/ml 溶于乙腈)。20μl 内标溶液加入样品、标准品和质量控制样品中。血液、尿液和组织样品来自于法律医学研究所的法律案例（Duesseldorf,Germany）。控制样品是不含有药物的血清（Center of Haemostaseology,University Hospital Duesseldorf,Germany），上述标准样品由 Institute of Legal Medicine 准备。甲硅烷基化试剂为 N- 甲基 -N- 甲基三甲基甲硅烷基三氟乙酰胺。130mg Bond Elut 填充材料,3ml 规格的 SPE 柱,为了自动化使用,这些 SPE 柱的上端切掉并连接上传送连接器和一次性插管。固相萃取前,制备 0.15mol/L 醋酸、pH7.9 的磷酸盐缓冲溶液（4.49g Na_2HPO_4+0.2g KH_2PO_4 溶于 400ml 水中）和洗脱溶液二氯甲烷 - 异丙醇 -25% 氨水溶液（40/10/1,*V/V/V*）。准备好衍生化试剂异辛烷 - 甲基三甲基甲硅烷基三氟乙酰胺（19/1,*V/V*）、自动衍生化试剂异辛烷 - 吡啶 - 甲基三甲基甲硅烷基三氟乙酰胺（14/5/1,V/V/V）。所需的内衬管用溶于苯的 5% 二氯二甲基硅烷活化。

样品处理： 所有的液体样品（尿样、血样、血清）和血清控制样品都用以下处理方法处理。蛋白质沉淀：将 0.6ml 样品、0.1ml 水和 20μl 内标溶液的混合溶液加入 1ml 乙腈和 0.1ml 异丙醇中,混合离心（RCF17.530*g*）,0.75ml 上清液加入自动分析器中。另取 0.75ml 上清液储存到 –20℃的环境下以便于后续分析,可能储存几天到几个月。

组织（脑和肾,新鲜或冻干）由 Ultra Turrax 分散机均匀分散。0.6g 样品中加入上述液体处理,乙腈 - 异丙醇溶液用于蛋白沉淀。精密称定样品用于定量分析。0.75ml 经蛋白沉淀的上清液用 4.25ml 磷酸缓冲液稀释,SPE 管用 2ml 甲醇和 2ml 磷酸缓冲液活化。上样后,依次用 2ml 水、2ml 醋酸（0.15mol/L）和 2ml 甲醇洗后,快速用氮气吹干,用上述 2ml 洗脱液洗脱。洗脱液在 60℃氮气流下吹干,0.2ml 衍生化试剂衍生。在 90℃下摇动孵化 30 分钟后,2μl 液体加入 GC/MS 中,进样口温度为 270℃。

自动化方法是依照半自动 SPE 进行了改良,由于 5ml 溶液不能完全处理,只有稀释液的一部分进入 SPE 柱中。因此,经过蛋白沉淀的原始溶液用 0.75ml 磷酸缓冲液 1∶1 稀释,稀释液的一半随 1.75ml 磷酸缓冲液进入 SPE 柱中洗脱。

此外,洗脱溶剂的多少能加速蒸发,所以洗脱液不宜加入过满,一个分析物从 SPE 柱中的洗脱曲线是通过用部分溶剂分级洗脱,以确定主要分析物的含量。洗脱液的蒸发在 mVAP 站以 70℃进行,300r/min,8kPa 的真空泵。蒸发时间经过优化选择,确定为 6 分钟,蒸发至干。

在 50℃条件下,2μl 衍生洗脱液的等分试样注入 CIS_4（PTV 入口）,入口以 12℃ /s 加热至 280℃并保持 5 分钟。

质谱条件： 部分自动化和精确的分析方法是由以下仪器完成的。7890GC/5975 质谱、检测器 MSD、色谱柱 HP-5MS 色谱柱（30m,半径 0.25mm,粒径 0.25μm）、7683B 自动进样器、SPE 固相萃取操作站（Biotage,Uppsala,Sweden）、液体蒸发盘（Medax,Neumuenster,Germany）和 10 孔氮气吹干仪（Gebr.Liebisch,Bielefeld,Germany）。分离以 1ml/min 恒定的氦气流和以下的温度程序进行:140℃（1 分钟）,120℃ /min;225℃（5.29 分钟）,120℃ /min;275℃（5.2 分钟）,后运行 300℃（2.5 分钟）,大约 20 分钟的循环时间。质谱条件见表 14-1。

结论： 该自动方法可节省手工作业,减少了人为的错误,使得质量分析是可推行的,用户体验更独立。合适的样品量与 GC/MS 分析时间相适应。

表 14-1　阿片类药物和可卡因的质谱条件

	保留时间（分钟）	分子离子（*m/z*）	分子离子（*m/z*）
可卡因	7.38	182	303,198
可卡因 -d_3	7.36	185	306,201
苯甲酰爱康宁	7.76	361	256,346
苯甲酰爱康宁 -d_3	7.75	364	259,349
美沙酮	6.57	223	294,346
美沙酮 -d_9	6.49	226[a],303[b]	303[a],318[b],242
吗啡	9.23	429	220,401
吗啡 -d_3	9.22	432	223,404
可待因	8.91	371	234,343
可待因 -d_3	8.9	374	237,346
6- 单乙酰吗啡	9.76	399	340,400
6- 单乙酰吗啡 -d_3	9.74	402	343.403
二氢可待因	8.49	373	315,358
二氢可待因 -d_6	8.46	379	318,364
7- 氨基氟硝西泮	10.91	326[b],355[a]	326[a],356[a],327[b],354[b]
7- 氨基氟硝西泮 -d_7	10.87	362	333,363

[a] 定量 / 定性离子用于半自动分析方法；[b] 定性 / 定量离子用于全自动分析方法

全自动方法证明在法医实验室的常规分析中是合适的。全自动分析系统很灵活，因此它可以很容易应用到其他 GC 或 LC 分析方法或独立的自动化样品制备。这次工作证明，通过复制自动化系统上的方法参数，可以很容易地转变分析方法。

二、质谱技术在哌替啶和美沙酮药物监测中的应用

哌替啶口服易吸收，生物利用度为 40%~60%；皮下或肌内注射吸收更迅速，起效更快，故临床常用注射给药。血浆蛋白结合率为 60%。可通过胎盘屏障，进入胎儿体内。血浆半衰期为 3 小时，肝硬化患者的半衰期显著延长。哌替啶代谢为哌替啶酸和去甲哌替啶，两者再以结合形式经肾排泄，仅少量以原形排出。去甲哌替啶的血浆半衰期为 15~20 小时，肾功能不良或反复大剂量应用可能引起其蓄积。

哌替啶（化学结构见图 14-3）的镇痛作用虽较吗啡弱，但成瘾性较吗啡轻，产生也较慢，现已取代吗啡用于创伤、手术后及晚期癌症等各种原因引起的剧痛，用于内脏绞痛需加阿托品。可以替代吗啡作为心源性哮喘的辅助治疗，且效果良好。麻醉前给予哌替啶能使患者安静，消除患者的术前紧张和恐惧情绪，减少麻醉药的用量并缩短诱导期。

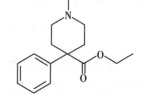

图 14-3　哌替啶的化学结构

美沙酮(化学结构见图14-4)口服吸收良好,30分钟起效,4小时达血药浓度;皮下或肌内注射达峰更快,为1~2小时。血浆蛋白结合率为90%,血浆半衰期为15~40小时,主要在肝脏代谢为去甲美沙酮,随尿、胆汁或粪便排泄,酸化尿液可增加其排泄。美沙酮与各种组织包括脑组织中的蛋白结合,反复给予美沙酮可在组织中蓄积,停药后组织中的药物缓慢释放入血。

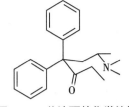

图14-4　美沙酮的化学结构

适用于创伤、手术及晚期癌症等所致的剧痛,亦可用于吗啡、海洛因等成瘾的脱毒治疗。

实例:选用UPLC-MS方法同时测定头发中的33种基本药物(可卡因、阿片类药物及其代谢产物)

样品来源:用于条件摸索和验证的空白头发样品来自于健康志愿者,实验样品来自于法医毒理学案例。制备标准溶液所需要的标准品苯丙胺等及其内标物质、其他流动相如甲醇(UHPLC级)等。

样品处理:头发样品的准备:先用二氯甲烷和水将头发洗净,在室温下超声2分钟,干燥头发样品并将其切成1~2cm的小段。每份约20mg样品转移到2mlPrecellys管中,用Precellys 24研磨机(Bertin technologies)(3×60秒,6500r/min)同时粉碎24段样品成粉末并随后加入50μl稀释的内标液,在粉末试样中加入1ml甲醇,水浴温度为45℃,超声处理使其溶解,14 000r/min离心处理5分钟。上清液转移到5ml EP管中,然后集中到100μl真空离心机中并加入2.5ml 0.1mol/L醋酸钠缓冲液。

固相萃取:样品用pH为4的0.1mol/L醋酸钠缓冲液稀释至2.5ml。用1ml甲醇溶液及0.1mol/LpH为4的醋酸钠缓冲液连续冲洗MCX柱,将稀释样品加入SPE柱中。用1ml 0.1N盐酸甲醇溶液连续清洗。在洗脱之前应采用真空法干燥柱子,再用1ml甲醇-氨水(95∶5,V/V)洗脱。样品蒸发至50~100μl,再将萃取物用0.05mmol/L甲酸铵缓冲液(0.05%甲酸)稀释至300μl。过滤样品,取10μl注入UPLC-MS/MS系统。

质谱条件:使用Quattro Premier串联质谱分光仪(Waters)。使用正离子模式电喷雾(ESI⁺)。雾化氮气流速700L/h运行并将温度加到350℃。毛细管电压和温度分别为1kV和120℃。采用MRM模式。

色谱条件:使用Waters液相,分析样品采用Acquity UPLC BEH Phenyl色谱柱(2.1mm×100mm,1.7μm)(Waters),柱温为50℃。应用A和B两种溶剂梯度洗脱,A溶剂为水(0.1%甲酸),B溶剂为甲醇(0.1%甲酸)。梯度为1~1.5分钟,B 5%;1.5~2.5分钟,B 25%;2.5~4分钟,B 50%;4~7分钟,B 75%;7~7.5分钟,B 95%;7.5~9分钟,B 95%;9~13分钟,B 5%。在整个运行过程中,流动相的流速为0.35ml/min。

实验结果:见图14-5和图14-6。图14-5给出了空白头发样品中LLOQ的MRM色谱图,图14-6为服用曲马多患者头发中的MRM色谱图。

结论:该实例介绍了一个快速、高效和稳定的UPLC-MS/MS方法同时检测头发中的安非他明、可卡因、阿片类药物及其代谢物的含量。该方法的方法学验证内容包括选择性、线性精度、准确性、稳定性、样品处理方法的稳定性和基质效应。方法可以用于检测血浆样品的药物含量,结果真实可靠。

(杨春娟　王晓波)

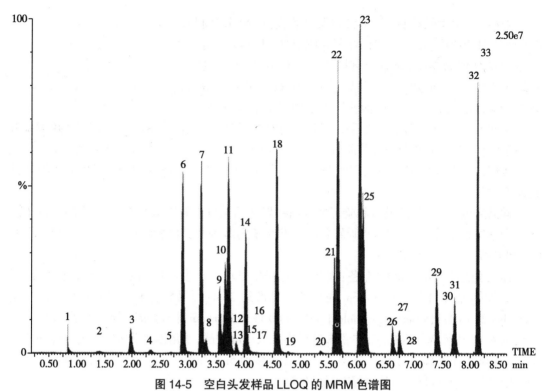

图 14-5　空白头发样品 LLOQ 的 MRM 色谱图

（1）甲基爱康宁;（2）福尔可定;（3）吗啡;（4）羟吗啡酮;（5）二氢吗啡酮;（6）麻黄碱;（7）苯丙胺;（8）去甲可待因;（9）MDA;（10）双氢可待因;（11）甲基苯丙胺;（12）PMA;（13）可待因;（14）MDMA;（15）羟考酮;（16）6-MAM;（17）二氢可待因酮;（18）MDEA;（19）乙基吗啡;（20）去甲芬太尼;（21）苯甲酰爱康宁;（22）曲马多;（23）去甲哌替啶;（24）哌替啶;（25）可卡因;（26）喷他佐辛;（27）可卡乙碱;（28）去甲丁丙诺啡;（29）芬太尼;（30）EDDP;（31）丁丙诺啡;（32）丙氧芬;（33）美沙酮

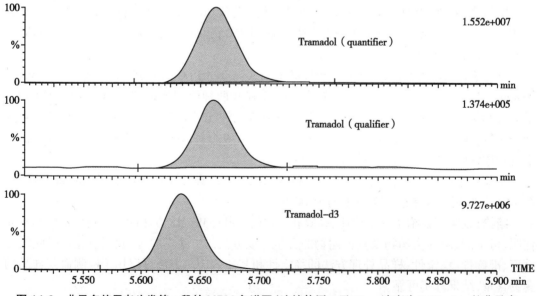

图 14-6　曲马多使用者头发第一段的 MRM 色谱图（连续使用 2 天 50mg 浓度为 0.38ng/mg 的曲马多，1 个月后收集）

参 考 文 献

[1] Lerch O, Temme O, Daldrup T. Comprehensive automation of the solid phase extraction gas chromatographic mass spectrometric analysis (SPE-GC/MS) of opioids, cocaine, and metabolites from serum and other matrices [J]. Anal Bioanal Chem, 2014, 406：4443-4451.

[2] Fernandez Mdel M, Di Fazio V, Wille SM, et al. A quantitative, selective and fast ultra-high performance liquidchromatography tandem mass spectrometry method for thesimultaneous analysis of 33 basic drugs in hair (amphetamines, cocaine, opiates, opioids and metabolites)[J]. J Chromatogra B, 2014, 965：7-18.

第十五章 质谱技术在抗恶性肿瘤药物 监测中的应用

第一节 概 述

目前治疗恶性肿瘤的三大主要方法包括药物治疗、外科手术和放射治疗。应用抗肿瘤药或抗癌药在肿瘤的综合治疗中占有极为重要的地位。细胞毒性抗肿瘤药由于对肿瘤细胞缺乏足够的选择性,在杀伤肿瘤细胞的同时,对正常的组织细胞也产生不同程度的损伤作用。

一、抗肿瘤药物的分类

目前临床应用的抗肿瘤药种类较多且发展迅速,其分类迄今尚不完全统一。其中按作用方式可分为细胞毒性和非直接细胞毒性抗肿瘤药两大类。细胞毒性抗肿瘤药即传统的化疗药物,主要为通过影响肿瘤的核糖和蛋白质结构与功能,直接抑制肿瘤细胞增殖和(或)诱导肿瘤细胞凋亡的药物,如抗代谢药和抗微管蛋白药等。细胞毒性抗肿瘤药的分类方式如下:

1. 根据抗肿瘤作用的生化机制,分为影响核酸生物合成的药物、影响 DNA 结构与功能的药物、干扰转录过程和阻止 RNA 合成的药物和抑制蛋白质合成与功能的药物。

2. 根据药物的化学结构和来源,分为烷化剂(亚硝脲类、甲烷磺酸酯类等)、抗代谢物(叶酸、嘧啶、嘌呤类似物等)、抗肿瘤抗生素(蒽环类抗生素、博来霉素类、放线菌素类等)、抗肿瘤植物药(长春碱类、喜树碱类、紫杉醇类、三尖杉生物碱类等)、杂类(铂类配合物和酶等)。

3. 根据药物作用的周期或时相特异性,可分为细胞周期非特异性药物(如烷化剂、抗肿瘤抗生素及铂类配合物等)、细胞周期(时相)特异性药物(如抗代谢药物、长春碱类药物等)。

4. 根据抗肿瘤作用的生化机制分类。影响核酸生物合成的药物又称抗代谢药,它们的化学结构和核酸代谢的必需物质如叶酸、嘌呤、嘧啶等相似,可以通过特异性地干扰核酸代谢,阻止细胞分裂和繁殖。此类药物主要作用于 S 期细胞,属细胞周期特异性药物。根据药物主要干扰的生化步骤或所抑制的靶酶不同,可进一步分为:①二氢叶酸还原酶抑制剂,如甲氨蝶呤等。甲氨蝶呤的化学结构与叶酸相似,对二氢叶酸还原酶具有强大而持久的抑制作用。药物与酶结合后,使二氢叶酸不能变成四氢叶酸(FH4),从而使 5,10- 甲酰四氢叶酸产生不足,使脱氧胸苷酸合成受阻,DNA 合成障碍。它也可以阻止嘌呤核苷酸的合成,故能干扰蛋白质的合成。②胸苷酸合成酶抑制剂,如氟尿嘧啶等。氟尿嘧啶是尿嘧啶 5 位上的氢被氟取代的衍生物,其在细胞内转变为 5- 氟尿嘧啶脱氧核苷酸,从而抑制脱氧胸苷酸合成酶,阻止脱氧尿苷酸甲基化转变为脱氧胸苷酸,影响 DNA 的合成。此外,氟尿嘧啶在体内可转化为 5- 氟尿嘧啶核苷,以伪代谢产物的形式掺入 RNA 中干扰蛋白质的合成,故对其他各期细胞也有作用。③嘌呤核苷酸互变抑制剂,如巯嘌呤等。巯嘌呤是腺嘌呤 6- 位上的—NH₂被—SH取代的衍生物,在体内先经过酶的催化变成硫代肌苷酸后,阻止肌苷酸转变为腺核苷酸及鸟核苷酸,干扰嘌呤代谢,阻碍核酸的形成。④核苷酸还原酶抑制剂,如羟基脲等。羟基脲能抑制核苷酸还原酶,阻止胞苷酸转变为脱氧胞苷酸,从而抑制DNA的合成。对S期细胞有选择性杀伤作用。对治疗慢性粒细胞白血病有显著疗效,对黑色素瘤有暂时缓解的作用。⑤DNA多聚酶抑制剂,如阿糖胞苷等。阿糖胞苷在体内经脱氧胞苷激酶催化成二或三磷酸胞苷,抑制DNA多聚酶的活性而影响DNA合成;也可掺入DNA中干扰其复制,使细胞死亡。与常用的抗肿瘤药无交叉耐药性。临床上用于治疗成人急性粒细胞白血病或单核细胞白血病。有严重的骨髓抑制和胃肠道反应,静脉注射可致静脉炎,对肝功能有一定影响。

非细胞毒性抗肿瘤药是一类发展迅速的具有新作用机制的药物,该类药物主要以肿瘤分子病理过程的关键调控分子为靶点,如调节体内激素平衡药物和分子靶向药物等。

二、目前临床检测抗肿瘤药物的常用方法

免疫分析法在临床抗肿瘤生物药物检测方面是最常用的技术,尤其对分子量超过大部分质谱质核比范围的蛋白质,该方法非常灵敏,更适合分析大分子化合物。然而,免疫分析法在分析肽类和分子量较小的蛋白质时灵敏度不高,比如对抗体的检测缺少足够的特异性,容易受样品中其他蛋白或者肽类的干扰,导致假阳性。此外,免疫分析法有时候不能区分结构和化学性质相似的肽类或蛋白质(例如母体药物及其代谢物),因为抗体可能只识别药物外层非常小的化学修饰点,加之免疫分析法只能提供有限的定量线性范围,若增加抗体浓度将增加成本,因而不适于高通量早期药物发现和筛选。除此之外,ELISA方法灵敏度不高,不能得到分析降解产物的足够信息。而质谱检测技术在肽和蛋白质类生物分析中具有很多优势,包括分析的精密度和准确度得以提高,产物信息完全,并且可以实现高通量检测;其中最大的优势是LC-MS技术可高分辨率地分离药物,使化学结构相似的化合物也能够分离。随着检测技术的进步,质谱检测技术已广泛应用于临床抗肿瘤化学合成药物的检测中,包括烷化剂、抗代谢药、抗有丝分裂药等。

第二节　质谱技术在抗恶性肿瘤药物监测中的应用

一、质谱技术在检测核苷酸还原酶抑制剂类药物中的应用

核苷酸还原酶抑制剂类药物中的代表药物为羟基脲,羟基脲阻止胞苷酸转变为脱氧胞苷酸,从而抑制DNA合成。对S期细胞有选择性杀伤作用。对治疗慢性粒细胞白血病有显著疗效,对黑色素瘤有暂时缓解的作用。可使肿瘤细胞集中于G₁期,故可用作同步化药物,增加化疗或放疗的敏感性。主要毒性为骨髓抑制,并有轻度的消化道反应。肾功能不良者慎用。可致畸胎,故孕妇忌用。羟基脲的化学结构见图15-1。

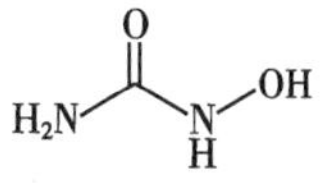

羟基脲的人体药物代谢动力学:羟基脲口服后可迅速吸收,服用后1.5小时在血浆中达到峰浓度,药物在体内迅速且广泛地分布达到近似于全身血量的程度。羟基脲在粒细胞与红细胞中聚集。超过50%的药物可以被代谢,代谢形式可为羟胺乙酰氧肟酸。给药剂量的40%~80%

图15-1　羟基脲的化学结构

以原药形式代谢,剂量调整可能会影响肾功能。羟基脲药物的药动学特点见表 15-1。羟基脲的适应证见表 15-2。

表 15-1 羟基脲药物的代谢动力学特点

	数值	单位	途径
吸收			
生物利用度	79~108	%	口服
分布			
分布容积	19.7	L/m^2	静脉注射
代谢			
血浆半衰期	2.8~4.5	h	静脉注射
清除率	72	ml/(min·m^2)	静脉注射

表 15-2 羟基脲药物的适应证

	数量	单位	给药途径	备注
癌症				
剂量	20~30	mg/(kg·d)	口服	治疗持续 6 周的患者必须检测血液毒性。如果 WBC<2500/mm^3,治疗必须停止
放射增敏剂				
剂量	80	mg/(kg·3d)	口服	伴随治疗头部与颈部肿瘤

羟基脲的临床前药动学研究见表 15-3。

表 15-3 羟基脲药物的临床前药物代谢动力学研究

	数量	单位	给药途径
鼠 LD$_{50}$	7330	mg/kg	口服

羟基脲是迄今为止唯一一用于临床的核糖核苷酸还原酶抑制剂类抗肿瘤药物,主要用于治疗黑色素瘤、髓性白血病及卵巢肿瘤等。除治疗肿瘤外,还具有诱导镰形细胞贫血患者产生胎儿血红蛋白,进而抑制镰形血红蛋白多聚化及抑制 HIV 病毒复制等药理作用。羟基脲是确认的遗传毒物和动物致畸原,对人具有确切的致癌作用。近年研究发现,羟基脲的睾丸毒性和发育毒性的发生均与细胞凋亡异常有关,并与自由基的氧化性损伤效应密切相关;其遗传毒性的发生则由于产生 H$_2$O$_2$ 等活性氧和 DNA 合成抑制所致。

近年来,随着羟基脲的临床应用范围的不断扩大,羟基脲的许多临床新用途逐渐被发现,并且取得了较好的疗效。①治疗镰状细胞贫血:Ferster 等对 93 名镰状细胞贫血患者进行了为期 5 年的临床研究,结果发现采用羟基脲治疗镰状细胞贫血可有效提高胎儿血红蛋白和总血红蛋白水平,改善其临床症状,疗效确切;②治疗 β 地中海贫血:Arruda 等曾报道 1 例重型 β 地中海贫血患者经羟基脲[20mg/(kg·d)]治疗 3 个月后患者不再输血,持续治疗 24 个月,其血红蛋白维持在 106~119g/L;③治疗银屑病:羟基脲用于治疗顽固性银屑病和脓疱性银屑病均有肯定疗效,能减轻全身性脓疱性银屑病的脓疱、发热和中毒等症状;④羟基脲已成为20 世纪治疗真性红细胞增多症的经典药物,但在治疗过程中相关转白率较高,且不能减少真性红细胞增多症患者的骨髓纤维化趋势;⑤治疗原发性血小板增多症;⑥治疗艾滋病。

羟基脲的不良反应主要包括骨髓抑制和消化道反应。其中骨髓抑制为剂量限制性毒性,可致白细胞和血小板减少,停药后 1~2 周可恢复。为保证临床应用尤其是长期应用的安全性,患者在用药过程中应定期检查血象。此外,由于羟基脲在体内代谢为尿素由尿中排出,为减少体内蓄积,服用时应适当增加液体摄入量,以增加尿量及尿酸的排泄。

实例:GC-MS 在羟基脲临床检测中的应用

试剂与仪器:羟基脲、尿素、同位素标记的尿素、色谱级乙腈、BSTFA、Toxi 管;配备有5970B 型选择检测器和 HP7673A 型自动进样器的惠普 HP5890A 型气相色谱仪、布林克曼SC/27R 型样品浓缩仪。

色谱条件:HP-1 熔融石英毛细管色谱柱(12m×0.2mm 内径 ×0.33 薄膜厚度,组成交联甲基硅氧烷胶相);PFTBA 用于系统日常调谐;载气为 99.995% 纯度的氦气,速率为 0.59ml/min,分流运行 0.75 分钟;初始柱温为 280℃;进样口温度为 275℃;管路温度为 280℃;SIM模式扫描,羟基脲选择的离子通道为 m/z 277(定量)和 m/z 292(定量),同位素标记尿素的选择离子通道为 m/z 192;内标浓度为 200μg/ml。

样品制备:羟基脲与尿素均是使用 Toxi 实验室提供的提取管提取的,是由缓冲盐与有机液体混合物组成包括二氯甲烷、庚烷、异丙醇,这些可购买的管材可以促进基本药物(包括羟基脲与尿素)与中性药物的快速高效提取以用于 GC-MS 分析。95% 的羟基脲得以回收,在 4℃条件下存放数月不产生影响。

实验结果:图 15-2 为羟基脲的全离子扫描图。

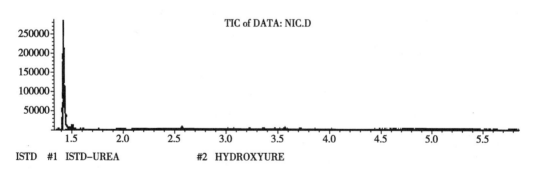

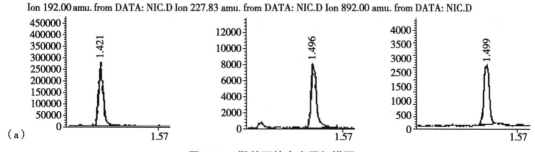

图 15-2　羟基脲的全离子扫描图

结论: 本实例介绍了一个快速、简单、灵敏的 GC-MS 方法检测人类血浆中的羟基脲。该方法的优势是不会检测到羟基脲的主要代谢产物尿素,尽管进样数很多,但毛细管柱的效能并没有受到影响。该方法十分适合于评价羟基脲的治疗效果。

二、质谱技术在检测烷化剂类药物中的应用

烷化剂类是一类高度活泼的化合物,它们具有一个或两个烷基,分别称为单功能或双功能烷化剂,所含烷基能与细胞的 DNA、RNA 或蛋白质中的亲核基团起烷化作用,常可形成交叉连接或引起脱嘌呤,使 DNA 链断裂,在下一次复制时又可使烷基配对错码,造成 DNA 结构和功能的损害,严重时可导致细胞死亡。属于细胞周期非特异性药物。目前常用的烷化剂有以下几种:氮芥类如氮芥、环磷酰胺等,乙烯亚胺类如塞替派,亚硝脲类如卡莫司汀,甲烷磺酸酯类如白消安。下面以白消安为例做具体介绍。

白消安属甲烷磺酸酯类,在体内解离后起烷化作用。主要作用于 G_1 及 G_0 期细胞,对非增殖细胞也有效。小剂量即可明显抑制粒细胞生成,可能与药物对粒细胞膜的通透性较强有关。对慢性粒细胞白血病疗效显著,对慢性粒细胞白血病急性病变无效。主要不良反应为消化道反应和骨髓抑制,久用可致闭经或睾丸萎缩。白消安的化学结构见图 15-3。

白消安是一种高度亲脂性的小分子,口服吸收完全,能迅速分布到各组织中,可以轻易地透过血脑屏障,半衰期为 2~3 小时。几乎所有药物经代谢后均能以甲烷磺酸的形式自尿中缓慢排出,24 小时内的排出量不足 50%,反复用药可引起蓄积。白消安的清除率与肾功能无关,可能是由于在肝脏代谢。

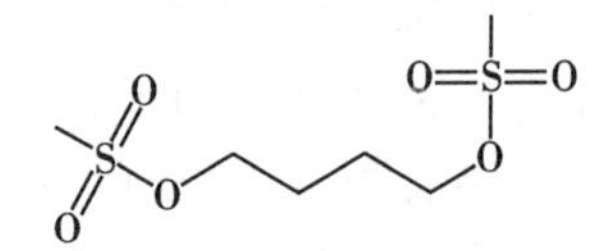

图 15-3　白消安的化学结构

白消安最常见的副作用是骨髓抑制,当血细胞数量骤降时,由于白消安有延迟效应,均应暂时停药。可出现癫痫,因此在 HSCT 预处理使用大剂量白消安时建议预防性给予抗癫痫药。可引起白内障。可致性腺萎缩、不育。肝静脉阻塞性疾病通常在合用 CTX 或其他烷化剂时出现。出现肝脏静脉阻塞综合征可能的危险因素包括白消安的总剂量超过 16mg/kg,同时联用多种烷化剂。可出现皮肤色素沉着(尤其是肤色较深者),停药后有时是可逆的。有引起肺纤维化、心脏压塞的报道。白消安可引起第二肿瘤。

伊曲康唑降低白消安的清除率达 25%。氟康唑对其清除率无影响。联合使用 CTX 并预先使用苯妥英钠的患者可以增加 CTX 和白消安的清除率。在仅联合使用 CTX 时白消安的清除率反而下降,提示两者对还原型谷胱甘肽有竞争作用。

大剂量口服白消安联合环磷酰胺作为预处理方案在造血干细胞移植中得到广泛应用,但口服制剂的缺陷之一是有较高的肝静脉阻塞症等相关并发症。理想的预处理方案应既能降低异基因造血干细胞移植的治疗相关毒性,又不影响其疗效。2000 年 Anderson 等将静脉剂型白消安引入 HSCT 预处理方案,取得了较好的效果,但国内最近才应用于临床,相关报道较少。

白消安是异基因造血干细胞移植预处理方案中的常用药物,口服剂型有以下缺点:口服片剂数量大,患者有畏惧心理;常因剧烈呕吐丢失的剂量无法确定,无法补服准确剂量;药物吸收的个体差异大,因此血药浓度不精确。Takamatsu 等检测 7 例患者口服白消安后的血浆稳态浓度范围为 745~2422μg/ml,其个体差异高达 3 倍以上,这么高的变异可能影响毒性和治疗效果。口服白消安的药动学提示其与临床结果密切相关:低于最佳剂量以下的白消安血药浓度将增加复发和排斥的风险,高的血药浓度则发生胃肠道毒性、肝毒性、黏膜炎、急性

移植物抗宿主病明显增加、移植相关死亡率高。Anderson 等研究证实静脉剂型白消安的药动学在不同患者间高度一致,86.0% 的患者时间-曲线下面积可以达到目标治疗窗,不仅可确保造血植入,与口服比较更能降低预处理相关毒性,100 天的治疗相关死亡率为 9.8%。

实例:质谱在白消安临床检测中的应用

试剂与材料:格列吡嗪、白消安、空白血浆(Bio-Rad 实验室)、乙腈。

仪器:安捷伦 1200 系列(安捷伦科技公司,帕洛阿托,加利福尼亚,美国)、安捷伦 6490 型(安捷伦科技公司,圣克拉拉,加利福尼亚,美国)。

色谱条件:色谱柱为 XBridge C18 柱(2.1mm×100mm,3.5μm)(沃特斯公司,米尔福德,马萨诸塞,美国);流动相:A 为 0.1% 甲酸溶于 2mmol/L 醋酸铵中,B 为甲醇;运行时间为 10 分钟;流速为 0.35ml/min;柱温为 40℃。离子源为电喷雾离子源;扫描模式为 MRM 扫描;白消安的离子通道为 $m/z264.1{\rightarrow}151.1$,格列吡嗪的离子通道为 $m/z446.1{\rightarrow}321.1$;白消安的碰撞能为 4V,格列吡嗪的碰撞能为 8V;扫描间隔为 200 毫秒;进样量为 2μl。流动相比例为 0~2.5 分钟,流动相 B 10%→50%;2.5~6.5 分钟,流动相 B 50%;6.5~7 分钟,流动相 B 50%→10%;7~10 分钟,流动相 B 10%。

标准曲线与质控样品:标准品白消安在人空白血浆中的浓度分别为 25、50、200、500、2000 和 5000ng/ml,质控样品的浓度分别为 200、1000 和 4000ng/ml。

样品制备:全血收集在 EDTA 管中,以 1900g 的速度离心 10 分钟,将 50μl 血浆上清液与 450μl 内标进行混合,涡旋,并在 3750g 的速度下 10℃离心 10 分钟,将 100μl 上清液转移到分析用小瓶中。

实验结果:由图 15-4 可知白消安的出峰时间为 2.264 分钟,白消安的质谱裂解图如图 15-5 所示,图 15-6 为内标格列吡嗪的出峰时间,图 15-7 为内标格列吡嗪的质谱裂解图,图 15-8 为白消安的标准曲线。

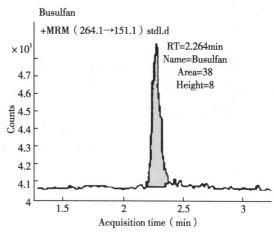

图 15-4 白消安的 MRM 色谱图

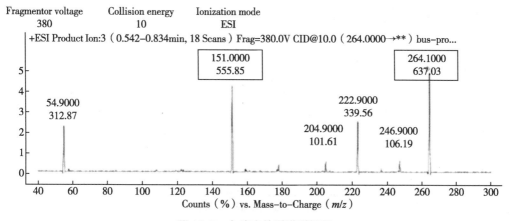

图 15-5 白消安的质谱裂解图

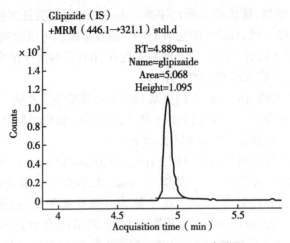

图 15-6 内标格列吡嗪的 MRM 色谱图

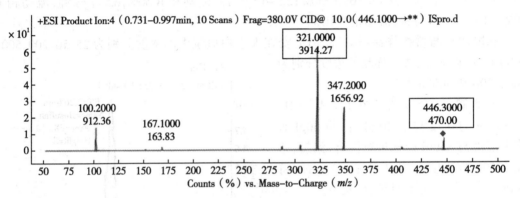

图 15-7 内标格列吡嗪的质谱裂解图

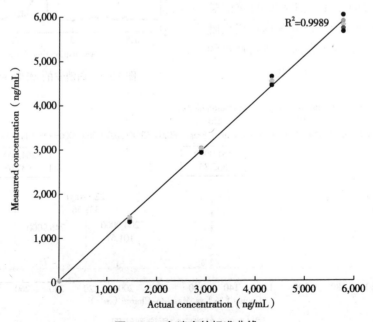

图 15-8 白消安的标准曲线

结论：总之，该实例介绍了一个精确的、可重复性强的检测人类血浆中的白消安的 LC-MS/MS 方法。该分析方法需要的时间相对较少，并且样品处理过程也比较简单。因此，可以作为一种可行的实验室方法，尤其是在儿科和在考虑引入中药制剂中的白消安的用药安全和剂量调整。

三、质谱技术对非细胞毒性抗肿瘤药物的检测

非细胞毒性抗肿瘤药物可分为调节体内激素平衡药物、单克隆抗体、信号转导抑制剂、细胞分化诱导剂、细胞凋亡诱导剂、新生血管生成抑制剂等几类。某些肿瘤如乳腺癌、前列腺癌、甲状腺癌、宫颈癌、卵巢癌和睾丸肿瘤与相应的激素失调有关。因此，应用某些激素或其拮抗药来改变激素平衡失调状态，以抑制这些激素依赖性肿瘤的生长。严格来讲，该类药物不属于化疗药物，应为内分泌治疗药物，虽然没有细胞毒性抗肿瘤药的骨髓抑制等毒性反应，但因激素作用广泛，使用不当也会造成其他不良反应。

（一）调节体内激素平衡药物

1. 雌激素类　常用于恶性肿瘤治疗的雌激素是己烯雌酚，可通过抑制下丘脑及脑垂体，减少脑垂体促间质细胞激素的分泌，从而使来源于睾丸间质细胞与肾上腺皮质的雄激素分泌减少，也可直接对抗雄激素促进前列腺癌组织生长发育的作用，故对前列腺癌有效。雌激素还用于治疗绝经期乳腺癌，机制未明。

2. 雄激素类　常用于恶性肿瘤治疗的有二甲基睾酮、丙酸睾酮和氟羟甲酮，可抑制脑腺垂体分泌促卵泡激素，使卵巢分泌雌激素减少，并可对抗雌激素的作用，雄激素对晚期乳腺癌尤其是骨转移者疗效较佳。

3. 糖皮质激素类　常用于恶性肿瘤治疗的有泼尼松和泼尼松龙等。糖皮质激素能作用于淋巴组织，能诱导淋巴细胞溶解，对急性淋巴细胞白血病及恶性淋巴瘤的疗效较好，作用快，但不持久，易产生耐药性；对慢性淋巴细胞白血病除减低淋巴细胞数目外，还可降低血液系统并发症（自身免疫性溶血性贫血和血小板减少症）的发生率或使其缓解。常与其他抗肿瘤药合用，治疗霍奇金淋巴瘤及非霍奇金淋巴瘤。对其他恶性肿瘤无效，而且可能因抑制机体的免疫功能而助长恶性肿瘤的扩展。仅在恶性肿瘤引起发热不退、毒血症状明显时，可少量短期应用以改善症状等。

（二）单克隆抗体和信号转导抑制剂

单克隆抗体中有曲妥珠单抗与利妥昔单抗等药物；信号转导抑制剂包括伊马替尼、吉非替尼等药物。

（三）细胞分化诱导剂和细胞凋亡诱导剂

细胞分化诱导剂常使用的为维 A 酸，维 A 酸包括全反式维 A 酸、13- 顺式维 A 酸和 9- 顺式维 A 酸。其中反式维 A 酸能够较明显地调变和降解在急性早幼粒白血病发病中起关键作用的 PML-RARα 融合蛋白，在临床治疗 APL 方面获得较好疗效。细胞凋亡诱导剂常用的为亚砷酸，亚砷酸通过降解 PML-RARα 融合蛋白下调 Bcl-2 基因的表达等诱导白血病细胞凋亡，用于治疗急性早幼粒细胞白血病。

（四）新生血管生成抑制剂

新生血管生成抑制剂常用的为重组人血管内皮抑素，血管内皮抑素是内源性肿瘤新生血管抑制剂，主要通过抑制肿瘤内皮细胞的生长达到抑制肿瘤血管生成、诱导肿瘤细胞凋

亡、防止肿瘤侵袭和转移。同时克服了肿瘤化疗过程中产生的耐药性。血管内皮抑素联合化疗可使非小细胞肺癌患者的生存率提高 1 倍。

目前国内外的抗肿瘤新药品种已经由原来的细胞毒性抗肿瘤药物逐渐向靶向的非细胞毒性抗肿瘤药物小分子或大分子转化,后者的研究项目越来越多。这类抗肿瘤新药品种的药理毒理研究可参考先前的细胞毒性抗肿瘤药物,但也不尽相同,因此国际上后来制定和修订抗肿瘤药物的非临床研究技术指南时,均包含了非细胞毒性抗肿瘤新药的药理毒理研究技术问题。

欧洲药品评价局在 1998 年制定了"Note for Guidance on the Preclinical Evaluation of Anticancer Medical Products",FDA 的 de Gorge 在 1998 年就起草了关于抗肿瘤药物评价的技术要点。人用药品注册技术规定国际协调会议于 1996 年 12 月开始起草抗肿瘤药物的非临床评价技术指导原则,并于 2009 年 10 月制定了第五步的"抗肿瘤药物的非临床评价",目前已在 ICH 三方开始执行。国外的这些技术指导原则已经对靶向抗肿瘤药物的药理毒理研究给予了一定的阐述,并讨论了一些抗肿瘤新药的热点研发问题。CFDA 在 2008 年制定了"细胞毒性抗肿瘤药物非临床研究技术指导原则",内容涉及药效、毒理和药代,但未提到非细胞毒性抗肿瘤药的问题。

虽然一些研究者试图区分两类不同的抗肿瘤药物,但实际上已上市的两类药物的临床应用中均是在疗效剂量下存在一些不良反应,此两类药物的药效和毒性并没有很好分离,有可能是毒性反应的类型不同,患者仍需要耐受一定的毒性才可能获益。该特点在非临床技术指导原则中也没有明确区分两类药物,只是对试验研究中的不同考虑给予了区分,如细胞毒性抗肿瘤药通常需采用间隔用药,而非细胞毒性多采用连续给药,但也可能需要一定的非给药间期。如果进一步找不同的话,就表现在细胞毒性抗肿瘤药物的毒性反应类型与非细胞毒性抗肿瘤药物不同,非临床和临床试验中需关注的不良反应会有所不同。

实例:质谱在雌激素临床检测中的应用

试剂与材料:雌酮、17-β- 雌二醇、雌三醇、黄体酮、睾酮、甲醇、乙腈、异丙醇、氢氧化钠、稳定同位素。

色谱条件:岛津 UFLC XR50326 LC-20AD 泵(京都,日本);飞跃技术 PAL HTC-xt 样品处理器(卡尔伯罗,北卡罗来纳,美国);AB Sciex 三重四级杆 5500 ESI-LC-MS/MS 质谱仪(弗雷明汉,南达科他,美国)。

质谱条件:流动相 A 为水,B 为甲醇;流速为 200μl/min。流动相比例为 0~1 分钟,流动相 B 60%;1.1~5 分钟,流动相 B 70%~75%;5.1~10 分钟,流动相 B 85%;10.1~14 分钟,流动相 B 95%;14.1~17.1 分钟,流动相 B 60%。

实验结果:图 15-9 为两种样品的混合标准品的 MRM 色谱图。采用这种方式检测是为了比较质谱检测方法条件的优劣,同时用来证明方法是否可靠稳定。

结论:质谱分析方法的建立是围绕着绝经期女性血浆中的雌激素的特异性和提取回收率建立起来的,由于绝经期女性血浆中的雌激素含量较低,所以需要建立一个这样的方法。实验结果具有选择性、特异性、可再生性。由于质量转换比和血清样品与标准品之间的差异及血清样本需要严格的要求,需要准确的测量光谱法进行测定。96 孔板的使用大大缩短了样品制备时间。可测量的样品制备方法和敏感的、特定的、可再生的质谱分析适合临床上研究需要量化的绝经后女性、老年人和青春期前的青少年中的 E2、E1 含量。

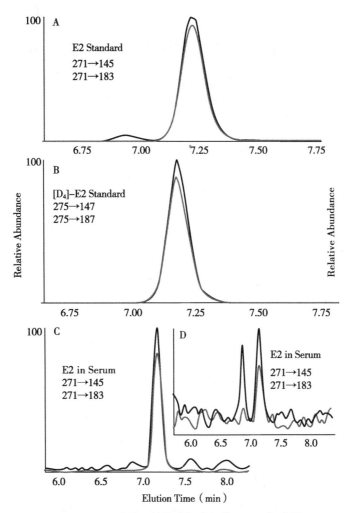

图 15-9　两种样品的混合标准品的 MRM 色谱图
A 用于 E2 的定量和定性;B 为 A 的氚代同位素;C 为 E2 在绝经期妇女血浆中加入
83pg/ml 标准品后的色谱图;D 是加入 9pg/ml 后的色谱图

（杨春娟　王晓波）

参 考 文 献

[1] James H,Nahavandi M,Wyche MQ,et al. Quantitative analysis of trimethylsilyl derivative of hydroxyurea in plasma by gas chromatography-mass spectrometry[J]. J Chromatogr B,2006,831:42-47.

[2] Moon SY,Lim MK,Hong S,et al. Quantification of Human Plasma-Busulfan Concentration by Liquid Chromatography-Tandem Mass Spectrometry[J]. Ann Lab Med,2014,34:7-14.

[3] Wooding KM,Hankin JA,Johnson CA,et al. Measurement of estradiol,estrone,and testosterone in postmenopausal human serum by isotope dilution liquid chromatography tandem mass spectrometry without derivatization[J]. Steroids,2015,96:89-94.

第十六章　基于质谱的定向蛋白质组学在 ADME 研究中的应用

第一节　概　　述

　　蛋白质具有很重要的作用,是我们生命活动的直接执行者。众所周知,在药物吸收、分布、代谢、消除和毒性中,转运蛋白、酶类、受体和转运通道起到关键的作用,并且对药效具有重要的影响。药物基因组学和药物遗传学已经应用到药物的发现和研发中,阐明这些蛋白质在吸收、分布、代谢、排泄、毒性(absorption、distribution、metabolism、elimination and toxicity,ADMET)研究中的作用,并且确认个体间差异的程度。质谱技术和整体蛋白质组学(global proteomics)的最新进展促进了新型的靶向分子(target molecules)、替代标志物(surrogate markers)、生物标志物蛋白质(biomarker proteins)的发现,使得在单次分析中识别大量的蛋白质,为临床前研究提供大量的候选药物靶点。

　　蛋白质组学是指根据蛋白质的种类、数量,以及局部存在的时间、空间上的变化来研究蛋白质在细胞、组织及个体中的表达水平,并从其结构和功能的角度应用各种技术手段综合分析生命活动的一门科学。

　　蛋白质组学的核心在于大规模地对蛋白质进行综合分析,通过对某种物种、个体、器官、组织或细胞的全部蛋白质的性质(包括表达水平、结构、分布、功能、丰度变化、翻译后修饰、细胞内定位、蛋白质与蛋白质的相互作用、蛋白质与疾病的关联性)研究,对蛋白质功能作出精细和准确的阐述。蛋白质组学最具有价值的优势是它可以观察在某一特定的时间,一个完整的蛋白质组或蛋白亚型在某种生理或病理状态中发生的相应变化。目前蛋白质组学的研究主要有两条路线:一是基于双向电泳的蛋白质组学,二是基于质谱的蛋白质组学。其中基于电泳的蛋白质组学研究路线最终也离不开质谱技术的应用。

　　定向蛋白质组学是基于质谱技术快速检测目标蛋白的技术,该技术具有灵敏度高、重复性好的特点。定向蛋白质组学研究是将蛋白质酶解成肽片段进行质谱分析。理论上,这种方法可以分析所有蛋白质,但在实践应用中有着巨大的挑战。但是对于一些不以发现新蛋白为研究目的,而是研究特定条件下相对少量蛋白质的变化来观察其参与的特定相互作用或信号传导途径的试验来说,可采用定向蛋白质组学研究策略,方法是采取选择反应监测(selected reaction monitoring,SRM)和多反应监测。

　　最近发现了一种新的蛋白质定量的方法,这种方法被称为定量定向蛋白质组学(quantitative targeted absolute proteomics,QTAP)。通过液相色谱 - 质谱联用的多反应监测分离和鉴定蛋白质酶解。目标肽定量是从序列信息选择开始的,是一个耗时的程序,需要抗体制备和蛋白质纯化。QTAP 的选择性高,可同时定量多种蛋白质,测定多个蛋白质在组织和细胞中生理和疾病状态下的绝对表达水平。这对预测各种疾病的候选药物的 ADMET 或者药效是一个有效的方法。QTAP 与蛋白质定量的抗体有关,在药物蛋白质组学中这将会是新的技术研究领域。

第二节　运用液相色谱 - 串联质谱进行蛋白质定量

质谱多反应监测技术是基于已知信息或假定信息,有针对性地进行质谱信号采集并获取数据的技术。作为小分子化合物的定量方法,MRM 技术具有灵敏性、准确性高和特异性强等优点,已经广泛应用于药学领域。近年来,该技术逐渐被应用于蛋白质组学中目标差异蛋白质的定量,此外在蛋白质组学中的生物标志物、蛋白质翻译后修饰、定量蛋白质组和蛋白质相互作用等领域的研究中也将发挥重要作用。

随着蛋白质组学和多肽组学的不断发展,发现生物标本中的差异蛋白质即潜在生物标志物已不是问题,然而如何对这些差异多肽或蛋白质从大量的临床样本中进行高通量检测还存在一定的困难。目前常用的目标多肽定量方法是液相色谱法,但其检测的灵敏度和特异性有限;又由于血浆内源性多肽的成分非常复杂,很难利用液相色谱对如此复杂的样品中的多肽进行定量。而液相色谱 - 串联质谱法与液相色谱法相比具有特异性强、灵敏度高的特点,且样品制备方法简单,是蛋白质定量的首选方法。常用的目标蛋白质定量方法还有传统的 ELISA 和免疫印迹法,这些以抗原抗体反应为目的的蛋白质定量方法往往依赖于高特异性的抗体,对于那些难以制备抗体的蛋白质进行定量存在困难;且免疫印迹法分析样品通量低,无法与质谱 MRM 定量方法相比。此外,ELISA 灵敏度高,但假阳性也高,并且免疫印迹法受到检测灵敏度的限制,对复杂样品中的低丰度蛋白质的检测存在一定的局限性。

LC-MS/MS 定量分析方法不仅应用于小分子化合物的分析中,也可应用于蛋白质的定量检测。但是对于分子量太大的蛋白质需要先用蛋白酶(如胰蛋白酶)消化,然后通过对产物肽进行标记后采用 LC-MS/MS 对目标蛋白进行定量分析。膜蛋白定量时,由于其存在疏水区域,一般表现出低溶解性和高聚集性,因此胰蛋白酶的消化过程很重要。胰蛋白酶消化产生的肽来自于不同区域的目标膜蛋白,选择具有适当疏水性的肽通过 LC-MS/MS 进行定量。

为了实现定量的高选择性,通过三重四级杆质谱的 MRM 模式对所选择的肽进行定量。三重四级质谱采用三个室,其中第一和第三室(Q1 和 Q3)是质量过滤器,通过肽离子的目标质量来确定肽离子的通过种类。在第二室中,肽离子通过氮气碰撞破碎,使用两个质量滤池提供高选择性和高灵敏度。Q1 和 Q3 质量过滤器的组合称为传送过程,并且每 10 秒进行 1 次转换,在一次分析中可以同时定量多达 300 种不同的肽离子(图 16-1)。

对于肽的定量分析,稳定同位素标记肽是把相同的氨基酸序列作为目标肽的内标,准确的定量中内标肽是必不可少的(图 16-2)。标记内标肽在相同的保留时间下被洗脱作为靶肽,由于质量不同,可以通过 MS 区别靶肽。此外,靶肽的绝对数量可以通过在色谱图中靶肽与内标的峰面积比值进行计算。蛋白质样品中的每个目标肽通过 4 种不同的 MRM 通道进行定量,其由相同的 Q1 和 4 个不同的 Q3 组成,内标肽的定量通过测量 4 个相应的 MRM 通道(多次 MRM 分析)来提高精密度。因此,MRM 全部通道需要 8 个蛋白质,在一个单一的分析中最多使用 300 个 MRM 通道,可以使 37 种不同的蛋白质同时定量。所以蛋白定量时,至少需要有 1 个稳定同位素标记。合成标记肽的费用大(每 5nmol 为 1000~1500 美元),因此对于多次 MRM 分析可能是一个问题。然而,每个蛋白质样品分析中只需要加入 20~500fmol 标记肽作为内标,与其他试剂如胰蛋白酶和 LC 溶剂的成本相比,标记肽的单个样品的成本是非常小的。从已经设定的肽库中选择要使用的肽是一种降低成本的方法,将肽库中的蛋白质进行注册,液体肽库(Sigma-Aldrich 公司,美国)提供了 100pmol 肽,并且每个肽花费 300 美元进行注册。另一种研究方案是通过使用大肠埃希菌或体外无细胞蛋白质合成系统合成包含目标肽的稳定同位素标记肽,该方法测定蛋白的灵敏度取决于实验设备,例如 LC 和 MS,高灵敏度仪器的成本也很高。

蛋白质定量包括整个大脑毛细血管的裂解产物、部分肝脏的等离子体膜、肾、血小板分数以及肝的部分微粒体。同样在血浆、血清和酵母中也进行蛋白定量分析。多种蛋白质样品如使用酶联免疫吸附测定和免疫印迹测定的蛋白质,都可以应用 LC-MS/MS 进行定量分析。在盐酸胍和尿素的溶解条件下,样品中的蛋白质首先被还原和烷基化,然后还原和烷基化的蛋白用胰蛋白酶消化以产生胰蛋白酶肽。添加一个固定的稳定同位素标记的内标肽和多通道 MRM 分析的混合物,通过比较目标肽与内标色谱峰的比值来确定每个目标肽的绝对数量。

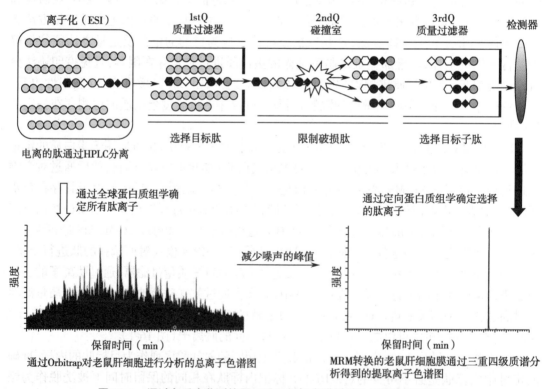

图 16-1 通过多反应监测使用三重四级杆串联质谱分析仪检测目标肽

总离子流色谱图(the total ion chromatogram,TIC)通过使用微流速液相色谱 - 静电场轨道阱质谱(nanoLC-OrbiTrap)测定了所有肽的离子强度。提取离子色谱图(the extracted ion chromatogram,XIC)在 MRM 分析中,目标肽通过 Q1 和 Q3 两个质量过滤器进行选择,通过降低复杂的多肽样品的噪声(左图 TIC)得出高选择性的色谱图(右图 XIC)

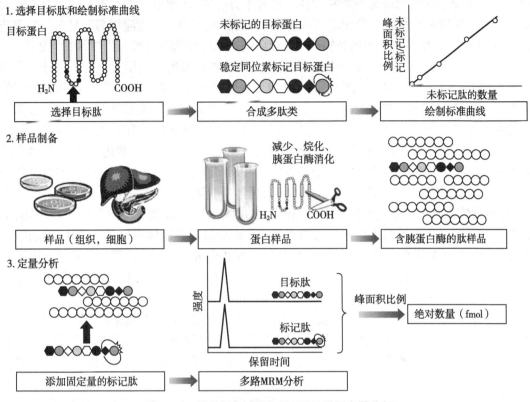

图 16-2　样品制备过程和用 MRM 进行定量分析

　　通过 MRM 分析来选择蛋白质定量中的目标肽，最重要的是保证高灵敏度和可靠性。相关的目标肽应该有一个独特的氨基酸序列并进行精密的 MS 分析。全部蛋白质组学研究表明，该选择方法已经能够识别目标肽。Picotti 等已经开发出来基于以前的蛋白质组学实验肽的数据库，称为 MRM 图谱，并且他们曾报道 1500 个酵母蛋白的分析。全部蛋白质组学可以识别相对低表达的转运蛋白，在许多情况下，只有少数肽来识别每个蛋白质。在 MRM 分析中为了获得准确的定量，胰酶消化效率、肽的特异性、翻译后修饰和多态性都应该考虑，通过全部蛋白质组学的方法识别少量肽来选择完全适当的目标肽是不可能的。该研究已经开发出了基于氨基酸序列的选择标准，包括肽的长度、氨基酸含量和数据库注释信息。Kamiie 等报道，在超过 500counts/fmol 的条件下，人类血清蛋白的 85 种肽中只有 14 种（16%）被检测到；而使用我们的检测标准，可以在 31 种肽中检测到 23 种（74%）。目前该标准仍在完善，并且在超过 500counts/fmol 的条件下实现了对人类转运蛋白中选定的 27 个肽进行转运蛋白检测。

第三节　运用液相色谱 - 串联质谱对肠道膜转运蛋白进行定量

　　口服药物的吸收是一个非常复杂的过程，受许多不良因素的影响，如胃肠蠕动、肠道水分、所使用的剂量和剂型、药物的释放、药物的溶出度特性、被动扩散、肠道阶段的 I 和 II 期新陈代谢以及吸收和转运。因此，口服药物虽然是最有利的给药途径，但是仍存在几个问题,如:①生物利用度的高低与药物性质或患者本身有关;②剂型因素对于药物吸收有很大影响;③预测药物不良反应,药物之间或药物 - 食物相互作用。尽管应用高度复杂的生理药动学模型和方法,但是对于预测药物的口服吸收或在肠道内的吸收情况仍然具有挑战性。

肠道转运蛋白以一种重要的方式,影响许多药物的口服生物利用度。为了估计或预测其对口服药物吸收的影响,因此需要测定肠道转运蛋白表达水平。到目前为止,可供使用的主要是 mRNA 的表达水平,但不一定与相应的蛋白质含量相关。所有可用的蛋白质数据通过免疫印迹法进行评估,但应用蛋白免疫印迹法对蛋白质进行定量分析受到多种因素的限制。与此相反,基于质谱的定向蛋白质组学可作为一个有发展前景的替代方法,能提供全面的蛋白质表达。从我们的角度分析,LC-MS/MS 是基于定向分析蛋白质组学的一种有价值的新方法,全面分析转运蛋白质在肠道内的表达,通过实验测定多个转运蛋白的表达情况。因此,在最近的研究中常常使用这种方法测定蛋白在体外模型、动物和人体组织中的表达、调控和转运功能。这些蛋白表达水平可能会提高我们对目前转运体介导药物的认识,如肠道吸收障碍。得到的蛋白表达数据对于药物在体内的转运水平可以进行预测。大量质谱蛋白质定量检测方法的实验结果证实其具有可信性,我们要相信定向蛋白质组学适用于所有目前可用的方法和应用,但也会存在一些局限性。

目前,常用的定量方法主要有基于同位素稀释法的蛋白质组学绝对定量方法和基于质谱数据分析的非标记法。基于同位素稀释法的绝对定量方法是用已知量的同位素标记物对与其混合物的样本蛋白质浓度进行测定。常见的同位素标记物法包括定量串联体法(quantitative concatenation,QconCAT)产生的特异性水解肽段。

同位素标记肽段与目标蛋白质的水解肽段具有相同的序列、液相色谱保留时间、质谱离子化效率及二级碎裂离子,由于质量数不同,能在质谱上获得两者峰强度的比值,进一步通过同位素标记肽段量计算样品中相应水解肽段的量,最后根据肽段的化学计量值得到相对蛋白质的量。

一、质谱技术定向定量测定肠道转运蛋白的方法

首先,选择一个合适的候选肽进行蛋白质定量是最重要的一步。通过使用已经建立好的蛋白质组学网络工具(如 UniProtKB/Swiss-Prot 或 Protein Prospector)对感兴趣的蛋白质进行胰蛋白酶消化,然而这些预测算法只会识别所有可能的胰蛋白酶的肽类(切割位的精氨酸和赖氨酸),将忽略重要的生物学因素,所以我们必须考虑以下选择过程。应考虑到以下几个方面:①选择的肽的质量必须是在质谱仪的质量范围内(至少 7 个氨基酸,以保证蛋白质的特异性);②肽不应包含翻译后修饰(只有少数实验证明修改);③由于遗传多态性,肽不应含有氨基酸交换(若有,等位基因频率应低于 1%);④肽不应位于该蛋白质的跨膜区域内,以排除低效率的胰蛋白酶消化;⑤由于胰蛋白酶会产生分裂的风险,氨基酸序列不应该包含精氨酸和赖氨酸的重复序列;⑥由于稳定性的问题,肽不应含有半胱氨酸、甲硫氨酸和色氨酸;⑦蛋白质(和物种)的特异性必须经 BLAST 的研究分析。

最后,在选择过程中对候选肽进行蛋白质定量。然而,对于分子量大的蛋白质如 ABCB1(P 糖蛋白),仍然有大量剩余的肽;在 ABCB1 17 肽的情况下,为了保证选择合适的候选肽,研究人员将其感兴趣的蛋白质,在平行试验中使用转运过表达的细胞系或市售的膜制剂进行胰蛋白酶消化。随后,他们进行定向蛋白质组学实验以确定实验中可见的多肽类,通过理

论预测和实验证明,其选中的肽类为可靠的定量候选肽。该连接的最后一步是确定特定的肽连接具体的质量转换,即多反应监测(MRM)的质荷比(m/z)的比率。对于小分子,我们用粗肽是为了最终所有的候选肽进行质量光谱优化。对于每种肽,我们使用检测信号强度最高的三个 MRMs。

虽然 MRM 方法允许蛋白质进行几个多元定量分析,同时测定肽的数量又是有限的,其因素受限于以下几个方面:①实际分析运行时间(梯度的长度);②每种蛋白监测的数目;③每个监测肽的质量通道(例如每种肽使用 3 个 MRMs 时,6 为每个转运肽和其内标肽)的数目;④可靠的停留时间(每个 MRM 实验时间)至少有 30 秒;⑤一个可行的周期时间[周期时间 = 肽的蛋白质数目 × 肽 / 蛋白数目 ×2(因子为内标肽)× MRMs 数目 / 肽 × 停留时间 /MRM]。考虑典型的 LC-MS 实验以 10~20 秒的峰值宽度以及周期时间进行调整,每个峰至少有 8 个数据点,为实现定量分析(即周期时间 1~2 秒是可以接受的),一般将 30 毫秒作为可靠的量化下限。

二、质谱技术定向定量测定肠道转运蛋白的应用

药物在肠道的释放可能会影响肠道对药物吸收的程度,因此,应控制药物的用量和剂型(速释与缓控释制剂)或联合给药。联合给药将影响胃肠道的蠕动(如抗胆碱能药物联合给药)或转运功能(抑制 / 诱导)。这个假设受到一些临床试验研究的支持,该研究证明药物在肠道的吸收依赖于已知的转运底物。例如文献中报道 ABCB1 底物他林洛尔在小肠上部的吸收高于下部,实验中观察到从十二指肠至回肠的 ABCB1 表达量一直增加,其结果与文献报道的具有一致性。肠道转运蛋白的表达模式不同也可能会影响肠道的药物 - 药物相互作用概率。因此,人们希望在小肠(如 ABCB1)转运中表达量提高,使其在占优势位置中进行相互作用,即成为主要的药物吸收部位,但不适用于那些在小肠内表达很复杂的药物,甚至在结肠表达的药物。然而,对于药物的吸收或药物相互作用,利用非常有限的肠道转运蛋白表达水平而得出可靠的结论具有一定的研究意义。另一方面,这些结论对工业界和学术界的研究,甚至对预测上述转运蛋白与口服药物吸收的相关性也十分重要。

到目前为止,可获得的信息是基于 mRNA 表达的数据,但不一定必须与相应的蛋白表达相关。少量可获得的蛋白质数据可以通过前面的方法,选择蛋白质进行定量而获得数据,即免疫组织化学和免疫印迹方法。然而,这些方法因受到限制而使得它们对于蛋白质的定量分析不准确。因此,在药物研发和监管,以及需要更多的体外实验数据或者体外模型去推断它们的药动学相关性时,转运蛋白质有望成为一个有发展前景的替代方法。

以液相色谱 - 串联质谱(LC-MS/MS)为基础的定向蛋白质组学进行转运蛋白测定是一种新颖的、有前途的研究方法。如图 16-3 所示,通过胰蛋白酶消化产生目标蛋白连接特定肽的氨基酸序列,质量转换阶段进行定量监测。因为认为各蛋白质的胰蛋白酶消化是完全的,所测得的肽的摩尔浓度可作为各蛋白表达的程度。因此,这些方法通过使用合成的标准肽和同位素标记的内标肽,以评估绝对的蛋白表达水平。这些方法已被成功地用于蛋白检测,如 ABC(例如 ABCB1、ABCC2 和 ABCG2)和 SLC 转运体(例如 OATP1B1、OATP2B1、OATP1B3 及 NTCP)在人体组织(肝、脑和肾)、细胞(肝细胞、血小板)和转染细胞系中的表达情况。然而,据我们所知,这种新型的技术迄今尚未应用于人类肠道组织中转运蛋白质的定量。

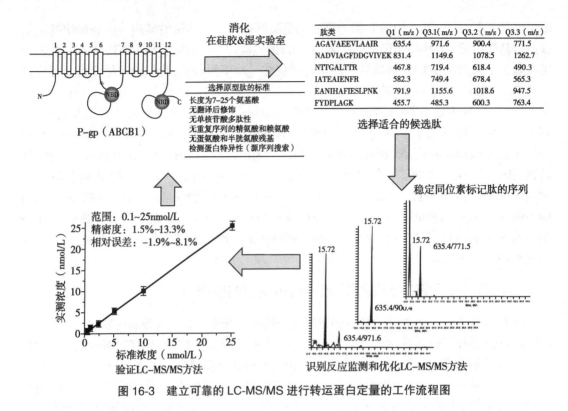

图 16-3 建立可靠的 LC-MS/MS 进行转运蛋白定量的工作流程图

实例：同时应用 LC-MS/MS 方法和 QconCAT 技术定量分析人类肠道转运蛋白的绝对丰度

实验材料：从以前的研究中可以获得所有化学药品和试剂的供应公司或者供应源。细节的设计、大肠埃希菌的表达和纯化量化连接目标转运蛋白(transporter protein-specific QconCAT, TransCAT)的合成已经预先进行了描述，包括非天然存在的肽(the non-naturally occurring peptide, NNOP)、肽校准器 GluFib、纳入构建启用量化的 TransCAT。肠组织由索尔福德皇家 NHS 信托基金会提供，人类的肠道组织是经过患者肠道手术后知情同意后得到的，由西北研究伦理委员会(12/ 西北 /0306)批准并授予。患者患有炎症性肠病(即克罗恩病和溃疡性结肠炎)。

组织制备、浓缩标记酶活性：切除宏观上健康的肠组织后立即使用。将黏膜暴露并用冰冷的 0.9% NaCl 清洗，然后将其转移到冰冷的含氧的小肠套环中，在 NaCl(121mmol/L)、NaHCO$_3$(25.1mmol/L)、KHCO$_3$(1.6mmol/L)、KH$_2$PO$_4$(0.2mmol/L)、K$_2$HPO$_4$(1.2mmol/L)、CaCl$_2$(1.2mmol/L)、mol/LgCl$_2$(1.2mmol/L)和葡萄糖(10mmol/L)，及 5% CO$_2$/95% O$_2$ 条件下进行实验，同时调节 pH 至 7.4。肠细胞用螯合钙从黏膜上进行洗脱(洗脱出来)。简单地说，黏膜与底层的肠道壁通过钝剥离法进行分离，然后放置到有机玻璃组织适配器上(由医学物理学部门构建，取得索尔福德皇家医院的认可，英国索尔福德)，开口 8 或者 16cm^2，使用 16~24cm^2 的黏膜表面(表 16-1，辅助信息)，暴露黏膜并加入螯合剂。从肠切除的时间到将组织保护在适配器中不要超过 1 小时。样品的螯合在缓冲液中进行，缓冲液中包括 NaCl(112mmol/L)、KCl(5mmol/L)和羟乙基哌嗪乙磺酸(20mmol/L)，pH7.1(磷酸酯)。适配器安装黏膜，在 4℃缓冲液中清洗两次，然后浸泡在枸橼酸钠溶液(27mmol/L)中；pH7.1 的蛋白酶抑制剂混合物在 4℃

下放置 30 分钟,在 4℃缓冲液中清洗两次。当适配器安装好黏膜后,在 EDTA(30mmol/L)-缓冲区加肝素(10U/ml)、二硫苏糖醇(DTT,1mmol/L)和蛋白酶抑制剂,在 4℃ pH7.1 条件下 250r/min 搅拌 40 分钟进行培养,螯合开始。组织用 10ml 注射器反复冲洗,在 EDTA 缓冲液中收获螯合的肠上皮细胞。螯合材料在 4℃ 2000r/min 离心 10 分钟后进行清洗。肠细胞贮存在 −80℃的环境下。

表 16-1　所选择的转运蛋白肽段的种属特异性,A 100% 的序列信息通过天然蛋白和蛋白肽用检查 / 刻度线标记(√)

转运蛋白	肽序列	人类	食蟹猴	家犬	小家鼠	大鼠
Na^+, K^+-ATPase	IVEIPFNSTNK	√	√	√	√	√
HPT1	AENPEPLVFGVK	√	×	×	×	×
P-gp	AGAVAEEVLAAIR	√	√	√	√	√
MRP2	LVNDIFTFVSPQLLK	√	√	×	×	×
BCRP	VIQELGLDK	√	√	×	×	×
OST-α	YTADLLEVLK	√	×	×	×	×

在 4℃时,肠上皮细胞颗粒放置于 TSEM 缓冲液(三羟甲基氨基甲烷盐酸盐 10mmol/L、蔗糖 250mmol/L、钙离子螯合剂 0.1mmol/L 和 mol/LgCl₂ 0.5mmol/L,pH7.4)中成混悬状态,用手持式均化器将其在冰上均质化,最少 75 冲程。在显微镜下观察无完整结构的肠组织。进行先前描述的差速离心步骤,得到总膜(TM)分数的结肠腺癌细胞用于本研究。使用 BCA 法测定蛋白含量。

用一种质膜标记物碱性磷酸酶与均质的上皮细胞相比较来评价 7 个样品中 TM 分数的丰度。在硝基苯酚磷酸盐的碱性磷酸酶的新鲜缓冲液(甘氨酸 100mmol/L 和 1mmol/L $MgCl_2$,pH8.8)中测定 p- 硝基苯基 + 无机磷酸盐(p-NP+Pi)的释放,样品包含 10μg 蛋白抑制剂 p-NP,在 37℃的环境下检测 60 分钟,绘制标准曲线。通过加入 NaOH(1mol/L)停止反应,在 405nm 读取酶标仪读数,每个样品的读数时间为 0.1 秒。

蛋白水解消化:根据已建立的方法,选择适合的消化液进行消化。蛋白质样品(大约 50μg)和量化连接目标转运蛋白(TransCAT)(5μl,1/10 稀释)悬浮在 pH8 的 NH_4HCO_3(25mmol/L)溶液中,用 10%(W/V,最终容积)的脱氧胆酸钠(DOC)进行蛋白变性,室温培养 10 分钟。样品通过二硫苏糖醇(DTT)(60mmol/L)在 56℃保持 20 分钟,然后用碘乙酰胺(蛋白酶抑制剂,15mmol/L)在暗室、室温条件下进行烷基化 30 分钟,加入 NH_4HCO_3(25mmol/L)和 1μl 胞内蛋白酶(Lys-C)使 DOC 的浓度降到 1%(W/V)。混合物在 30℃下培养 4 小时,加入胰蛋白酶(2.5μl,浓度为 1μg/μl;罗氏应用科学,德国曼海姆),将混合物在 37℃下培养 18 小时。为加速 DOC 和酸化消化,加入三氟醋酸(0.1%~0.5%,V/V)调节 pH 至 3,在 4℃保存 30 分钟。14 000r/min 离心两次后,取出肽的上层清液,加 3% 乙腈进行离心并挥去有机溶剂,在 −20℃下保存。

根据重量测定肽的含量:通过计算消化过程肽的损失、DOC 沉淀阶段的损失和一些额外的损失,如制备过程中产生的非特异性结合或 LC-MS/MS 分析中离心和移液过程中所导致的损失。采用重量法使用分析天平确定蛋白质含量,注入液相系统。在蛋白质基质的研究中（fmol/μg），蛋白质含量与每微克中消化 fmol 靶肽的丰度有关。通过重量方法测量肽的质量，可对一系列的离子运用样品管、样品质量和体积进行计算。

LC-MS/MS 分析：消化样品、标准（QconCAT）和 NNOP（标准肽）样品的制备如下：校正 Glu-Fib 的纯度为 95%，18μl 消化的膜蛋白质和 2μl 标准 NNOP 或谷氨酸 - 血纤维蛋白肽（Glu-Fib）（25pmol/μl），将其用 3% 乙腈稀释 1/100 000 倍最终得到的浓度为 0.238fmol/μl。

样品（进样 8μl）通过 LC-MS/MS 系统进行分析。样品用 3%~60% 乙腈进行梯度洗脱，随后用 95% 乙腈洗脱 5 分钟，然后设置到起始条件，洗脱 10 分钟使系统重新恢复平衡。按照图 16-3 中的附加信息选择相应通道，在 0.15 秒处手动设置驻留时间。

结论：应用 LC-MS/MS 靶向蛋白质组学的方法、QconCAT 方法可以定量测定药物转运蛋白的绝对丰度。该方法在 SRM 量化的基础上，定量分析了其他蛋白在药理学相关的不同器官中的表达水平，本研究的示意图见图 16-4。IAA 是碘乙酰胺（蛋白酶抑制剂），同时对用量化连接法提取的肽类进行消化，包含同位素标记的标准和总膜（TM）分数（用 BCA 蛋白检测）。消化过程中，消化前将样品倒入小瓶中通过 LC-MS/MS 进行检测，肽类的损失用重量法检测。肽类的消化包含蛋白样品、同位素标记的标准肽以及已知浓度的合成未标记的校准器非天然的发生肽进行结合，通过 LC-MS/MS 进行分析。

第四节 基于质谱的定向蛋白质组学在血脑屏障转运蛋白中的应用

近 5 年来，随着全部蛋白质组学研究的最新进展和定量蛋白质组学的全球化，血脑屏障的定量目标蛋白质组学研究最近成为可能，能提供有关血脑屏障的分子介导的关键功能，如透气性和转运的定量信息。这反过来提供了对药物在大脑中的分布的基本理解和预测，这对于发展中枢神经系统药物是非常重要的。

血脑屏障（BBB）是由复杂的紧密连接在一起的脑毛细血管内皮细胞而形成的，用于防止药物进入脑内。多个转运蛋白在血脑屏障内表达，控制了血液循环和脑组织液之间的物质交换，从而支持和保护中枢神经系统。血脑屏障是分隔外周血和大脑的屏障，选择性地允许或阻止物质在两者间的通透。近年来陆续有研究指出，血脑屏障存在大量转运器参与重要的生理物质选择性地进入大脑，并且将代谢产物转运入血以维持脑内环境稳定。血脑屏障功能失调与很多脑疾病密切相关。基因组学与蛋白质组学等研究方法的介入可高通量、大规模地研究血脑屏障中的转运体，极大地加快了人们对血脑屏障在疾病发生发展中的作用以及临床治疗研究中的认识。

血脑屏障阻止药物进入脑内，需研究血脑屏障通透性的机制和开发传输系统所必需的中枢神经系统作用药。要了解人体的血脑屏障，就有必要去识别表达分子，阐述物种差异和体内、体外的不同，并且估计人类的转运功能。对于人类血脑屏障的研究，定量目标蛋白质是至关重要的方法，定量目标蛋白质具有高灵敏度、高准确度和对特定蛋白进行定量等特点。蛋白表达水平的研究是实现定量蛋白质组学目标比较有效的方法，可以通过动物模型和体外模型进行验证。定量蛋白质组学进行准确的蛋白定量，使用蛋白质在体内、体外的信息表达和在体外固有的转运活性的获得，使我们能够重构体内血脑屏障的转运功能。在血脑屏障研究中，定量蛋白质组学越来越重要，可以更好地了解患者的血脑屏障功能，以及改

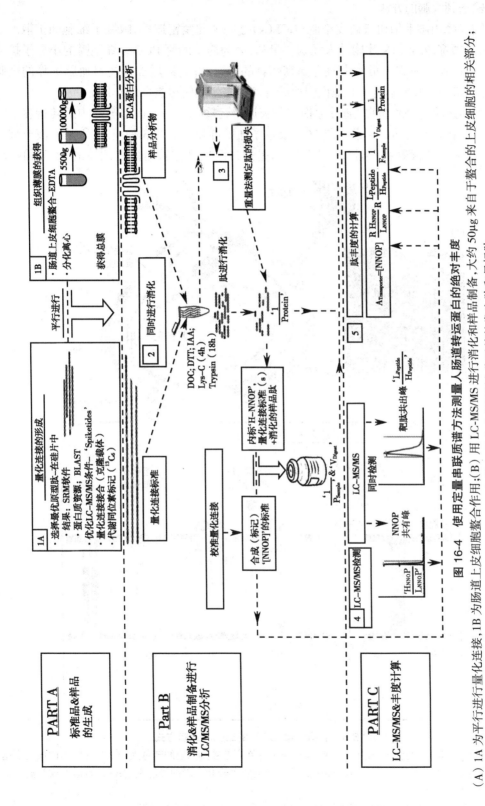

图 16-4 使用定量串联质谱方法测量人肠道转运蛋白的绝对丰度

(A) 1A 为平行进行量化连接,1B 为肠道上皮细胞螯合,大约 50μg 来自于螯合的上皮细胞的相关部分;
(B) 用 LC-MS/MS 进行消化和样品制备,大约 50μg 来自于螯合的上皮细胞的相关部分;
(C) 包含同时洗脱 (标记的和未标记的) 非天然的发生肽和目标肽

善药物输送到大脑的方法。

血脑屏障由脑毛细血管内皮细胞（BCECs）之间彼此紧密连接，限制了细胞间扩散。因此，药物必须穿越 BCECs 才能进入大脑。最初，因为简单的跨 BCECs 细胞膜的小分子扩散依赖亲脂性，所以研究人员集中研究提高药物的候选时间，以增加药物对血脑屏障的亲脂性。然而，这一想法并不能很好地说明血脑屏障中多个膜转运蛋白的作用。

这些转运蛋白是膜蛋白，通过生物细胞膜调整运输化合物。血脑屏障中的转运表示在血液侧和质膜脑侧之间的转运。图 16-5 展示了血脑屏障转运的 3 种模式：①从血液至脑汇集运输，使内部的营养物质运输到大脑。这是通过溶质载体转运蛋白调节的，如葡萄糖转

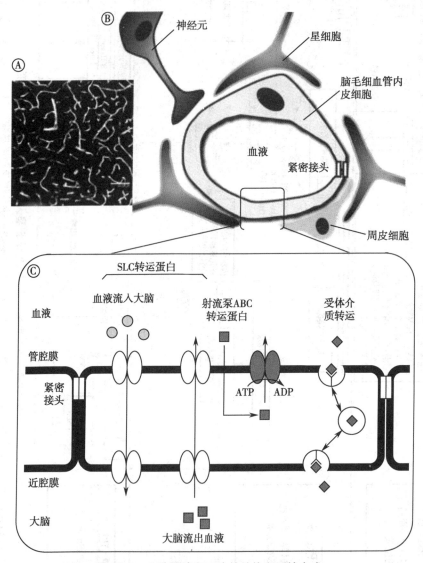

图 16-5　血脑屏障（BBB）的结构和运输方式

（A）在大鼠的大脑毛细血管中，在 Tie2- 催化剂 Tie2/ 绿色荧光蛋白标记的转基因中观察特定的内皮突变基因绿色荧光蛋白（比例尺为 80μm）；（B）图中表示大脑毛细血管和周围的神经细胞；（C）转运方式为流入式转运和流出式转运

（ABC 转运器是外排泵转运器为外排泵，ABC 为 ATP 结合盒，SLC 为溶质转运蛋白）

运蛋白（GLUT1）、单羧酸转运蛋白（MCT1）、肌酸转运蛋白和中性氨基酸转运蛋白（LAT）能分别将葡萄糖、酮体、肌酸和多数中性氨基酸运输进入脑内。②药物外排泵，其作用是防止有害的异生物质进入大脑，通过外排泵送出异生物质，并进入血液循环。外排作用是通过ATP 结合盒中的转运蛋白家族来完成的，使其在大脑毛细血管内皮细胞膜的血液侧进行表达。③脑 - 血液的外排运输，它的作用是消除脑组织液中的代谢物和神经毒性化合物，这涉及溶质载体转运蛋白在大脑毛细血管内皮细胞膜大脑侧的表达。大脑毛细血管内皮细胞还表达了受体介导的胞移作用，这种作用可以转运蛋白质，例如转入大量的胰岛素和转铁蛋白，还可以转出淀粉样蛋白 β- 肽。这些系统中的所有功能相互协作，来支持和保护中枢神经系统。

血脑屏障作为一个屏障，阻碍许多药物进入脑组织，血脑屏障运输系统极大地影响药物在大脑中的分布。此外，在所述的 BBB 变化中传输函数影响大脑中的稳态。例如具有葡萄糖转运子 1（GLUT1）或肌酸转运功能显示出的临床特征与中枢神经紊乱有关，造成智力低下和癫痫。因此，血脑屏障可以理解为将中枢神经系统作用的药物输送到大脑。

在血脑屏障研究中，综合性的全部蛋白质组学是一种很重要的方法，这种方法也应用到了其他领域。这种方法可以识别未知的蛋白质。相对标准的定量蛋白质组学包括以二维电泳为基础的蛋白质组学，可以提供有关各种疾病蛋白表达的病理变化的重要信息。从药物研发的观点来分析，尤其对于患者来说，对了解和预测人体中药物的血脑屏障通透性是很有必要的。因此，研究血脑屏障是要了解药物蛋白质组学的最初的目的是要建立什么样的分子，尤其是在人的血脑屏障中蛋白转运和受体的表达，因为大多数在分子水平上的早期实验是在动物身上进行的。下一个实验是测定其在人类和动物中的表达，以及在细胞系中的血脑屏障摩尔分子量，以便阐明体内外药物的含量差异。因为对于人的研究在伦理上是存在问题的，所以药物进入血脑屏障通透性的好坏通常用细胞系和动物的血脑屏障模型来检验。还有个目的是要了解人类血脑屏障在分子水平上的作用。为实现这一目标，已经在体内重建表达量和固有活性的功能，如下面所述。对于第二和第三个目标，采用多反应监测（MRM）定量蛋白质组学方法，不仅是因为它具有较高的灵敏度，而且还能够提供精确的绝对蛋白表达量的信息。

血脑屏障的体内转运蛋白活性可以理解为血脑屏障的体内转运，特别是人的血脑屏障功能的重建对于理解血脑屏障渗透性和药物在大脑中的分布十分重要。通常情况下，在体内的功能研究是通过基因消除或评估目标分子化合物的消除，但这种方法不能全面应用。对于人类研究，只应用于具有与靶基因的突变相关疾病的患者。相反，我们已经得到了蛋白数量和固有的运输活性（每分子的活性）的数据，并提出了重建体内转运活性的一种方法。通过抗体法精确评价膜蛋白的蛋白表达含量非常困难，然而现在的定量目标蛋白质组使我们能够得到膜蛋白的精确绝对量。我们用 P 糖蛋白在小鼠血脑屏障中的作用来评价此重建策略的有效性。

我们重构 $K_{p\text{大脑}}$ 比，这个比率是体内的脑 - 血浆中 mdr1a/mdr1b 双基因敲除的小鼠和野生型小鼠之间的 P-gp 浓度的比值。图 16-6 中给出使用动力学模型得到的 $K_{p\text{大脑}}$大脑比，体外的 P-gp 外排比率是通过跨细胞转运研究 P-gp/mdr1a 表达和模拟培养细胞进行检测的，其中包含在脑毛细血管中的 P-gp/mdr1a 蛋白表达量和培养细胞中的 P-gp/mdr1a 表达，还有P-gp 的转运活性。在从 1~39 的范围内，11 个化合物的重建大脑的 $K_{p\text{大脑}}$比与实测比相吻合

（图 16-6）。因此，在体内运输活动的重建是了解在体内血脑屏障的运输，包括人类血脑屏障中所用的方法。应当指出的是，上述重建进行的前提是 P-gp/mdr1a 在体内、体外的固有活性相一致，重构值与实测值吻合良好才能支持这一假设的有效性。然而，P-gp/mdr1a 的固有活性在某些疾病状态（如脑炎）时发生改变，因此有必要进行更深入的研究，以改善重建模型的范围。

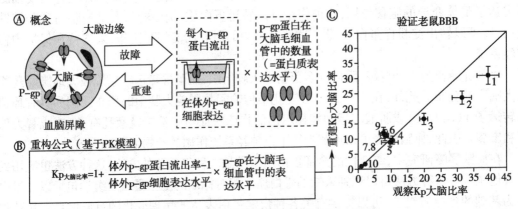

图 16-6 小鼠体内的血脑屏障重建 P-gp 活性

（A）重建 P-gp 活动在体内的表达量和内在的转运活动；（B）$K_{p\,大脑}$ 代表体内的 P-gp 活动，在血脑屏障中，$K_{p\,大脑}$ 的计算通过在大脑毛细血管中 P-gp 的表达量、P-gp 表达的细胞和体外运输活动（P-gp 流出比率）；（C）在小鼠血脑屏障中观察到一致性和重建 P-gp 的作用，每个点代表平均值 ±SEM（1. 奎尼丁；2. 洛哌丁胺；3. 地高辛；4. 利培酮；5. 茚地那韦；6. 地塞米松；7. 长春碱；8. 紫杉醇；9. 维拉帕米；10. 氯雷他定；BBB. 血脑屏障）

第五节　基于质谱的定向蛋白质组学在血红蛋白中的应用

　　糖尿病是严重危害人类健康的疾病之一，WTO 认为到 2025 年世界上约有 3.3 亿糖尿病患者。目前我国已取代印度，成为全球糖尿病的第一大国，并且仍以每年超过 120 万人的速度增加，已成为糖尿病发病的"重灾区"。患者主要以 2 型糖尿病为主，占 90%~95%。虽然对糖尿病的发病机制研究已经做了很大的努力，但糖尿病及其并发症背后的发病机制仍未明确。自从研究者们通过识别和量化糖尿病患者及对照组的组织、细胞或细胞器中蛋白质表达的差异，蛋白质组学越来越受到欢迎。现今，定向蛋白质组学的飞速发展为糖尿病及其并发症的发现提供了有利的条件，可以有效地筛选和发现生物标志物，对糖尿病及其并发症的鉴定和治疗新方向提供了新的思路。

　　对于糖尿病的管理，标准化糖化血红蛋白的检测是一个必要的过程。根据国际组织标准化标准，不断地提高质量和按要求进行测量，通过参考材料使用同位素稀释 - 质谱分析法（ID-MS），研制出了一个最高计量的校准系统。同位素稀释法（ID）为应用放射性同位素（或稳定同位素）进行化学分析的一种方法。将一定量的已知放射性比度（稳定同位素则用比丰度）的同位素或标记化合物加入试样中，与被测物质均匀混合，待交换完全后，再用化学法分离出被测元素或化合物，提纯并测定其放射性比度（或比丰度），按其放射性比度（或比丰度)的改变,根据一定的关系式,可计算该元素在试样中的含量。此法的优点是不需定量地分离出被测元素或化合物,适用于成分复杂、分离困难的样品分析。糖化血红蛋白检测是糖化血红蛋白的校准系统采用 LC-ID-MS 法进行检测后,与国际临床化学协会(IFCC)的检测结果进行比较而得到的。

实例: LC-ID-MS 法作为新的参考依据检测糖化血红蛋白。

实验材料: 乙腈(色谱级)、甲酸(98% 纯度)溶液、胞内蛋白酶谷氨酸 -C(测序级,乙基纤维素)、C12 反相柱(2.0mm×150mm,4μm)。水的制备使用 Direct-Q™ 超纯水净化系统,校准器和溶血产物样品的精密度控制通过 IFCC 工作组依据糖化血红蛋白标准化进行检测。

参考材料: 所述的 VHLTPE 和 1-deoxyfructosyl-VHLTPE 六肽用于校准同位素稀释法 - 质谱分析(ID-MS)程序。氘代六肽作为内标([d_7]-VHLTPE 和 [d_7]-1-deoxyfructosyl-VHLTPE),在氘代六肽亮氨酸的异丙基基团上进行标记。在 1ml 消化缓冲液(50mmol/L 醋酸铵盐缓冲液,pH4.3)中溶解 6mg 标准品来制备校准曲线。等份试样于 –20℃下储存。

每一等份未标记的六肽通过慕尼黑(德国布伦瑞克)的物理技术进行肽类定量。此过程是由肽的水解完成的,在 6mol/L 盐酸中 120℃下水解 65 小时,随后用液相色谱 LC-ID-MS 分析对亮氨酸、脯氨酸和苏氨酸进行定量分析。该氨基酸在 Agilent 1100 LC/MSD 中进行定量,通过使用同位素标记的氨基酸作为内标(双 ID-MS),方法同前述。

ID-MS 程序: 样品制备参考国际临床化学协会(IFCC)对糖化血红蛋白的测量程序。测量和定量样品的标准储备溶液,消化后,将样品在加标准品的消化缓冲液中进行稀释,从而产生氘化的 / 未氘化的同位素比值为糖化的和非糖化的六肽 1:1 的比值。2μl 样品注入 LC-MS 系统。

LC-MS 仪器: LC 系统包括一个岛津 SCL-10A 系统的控制器、三个 LC-10ADvp 泵(A、B 和 C)、一个 DGU-14A 脱气机、一个 SIL-10AD 自动注射器、一个 CTU-10AS 柱温箱,以及 FCU-12A 流量开关(旋转阀)。质谱仪是一个 API4000 配备了 TurboV™ 电喷雾离子源(ESI)与 TurboIon™ 喷雾探针(应用生物系统,MDS-Sciex 公司)。

LC-MS 设置: 在 C12 反相 Jupiter™Proteo 柱中用二元梯度洗脱液 A(0.1% 甲酸的水溶液)和洗脱液 B(0.1% 甲酸的乙腈溶液)进行分离,流速为 300μl/min,柱温为 50℃。洗脱曲线见表 16-2 中的数据。注射体积为 2μl。为了避免污染 ESI 源,我们引入了一个开关阀系统(旋转阀 A)。在阀 A 旋转位置 0 处洗脱液传递到 ESI 源。在位置 1 处将洗脱液弃去,在此期间,ESI 源以 50% 乙腈(洗脱液 C)为洗脱液,由泵 C(辅助泵)以流速 300μl/min 进行输送。HbA1c 所示的设置见表 16-3,被用于 ESI-MS 测量。该双质子化 β-N 末端未标记的六肽是在 m/z 348.3(非糖化)和 m/z 429.3(糖化),以及氘标记形式在 m/z 351.8(非糖化)和 m/z 432.8(糖化)进行检测。停留时间为 1 秒。设置探针位置的平均水平轴线为 5mm 和垂直轴线为 10mm。

结果: 比较两个不同的校准系统,在 IFCC 校准和 IFCC 控制样品通过内部标准校准程序进行分析,使用同位素标记的标准和外部标准校准程序对 IFCC 参考测量程序进行描述。

ID-MS 是通过使用对照物来识别不确定的物质。定量糖化血红蛋白(HbA1c),表达为 HbA1c/(HbA1c+HbA₀)(单位为 mmol/mol),对分析物用两种不同的方法进行测量,命名为糖化的和非糖化的 VHLTPE 六肽。每种六肽掺入其相应的氘代的六肽作为内标,两种六肽的准确浓度通过 ID-MS 公式进行计算,再对这些糖化血红蛋白值的比值进行计算。在这个过程中基质效应和其他系统误差为最小化。通过 LC-ID-MS 方法比较校准器和六肽样本产生的结果见表 16-2、表 16-3 和图 16-7。

糖化血红蛋白目标值的 IFCC 校准的设置,通过 IFCC 工作组对糖化血红蛋白标准化作图,由 ID-MS 测定它们的值。回归方程为 $y=1.044x-0.482$($r^2=1.00$)。

IFCC 校准的糖化血红蛋白值范围在 $0\sim147.0$mmol/mol,根据主方程 NGSP(%)$=0.0915\times$ IFCC(mmol/mol)$+2.15$ 计算相应的比为 0% 和 15.6%(美国国家糖化血红蛋白标准化计划单位为 NGSP units)。

IFCC 校准值的获得是通过 LC-ID-MS 绘出它们指定的目标值,通过 IFCC 网络测量糖化血红蛋白。线性回归分析表明,两个不同的校准系统的相关系数 $r^2=1.00$。对于校准器和六肽样品,LC-ID-MS 获得的值比目标值高。校准器和 IFCC 计算的相应的靶向值的相对平均偏差为 5.5%(4.3%~7.7%),相对平均扩大的不确定度 $U=4.8\%$(图 16-7),相对差异范围在 $2.3\sim6.8$mmol/mol($0.21\%\sim0.62\%$,NGSP units)。

六肽的浓度范围在 $32.1\sim100.2$mmol/mol($5.09\%\sim11.3\%$,NGSP units)进行检测。这些样品和相应 IFCC 计算的靶向值的相对平均偏差为 3.4%(1.7%~5.4%),相对平均扩大的不确定度 $U=4.9\%$,绝对差异在 $0.50\sim3.9$mmol/mol($0.05\%\sim0.35\%$,NGSP)。

表 16-2 IFCC 校准的 LC-ID-MS 测量($n=4$)

目标(mmol/mol)	IDMS 平均值	U(mmol/mol[a])	偏差(%[b])
HbA1c	HbA1c		
0	0		0
29.5	31.8	1.4	7.7
58.4	61.2	3.1	4.8
87.4	92.6	4.1	5.9
117.1	122.2	6.1	4.3
147.0	153.8	7.8	4.6

注:[a] 扩展的不确定度为 $k=2$;[b] 偏离目标值的相对百分比

表 16-3 LC-ID-MS 测量六肽样品($n=4$)

目标(mmol/mol)	IDMS 平均值	U(mmol/mol[a])	偏差(%[b])
HbA1c	HbA1c		
32.1	32.6	1.5	1.7
35.6	36.8	2.0	3.2
58.6	60.4	2.8	3.0
65.1	68.6	3.2	5.4
100.4	104.3	5.1	3.9

注:[a] 扩展的不确定度为 $k=2$;[b] 偏离目标值的相对百分比

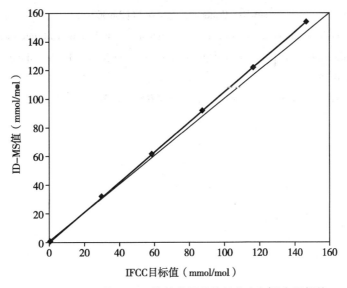

图 16-7 IFCC 用 ID-MS 值校准相关的糖化血红蛋白目标值

（唐景玲 吴立军）

参考文献

［1］Ohtsuki S，Uchida Y，Kubo Y，et al. Quantitative Targeted Absolute Proteomics-Based ADME Research as a New Path to Drug Discovery and Development：Methodology，Advantages，Strategy，and Prospects［J］. J Pharm Sci，2011，100（9）：3547-3559.

［2］甄艳，施季森. 质谱技术在蛋白质组学研究中的应用［J］. 南京林业大学学报（自然科学版），2011，35（1）：103-108.

［3］赵焱，应万涛，钱小红. 质谱 MRM 技术在蛋白质组学研究中的应用［J］. 生命的化学，2008，28（2）：210-213.

［4］刘永福，贾小芳，腾珍林，等. 液质联用多反应监测法定量目标多肽或蛋白质［J］. 中国生物化学与分子生物学报，2012，28（1）：86-92.

［5］Oswald S，Gröer C，Drozdzik M，et al. Mass Spectrometry-Based Targeted Proteomics as a Tool to Elucidate the Expression and Function of Intestinal Drug Transporters［J］. AAPS J，2013，15（4）：1128-1140.

［6］Harwood MD，Achour B，Russell MR，et al. Application of an LC-MS/MS method for the simultaneous quantification of human intestinal transporter proteins absolute abundance using a QconCAT technique［J］. J Pharm Biomed Anal，2015，110：27-33.

［7］陆榕，孙进，赵春顺，等. 转运蛋白在药物血脑屏障转运中的重要作用［J］. 中国新药与临床杂志，2007，26（1）：64-71.

［8］顾勇，张成岗. 血脑屏障的基因组学和蛋白质组学研究进展［J］. 医学分子生物学杂志，2006，3（1）：36-39.

［9］Ohtsuki S，Hirayama M，Ito S，et al. Quantitative targeted proteomics for understanding the blood-brain barrier：

towards pharmacoproteomics. Expert Rev Proteomics,2014,11(3):303-313.

[10] Kaiser P,Akerboom T,Ohlendorf R,et al. Liquid Chromatography-Isotope Dilution-Mass Spectrometry as a New Basis for the Reference Measurement Procedure for Hemoglobin A1c Determination[J]. Clin Chem, 2010,56(5):750-754.

[11] 曹凯淇.蛋白质组学在糖尿病中的应用[J].中国疗养医学,2015,24(2):126-129.

第十七章 质谱成像在药物分布中的应用

第一节 概　　述

药物分布研究是药物动力学研究中的一个重要组成部分,可用于指导药物结构修饰及剂型设计,预测药物的体内蓄积程度与疗效,进而指导临床用药。除了高效液相色谱法和高效液相色谱 - 质谱联用法以外,药物分布研究中的常用方法还包括液体闪烁计数法、整体自显影定量技术和微透析技术。但是这些技术存在许多缺陷和不足,例如在传统的分布检测方法中,高效液相色谱等在线分离分析技术和液体闪烁计数法存在着操作烦琐、结果变异系数大,难以测定药物在脑、胆汁中的分布,以及价格昂贵、测定成本高等缺点。新的整体自显影定量技术虽然可获得药物在动物各组织中分布的药动学数据,但是却需要在标记的情况下进行。

质谱成像(mass spectrometry imaging,MSI)是一种新型的成像技术,它将质谱的离子扫描过程与专业的图像处理软件相结合,对样本表面分子或离子的化学组成、相对丰度及空间分布情况进行全面快速的分析。MSI 作为一种新型的分子成像技术,突出特点是可以针对生物体内参与生理和病理过程的分子进行定性或定量的可视化检测。MSI 作为新型的分析技术与传统影像学方法相比具有以下优势:①在保持较高空间分辨率的情况下,可以同时检测组织切片表面的多种生物分子;②具有较高的灵敏度和较宽的质量检测范围,可检测组织中低浓度的生物分子药物和完整的蛋白质;③检测前无需知道被检测成分的信息,且不需要特征性标记;④样本处理过程较简单。MSI 能够检测基因、蛋白质以及小分子药物等在生物体内的分布特征及其含量变化信息,提供生物体不同生理及病理过程中分子的变化。因此,MSI 在临床医学、分子生物学和药学等领域具有广阔的应用前景。

MSI 离子化方式的选择与 MSI 的空间分辨率和信号强弱密切相关。目前主要有三种离子化方式:基质辅助激光解吸离子化(matrix-assisted laser desorption ionization,MALDI)、二次离子质谱(secondaryion mass spectrometry,SIMS)离子化和解吸电喷雾离子化(desorption electro-spray ionization,DESI)。其他一些离子化技术因其具有契合 MSI 分析对象的属性,在 MSI 分析中也得到了应用,如表面解吸大气压化学离子化(surface desorption atmospheric pressure chemical ionization,SDAPCI)、激光解吸离子化(laser desorption ionization,LDI)以及纳米结构启动质谱(nanostructure-initiator mass spectrometry,NIMS)离子化。

基质辅助激光解吸离子化质谱成像技术(matrix-assisted laser desorption ionization imaging mass spectrometry,MALDI-IMS)是利用 MALDI 质谱技术将得到的蛋白组学数据结合计算机辅助成像产生分子图像,进而描绘出组织中已知及未知分子的分布情况的新技术。该技术已被广泛应用于生命科学的很多领域,如动植物生理病理学、药物研发等。MALDI-MSI 的优势在于它弥补了成像技术的不足,可完成多种靶分子的复杂分析,可囊括从代谢产物、药物到中等大小的蛋白质分子范围的分析,不需要任何分离或纯化的靶分子,不仅能够监测未知的分子,而且可对众多分子的空间分布进行定位。最重要的是,在 MALDI 质谱成像中,基质辅助激光解吸离子化电离技术是目前为止灵敏度最好的解吸电离技术。

SIMS 技术常用于样品表面的元素和有机小分子物质的成像分析,具有高分辨率和高灵敏度的优点。SIMS 成像技术具有很高的空间分辨率,分辨率最高为 50nm。SIMS 成像技术适用于生物组织中药物与代谢物、脂类和元素的分析。SIMS 成像技术不需要基质,但需要对样品表面进行适当的修饰,如金属辅助及基质增强的 SIMS 技术,这样可提高用于有机物分子成像的分析能力。由于 SIMS 在表面和纵深两个方向上的高分辨特性,其在化学生物学与生命科学、微电子和新材料等领域受到广泛关注。

DESI 的离子化过程在开放环境下实施,不需要对样品进行复杂的前处理,无需添加基质等,既方便操作又避免了被测物分子的移位现象,保证了成像分析的原位性和准确性。DESI 技术克服了 SIMS 和 MALDI 等离子源在真空条件下实施离子化的限制,不使用基质,降低了离子抑制效应,非常适合小分子的成像分析,但对组织切片中的蛋白质等生物大分子分析的灵敏度相对较低。DESI-MSI 技术的空间分辨率一般为 100~200μm,但进一步提高其分辨率存在诸多困难。此外,因采样空间有限,限制了其对大体积物体的成像分析;如仅简单地延长取样毛细管,成像分析的灵敏度会显著下降,从而影响成像的质量。

质谱成像的流程如图 17-1 所示,从创建离子到形成图像。质谱成像体外实验的第一步包含样本的速冻和进行冷冻切片,接下来是固定组织切片(图 17-1a)。光谱从光栅图案中的组织中收集,在组织中创建了一网格点,在这里分子已经被离子化并且根据它们的质荷比来进行检测。一旦质谱分析过程完成,每一个点转化成一个二维空间坐标(17-1b)。最后,通过显示每个坐标特定的质荷比的强度来构建图像(17-1c)。通过描绘属于不同脂类的 8 种物质的质荷比的空间分布,最终获得了鼠脑组织的质谱成像(17-1d)。在一次实验中,理论上来说可以获得数百个分子图像。

第二节　质谱成像技术的应用

近年来,MSI 技术已逐渐趋于成熟,相比于免疫组化、荧光标记、磁共振和正电子发射计算机断层扫描等传统的成像方法,具有其独特的优势。目前,MSI 已经被用于生物学组织中药物及其代谢物的定位。在应用 MSI 技术的分析过程中 MSI 的样本制备极其重要,将直接关系到研究结果的准确性和重复性。样本制备主要包括样本的收集和储存、组织切片、组织预处理、基质选择和基质喷涂等方面。

一、样本的处理

(一)样本的收集和储存

获得新鲜的组织样本后,为避免组织中杂质的干扰和目标分子的降解或移位,需要将组织中的残留血液细心清除,并迅速存于低温环境中。对于整体动物样本通常置于干冰 - 正己烷浴中,经过快速冷冻的样本,在 –70℃以下储存 1 年内可以保持相对稳定,获得的 MSI 结果可靠。也可用甲醛或石蜡包埋法储存样本。但石蜡包埋法存储会引起组织内蛋白质的亚甲基交联,阻碍目标蛋白质分子的离子化,因此在分析石蜡包埋组织中的蛋白质时,需先消除亚甲基交联。

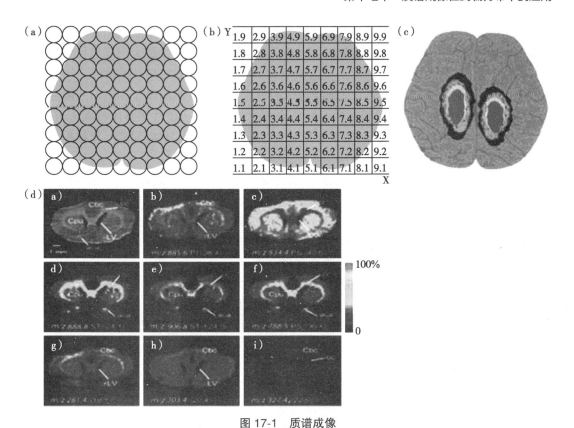

图 17-1　质谱成像
（a）组织切片固定;（b）二维空间坐标;（c）构建成像;（d）鼠脑组织的质谱成像

（二）组织切片的处理

组织、整体动物和固体制剂通常需要制成切片,切片前应根据样本性质来选择是否需要包埋以维持样本在切片过程中的完整性。对于眼组织等脆弱的组织、整体动物等较大的样本以及不易完整切片的固体制剂常需要做包埋处理:组织样本可用纯水或明胶包埋,组织切片时的环境温度、切片厚度及其转移方式是影响实验重复性和分子相对位置的关键因素。样本一般使用冷冻切片机切片,环境温度则因组织而异,通常控制在 5~25℃范围内。切片的厚薄也很重要:切片过薄,容易在转移过程中撕裂;切片过厚,则不利于清洗除去一些对离子信号有干扰的物质且导电性差。通常状况下,组织切片的厚度在 10~12μm,整体动物和固体制剂的切片厚度一般为 20~50μm。样本主要通过融裱法和胶带法转移至质谱靶,分别在室温下直接将冷冻组织切片黏到靶上,或用导电双面胶将样本固定在质谱靶上。固体制剂切片和整体动物切片通常使用胶带法转移。样本转移至质谱靶后,需立即对载有样本的质谱靶进行干燥处理以保持样本稳定。常用的干燥方法有冷冻干燥、真空干燥、溶剂脱水干燥和氮气吹干。

（三）基质的选择及其覆盖

在 MALDI 或 SIMS 离子化方式下,MSI 的基质种类和覆盖方法十分重要。合适的基质溶剂应既能将组织切片湿透,充分溶出分析物;同时又能快速干燥,有效避免样品的迁移现象。MSI 分析中常使用的基质包括芥子酸（sinapic acid,SA）、α- 氰基 -4- 羟基苯丙烯酸（α-cyano-4-hydroxycinnamic acid,CHCA）和 2,5- 二羟基苯丙烯酸（2,5-dihydroxybenzoic acid,

DHB)。其中,SA主要用于高分子量蛋白质的检测,CHCA主要用于多肽或小分子量分子的分析,DHB主要用于磷脂和药物的分析。高效的基质可以从样品中最大限度地抽提出分析物,同时限制分析物的扩散,且能够产生比MALDI分辨率更小的结晶。

实验中,需针对不同的组织类型选择最优的喷涂条件。基质的厚度和组织的湿度等都是影响MSI结果的重要因素。目前主要的喷涂方式包括单独成斑法和整体喷雾法两种,均可实现手动或自动喷涂。其中,自动喷涂具有较好的重现性。在具体操作中,要依据所需的空间分辨率来合理选择基质喷涂方法。

在单独成斑法中,手动产生的基质点一般为毫米数量级,自动喷涂产生的基质点直径为100~200μm,>激光的直径50~150μm。因此,该方法的空间分辨率由基质斑的直径决定。单独成斑法常见的自动喷涂方式有化学打印喷涂法和声控喷涂法。化学打印喷涂法具有较高的空间分辨率和重复性,但喷口易被高浓度的基质堵塞;声控喷涂法形成的基质点保湿时间长,分析物的分子扩散较小,且没有喷口堵塞现象。

整体喷雾法是将基质液滴均匀地喷涂在组织切片表面,液滴干燥后会形成均匀的固体结晶膜。该方法的手动喷涂方式有气动喷雾、空气刷及薄层色谱喷雾;自动喷涂方式有自动气动喷雾、振动喷雾和电喷雾。喷雾法可产生更小的液滴,形成的基质结晶直径(20μm)小于激光的直径,具有较高的空间分辨率。

二、质谱成像在动物组织切片中的应用

(一) 肿瘤组织中的质谱成像和药物的定位

MSI是一项能够决定实体瘤中的药物分布和渗透的很有前景的技术。Caprioli的团队报道了一项研究成果,小鼠口服给予法尼基转移酶抑制剂(法尼基转移酶抑制剂是一类正在试验中的分子靶向抗肿瘤药物,其作用的靶分子是细胞信号转导通路中的Ras蛋白)7小时后,将小鼠肿瘤切除,将芥子酸作为基质对组织切片进行覆盖,通过基质辅助激光解吸电离-四极杆飞行时间质谱(MALDI-QTOF/MS)获得了药物的谱图,结果表明药物定位于肿瘤切片的外围。

MALDI为决定母体药物及其代谢产物在组织中的精确定位提供了有利的条件。与定量方法相结合,在临床前阶段,这种方法对于确定药物及其代谢物的组织分布的影响性超过了放射自显影方法。Dekker等描述了一种HIV蛋白酶抑制剂的成像方法,使用通过离心涂布机将沉积在玻璃片上的HIV蛋白酶抑制剂沙奎那韦和奈非那韦培养的Mono-Mac-6人急性单核细胞白血病细胞为模型,使用升华或沉积设备使基质均匀沉积,这些基质可以使HIV蛋白抑制剂成像。使用这种基质升华或沉降的方法,通过质谱技术分析和测定包含被离心机涂布的细胞的玻璃片,研究了Mono-Mac-6细胞(急性单核白血病细胞)加入HIV蛋白酶抑制剂沙奎那韦和奈非那韦后的变化规律。

实例:基质辅助激光解吸离子化质谱成像技术对实体瘤中的生物还原性药物AQ4N及其代谢物AQ4的分布检测

AQ4N(1,4-双-{[2-(二甲氨基-氮-氧化物)乙基]氨基}-5,8-二羟蒽-9,10-二酮)是一种生物还原性药物。生物还原性药物(bioreductive drugs)是近年来化学修饰剂研究的热点,这类化合物主要通过在生物体内还原产生具有细胞毒性的还原产物,而使其具有放射增敏或化学增敏作用,特别是在乏氧情况下所产生的强细胞毒性作用,对克服肿瘤组织中抗放

射的那部分乏氧细胞有着重要的实际意义。在缺氧性细胞中 AQ4N 分解为拓扑异构酶 2 抑制剂 AQ4(1,4- 双 -{[2-(二甲氨基)乙基]氨基 }-5,8- 二羟蒽 -9,10- 二酮),通过抑制缺氧区域的拓扑异构酶 2,AQ4N 可使肿瘤对化疗和放疗更敏感。

实验材料和仪器设备:AQ4N 和 AQ4 标准物(10.0μg/ml)、ATP(1.0μg/ml);H460 人肿瘤异种移植裸鼠;混合四极杆飞行时间质谱仪(Applied Biosystem/MDS Sciex),配备正交的基质辅助激光解吸电离源和"o-MALDI server 4.0"离子成像软件;一种以钇铝石榴石(钇铝石榴石用于产生激光束的氧化铝合成晶石)为其激活物质的激光(Nd:YAG),激光点的尺寸约为150μm×100μm,每个激光点的消融时间大概为 2 秒,使用 30% 的激光能量以及 1kHz 的激光频率。

药物样品的制备:取 1μl AQ4 和 4μl 青鱼精液 DNA 制成体积为 5μl 的混合液,制备 4 份,向其中的 3 份中分别加入 0.1%、1.0% 和 2.0% 三氟醋酸;取 1μl AQ4 加入 4μl 去离子水作为 AQ4 对照组。上述样品分别与 5μl α- 氰基 -4- 羟基苯丙烯酸混合,然后取 1μl 样品在不锈钢靶板上进行成斑法喷涂,样品在正离子模型下进行分析。

AQ4N 处理的肿瘤样品的制备:H460 人体肿瘤异种移植裸鼠,用 AQ4N 治疗肿瘤小鼠,24 小时后切除肿瘤。切除后立刻将肿瘤冻结,肿瘤切片在没有包埋的情况下,使用低温恒温器储存,温度为 -20℃。组织切片直接放置在一次性铝板上准备进行 MALDI 基质的涂布。

AQ4N 处理的肿瘤组织切片的制备:AQ4N 和 AQ4 标准物的浓度为 10.0μg/ml,ATP 的浓度为 1.0μg/ml。基质涂布前,将这些化合物添加到组织切片旁的样本板上。使用压缩机将约 5ml 有机酸基质喷涂到组织切片上,压缩机的压力为 40psi,喷射枪口放置在离样本表面 20cm 的位置。喷涂 5 次,每次喷涂后样本放置干燥约 30 秒,总共进行 10 次。然后使用导电双面胶将样本固定在不锈钢 MALDI 靶上。为了达到检测 AQ4N、AQ4 和 ATP 的目的,需要进行正离子和负离子模式样本成像,每个样本操作两次。进行正离子和负离子模型的成像实验优化是为了评估基质结构的影响,同时对获得负离子和正离子图像的次序进行了相应的优化。正离子和负离子分析的次序对被测物的消耗没有影响,在负离子模型中基质TFA(三氟醋酸)削弱了被测物的检测。因此,准备使用 α- 氰基 -4- 羟基苯丙烯酸基质来获取不含 TFA 的负离子图像。要获取正离子图像,需用含有 1.0%TFA 的 α- 氰基 -4- 羟基苯丙烯酸基质对样本进行重新涂布。

结果分析:

(1)通过基质辅助激光解吸离子化质谱成像技术检测 AQ4/DNA 的解离:图 17-2 的结果表明,AQ4 信号强度的变化和 TFA 浓度有关而不是简单地只受基质的影响。这些数据显示不存在 DNA 时,AQ4 检测的增强是通过增加基质溶液中 TFA 的百分比使 pH 降低来实现的。而含 DNA 或者 TFA 的原样本与含 DNA 和 2%TFA 的样品相比,表明 TFA 的增加不仅使 DNA 中的 AQ4 解离,而且也提高了电离作用,增加了分析的灵敏度。基于这些数据,应使用基质浓度为 1% 的 TFA 对组织成像实验的 AQ4 和 AQ4N 进行检测。

(2)异种移植裸鼠的 H460 人体肿瘤基质辅助激光解吸离子化成像技术的分析:图 17-3a~d 展示了未处理过的肿瘤组织和呈锥形组织的典型光谱,证明了 AQ4 分子、AQ4N 的钠加成物很容易被检测出来。

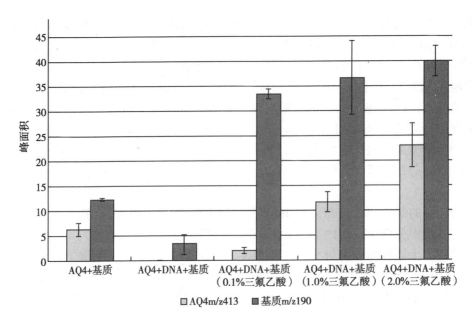

图 17-2　pH 对 AQ4 电离作用的影响

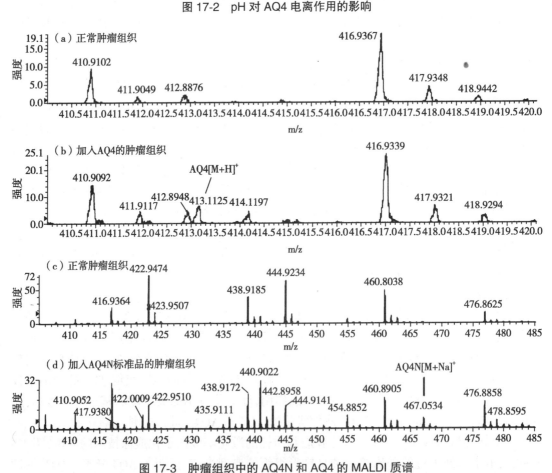

图 17-3　肿瘤组织中的 AQ4N 和 AQ4 的 MALDI 质谱

（a）正常肿瘤组织的质谱图;（b）质子化分子 AQ4 的质谱图;（c）正常组织相应区域的质谱图;
（d）AQ4N 的钠加合物的肿瘤组织

　　图 17-4b 显示了 AQ4N 的钠加成化合物的双色正离子 MALDI 质谱影像和在异种移植裸鼠的 H460 人体肿瘤组织切片中 AQ4 的质子化分子的分布。从这个成像中可以看到，AQ4 的分布几乎完全与 AQ4N 的分布相分离，只有在样本很少的地方两个化合物才会共存。这些数据的一个可能的解释是检测出 AQ4N 的区域是氧化的组织区域，AQ4 局限于缺氧组织的区域。图 17-4c 显示了 AQ4 的正离子 MALDI 质谱成像和来自于异种移植裸鼠的 H460 人体肿瘤组织切片中 ATP 的负离子 MALDI 质谱影像的双色分布影像，可以看到在样本的分布影像中 AQ4N 和 AQ4 的重叠部分也比较少。随着 ATP 的消耗，缺氧区域是很常见的，这些数据证实了 AQ4N 的活化作用局限于缺氧的组织区域。

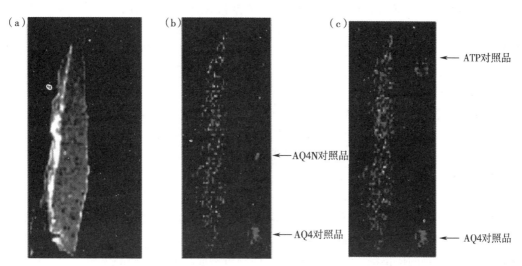

图 17-4　肿瘤组织中的 AQ4N、AQ4 和 ATP 的 MALDI 影像分布
（a）肿瘤的位置；（b）AQ4N[M+Na]$^+$ 相对于 AQ4[M+H]$^+$ 的位置；
（c）ATP[M-H$_3$PO4]$^-$ 相对于 AQ4[M+H]$^+$ 的位置

（二）MSI 在代谢物和药物分布研究中的应用

　　代谢组学可定性和定量地研究机体生理功能改变时体内代谢物的变化。目前，MSI 技术已被用于监测小鼠体内药物及其代谢物的分布。如利用 MALDI-MSI 技术检测奥氮平和长春碱等药物在完整小鼠体内的分布，获得了相关药物在整个动物体内的分布信息；以加热化疗处理后的小鼠肾脏为模型，利用 MSI 可检测到肾脏中抗癌药物奥沙利铂的代谢物，获得了在肾脏皮质区的药物浓度明显高于髓质区的信息。

　　实例：用基质辅助激光解吸离子化成像技术直接测定大鼠大脑切片中的氯氮平的分布

　　实验材料：芥子酸、α- 氰基 -4- 羟基 - 苯丙烯酸、阿魏酸、咖啡酸、2,5- 二羟基苯甲酸、甲醇和乙腈溶剂；分析物、氯氮平、去甲氯氮平以及氯氮平氮氧化物、氘标记的氯氮平、甲酸（ACS，88%）、三氟醋酸、去离子水、高纯度的氮。

　　实验仪器设备：混合四极杆飞行时间（Q-TOF）质谱仪，并配有正交 MALDI 离子源和氮激光器（337nm），使用的气体均为氮气，OMALDI 服务器指导软件（Analyst QS），配有加热雾化器接口的 API4000 型三重串联四极杆质谱 PESciex，FUFIFILM BAS-5000 扫描仪，SeeScan2 成像分析系统，1001 型 BAS 输液泵。

　　剂量摸索和动物给药：未标记的氯氮平和氘标记的氯氮平溶解在 0.1mol/L HCl 中，使浓度达到 30mg/ml。给予白化大鼠 5mg 氯氮平,利用 1001 型 BAS 输液泵以大约 5μl/min 的速度缓慢将 25μl 溶液直接注入大鼠脑组织中,时间控制在 5 分钟以上。大鼠大约获得 2.5μCi 的药量,并在给药 45 分钟后通过二氧化碳吸入剂致死,立刻取出大脑组织置于干冰 - 正己烷浴中。

组织的制备:给予氯氮平的大鼠组织临用前于 -80℃冷冻保存。使用切削温度最优的聚合物(OCT)将完整对照组的大鼠脑组织嵌入低温恒温器中,并且在此温度下至少维持 15 分钟后平衡到恒温器的温度(-18℃)。在低温恒温器中,将冷冻的组织切成厚度为 12μm 的薄片,并将切片转移至不锈钢 MALDI 板的载玻片上解冻。不锈钢 MALDI 板在基质涂布前至少要干燥 1 小时。除另有规定外,组织的基质溶液比例与体积如下:乙腈:水 =80:20、甲醇:水 =80:20,浓度为 25mg/ml。在成像应用中,基质涂覆在组织的整个表面。这是通过将 10ml 基质溶液放到玻璃试剂喷雾器中,然后对组织表面进行重复的喷涂来完成的。一次涂布是指在组织表面喷两次至其干燥。这个过程不断被重复直到在组织表面有相对较均匀的基质晶体层,通常要经过 15 个喷涂循环。

放射自显影可视化:将 MALDI 板上的脑组织切片转移至干净的 BAS-TR2025 成像板上并放置 14 天。成像板曝光完成后,使用 FUFIFILM BAS-5000 扫描仪扫描平板并使用 SeeScan2 成像分析系统对成像结果进行可视化处理。

结果分析:

(1)MALDI-MS/MS 方法的研究:如图 17-5 所示,较亮的斑点说明 MALDI 强度较高,通过对氯氮平使用三种不同的基质所成的图像表明,芥子酸处理的图像灵敏度较高。图 17-5 是氯氮平和去甲氯氮平的平均 MALDI 强度,可以看出平均 MALDI 强度的大小取决于基质。对这些模型化合物的质谱信号的观察表明,表面分析物成功地与基质晶体相结合。

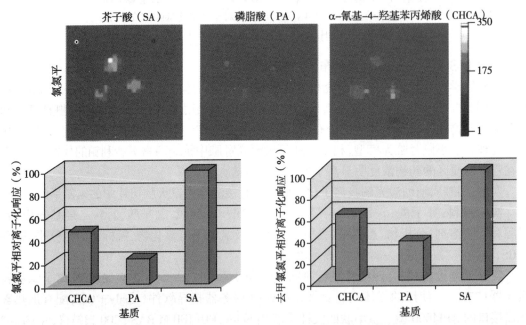

图 17-5　使用三种基质后大鼠脑组织切片的成像与组织中氯氮平和去甲氯氮平的相对 MALDI 响应

图 17-6 显示,大鼠脑组织切片中氯氮平的 MALDI-MS/MS 成像在激光的影响下有增长。图 17-7 给出了大鼠脑组织切片上的氯氮平和去甲氯氮平的质谱信号与激光辐射度之间的关系,表明随着激光曝光范围的增加,离子的产生大体上看是成比例的。

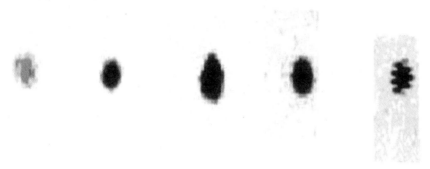

图 17-6 在激光能量密度的作用下鼠脑组织切片中氯氮平的 MALDI 质谱成像

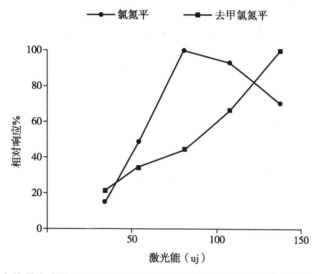

图 17-7 在激光能量密度的作用下鼠脑组织切片中氯氮平和去甲氯氮平的相对 MALDI 响应

(2)大鼠脑组织切片中氯氮平的质谱成像:MALDI-MS/MS 成像技术的可行性研究是通过绘制氯氮平和去甲氯氮平在 S 和 P 鼠大脑切片中的定位来评估的。用微量调节注射器通过连接含有两种模型化合物的微滴将字母 S 和 P 切接进去,干燥后这两个字母也是不明显的。氯氮平和去甲氯氮平的质谱成像清楚地表明这两个字母体现了没有变形的脑组织切片,如图 17-8A 和 B 所示。图 17-8C 和 D 分别给出了大鼠脑组织切片中氯氮平和去甲氯氮平的光谱。这表明在通过空气喷涂法覆盖 SA 后,表面分析物的再分布最少。无论是氯氮平还是去甲氯氮平的质谱成像分布都没有因为与其他复合信号相重叠而扭曲,质谱分析帮助筛选成像的正确信号。

(3)与放射自显影技术的比较:图 17-9A 说明可以通过光学图像确定给药组织切片的轮廓。图 17-9B 表明氯氮平浓度最高的区域集中在脑侧室。图 17-9C 说明通过质谱技术很容易在脑组织中检测出氯氮平,并且最强的信号是在脑室。

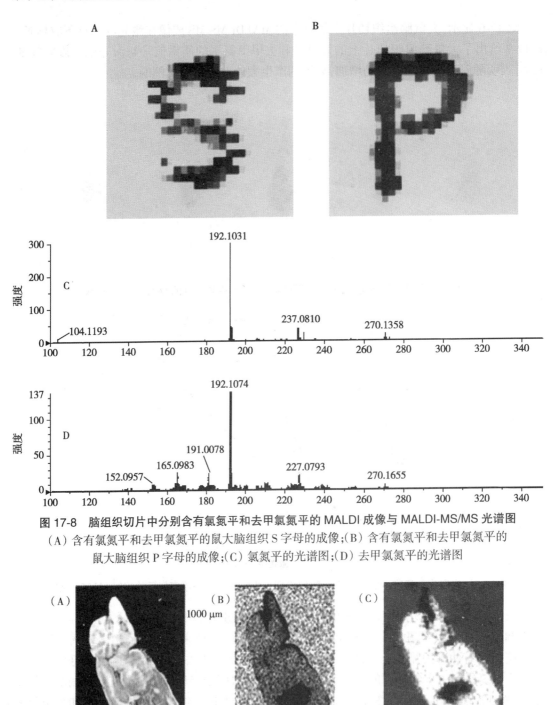

图 17-8 脑组织切片中分别含有氯氮平和去甲氯氮平的 MALDI 成像与 MALDI-MS/MS 光谱图
（A）含有氯氮平和去甲氯氮平的鼠大脑组织 S 字母的成像；（B）含有氯氮平和去甲氯氮平的
鼠大脑组织 P 字母的成像；（C）氯氮平的光谱图；（D）去甲氯氮平的光谱图

图 17-9 鼠脑组织成像

（A）鼠脑组织的光学图像；（B）鼠脑组织的放射自显影成像；（C）鼠脑组织的 MALDI-MS/MS 成像

以上实验结果充分展示了 MALDI 成像技术对大鼠脑组织中氯氮平分布的检测具有较高的空间分辨率和灵敏度，在完整的组织切片中用于药物的直接分析，是很有前景的一项技术。

（三）质谱成像在药学相关领域中的应用

1. 质谱成像在细胞水平上的应用　细胞水平的分子成像能够为研究药物作用机制、药物代谢动力学和药物传递动力学提供关键的信息。从鉴别与特定器官相互作用的药物，到确定与特定细胞相互作用，可以通过增强分辨率来达到上述目的。质谱成像较高的优势在于其能够指明特定的细胞器或者是细胞区域，这对于药物传递来说至关重要。Claude Lechene 等使用多同位素质谱成像技术描绘了被标记的哺乳动物细胞以及组织切片，使用 ^{13}C 标记的油酸来分析脂肪细胞的脂质滴中脂肪酸的转运。图 17-10 表明，在 33nm 的空间分辨率时，单层培养的细胞 SIMS 成像。细胞培养在 ^{13}C 标记的油酸中并观察游离脂肪酸是怎样被利用和进行代谢的。通过 $^{13}C/^{12}C$ 比例的成像可以鉴定出已经被整合的油酸的所有区域。第一幅成像图显示大部分油酸定位在脂质富足的细胞膜，在相同细胞的不同深度的第二副成像图显示了细胞内脂质液滴中较高的油酸浓度。

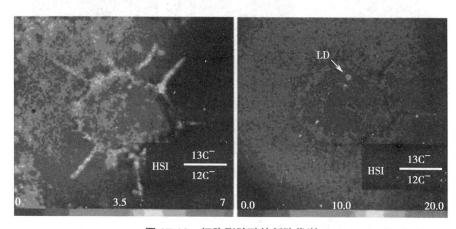

图 17-10　细胞脂肪酸的新陈代谢

（a）孵育 ^{13}C 标记的油酸后 ^{13}C 在细胞膜上的结合；（b）孵育 ^{13}C 标记的油酸后 ^{13}C 在细胞内脂滴上的结合

Altelaar 等描述了获得 MALDI 质谱成像细胞大小的两种方法，离子显微镜是一种方法，另一种方法是 MALDI 扫描探针。Altelaar 阐述了两种方法能够获得整个鼠脑组织的高分辨率成像，但是 SMALDI 不适宜较高的激光能量。SMALDI 使用非常小的激光束口径，在样本点之间的距离大约为 0.7 和 0.25μm。令人吃惊的是，即便 SMALDI 将材料灼烧成很小后进入质谱仪，但仍能检测出在 atto 摩尔浓度和 zepto 摩尔水平下的肽类标准物。Bouschen 等人观察到在肿瘤细胞和肽类混合物中通过 SMALDI 可以获得实际空间分辨率为 2μm 的图像。

2. 质谱成像在蛋白质和肽类中的应用　通常用免疫组织化学来描述组织切片中蛋白质的分布。在该方法中，需要抗体来检测特定的蛋白质。因为可获得的样品数量非常少，基因组学和蛋白质组学的方法不能应用于活体组织检查。Yusuke Saito 等人基于质谱成像技术，利用蛋白质组学的方法分析了一种位于神经元突触上的蛋白质 SCRAPPER，阐述了蛋白质变性的过程，以及用质谱成像技术的直接组织分析中添加了胰蛋白酶溶液去污剂可提高蛋白质的消化效率。通过使用串联质谱在低分化癌组织样品中成功地鉴定出组织蛋白 H4 信号。基于质谱成像的蛋白质组学可使人们更好地了解胃癌患者的致癌、侵染、代谢和预后过程。

生物体使用神经肽和其他信号肽来调节大量的生理学过程。这些内源性的分子能够成为合成药物发展的模板,基于肽类的药物在过去的几十年里很受关注。神经肽及其结构类似物也能够用于药物传递。神经肽和其他信号肽通常用质谱来研究,常常包括从整体组织水平的质谱成像到单个神经元。但是即便是组织水平,高空间分辨率也是重要的。Geuther获得了令人惊讶的大鼠脑垂体神经肽的 AP-MALDI-MS 成像。这个结果表明,在探索特定的组织肽的相互作用中,新的 MALDI 成像技术正走向成熟。图 17-11 展示了大鼠脑下垂体的最佳成像以及肽的分子成像。在 1~3mm 范围内行进行测定,在空间分辨率为 5μm 时,缩宫素和加压素定位在后叶的位置,然而一连接肽和 γ-MSH 被定位在垂体中。

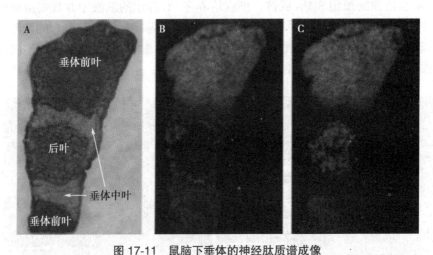

图 17-11　鼠脑下垂体的神经肽质谱成像
(a) 脑叶的光谱成像;(b) 红色 - 缩宫素、蓝色 - 肽;(c) 红色 - 加压素、蓝色 -γ 促黑激素

三、质谱成像技术面临的问题和挑战

MSI 技术在近年来取得了一定的进展,并成为生命科学、材料科学及生物医学等领域的关键研究手段之一。但是,作为一种新兴的分子成像技术,在应用中存在一些不足。通过质谱成像技术进行肿瘤组织中药物的定位有两个复杂的问题,第一个问题是分析注重低质量的化学实体,第二个问题是在给予治疗剂量后进入组织中的药物浓度很低。

MALDI 质谱成像主要用于蛋白质等高分子化合物的研究,用选定的基质来为大的、热不稳定的分子的解吸电离提供一个最优的环境。低于质荷比 1000 的部分发生结构重排形成重排离子。大部分抗癌药物符合这个范围,并且被基质离子掩盖。为解决上述问题已经研究出不同的方法,如用紫外激光制作的硅表面微结构、纳米辅助激光、解吸电离平板、无机纳米粒、纳米 -PALDI 替代基质。第二个问题是灵敏度问题。为了克服这个限制,已经使用具有高分辨率的仪器,并找出一些去除对由不同预处理溶剂引起的化学噪声的方法或者用 TiO_2 无机纳米粒代替有机基质。无论是对于质谱成像数据的统计学方法还是对于质谱过程的统计学方法,计算方法的研究对未来的质谱成像技术发展将是一个重要的领域。最后,质谱成像实验产生的数据是非常大的,在质谱成像中的数据简化法对质谱成像高光谱可视化是必要的。

预计质谱成像技术未来的发展方向为:①提高成像技术的空间分辨率至亚微米级,实现单细胞水平的成像分析;②提高灵敏度,实现低丰度生物标记物的成像检测;③开发加快数据采集与分析的软件;④面阵型质谱成像新技术;⑤ 3D 质谱成像新技术;⑥活体在线质谱成像检测技术等。

（唐景玲　吴立军）

参 考 文 献

［1］郭帅,李智立.质谱成像及其在生物医学领域的应用［J］.生物物理学报,2011,27(12):1008-1018.

［2］李欣昕,吴欢,王晨,等.质谱成像技术及其在药学领域的应用［J］.中国药科大学学报,2014,45(1):17-25.

［3］Rideaux B,Stoeckli M. Mass spectrometry imaging for drug distribution studies［J］. J Proteomics,2012,75(16):4999-5013.

［4］Lietz CB,Gemperline E,Li L. Qualitative and quantitative mass spectrometry imaging of drugs and metabolites in tissue at therapeutic levels［J］. Adv Drug Deliv Rev,2013,65(8):1074-1085.

［5］徐静,万家余,许娜. MALDI 质谱成像的样本制备技术及应用研究进展［J］.中国实验诊断学,2012,16(10):1939-1941.

［6］邹贵勉,汤冬娥,睢维国,等.基质辅助激光解析质谱成像技术的样品制备及其应用［J］.国际病理科学与临床杂志,2010,30(6):536-538.

［7］Morosi L,Zucchetti M,Incalci M,et al. Imaging mass spectrometry:challenges in visualization of drug distribution in solid tumors［J］. Pharmacology,2013,13:807-812.

［8］Atkinson SJ,Loadman PM,Sutton C,et al. Exation of the distribution of the bioreductive drug AQ4N and its active metabolite AQ4 in solid tumours by imaging matrix-assisted laser desorption/ionisation mass spectrometry［J］. InterScience,2007,21(7):1271-1276.

［9］Hsieh Y,Casale R,Fukuda E,et al. Matrix-assisted laser desorption/ionization imaging mass spectrometry for direct measurement of clozapine in rat brain tissue［J］. Inter Science,2006,20(6):965-972.

［10］Castellino S,Croseclose MR,Wagner D. MALDI imaging massspectrometry:bridging biologyand chemistry in drug development［J］. Bioanalysis,2011,3(21):2427-2441.

［11］Swales JG,Tucker JW,Strittmatter N,et al. Mass Spectrometry Imaging ofCassette-Dosed Drugs for Higher Throughput Pharmacokinetic and Biodistribution Analysis［J］. Anal. Chem. ,2014,86(16):8473-8480.

［12］罗志刚,贺玖明,刘月英,等.质谱成像分析技术、方法与应用进展［J］.中国科学,2014,44(5):795-800.

第十八章 质谱技术在药物代谢物鉴别中的应用

第一节 概 述

代谢物鉴定在药物研发中不可或缺,起着至关重要的作用。在新药研发中,代谢物的光谱不仅用于微量代谢物的鉴别,告知药物化学家怎样修饰并优化药物,以达到所需的药动学和药物代谢特性,并对选择动物种类、评估非临床安全性起着关键作用。动物和人类血浆中代谢物循环的临床药物检测和表征是满足安全性试验指导标准的前提。此外,非临床体内代谢物和临床排泄物的识别和表征是研究分子的吸收(absorption)、分布(distribution)、代谢(metabolism)和排泄(excretion)(简称 ADME)过程的重要组成部分,从而研究该新化合物是否可以注册成新药。

常用于研究药物代谢产物分析与鉴定的技术有高效液相色谱法、气相色谱法、高效毛细管电泳法、质谱技术等。药物在体内发生代谢转化后,一般仅在母体药物的基础上进行部分结构修饰,药物母体结构一般不会有太大变化,因此代谢物与母体药物常有相似的质谱特征离子,据此可对代谢物进行识别,并结合其他碎片特征对其结构作出合理推断。质谱技术由于其检测灵敏度高、分析的相对分子质量范围宽、提供的分子结构信息量大、定性和定量一次完成等特点,已成为研究药物代谢产物的重要手段。

识别药物代谢产物的主要质谱方法包括气相色谱 - 质谱(GC/MS)、液相色谱 - 质谱(LC/MS)和飞行时间质谱(TOF/MS)等。GC/MS 技术分析速度快、灵敏度高,利于微量物质的分析。高柱效加上梯度升温可以将大多数的峰分离并加以定量。LC/MS 的优点在于样品处理简单、无需衍生化,检测物质的范围更广。尤其是四极杆飞行时间串联质谱(Q-TOF-MS)因其具有采集速度快、灵敏度高、分辨率高、精密度和准确度好等特点,非常适用于代谢物高通量、低浓度的检测要求。在识别代谢物研究中,前体离子和产物离子的 m/z 分别记录在 MS 和 MS^2(也被称为 MS/MS 或串联质谱)光谱上,这为元素成分分析和结构鉴定提供重要信息。近年来,各种药物代谢物分析的新技术不断出现,包括信息依赖获取技术(information-dependent acquisition, IDA)、连续窗口获得全部理论碎片离子谱(sequential window acquisition of all theoretical fragmention spectra, SWATH)以及 MS^{All}(也叫 MS^E)等技术。免疫测定 - 二维液相色谱 - 质谱联用、纳米液相色谱 - 质谱联用等新技术也逐渐应用于药物代谢物研究领域。

质谱联用技术可以提高复杂样品分析的灵敏度,拓宽分离离子的范围,使得质谱联用更加广泛地应用于临床。质谱联用技术用于常见药物及其代谢物的分析,对新药开发、临床诊疗以及成瘾机制研究等具有一定的指导意义。

第二节 质谱技术在体外 ADME 分析中的应用

目前,药物代谢研究主要有体内代谢和体外代谢两种方法。体内代谢研究能够真实全面地反映药物代谢的体内整体特征。药物体外代谢研究与体内代谢研究相比,可排除体内诸多干扰因素而直接观察药物代谢酶对底物的选择性代谢,适用于体内代谢转化率低及缺乏灵敏检测手段的药物,且省时省力、稳定高效,适于大量化合物的高通量筛选。

在药物研发中,药理活性、安全性、药物代谢和药动学(drug metabolism and pharmacokinetics, DMPK)属性决定新化学药物(new chemical entity, NCE)的命运。ADME 和 PK 性质即吸收、分布、代谢、清除和药物动力学对候选新药的安全性、有效性和发展有着重要影响。制药工业和学术界将 DMPK 属性的评估纳入新药研发中。通过 DMPK 筛选实验来测定 NCE 潜在的吸收、代谢、药物 - 药物相互作用、脑渗透、蛋白质结合和药物动力学。在许多以细胞和组织为基础的体外模型中引入 DMPK 筛选实验,高通量的分析方法是必不可少的。液相色谱 - 串联质谱法(LC-MS/MS)具有分析速度快、灵敏度高、特异性好、操作简单并且需要样品量少等优点,鉴定过程中可及时评估 NCE 的 ADME 属性。

一、质谱技术在药物吸收分析中的应用

药物跨越肠上皮吸收主要通过 4 个途径:经细胞被动转运、细胞旁路通道转运、载体媒介转运及胞饮和吞噬作用。大部分药物通过经细胞被动转运吸收,即顺浓度梯度跨越肠细胞膜。脂溶性药物容易分布到肠上皮细胞膜表面,经细胞被动转运是这类药物主要的转运吸收途径。低分子量的亲水性药物通过肠上皮细胞旁路通道转运(穿过细胞的间隙)。水溶性的低分子量化合物(<350D)由于细胞间紧密连接,与肠细胞相比表面积小,这种模式转运速度慢。药物跨膜转运吸收有的不需要能量,如顺浓度梯度的易化扩散;有的需要消耗能量,如逆浓度梯度的主动转运。某些与营养物质化学结构相似的药物,可以通过载体介导的主动转运经肠上皮吸收。胞饮和吞噬作用在药物吸收中的作用相对较小,主要是一些肽类抗原物质的转运方式,这类药物由于分子体积的原因通常不被其他途径转运。一种药物可以通过一个或多个转运方式被不同程度地吸收。

吸收是口服药物能够发挥疗效的关键,研究表明 Caco-2 渗透性和口服吸收之间有良好的相关性。Caco-2 细胞(the human coloncarcinomacell line)是一种人类结肠腺癌细胞。Caco-2 细胞模型用于研究 NCE 的口服吸收转运比较简便,且重复性好,已广泛应用于药物开发前期的药物筛选。

下面介绍了 Caco-2 单层细胞的渗透性和外排转运(主要是通过 P 糖蛋白相互作用)两个方面。

(一)渗透性

Caco-2 单层细胞接种到转运培养基(transport media, TM),在 37℃ CO$_2$ 培养箱中培养30 分钟。TM 的顶侧是 Hank's 平衡盐溶液(Hank's balance salt solution, HBSS),HBSS 含有10mmol/L HEPES 缓冲液(pH7.4)和 25mmol/L D- 葡萄糖;在 TM 的基底侧加入 4% 牛血清白蛋白(BSA),BSA 遇到高亲脂性的化合物可减少非特异性结合。在转运研究中,将 NCE 添加在 transwell 的顶侧,分别于 0 和 2 小时在顶侧和基底侧平行取样,用 LC-MS/MS 分析。由细

胞单层跨膜电阻（trans-epithelial electrical resistance，TEER）测定 Caco-2 单层细胞的完整性。此外，在每次实验中还需要跨细胞和细胞旁路标志物作为对照。

分析样品收集到 96 孔板与 3 倍体积的乙腈混合（含内标）。在相同的 96 孔板中，将样品与乙腈混合物涡旋、离心，并将上清液进行 LC-MS/MS 分析。

Caco-2 筛选数据用表观渗透率系数（P_{app}）表示，计算公式为：

$$P_{app} = (C_{Bt}/C_{A0}) \times V_b/(T \cdot S)$$

式中，C_{Bt} 是该化合物在时间 T 时基底侧的浓度，C_{A0} 是实验开始时（0 小时）化合物在顶侧的浓度，V_b 为在 transwell 基底侧的体积，T 是取样时间（2 小时），S 是 Caco-2 膜的表面积。

吸收完全的药物具有较高的表观渗透系数（$P_{app} > 1 \times 10^{-6}$），而吸收不完全的药物的渗透系数则较小（$P_{app} < 1 \times 10^{-7}$）。

（二）外排转运

肠上皮细胞中存在外排载体如 P 糖蛋白（P-glycoprotein，P-GP），可以将药物从浆膜侧转运至黏膜侧，从而降低了药物的吸收。这类载体的饱和将减少药物的外排，提高药物的吸收。测定药物的双向转运，可确定 NCE 是否为转运外排蛋白（主要是 P-GP）的底物。NCE 的渗透性方向可以为从顶侧到基底侧（A→B），或从基底侧至顶侧（B→A）。如果化合物在 B→A 比 A→B 方向具有较高的渗透性（>2 倍），表明它是外排转运蛋白的底物，通过使用特定的抑制剂来进一步限制候选药物渗透性的外排转运；如果化合物是外排转运的底物，加入抑制剂后顶侧至基底侧的渗透性很可能增强。

不论是常见的 Caco-2 筛选的化合物的最终产物测试分析，还是 NCE 自身分析，增加 LC-MS/MS 的通量测定 Caco-2 都具有化合物依赖性。复用入口系统（multiplexed inlet system，MUX）允许同时进行 4 个数据采集，适用于 Caco-2 的 LC-MS/MS 测定。MUX 系统旋转盘上有一个可采集离子源的小孔，周围有 4 个电喷雾针，4 个样品可同时引入质谱仪。因此，该方法的样品分析 / 混合次数都大大降低。

近年来，在包括药学领域的各研究领域中，对肠上皮细胞系 Caco-2 的研究均有显著增加，通常用于药物的体外细胞转运实验和体内药物转运的预测。Caco-2 细胞模型用于研究药物转运，其操作简单、药物消耗量少，已广泛应用于药物开发前期的药物筛选。

二、质谱技术在药物分布分析中的应用

一般认为药物与血浆蛋结合成为复合体后不能跨膜转运，药物的分布、代谢、排泄以及与相应受体结合继而发生药理效应都以游离形式进行，血中游离药物浓度的变化是决定体内药物处置，继而影响药效的重要因素之一。测定血浆蛋白结合对候选药物药动学（pharmacokinetics，PK）及 PK/ 药效学（pharmacodynamic，PD）之间的关系有所帮助。在引入表征阶段，不同物种的血浆蛋白结合的药理特性不同。药物血浆蛋白结合率的研究，无论对于新药研究开发还是指导临床合理用药都具有重要意义。研究药物血浆蛋白结合率的方法包括平衡透析法（equilibrium dialysis，ED）、超过滤（ultrafiltration，UF）、超离心（ultracentrifugation）、快速或动力透析、分配平衡、光谱等各类方法。在这些常用的方法中，平衡透析（ED）和超过滤（UF）是两种使用最多的方法。ED 法基于药物结合的平衡原理，且受实验因素的干扰很小，常被认为是研究药物 - 蛋白结合的经典参比方法（reference）；然而由于实验过程很长，难以提高样品分析的通量，但最近推出的 96 孔透析装置可解决部分问题。

用 96 孔平衡透析装置(哈佛仪器,Holliston)进行血浆蛋白结合率测定。每孔通过半透膜分隔成顶室和底室,截留分子量为 5000D。顶室(血浆侧)加入 200μl 血浆,其中含有 NCE 10μmol/L;底室(缓冲液或透析液侧)加入等体积的磷酸盐缓冲液(PBS),pH 为 7.5。透析装置在 37℃恒温旋转 20 小时,在血浆侧取 20μl、缓冲液侧取 100μl 加入样板中。为保证血浆侧和缓冲液侧的分析模型相同,血浆侧加入 20μl 空白血浆,缓冲液侧加入 100μl PBS 缓冲液。样品用含内标 2 倍体积的乙腈混合,涡旋,离心,通过 LC-MS/MS 分析。

血浆蛋白结合率的计算方法如下:

$$结合率(\%)=100 \times (C_p-C_b)/C_p$$

式中,C_p 和 C_b 分别是化合物在血浆侧和缓冲液侧的浓度。在 LC-MS/MS 分析中使用的系统与肝细胞清除中所用的系统相同。

三、质谱技术在药物清除分析中的应用

药物研发进入临床前研究阶段,需要用人体组织的 DMPK 参数进行评估,一个重要的参数是肝细胞清除率,另一个是 CYP 抑制作用。冻存人或动物的肝细胞,将其孵育并进行肝细胞清除实验。使用前将肝细胞在 37℃水浴中解冻。肝细胞悬浮液离心,在室温下放置 5 分钟,弃去上清液。轻的肝细胞颗粒重新悬浮于培养基中,最终密度约为 10^6 个细胞 /ml。迅速用台盼蓝染色测定细胞的生存能力。

甲醇中的测试化合物与肝细胞在 Waymouth 培养基相混合,浓度为 1μmol/L。混合液在 37℃ CO_2 培养箱中孵育,在 24 孔板中振摇 2 小时。然后,在预设的时间点取 100μl 混合物,并与 2 倍体积的乙腈在 96 孔板中相混合。将板进行超声处理,涡旋并离心后进行 LC-MS/MS 分析。

较早的固有肝细胞清除率使用以下公式计算:

$$CL_{in}= \frac{C_0-C_{120min}}{AUC_{0\sim120min}} \times \frac{V}{N} [μl/(min \cdot mol/L 细胞)]$$

式中,C_0 和 C_{120} 分别是该化合物在 0 和 2 小时的浓度,AUC 是与时间相对应的浓度曲线下面积($μmol/L \cdot min$),V 是孵育混合物的体积(1000μl),N 是肝细胞数(以百万计)。

此体外模型可预测评价 64 种化合物的固有清除率,比较体内清除值。采用该模型时需要注意:①体外的酶动力学性质对体内动力学同样适用;②肝脏是负责测试化合物清除的主要器官。

用 LC-MS/MS 测定法具有分辨率高、可消除潜在的代谢产物的干扰等优势,适用于大多数肝细胞(>80%)中 NCE 的评价(图 18-1)。流动相由相同成分的含 10mmol/L 醋酸铵的水和 MeOH 组成。此 LC-MS/MS 测定的运行时间为 7 分钟。大约 20 个 NCE 在肝细胞中评估 1 周。

四、质谱技术在药物代谢分析中的应用

人体内代谢药物的主要的酶是细胞色素 P450 超家族(cytochrome P450 proteins,CYP),它们是一类主要存在于肝脏、肠道中的单加氧酶,多位于细胞内质网上,催化多种内、外源性物质(包括大多数临床药物)的代谢。体外运用肝 CYP450 酶技术进行药物代谢研究可以预知候选化合物在体内的代谢物,通过对这些代谢物的活性和毒性进行研究,寻找更为安全有

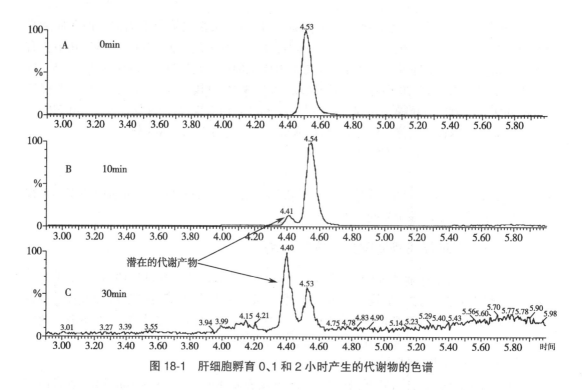

图 18-1　肝细胞孵育 0、1 和 2 小时产生的代谢物的色谱

效的化合物,大大减少了新药开发和研究的费用。许多药物在体内可以形成活性代谢物,其中有些已被开发成为新药而用于临床。

肝细胞体外孵育法是以制备所得的肝细胞加入氧化还原辅酶,在模拟生理温度及生理环境的条件下进行生化反应的体系,可在蛋白及 mRNA 水平研究药物代谢酶诱导 / 抑制作用以及酶的活性。采用离体实验的代谢研究方法,将药物与动物肝组织匀浆混匀,在富氧条件下温孵一定时间,然后运用液相色谱 - 质谱(LC/MS)联用和液相色谱 - 电喷雾离子阱串联质谱(LC/MS^n)等技术研究受试物质的代谢产物及水平。与原药相比,根据温孵液中分析物质分子量的变化(ΔM)及其多级质谱数据来鉴定代谢物并阐述其结构。

随着对 P450 酶系研究的不断深入和对其功能、调控及表达的进一步认识,将有助于认识它在药物代谢中的作用,阐明药物代谢个体差异的分子基础,从而充分发挥药物疗效,减少或避免不良反应的发生,为指导临床用药个体化提供科学依据。

大部分上市药品均通过细胞色素 P450 酶(CYP 同工酶)家族氧化代谢研究。许多患者尤其是老年人都在服用多种药物,联合用药即药物 - 药物相互作用,抑制一个或多个药物代谢酶是导致药物不良反应,包括死亡的主要原因之一。在药物研发中 NCE 的酶抑制 DMPK 筛选实验是最早也是最重要的研究,这些研究方法通量高、容易操作、结果明确。

一个 NCE 的药物 - 药物相互作用的表达指标为 IC_{50} 值,就是使酶活性降低 50% 时 NCE 的浓度,计算公式如下:

$$抑制(\%) = \left(1 - \frac{代谢物_{NCE}}{代谢物_{control}}\right) \times 100\%$$

抑制率是不含 NCE(NCE 添加到孵育混合物相同的溶剂浓度)的空白孵育。绘制以 x 轴为 NCE 浓度的半对数,y 轴为残存活性的百分比,在该图中计算 IC50 值即 50% 酶活性抑制的浓度。

　　如果在孵育前和共孵育实验中获得的 IC_{50} 值都相似（在 3 倍），或预培养的条件更高，NCE 一般为直接抑制剂；如果预孵育条件下的 IC_{50} 与共孵育相比低得多（>3 倍，即抑制更大），该 NCE 可能是基于代谢 / 机制的抑制剂。无论孵育前还是共孵育的 IC_{50} 值都是用来判断抑制类型的指标，可以确定该 NCE 是否是直接抑制剂和（或）基于代谢 / 机制的抑制剂。

　　NCE 直接抑制剂的 IC_{50} 值 >10μmol/L 时，不太可能导致药物与药物相互作用；NCE 的 IC_{50} 值 <1μmol/L 是有效的抑制剂，可能产生药物 - 药物相互作用。这些强效抑制剂除了在极少数情况下外，通常不予考虑。NCE 的 IC_{50} 值在 1~10μmol/L 是通过附加测定因素来判断的，如效力、CYP 同种型、治疗面积、研发阶段、药物动力学和预计有效血浆浓度。溶剂可能改变底物酶的活性，所以浓度应保持在最小。一个化合物可能是较弱的直接抑制剂，却是基于代谢 / 机制的强效抑制剂。有效的基于代谢 / 机制的抑制剂除了在极少数情况下，通常不进一步考虑。

　　将 NCE 结合人肝微粒体孵育进行多个 CYP 抑制筛选实验。大多数药物通过 CYP3A4、CYP2D6 和 CYP2C9 代谢，这 3 种亚型的抑制评价（"3 选 1"测定）作为 CYP 抑制的初次筛选，并利用 LC-MS/MS 分析。若 NCE 成为候选药物，在个别实验中 3 种亚型以及 CYP2C19 和 CYP1A2 要进行更加严格的抑制实验。

　　CYP 抑制测定法利用自动系统的 96 孔板，其中孵化和分析在相同的板中进行。图 18-2 为样品板，对每个 NCE 化合物的代谢物抑制剂类型进行评价，其中包括既是直接抑制又是基于代谢 / 机制的抑制剂、直接可逆的强抑制剂（以代谢为主）、时间依赖性的不可逆的抑制剂（基于机制）。直接和基于机制的抑制剂可能导致抑制性药物 - 药物相互作用。

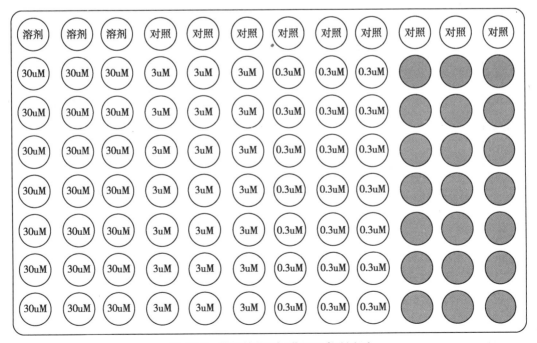

图 18-2　模板的"3 选 1"CYP 抑制实验

注:第 1 行的 2~8 孔含有各 CYP 底物和原形抑制剂作为质量控制,第 2~8 行所示为 NCE 的浓度。在预孵育实验中,NCE 首先与肝微粒和 NADPH 孵育 30 分钟,然后加入探针底物,反应与共孵育实验相同

　　使用 10~20 位捐助者的肝微粒集中进行"3 选 1"测定。将肝微粒等分成小份进行冷冻，并储存在 −80℃。在该测定中，羟基甲苯磺丁脲、右啡烷和由甲苯磺丁脲羟化酶形成的 6β- 羟基睾酮（CYP2C9 反应）、右美沙芬 O 型脱甲基酶（CYP2D6 反应）、睾酮 6β- 羟化酶（CYP3A4 反应）分别通过 LCMS/MS 进行分析，运行时间约 1 分钟。

　　在共孵育实验中，每个反应的 NCE 在含有微粒蛋白质混合物分别为 0.3、3 和 30μmol/L 的孔中（终浓度为 0.2~0.4mg/ml）孵育，探针在浓度底物近似为 K_m [甲苯磺丁脲（200μmol/L）、右美沙芬（16μmol/L）和睾酮（100μmol/L）分别对 CYP2C9、CYP2D6 和 CYP3A4]，在含有 150mmol/L 氯化钾的 50mmol/L Tris-HCl 缓冲液（pH7.4）中将样板在 37℃下预热 5 分钟。该反应在缓冲液中加入 NADPH 制备 10mmol/L 溶液 20μl（最终浓度为 1mmol/L），随后短暂振动。混合物的总体积为 200μl。孵育约 15 分钟后，加入 35% 高氯酸反应终止，振摇并离心分离蛋白质沉淀。

　　质谱条件：使用 APISCIEX3000 质谱仪，正离子运行，多反应监测（MRM）模式下进行 CYP2D6、CYP3A4 和 CYP2C19 代谢物反应的定量。

　　色谱条件：分析柱为 DevelosilCombi-RP5（5μm，3.5mm × 20mm）（Phenomenex，托兰斯，加利福尼亚州）；流动相流速为 1.1ml/min；流动相：混合溶剂 A（SMA）为 94.9%H₂O、5%MeOH 和 0.1% 甲酸，混合溶剂 B（SMB）为 94.9%MeOH、5%H₂O 和 0.1% 甲酸；HPLC 梯度为开始用 80%SMA，保持 0.1 分钟，然后在 0.4 分钟线性梯度升至 90%SMB，保持 0.4 分钟，然后切换回初始状态。图 18-3 代表在验证实验期间彻底筛查的离子色谱。

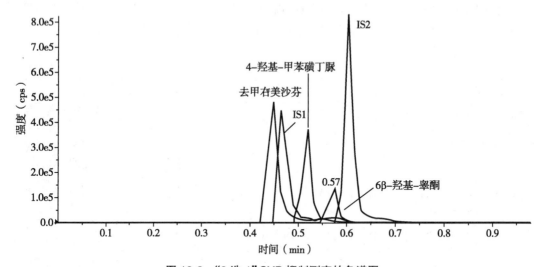

图 18-3 "3 选 1"CYP 抑制测定的色谱图

　　快速测定潜在的问题是高浓度反应混合物中的其他成分可能产生离子抑制或离子增强。"3 选 1"测定法的运行时间短，可能导致反应混合物与其他成分的分析物共洗脱。为了测定这一潜在干扰，我们在单个实验中检测了大约 100 个化合物，与"2 选 1"实验（"3 选 1"测定前 CYP3A4 和 CYP2D6 一起分析）的 IC₅₀ 值相似。信号抑制通常发生在高浓度（NCE30μmol/L）时，IC₅₀ 值高，不会导致化合物排出。如果出现信号增强，代谢物的浓度会随着 NCE 浓度的增加而增加，可以快速鉴定。在特殊情况下，重复使用 LC-MS/MS 分析测定。为使信号抑制最小化，电离模式用大气压力化学电离（APCI），而不是电喷雾电离（ESI）。在

APCI 模式下对信号的抑制比 ESI 要小得多。

除了"3 选 1"筛查实验外,用 LC-MS/MS 检测 3 个单独的 CYP。经过筛选几个化合物后,在药物研发后的一阶段进行这些 CYP 测定。CYP2C19 抑制的 HPLC 流动相梯度(使用 *S*-mephenytion 作为底物)与上述"3 选 1"测定相同。对于 CYP1A2 分析,非那西丁作为特定底物。在 LC-MS/MS 测定过程中,CYP1A2 与上述混合物的流动相梯度相同,但流速不同为 0.5ml/min。流动相的初始条件为 20%SMB 在 0.75 分钟保持 0.1 分钟,然后采用线性渐变改为 90%SMB;从注射开始流动相溶剂为 90%SMB 保持 1.5 分钟,在 1.5 分钟将流动相改回至 20%SMB,保持到色谱柱重新平衡。该测定的运行时间总共为 2 分钟。CYP3A4 用咪达唑仑作为底物(存在同分异构体),该底物包含靶向代谢物(1'- 羟基咪达唑仑)与代谢物(4- 羟基咪达唑仑),为实现两个代谢物分离,所以运行时间较长。在这种情况下,采用 KromasilC4 色谱柱(3.5μm,50mm×4.6mm),流速为 1.0ml/min。梯度洗脱开始为 20%SMB,在 2.5 分钟时为 90%,保持 0.5 分钟后线性降至 20%SMB 平衡。总运行时间为 3.5 分钟。

"3 选 1"通量测定法为 8 个 96 孔板,使用 15 个 NCE、4 个 96 孔板(2 个用于预孵育,2 个用于共孵育),因此 8 个板将产生 180 个 IC$_{50}$ 值。与最初的 HPLC-UV 检测相比,该方法的生产量增加约 100 倍。

在引入表征阶段,重复上述选择药物进行 CYP 抑制评价,以及筛选主要活性代谢物。个别使用 CYP 检测拓宽了浓度范围,使评估更稳定。几乎在所有情况下,该筛选数据与后来的个体测定相似。

人们普遍认为,与体内药物动力学研究的血浆或血清相比基质相对"干净",体外实验的基质效应低。因此,为了提高通量,一种常见的做法是体外测定中使用单离子监测(SIM),用光谱仪消除最优化步骤,或者使用较短的 LC 运行时间。在许多情况下,适当的 LC-MS/MS 分离仍需要精确的测量。如以下 3 个例子:

(1)强调需要使用选择反应监测模式(SRM)以上的单离子监测模式(SIM)。如图 18-4(Caco-2 实验)所示,在 LC-MS 模式下检测到具有相同 *m/z* 的两个峰;而在 LC-MS/MS 模式下它们产生不同的离子产物,允许识别目标分析物。

(2)图 18-5 给出基质效应的例子。在这种情况下,缓冲液侧的样品内标面积下降(蛋白结合研究),用 HPLC 梯度快速分析,表明可能信号抑制。改进 HPLC 梯度,延迟内标的保留时间从 1.5~3 分钟可消除信号抑制。在这种情况下,只有内标的信号受到影响,并且没有观察到 NCE 测试样品的抑制现象。

(3)强调分析 Caco-2 色谱的分离度良好,如图 18-6 所示。在这种情况下,选择反应监测模式(SRM)的 2 小时转运实验后产生一个额外的色谱峰,推测为重排产物或与代谢物有同样的 *m/z*。如果两种组分的色谱峰没有足够的分离度,将导致估计的渗透性不准确。

这 3 个例子表明,在生物分析测定实验中,不仅要进行体内研究,还要进行体外筛选实验。高通量对 LC-MS/MS 测定法特别重要,短时间内不能损失数据。

在最近几年,鉴定候选药物更具挑战性,NCE 大幅增加,需要更高通量的筛选实验。新药研发中为降低成本 - 效益和劳动成本,体外筛选模型中表现为较差的 ADME 和 PK 属性的化合物已纳入淘汰行列。利用跨行业加速样品分析、快速梯度的 LC-MS/MS 测定方法,这些独特的功能为快速检测铺平了道路。几种体外利用 LC-MS/MS 的测定法包括筛选系统

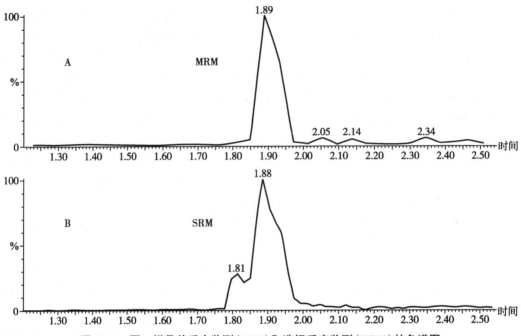

图 18-4　同一样品单反应监测（SRM）和选择反应监测（MRM）的色谱图

注：在模拟模式下，SRM 色谱图中分析物的干扰峰明显

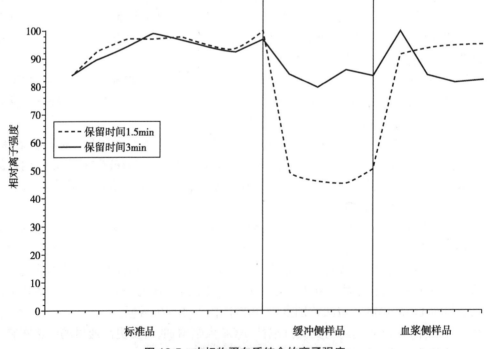

图 18-5　内标物蛋白质结合的离子强度

注：当使用较短的时间时，缓冲液侧样品中的离子强度下降

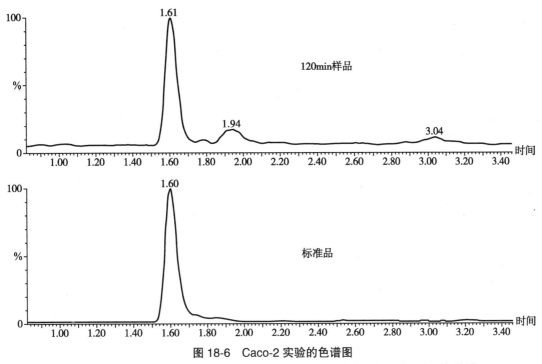

图 18-6 Caco-2 实验的色谱图
注:标准品和 0 小时的样品(未示出)是单峰,但在 120 分钟的样品中观察到额外峰

CYP 抑制作用、Caco-2 渗透性、外排转运评价、肝细胞清除率、蛋白结合率、同工酶分析和模拟 hERG 的运行。

第三节 质谱技术在药物代谢物鉴别中的临床应用

体内代谢法是指在动物或人服药之后,经过一段时间后收集血液、尿液和胆汁、粪便等生物样品(动物还可以获得组织器官等实验样本),然后分离、分析样品中的药物及药物代谢产物。这种方法可以综合地考虑各种体内因素对药物的影响,能够真实全面地反映药物代谢的体内整体特征。

体内药物分析的样品成分复杂,内源性物质多,对药物及其代谢物的测定干扰严重。LC/MS 在药物代谢研究中除了可确定代谢物的分子量外,还可以根据代谢物碎片离子的特异性断裂规律推导出重要的结构片段,甚至是完整的结构。由于大多数代谢物保留了原形药物分子的骨架结构,因此,代谢物可能与母体药物具有相似的裂解规律,即失去一些相同的中性碎片或形成一些相同的特征离子,利用 LC/MS 可以迅速找到可能的代谢物,并鉴定出结构。如车庆明等从口服黄芩苷的人尿液中发现并鉴定了 3 个主要代谢产物的化学结构,并确定了黄芩苷苷元是主要药物代谢产物的中间体,它们在体内共存,构成黄芩苷的药效物质基础。但是对体内代谢物的分析难度比较大,许多药物在生物体内的分布都比较广,加上代谢转化的器官和酶系的多样性,使药物及其代谢产物在体内的浓度都比较低,代谢产物的检测具有一定的难度,分析方法需要很高的灵敏度。本节对在维生素 D、精神药物、镇静催眠药、兴奋剂、青霉素、乙醇生物标志物及麻醉剂中质谱的应用进行了具体的举例分析。

一、质谱技术在维生素 D 代谢物检测中的应用

维生素 D 是一种脂溶性维生素,也被看作是一种作用于钙、磷代谢的激素前体,它与阳光有密切关系,所以又叫"阳光维生素"。维生素 D 家族成员中最重要的成员是维生素 D_2 和维生素 D_3。维生素 D 均为不同的维生素 D 原经紫外线照射后的衍生物,它们有以下特性:存在于部分天然食物中;受紫外线照射后,人体内的胆固醇能转化为维生素 D。

大多数的维生素 D 由维生素 D 结合蛋白质(vitamin D binding protein,DBP)或脂蛋白携带到肝脏,广泛采用的方法是测定 25- 羟基维生素 D_3［$25(OH)D_3$］,它是维生素 D_3 的主要循环代谢物。维生素 D25 羟化酶包括两种形式的细胞色素 P450 混合功能氧化酶,一种为在内质网上的低亲和力高容量酶,另一种则是在线粒体上的高亲和力低容量酶。25 羟化酶主要受维生素 D 在肝脏中的浓度的调节,几乎不被 $25(OH)D_3$ 抑制。$25(OH)D_3$ 不储存在细胞内,它被释放到血浆中与 DBP 结合,在正常的 $25(OH)D_3$ 血浆浓度时,仅有少量的 $25(OH)D_3$ 从血浆释放入组织中。因此,监测 $25(OH)D_3$ 的浓度是维生素 D 营养状况良好的测试指标。

随着技术的发展,同位素衍生化与质谱相结合分析体内代谢物的方法已逐渐应用到临床,基本过程如图 18-7 所示(以维生素 D_3 为例)。由于 25- 羟基维生素 D_3［$25(OH)D_3$］是维生素 D_3 在血浆 / 血清中分布的主要代谢物,可以通过测量 $25(OH)D_3$ 来评估维生素 D 状态,诊断骨代谢性疾病,如佝偻病和骨质疏松症。$25(OH)D_3$ 代谢为激素的活性形式,1α,25-二羟基维生素 D_3［$1,25(OH)_2D_3$］是 $25(OH)D_3$ 在肾脏代谢的活化形式,过量的 $25(OH)D_3$ 分解代谢产物排泄到尿中。

在 LC-MS/MS 分析之前,维生素 D_3 代谢物的尿液样本与 H- 编码试剂(DAPTAD)衍生化,而维生素 D_3 代谢物标准品分别与同位素(2H)编码试剂(d-DAPTAD)和掺入该样品溶液(图 18-7)衍生化。

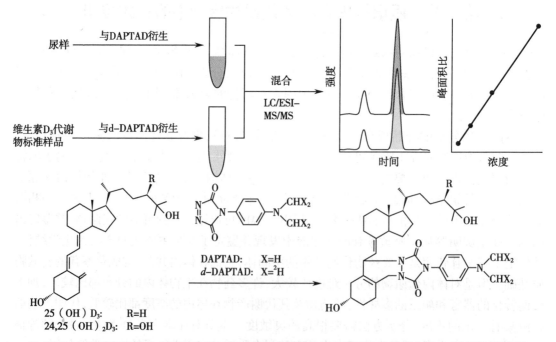

图 18-7　同位素标记衍生化液相色谱 - 电喷雾串联质谱定量分析尿液中的维生素 D_3 代谢物的过程

实例:同位素标记衍生化液相色谱-电喷雾串联质谱分析尿液中的维生素 D_3 代谢物

样品来源:采集健康男性受试者在上午 9:00~11:00 期间的尿液标本,4℃储存。

样品处理:尿液样品(1.0ml)用 β-葡萄糖醛酸酶(1000 菲什曼单位)在 0.1mol/L 醋酸钠-醋酸缓冲液(pH5.0,1ml)中 37℃下孵育 2 小时。向反应混合物中加入乙腈溶液(1ml),离心(1500g,10 分钟)分离,上清液通过 Oasis®HLB 小柱富集净化。加入水(2ml)、甲醇-水(7:3,V/V,2ml)和己烷(1ml)液液萃取,溶剂用 N_2 吹干,代谢物在乙酸乙酯(1ml)中溶解。将残余的溶液与 DAPTAD 衍生,25(OH)D_3(200pg)和 24,25(OH)$_2D_3$(1.0ng)标样与 d-DAPTAD 衍生,将衍生物的 1/10 加入所述的 DAPTAD 衍生尿样。挥干溶剂,残余物用流动相(60μl)复溶,进样量为 15μl[在样品中 d-DAPTAD 衍生物 25(OH)D_3 和 24,25(OH)$_2D_3$ 的浓度分别为 0.83 和 4.0pmol/ml]。

色谱条件:LC-2795 色谱仪,YMC-Pack Pro C18 RS 色谱柱(150mm×2.0mm,5μm),柱温 40℃,流速 0.2ml/min。梯度洗脱:流动相 A[甲醇-10mmol/L 甲酸铵(8:3,V/V)],流动相 B[甲醇-10mmol/L 甲酸铵(9:1,V/V)];0B 保持 5 分钟,5 分钟内线性增加至 40%B 保持 3 分钟,2 分钟内线性增加至 100%B 保持 4 分钟,0 保持 5 分钟。

质谱条件:Waters Quattro Premier XE 三重四级杆质谱仪;正离子分析模式;毛细管电压:3.3kV;锥孔电压:25(OH)D_3-DAPTAD 和 25(OH)D_3-d-DAPTAD 样品的锥孔电压为 35V,24,25(OH)$_2D_3$-DAPTAD 和 24,25(OH)$_2D_3$-d-DAPTAD 样品的锥孔电压为 40V;碰撞能:25eV;离子源温度:120℃;脱溶剂温度:350℃;去溶剂气体(N_2)流速:600L/h;柱内气体(N_2)流速:50L/h;碰撞气体(Ar)流速:0.19ml/min。

各化合物的选择反应监测:25(OH)D_3-DAPTAD m/z619.6→341.1,25(OH)D_3-d-DAPTAD m/z623.6→345.1,24,25(OH)$_2D_3$-DAPTAD m/z635.1→341.0 和 24,25(OH)$_2D_3$-d-DAPTAD m/z639.1→345.0。系统控制和数据处理用 MassLynx 软件(4.1 版,Waters)。将维生素 D_3 代谢物标准品和尿液预处理样品干燥,然后溶解在含有 DAPTAD 或 d-DAPTAD(10μg)的乙酸乙酯(50μl)中。该混合物在室温下保持 1 小时,然后将乙醇(20μl)加入该混合物中终止反应。

结果分析:24,25(OH)$_2D_3$-DAPTAD 的行为与 25(OH)D_3-DAPTAD 非常相似;24,25(OH)$_2D_3$-DAPTAD 在正离子模式 ESI-MS 提供质子化分子([M+H]$^+$)的 m/z635.1 为基准峰,衍生维生素 D 骨架具有足够强度使 C-6-7 键裂解,[M+H]$^+$ 碰撞诱导解离提供特性的环碎片离子 m/z341.0(图 18-8a)。图 18-8b 为 24,25(OH)$_2D_3$-d-DAPTAD 产物的离子光谱,碎片模式和相对离子强度几乎与 DAPTAD 衍生物相同。SRM 转变用于检测和定量 25(OH)D_3 和 24,25(OH)$_2D_3$ 在尿液中的 DAPTAD 衍生物。DAPTAD 衍生物的检测响应与完整的 25(OH)D_3 和 24,25(OH)$_2D_3$ 相比分别高出 30 和 50 倍,两个衍生物的最低检测限(LODs)都为 0.25fmol[信噪比(S/N)=5]。

观察尿样中衍生的 25(OH)D_3 和 24,25(OH)$_2D_3$ 峰(图 18-9),在尿液样品中衍生的 25(OH)D_3 和 24,25(OH)$_2D_3$6R- 和 6S- 异构体的峰面积比与真实样品几乎相同。无酶解的衍生代谢物没有峰,表明大量的 25(OH)D_3 和 24,25(OH)$_2D_3$ 在尿中排泄,未结合形式只有少量。在 LC 条件下,25(OH)D_3 和 24,25(OH)$_2D_3$-DAPTAD 衍生物分别为差向异构体 3-25(OH)D_3 和 24,25(OH)$_2D_3$,原形与衍生物之间均实现很好的分离(图 18-9);3-epi-25(OH)D_3-DAPTAD 在 15.7 分钟洗脱(单峰)和 3-epi-24,25(OH)$_2D_3$-DAPTAD 在 7.7 和 8.4 分钟(双

峰)洗脱。在β-葡萄糖醛酸酶处理的尿液中仅能检测到3-*epi*-25(OH)D₃。

在m/z为635.1→341.0的通道中,除了具有24,25(OH)₂D₃衍生双峰(t_R6.7和9.8分钟)(图18-9中间)外,还可见保留时间为6.6和9.1分钟的双峰。在6.6和9.1分钟的峰与m/z635.1的SRM转变检测([M+H]⁺)→561.0([M+H-74]⁺);[M+H-74]⁺是对于C-23羟基化维生素D₃代谢物的典型产物离子。

这些结果表明,在β-葡萄糖醛酸酶处理的尿液中也可以检测到23,25-二羟维生素D₃[23,25(OH)D₃]。在这项研究中,因为不具备真实的对照品,不能对23,25(OH)₂D₃进行定量分析。在尿样中检测不到1,25(OH)₂D₃的DAPTAD衍生化产物。

衍生样品溶解在流动相(60μl)中,其中15μl进入液相色谱-串联质谱(LC/MS/MS),用LC/ESI-MS/MS方法对尿液中的维生素D₃代谢物进行定量分析。摄入维生素D₃后该尿液中的25(OH)D₃和24,25(OH)₂D₃含量升高。这种方法有助于评估和诊断在维生素D状态引起的维生素D缺乏症。

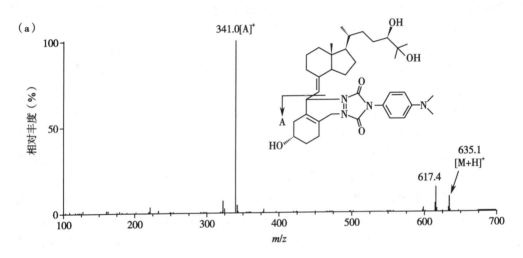

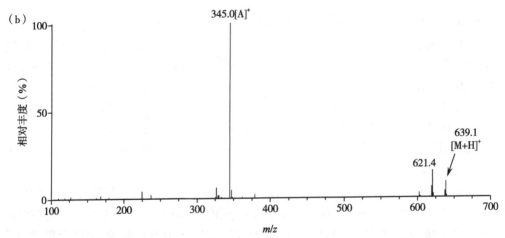

图18-8　24,25-二羟维生素D₃[24,25(OH)₂D₃]衍生产物的离子光谱
(a) 4-(4′-二甲基氨基苯基)-1,2,4-三唑啉-3,5-二酮(DAPTAD);(b) *d*-DAPTAD

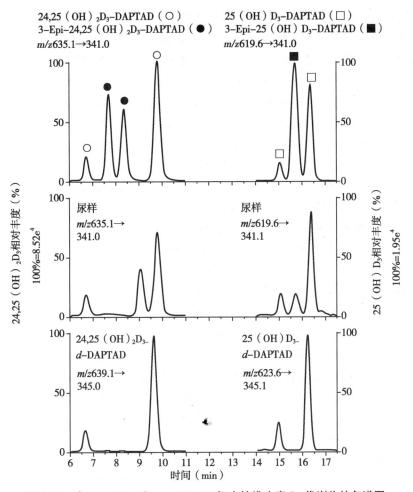

图 18-9　与 DAPTAD 和 d-DAPTAD 衍生的维生素 D₃ 代谢物的色谱图

注：上图为与 DAPTAD 衍生的标准品 [25- 羟基维生素 D₃ [25（OH）D₃]、3-epi-25- 羟基维生素 D₃（各 20pg）和 24,25（OH）₂D₃、3-epi-24,25- 二羟基 D₃（各 100pg）图谱]；中间为尿样与 DAPTAD 衍生的图谱；下图为与 d-DAPTAD 衍生的标准品 [25（OH）D₃（20pg）和 24,25（OH）₂D₃（100pg）]

二、质谱技术在 4- 溴 -2,5- 二甲氧基苯乙胺精神药物代谢物检测中的应用

精神药品（spirit drug）指直接作用于中枢神经系统使之兴奋或抑制，连续使用可以产生依赖性的药品，并依据对人体产生依赖性和危害人体健康的程度进行划分，一旦超范围使用即可成为毒品，因此它的贮藏、使用应认真管理，严禁滥用。世界上每年都发生大量的药物中毒事件，特别是精神药物中毒事件。在精神药物中毒事件中，有的是临床不合理用药、误服误用、自杀他杀，也有的是麻醉犯罪，从而引发公共卫生突发事件和刑事案件。快速筛查中毒药物对临床诊断和治疗至关重要。

在精神药物中常用的检测方法主要有酶联免疫分析法（ELISA）、高效液相色谱法（HPLC）、气相色谱法（GC）、液相色谱 - 串联质谱法（LC-MS）和气相色谱 - 质谱法（GC-MS）等。其中 HPLC 方法的灵敏度较低，已经不适用于目前很多精神药物残留分析的要求。目前，质谱通过对离子源和质量分离器进行不断改进，进而发展出了各类型的质谱仪，比如电喷雾离子源质谱、四级杆质谱仪等诸多类型,在很大程度上使检测分辨率及其检测范围都得到了提升。质谱技术最先是在化学领域计量和分析中应用的,在医学临床检验中,质谱技术还是一种初步的检测方法。但是因为其高灵敏度、高通量以及样本前处理简单等多个方面的优势,再加上与气相和高效液相色谱仪的有机结合联用,极大地扩展了临床检验中质谱技术的分析范围。

神经药物 2C-B 的化学名为 4- 溴 -2,5- 二甲氧基苯乙胺,是苯乙胺类物质的化学合成品。根据用量不同,兼有安非他明兴奋作用和麦斯卡林(mescaline)致幻作用。药丸的外观类似于"摇头丸",表面常印有笑脸、牛头等图案。2C-B 于 20 世纪 80~90 年代在美国和欧洲开始滥用,近年来在国内的滥用也已呈现增多的趋势,该药在 2001 年被列为国际精神药品管理类药物。国外已有关于人、动物尿液和其他组织中 2C-B 代谢物的研究报道,而国内的研究主要停留在对缴获药丸中 2C-B 的检测。Tatsuyuki 等人通过气相色谱 - 质谱法对 2C-B 滥用者的尿样进行了定性和定量分析,并且确定了体内 2C-B 的代谢物。

实例:气相色谱 - 质谱法对 4- 溴 -2,5- 二甲氧基苯乙胺(2C-B)滥用者尿样中代谢物的定性和定量分析

实验材料:6 种代谢物包括合成的 4- 溴 -2- 羟基 -5- 甲氧基苯乙酸(2-OH-2C-B)、4- 溴 -2- 甲基 -5- 羟乙基(5-OH-2C-B)、N-(4- 溴 -2- 甲基 -5- 羟乙基)乙酰胺(2-OH-NAc-2C-B)与 N-(4- 溴 -2- 羟基 -5- 甲氧苯乙基)乙酰胺(5-OH-NAc-2C-B)、4- 溴 -2,5- 二甲氧基苯乙酸(2C-B-CBA)和 4- 溴 -2,5- 二甲氧基苯乙基乙醇(2C-B-ALC);合成的 2C-B 的 4 种代谢物包括 4- 溴 -2- 羟基 -5- 甲氧基苯基乙酸(2-OH-2C-BCBA)、4- 溴 -2- 甲氧基 -5- 羟基苯基乙酸(5-OH-2C-B-CBA)、4- 溴 -2- 羟基 -5- 甲基苯基乙醇(2-OH-2C-B-ALC)和 4- 溴 -2- 甲氧基 -5- 羟基苯基乙醇(5-OH-2C-B-ALC);制备的 4- 碘 -2,5- 二甲氧基苯乙胺和 4- 碘 -2,5- 二甲氧基苯基乙酸、β- 葡萄糖醛酸酶 / 芳基硫酸酯酶。

样品来源:从 2C-B 滥用者体内获得尿样并进行检测。使用者一次性服用了 40 片药物企图自杀,这些药物中含有 2C-B 和 3,4- 亚甲基双氧(MDMA),在其获救的 24 小时后收集尿样。

代谢物的合成:所有合成的标准物通过氢谱进行确认,使用四甲基硅烷作内参。

代谢物的萃取:将含有 5μl β- 葡萄糖醛酸酶 / 芳基硫酸酯酶的醋酸盐缓冲液添加到 0.5ml 尿样中,在 60℃条件下孵育 30 分钟。在 2% 碳酸钠溶液中尿样被水解,然后用 1ml 体积比为 4∶1 的三氯甲烷和异丙醇萃取 3 次,将萃取液合并作碱液。剩余的水层用 3mol/L 盐酸酸化并且用 1ml 乙醚萃取 3 次,合并萃取液作酸液。

GC/MS 分析:取等量的酸液和碱液置于 100μl 甲醇中,并且通过 GC/MS 进行分析。每一部分进一步等分后按下面所述的过程进行衍生化,并用 GC/MS 进行分析。对于酸液部分的丁酰衍生化,要在氮气流下对等分后的部分蒸发至干燥。残渣溶解在 100μl 含有 5% 正丁酸酐和 5% 吡啶的乙腈中,在 80℃加热 150 分钟。混合物冷却后,通过 GC/MS 进行分析。将酸性部分干燥后溶解在 100μl N,N- 二甲基甲酰胺中,加约 5mg 微粉化的碳酸钾和 10μl1- 溴代戊烷,在 80℃下加热 40 分钟得戊烷基衍生物。加热后,加 0.4ml 水和 0.1ml 正己烷至混合物中,涡旋 10 秒,离心,对正己烷层进行 GC/MS 分析。

使用 CP-3800 气相色谱与 DB-5ms 柱的 1200L 质谱(30m×0.25mm i.d.,0.25μm)进行分析。在 120℃烘箱中保持 1 分钟后进样,然后以 15℃ /min 的速度将温度增加到 300℃。进样口和界面温度都控制在 280℃。用氦气作为载气,速度为 1ml/min。在无分流模式下注入样品。在离子能为 70eV 的电子电离模式下进行质谱操作。将数据在质荷比 50~500 范围内

进行扫描,在 SIM 模式下分别进行定性和定量分析。

代谢物的定量:将上述分离的尿样进行稀释,分别稀释 5、50 和 500 倍。内参(4- 碘 -2,5-二甲氧基苯乙胺和 4- 碘 -2,5- 二甲氧基苯基乙酸,分别为 500ng)加入 0.5ml 稀释的尿样样品中,进行液液萃取。将得到的酸液部分与碱液部分别用丁酯与戊酯进行衍生化,通过 GS/MS 在 SIM 模式下进行分析。绘制尿液样品的五点标准曲线(0.05~21g/ml),在 0.05~21g/ml 范围内线性关系良好(r^2>0.99)。根据标准曲线进一步计算尿样中代谢物的浓度。

结果分析:

(1) 2C-B 的尿样代谢物的鉴定:图 18-10 为从尿样的碱性部分获得的总离子流色谱和质谱图,分别在 m/z260、246 和 228 时检测到 2C-B-ALC、2-OH-2C-B-ALC、5-OH-2C-B-ALC、2-OH-NAc-2C-B 和 5-OH-NAc-2C-B 的质谱峰,并且这些代谢物的质谱与合成的标准物的质谱相一致(图 18-11)。图 18-10 显示未检测出 m/z259 的 2C-B 质谱峰。通过丁酰基对酸液部分进行衍生化后在峰形和检测灵敏度方面有了改善。图 18-12 是被丁酰基衍生化了的酸液部分的 TIC 色谱和质谱图,在 m/z242 和 228 处分别能够检测出 2C-B 和 2-OH-2C-B 的丁酰基衍生物,通过质谱确认检测出的代谢物(图 18-13),然而没有检测到 5-OH-2C-B。在 TIC 色谱中检测出 MDMA 丁酰基衍生物的色谱峰(图 18-12)。对尿样中 MDMA 的浓度进行定量分析,计算其浓度为 380μg/ml。

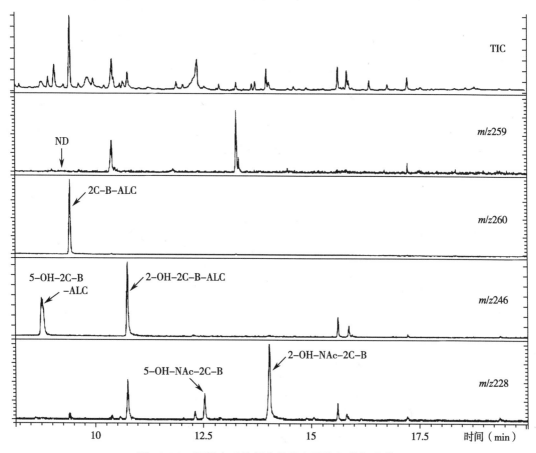

图 18-10 尿样中碱性部分的总离子流色谱和质谱图

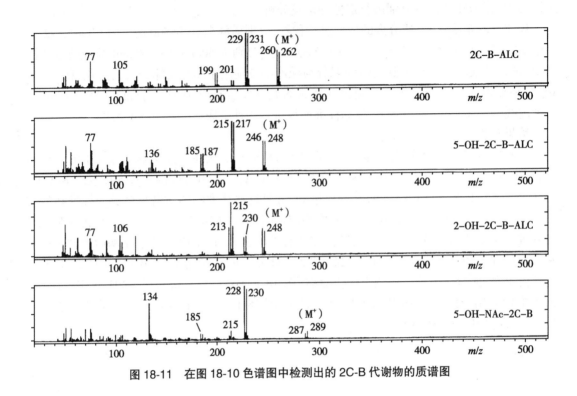

图 18-11　在图 18-10 色谱图中检测出的 2C-B 代谢物的质谱图

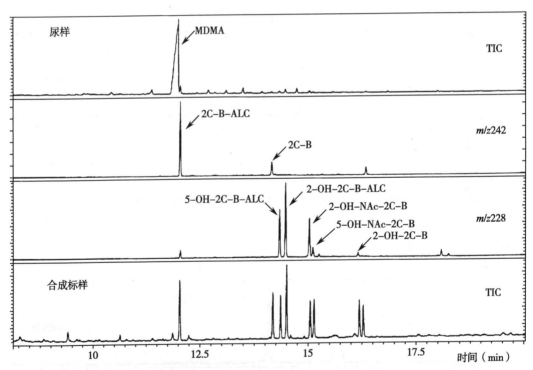

图 18-12　尿样中丁酰基衍生的碱性部分与合成的标准物的总离子流色谱和质谱图

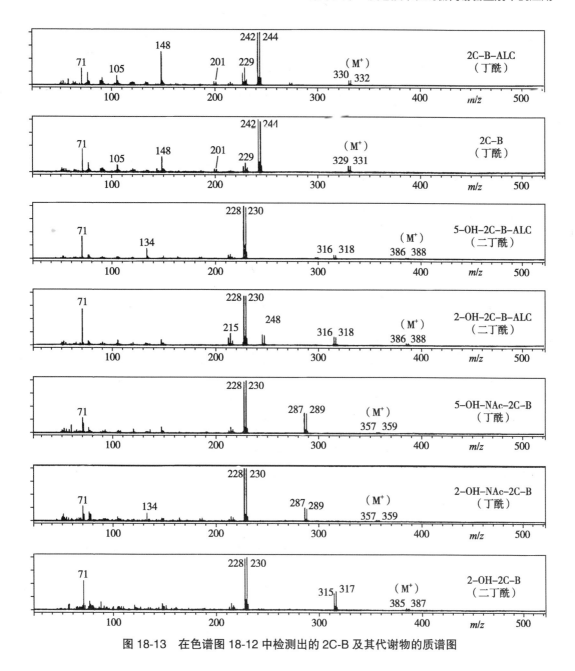

图 18-13　在色谱图 18-12 中检测出的 2C-B 及其代谢物的质谱图

图 18-14 显示为酸液部分获得样品的 TIC 色谱和质谱图。在 m/z274 时检测出 2C-B-CBA 的大峰,在 m/z272 时检测出的峰被认为是源于 2-OH-2C-B-CBA 的内酯(图 18-15)。图 18-16 是酸性部分的戊烷基衍生物的 TIC 色谱和质谱图。在色谱图中检测出 2C-B-CBA 的戊烷基衍生物的尖峰和对称峰,检测出 2-OH-2C-B-CBA 和 5-OH-2C-B-CBA 的戊烷基衍生物的峰,并且只有在被衍生化后才能检测到。通过质谱对这些代谢物进行了结构确证(图 18-17)。

（2）2C-B 的尿样代谢物的定量:对 2C-B 的每一种代谢物进行定量,从人尿样中获得的碱液部分和酸液部分衍生后通过 GC/MS 在 SIM 模式下进行分析,根据标准曲线来测定每一

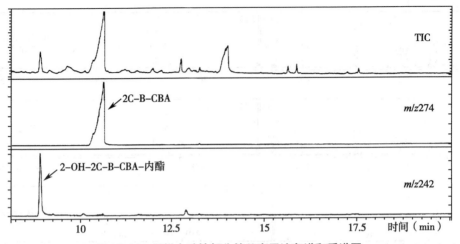

图 18-14　尿样中酸性部分的总离子流色谱和质谱图

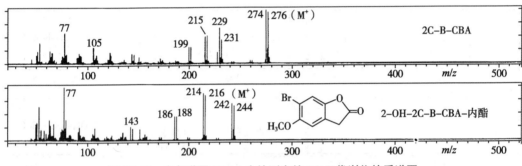

图 18-15　在色谱图 18-14 中检测出的 2C-B 代谢物的质谱图

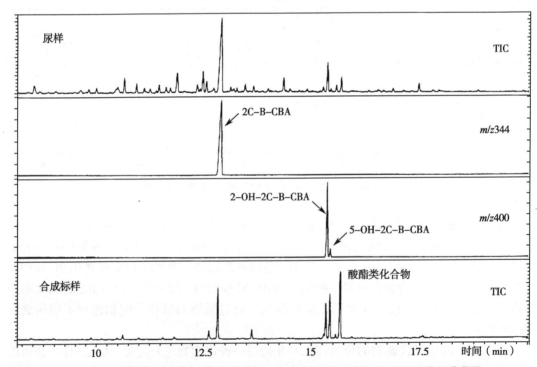

图 18-16　尿样中丁酰基衍生的酸性部分与合成的标准物的总离子流色谱和质谱图

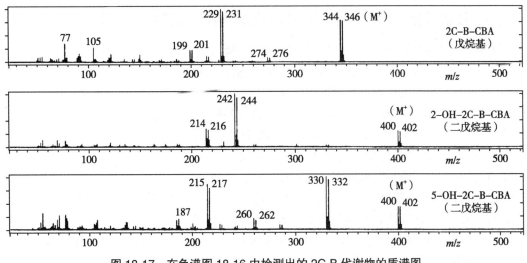

图 18-17　在色谱图 18-16 中检测出的 2C-B 代谢物的质谱图

种代谢物的含量。尿样中 2C-B 的代谢物在表 18-1 中详细描述。在人尿样中含量最丰富的是 2C-B,代谢物是 2C-B-CBA,浓度已经达到了 370μg/ml;其次为 2-OH-2C-B-CBA 和 2C-B-ALC,分别为 64 和 22μg/ml。另外,检测出浓度较小的代谢物为 2-OH-2C-B-ALC、5-OH-2C-B-ALC 和 5-OH-2C-B-CBA。对于 2C-B-ALC,尿样浓度在没有水解的情况下仅为 1.3μg/ml,水解的情况下为 22μg/ml。这些数据表明,在尿液中这些代谢物的大部分是以结合形式存在的,诸如葡萄糖酸苷或者与硫代物结合。另外,有羟基的 2C-B-CBA 的尿样浓度在水解作用下也有所增加。这表明大部分代谢物以葡萄糖酸苷的形式存在。

表 18-1　尿样中 2C-B 的代谢物

化合物	人尿中的排泄物（μg/ml）	
	全部	游离
2C-B	5.6	4.8
2C-B-ALC	22	1.3
2-OH-2C-B-ALC	8.8	2.6
5-OH-2C-B-ALC	7.9	0.76
2C-B-CBA	370	310
2-OH-2C-B-CBA	64	29
5-OH-2C-B-CBA	7.0	5.3
2-OH-2C-B	1.5	0.44
5-OH-2C-B	追踪	追踪
2-OH-NAc-2C-B	10	5.2
5-OH-NAc-2C-B	1.8	追踪

三、质谱技术在唑吡坦和佐匹克隆代谢物临床检测中的应用

失眠症是睡眠障碍性疾病中患病率最高的一种，并有逐年上升的趋势。失眠会引起人的疲劳感、不安、全身不适、无精打采、反应迟缓、头痛、注意力不能集中，其最大影响是精神方面，严重一点会导致精神分裂、抑郁症、焦虑症、自主神经功能紊乱等功能性疾病。苯二氮草类（BZD）是目前临床上治疗失眠应用最多的镇静催眠药，但是由于苯二氮草类药物的耐药性、依赖性和成瘾性等不良反应，使人们着眼于对新的非苯二氮草药物进行研究。佐匹克隆是一种新型的非苯二氮草类抗失眠症药物，临床研究显示佐匹克隆对失眠症有较好的疗效，但服用量不当或长期服用在一定程度上还会改变人的反应能力，所以驾驶员及其他从事危险作业的患者服药后宜谨慎作业或停止工作。佐匹克隆对人体的生殖和性功能也有不良影响。因此，佐匹克隆是短期治疗失眠症安全有效的药物。唑吡坦是一种与苯二氮草类有关的咪唑吡啶类催眠药物，其药效学活性本质上类似于其他同类化合物的作用，如肌肉松弛、抗焦虑、镇静、催眠、抗惊厥、引起遗忘。

Sabina Strano Rossi 等人就通过超高效液相色谱-串联质谱研究了唑吡坦和佐匹克隆的主要尿样代谢物并通过超高效液相色谱-高分辨质谱进行了确认。

实例: 超高效液相色谱-串联质谱对唑吡坦和佐匹克隆的主要尿样代谢物的测定

实验材料: 吡唑坦、佐匹克隆、唑吡坦-d_6和佐匹克隆-d_4的甲醇溶液（1mg/ml）；水、甲醇、2-丙醇、乙腈、甲酸、醋酸乙酯、碳酸氢钠、碳酸钠和 BSTFA 钠；β-葡萄糖醛酸酶/芳基硫酸酯酶。

离子扫描模式下，在设置每种代谢物的最佳碰撞电压后将不同的代谢物预处理:收集有睡眠障碍并且偶尔服用唑吡坦和佐匹克隆的两位受试者的尿样，即在给予受试者药物（单剂量给予受试者唑吡坦 10mg 或者佐匹克隆 7.5mg）前收集 1 次尿样、给药后每 8 小时收集 1 次、收集 72 小时内的尿样。

在预实验中，尿液样本用去离子水以 1:1 的比例进行稀释并且直接注入超高效液相色谱-串联质谱中。葡萄糖醛酸的比例研究中，在加入 5μl 唑吡坦-d_6和佐匹克隆-d_4（1mg/ml）并用 100μl0.1% 甲酸酸化后，样本用 10μl β-葡萄糖苷酸酶在 40℃下水解 8 小时。加入 300μl 去离子水，3000r/min 离心后，直接注入超高效液相色谱-串联质谱仪。

超高效液相色谱-串联质谱仪器分析: 安捷伦高效液相色谱系统 1290，配有二元泵、多孔板自动进样器和柱温箱系统；安捷伦 G6460 三重四极杆质谱仪，配备 Jet-Stream 技术的电喷雾离子源（ESI）。

色谱条件: 色谱柱为 Kinetex C18 柱（2.6μm，100mm × 2mm），柱温为 40℃，进样量为 10μl，流动相为含有 0.1% 甲酸的水（A）和甲醇（B），梯度洗脱顺序为 10.5 分钟内 0B 线性升至 100%B，流速为 300μl/min，并且将洗脱液导入 ESI 喷气流的质谱仪。质谱参数:毛细管电压 4kV，离子源加热到 350℃，氮气作雾化气和碰撞气，条件为 45psi 和 11L/min，EM 电压 500V，喷嘴电压 0V。在扫描模式中进行代谢物的研究，随后在产物离子（PI）扫描模式下，在设置每种代谢物的最佳碰撞电压后通过分离不同代谢物的前体离子来进行。

超高效液相色谱-高分辨质谱仪（HPLC-HRMS）分析: UHPLC-HRMS 系统由配有 Hypersil GOLD PFP 色谱柱（2.1mm × 100mm，1.9μm）的 Thermo Scientific 的 Accela1250 HPLC 系统组

成,并且与 Thermo Scientific 的单级萃取 HCD 质谱系统、HESI- Ⅱ 离子源相联合。样品通过 CTC 的分析 PAL 自动进样器注入。

色谱条件:流动相为含有 0.05% 甲酸与 10mmol/L 甲酸铵的水(A)和含有 0.05% 甲酸的甲醇(B),梯度洗脱。流动相洗脱程序:6.5 分钟内 0B 线性升至 70%B,0.5 分钟 70%B 升至达到 100%B,维持 2 分钟,3 分钟内 0A 线性升至 99%A,重新平衡色谱柱,维持 3 分钟。分析柱的温度为柱温 15℃,进样体积为 5μl,样品温度为 4℃,流速为 400μl/min。电喷雾离子源温度为 260℃,电压为 2500V,鞘气和辅助气体的流速分别为 40 和 50L/h,毛细管温度为 290℃,毛细管电压为 30V。

结果分析:图 18-18 为服用吡唑坦 10 小时后第一次收集的尿样萃取后的总离子色谱图 (EIC)。通过前体来进行产物离子的研究,母体离子 MH^+ 的质荷比为 338,相应的质子化了的羧酸盐代谢产物的分子母体 MH^+ 为 324(羟基化代谢物),二羟基化代谢物 MH^+ 为 342,吡唑坦 MH^+ 为 308,显示了两种羧基化代谢物、至少三种羟基化代谢产物和一种二羟基化代谢物。

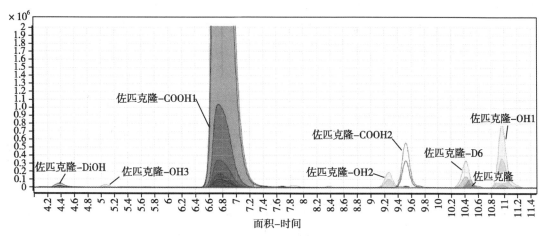

图 18-18　佐匹克隆使用者的尿样萃取后的总离子色谱图

在高分辨质谱(HRMS)条件下测定存着两个代谢物的 m/z338.1493($C_{19}H_{20}N_3O_3$)时,证实了两种代谢物的存在,与单羧酸质子化物一致。三种代谢物的质荷比为 324.1703 ($C_{19}H_{20}N_3O_2$),测定结果与单羟基质子化物相一致。在产物离子和高分辨质谱中虽然没有检测到二羧基化、羧基 - 羟基化代谢物,但是在产物离子和高分辨率质谱中都检测到了二羟基化代谢产物的痕迹。

吡唑坦的主要代谢物和它们的碎片显示在图 18-18 中。图 18-19 显示了高分辨质谱的离子痕迹以及羧基化和羟基化吡唑坦代谢物的光谱。

研究表明通过超高效液相色谱 - 串联质谱检测的吡唑坦代谢产物中最丰富的是单羧基化代谢物,图 18-19(a)是可能被氧化的甲苯的甲基,图 18-19(c)显示的是单羟基化代谢物,这种单羟基化代谢物是同一甲基被羟基化形成的。在低浓度时,鉴定另一个羧基化和至少其他两个单羟基化代谢产物。痕量的吡唑坦原形药物也可以检测到。图 18-20 显示了高分辨质谱的离子痕迹以及羧基化和羟基化吡唑坦代谢物的光谱。

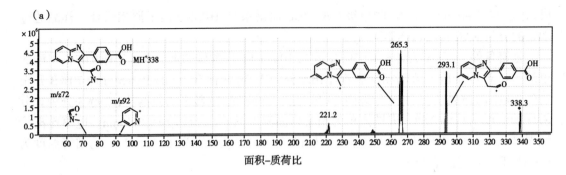

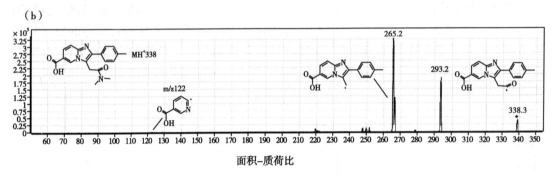

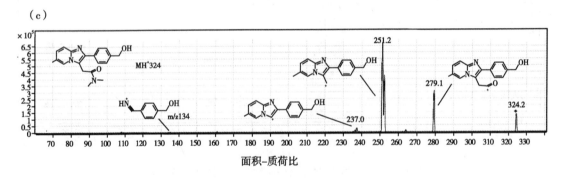

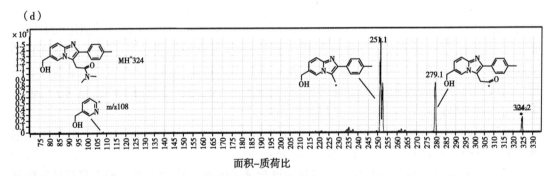

图 18-19 假设离子产物离子模式下的吡唑坦的主要代谢物的质谱谱图

（a）吡唑坦-羧基1（N,N-二甲基-2-[6-甲基-2-(4-羧基苯基)咪唑并[1,2-a]吡啶-3-基]乙酰胺）；（b）吡唑坦-羧基2（N,N-二甲基-2-[6-甲基-2-(4-羧基苯基)咪唑并[1,2-a]吡啶-3-基]乙酰胺）；（c）吡唑坦-羟基1（N,N-二甲基-2-[6-甲基-2-(4-羟甲基苯基)咪唑并[1,2-a]吡啶-3-基]乙酰胺）；（d）吡唑坦-羟基2（N,N-二甲基-2-[6-羟甲基-2-(4-甲基苯基)咪唑并[1,2-a]吡啶-3-基]乙酰胺）

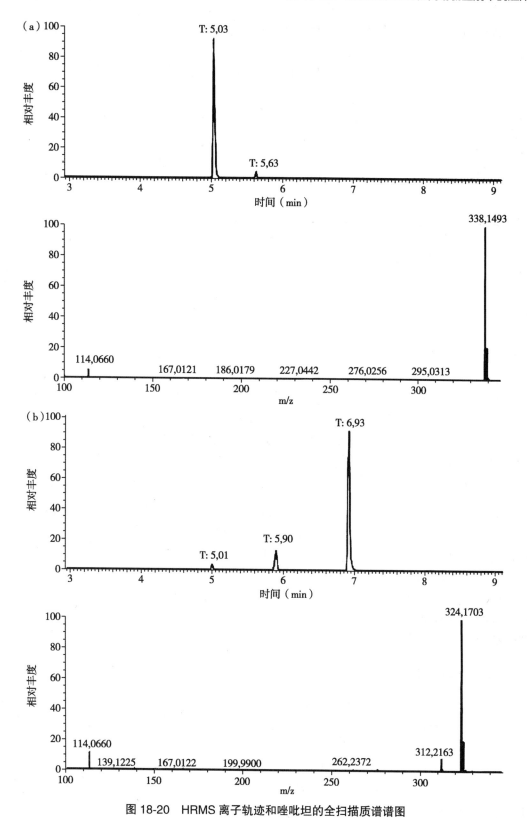

图 18-20　HRMS 离子轨迹和唑吡坦的全扫描质谱谱图

（a）吡唑坦主要的羧酸化的代谢物图;（b）唑吡坦主要的羟基化的代谢物图

佐匹克隆：在 Mistri 等人研究的血浆代谢物中，佐匹克隆的主要代谢物为氮氧化物佐匹克隆、氮去甲基佐匹克隆以及没有代谢的佐匹克隆。图 18-21 显示了萃取后的总离子色谱、质谱图和从佐匹克隆使用者体内采集的尿样中假设氮氧化物为佐匹克隆离子碎片。

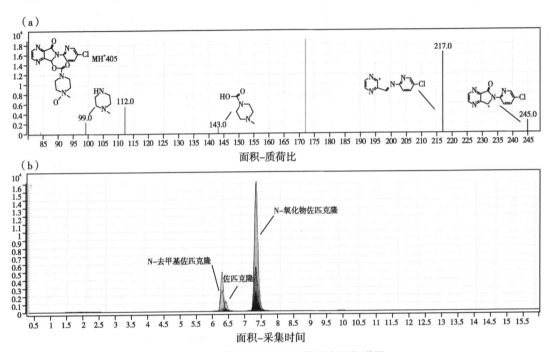

图 18-21　碎片质谱光谱和萃取离子色谱图
（a）佐匹克隆主要代谢物 N- 氧化物的假设碎片光谱；（b）佐匹克隆使用者的尿样萃取离子色谱

分别通过高分辨率质谱对氮氧化物佐匹克隆、氮去甲基佐匹克隆及佐匹克隆进行确认，3 种物质的精确测定的质荷比分别为 405.1069、375.0964 和 389.1120。对所有物质的质量精度要求 <2ppm。在超高效液相色谱 - 串联质谱和高分辨质谱中都没有鉴定出脱羧的代谢物。假定的代谢物和佐匹克隆质子化的母离子给出了相同的产物离子。

这些碎片通过高分辨质谱进行确定，获得了精确的质荷比，分别为 245.022 和 217.0273。质荷比分别为 143 和 99 的羧基 -4- 甲基 - 哌嗪和 4- 甲基 - 哌嗪没有出现在去甲基佐匹克隆中。佐匹克隆的代谢物作为游离的化合物被排泄出来，通过高分辨质谱没有检测出葡萄糖醛酸类物质。

四、质谱技术在去氢睾酮及其代谢物检测中的应用

去氢睾酮是一种合成的蛋白同化雄性类固醇，过去常常用于增加体重和增强运动员的表现力。绝大多数类固醇类物质均具有生理活性，尤以蛋白同化雄性类固醇的活性较为显著。其蛋白同化作用可以增加蛋白质合成，促进肌肉发达和红细胞生成，增强力量和耐力；而雄性激素作用可以使男性性特征更加明显。国际奥林匹克委员会（IOC）将这类物质判定为兴奋剂而明令禁止。而时至今日，在所有的禁用物质当中，蛋白同化雄性类固醇仍然是滥用最为普遍的物质。类固醇类兴奋剂的滥用严重影响体育比赛的公平、公正性，且长期使用这类兴奋剂会严重干扰人体的自然激素平衡，导致异性化现象，还可能引起严重的肝肾损

伤,并发肝癌、心脏病,并产生药物依赖,少数人还可能出现严重的情感及精神病症。因此,如何对类固醇激素进行有效的控制和分析检测是人们一直关注的热点问题。

目前检测蛋白同化雄性类固醇的方法有免疫法、电化学方法以及质谱法等,但从满足快速、高通量的实用性角度来看,GC/MS 和 LC/MS 仍然是最普遍和通用的方法。两种方法均能够得到较高的测量精度,易于实现标准化,但均需要复杂耗时的样品预处理过程,测定灵敏度也受限于配套的检测器,因此对仪器设备要求较高。两种方法互为补充,在兴奋剂检测领域均发挥着重要作用,也是目前人们研究的热点。C.Gómez 等人通过质谱技术对尿样中的去氢睾酮及其代谢物进行了检测及分析。

实例:气 / 液相色谱 - 串联质谱检测人尿样中的去氢睾酮及其代谢物

5′- 雄甾 -1- 烯 -17β- 醇 -3- 酮(BM1)是去氢睾酮的主要代谢物,去氢睾酮和 BM1 均属于内源性物质。在低浓度的尿样中对这些化合物进行检测时,需要用同位素比率质谱法证实它们的内源性来源。

实验材料:去氢睾酮硫酸盐与去氢睾酮、甲睾酮;叔丁基甲基醚(TBME,HPLC 级)、乙醇乙酯(HPLC 级)、乙腈和甲醇(LC 级)、甲酸(LC/MS 级)、硫酸钾、硫酸、氢氧化钠、对磷酸氢钠、磷酸氢钠、氯化钠、25% 氢氧化铵、氯化铵、碘化铵和 2- 巯基乙醇、甲酸铵、N- 甲基 -N- 三甲基甲硅烷三氟(MSTFA)、β- 葡萄糖醛酸酶;Detectabuse™ XAD-2 萃取柱。

(1)通过液相色谱 - 串联质谱法直接检测硫酸代谢物

样品制备:单剂量给予健康志愿者 20mg 去氢睾酮,给药后在 0、12、24、36、48 和 56 小时收集尿样。将 100ng/ml 甲睾酮加入 5ml 尿液样本中,添加 100μl 5.3mol/L 氯化铵溶液调整 pH 到 9.5。加 1g 氯化钠促进盐析效应,样品用 8ml 乙醇乙酯在 40r/min 条件下振摇 20 分钟进行萃取,离心,有机溶剂在氮气流下蒸发至干燥。干燥后用去离子水与乙腈(90∶10,V/V)组成的混合溶液 100μl 将其复溶,取 5μl 混合液用于液相色谱 - 串联质谱分析。

液相色谱 - 串联质谱(LC-MS/MS)分析:使用 ACQUITY BEH C$_{18}$ 柱(100mm×2.1mm i.d.,1.7μm)在 Waters ACQUITYUPLC™ 系统下进行色谱分离,柱温为 55℃,流动相为含有 1mmol/L 甲酸铵与 0.01% 甲酸的去离子水(A)和含有 1mmol/L 甲酸铵和 0.01% 甲酸的甲醇(B),流速为 0.3ml/min。洗脱条件:0.6 分钟为 45%B,0.6~4.9 分钟为 70%B,4.9~5 分钟为 90%B,5.2~5.3 分钟为 45%B,5.3~6.5 分钟为 45%B。

Quattro Premier XE 三重四极杆液质联用仪的条件:透镜电压 0.2V,电离源温度 120℃,脱溶剂气温度 450℃,锥孔气体流速 50L/h,脱溶剂气、反溶剂气体流速 1200L/h。在电喷雾离子源正离子模式下毛细管电压设置为 3kV,在负离子模式下毛细管电压为 2.5kV。高纯度氮气作为反溶剂气体,氩气作为碰撞气体。

(2)通过气相色谱 - 质谱检测去氢睾酮和 BM1

样品的制备:XAD-2 柱分别 2ml 甲醇和 2ml 水活化后,将尿样上柱。柱子用 2ml 水冲洗,被分析物用 2ml 甲醇进行洗脱。将甲醇萃取物在氮气流下蒸发至干,并用 1ml 钠磷酸盐缓冲液将其复溶。添加 30μl β- 葡萄糖醛酸酶进行酶解,在 55℃下孵育 1 小时。在达到环境温度下,添加 250μl 5% 碳酸钾溶液,并且混合物用 5ml TBME 在 40r/min 下振摇 20 分钟进行萃取,离心,在氮气流下将有机层进行蒸发至干燥。取 50μl MSTFA/NH$_4$I/2- 巯基乙醇混合液加入干燥的萃取物中进行衍生化,在 60℃孵育 20 分钟。在孵育后,衍生的萃取物转移到喷瓶中,取 2μl 进行气相色谱 - 质谱分析。

气相色谱 - 质谱分析：使用连有 5975MSD 的 7890N 气相色谱进行分析。HP-Ultra1 交联甲基硅胶柱，16.5m×0.2mm 内径，膜厚 0.11μm。在固定压力为 23psi 下氦气作为载气。将 2μl 最后衍生的萃取物在分裂模式下注入系统中。气相色谱的温度条件如下：初始温度 180℃，以 3℃ /min 的速度增加到 230℃，之后以 40℃ /min 的速度增加到 310℃。注射器和传输管路保持在 280℃。用选择离子检测器进行数据采集。

GC/C/IRMS 分析：单剂量给予健康者 20mg 去氢睾酮后收集尿样进行代谢物分析。给药之前收集尿样，给药后分别在 0、12、24、36、48 和 56 小时收集尿样。尿样于 -20℃储存备用。从健康志愿者体内收集空白尿样用于灵敏度的研究。另外，通过应用实验室中常见的筛选方法对呈阴性的 3184 个常规尿样进行分析。在常规的抗兴奋剂对照组收集尿样，去氢睾酮和 BM1 检测呈阳性，对于去氢睾酮是不利的分析结果。分析了没有任何证据能够表明是去氢睾酮和 BM1 外源性的 4 个尿样以及具有外源性 δ^{13}C 值的去氢睾酮和 BM1 低浓度的 4 个尿样。

作为外源性去氢睾酮给药标识物的去氢睾酮硫酸盐和外源性去氢表睾酮硫酸盐的分析：当去氢睾酮和 BM1 的浓度在内源性来源范围内时分析排泄物的样本，去氢表睾酮硫酸盐在尿样中仍能被检测到。去氢睾酮的硫酸盐代谢物可能用于区分去氢睾酮的外源性和内源性。为了证实这个假说，分析了没有证据表明去氢睾酮和 BM1 具有外源性的 4 个尿样。通过 GC/C/IRMS 分析确认这些代谢物的外源性，如表 18-2 所示。4 个样本中有 3 个既没有检测出去氢睾酮硫酸盐也没有检测出外延去氢睾酮硫酸盐。

表 18-2 无外源性的去氢睾酮和 BM1 的样本质谱分析

样品	去氢睾酮（ng/ml）	BM1（ng/ml）	去氢睾酮硫酸盐（ng/ml）	去氢表睾酮硫酸盐（ng/ml）	GC/C/IRM 分析				
					boldenone（‰）	BM1（‰）	PD（‰）	E（‰）	A（‰）
样品 1	4.5	1.5	n.d.	n.d.	−22.3	−23.2	−22.8	−24.1	−21.3
样品 2	7.5	3.8	n.d	n.d.	−22.5	−23.8	−21.6	−23.7	−22.0
样品 3	3.5	4.8	n.d.	0.15	−24.4	−24.4	−22.8	−24.1	−23.7
样品 4	7.0	3.0	n.d.	n.d.	−26.2	−23.0	−22.1	−23.8	−22.7

注：boldenone:去氢睾酮；BM1:5′- 雄甾 -1- 烯 -17β- 醇 -3- 酮；PD:孕二醇；E:去甲苯胆烷醇酮；A:雄甾酮

只有一个样本具有去外延去氢表睾酮硫酸盐的痕迹。另外，分析了具有低浓度外源性的去氢睾酮和 BM1 的 4 个样本（表 18-3）。在这些样本中检测出去氢睾酮硫酸盐并且在它们中的一个中检测出外延去氢睾酮硫酸盐。

表 18-2 和表 18-3 显示具有低浓度去氢睾酮和 BM1 的样本，硫酸盐代谢物的缺乏是内源性来源的一种表象。然而，硫酸盐代谢物的存在不代表物质就不具有内源性，需要进行进一步的 GC/C/IRMS 分析来区别内源性和外源性来源。因此，硫酸盐代谢物能够用作衡量减少 GS/C/IRMS 分析的样本数的一种指标。在分析的 4 个没有去氢睾酮和 BM1 的外源性来源的样本中，通过应用这个指标，GS/C/IRSM 分析仅仅需要 1 个样本。由于获得具有外源性去氢睾酮和 BM1 是较困难的，所以检测的样本数量是非常低的。因此，对抗兴奋剂来说意

识到这种可能性,并且对于新的代谢物来说检测具有内源性去氢睾酮和 BM1 也是重要的,在常规的抗兴奋剂对照组这些新代谢物有更多的数据可以评估明确的用途。

表 18-3　低浓度的外源性去氢睾酮和 BM1 样本的质谱分析

样品	去氢睾酮（ng/ml）	BM1（ng/ml）	去氢睾酮硫酸盐（ng/ml）	外延去氢睾酮硫酸盐（ng/ml）	GC/C/IRM 分析				
					boldenone（‰）	BM1（‰）	PD（‰）	E（‰）	A（‰）
样品 1	10	13	0.1	n.d.	−30.3	−29.9	−22.8	−21.1	−21.7
样品 2	–	4	0.2	0.6	−29.3	−29.4	−21.6	−17.2	−19.1
样品 3	10	6	0.4	n.d	−29.8	−29.9	−22.8	−21.7	−23.6
样品 4	50	46	3.9	n.d.	−29.0	−29.1	−22.1	−22.1	−24.0

注:boldenone:去氢睾酮;BM1:5′- 雄甾 -1- 烯 -17β- 醇 -3- 酮;PD:孕二醇;E:去甲苯胆烷醇酮;A:雄甾酮

结果分析:

(1)去氢睾酮硫酸盐的串联质谱碎片:在负离子电喷雾模式下,去氢睾酮硫酸盐具有硫酸化类固醇常见的行为,在部分硫酸去质子化后展现了去质子化分子离子。在去氢睾酮硫酸盐的 CID(多肽低能量)质谱研究中获得的产物离子光谱表明,质荷比为 97 的碎片粒子为最丰富的产物离子(图 18-22A)。m/z 97 的离子与硫酸氢根相对应,对于几种硫酸盐共轭物这是很常见的。同时也报道了质荷比为 96 和 80 的产物离子。另外,在质谱图中检测到两种典型的产物离子,质荷比分别为 350 和 177,质荷比为 350 的粒子与丢失的中性—CH_3 相对应。在原子分光光度法的碎片中甾族核心的奇电子离子的形成是不常见的,在激进的高共轭条件下产生这些离子是正常的。那是因为去氢睾酮硫酸盐的原因,它失去了与 A 环芳香性有关的—CH_3 基团(图 18-22A)。通过包含部分硫酸和 D 环的阴离子的信息可以解释质荷比为 177 的产物离子的存在。

在电喷雾正离子模式下,由于在 C3 中羟基质子化的原因去氢睾酮硫酸盐展现出丰富的 $[M+H]^+$。去氢睾酮硫酸盐 $[M+H]^+$ 的 CID 分析表明了丢失的中性部分硫酸、$[M+HSO_3]^+$ 以及丢失的水、甾核中的 $[M+H-SO_3-H_2O]^+$(图 18-22B)。损失这些后,碎片产生游离的相同的粒子(图 18-22C)。因此,去氢睾酮最丰富的产物离子是质荷比为 121 和 135 的碎片离子,质荷比为 121 的产物离子与 A 环碎片相对应,质荷比为 135 的产物离子与 C-D 环相关。在较高的碰撞能下,发现质荷比在 105、91 和 77 的离子是最常见的。因此,在不同的碰撞能下获得了硫酸盐代谢物的离子质谱。

(2)尿样中去氢睾酮硫酸盐的分析:研究了用于去氢睾酮硫酸盐定性筛选分析的 SRM(选择反应检测)法,证实了在分析物的保留时间下不存在任何干扰物质。在电喷雾正离子模式下,在去氢睾酮硫酸盐的保留时间下获得了干扰峰,峰的产生是共享两个选定的转换。

在去氢睾酮硫酸盐浓度为 0.1ng/ml 的重复的 6 组样品中检测到去氢睾酮硫酸盐的信号峰,信噪比高于 3,因此评估的检测限为 0.1ng/ml。萃取回收率为 61.1% ± 12.2%。在 3 个水平 0.1、0.3 和 5ng/ml 下计算日内精密度,获得信号的 RSD 值,3 个水平的日内精密度分别为 25.4%、8.2% 和 10.9%。

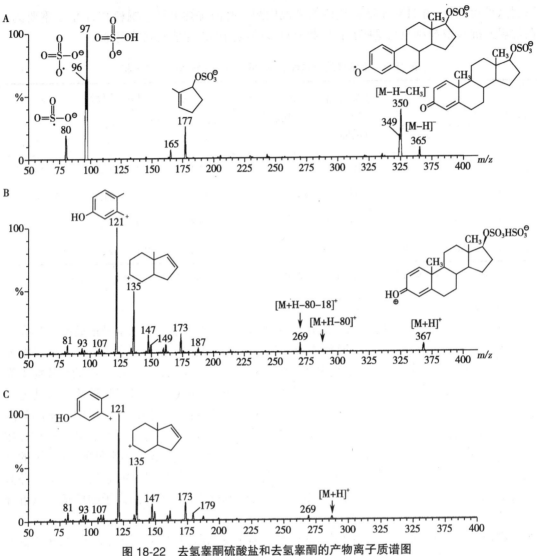

图 18-22　去氢睾酮硫酸盐和去氢睾酮的产物离子质谱图

A. 去氢睾酮硫酸盐的［M-H］⁻；B. 去氢睾酮硫酸盐的［M+H］⁺；C. 去氢睾酮的［M+H］⁺

　　使用去氢睾酮硫酸盐的 SRM 方法进行去氢睾酮硫酸阳性尿液中去氢睾酮硫酸盐代谢物的鉴定。

　　尿液样品（$n=10$）为去氢睾酮的不利分析检测结果（估算浓度：去氢睾酮为 150ng/ml~1μg/ml，并且 BM1 为 90~170ng/ml）。在所有样品中检测去氢睾酮硫酸盐。此外，在所有阳性尿样中检测出 M2，这个峰在空白尿样中没有出现。因此，在扫描模式下分析证实了相同分子量为 366D 这个假设。

　　除了去氢睾酮硫酸盐外，在文献中未报道具有相同质量的去氢睾酮代谢物，因此没有获得对 M2 的相关资料。在负离子模式下 M2 的产物离子扫描表明离子的质荷比为 97，常见的类固醇硫酸盐以及质荷比为 350 是去氢睾酮硫酸盐的特性。在质荷比为 96 和 80 时没有获得产物离子，这些离子存在于具有 17α-羟基结构的类固醇硫酸酯中。考虑到这些原因，外源性去氢表睾酮硫酸盐作为 M2 潜在的结构。

　　另外,也获得了在正离子化模式下产物离子的扫描,观察到了质子化的分子$[M+H]^+$和丢失的中性$[M+H-SO_3]^+$以及$[M+H-SO_3-H_2O]^+$。上述所说的,在这些常见损失后出现游离代谢物的同一产物离子是在意料之中的。因此,将获得的产物离子质谱与游离外延去氢睾酮的标准质谱进行比较,在图 18-23 中观察到相同的产物离子。

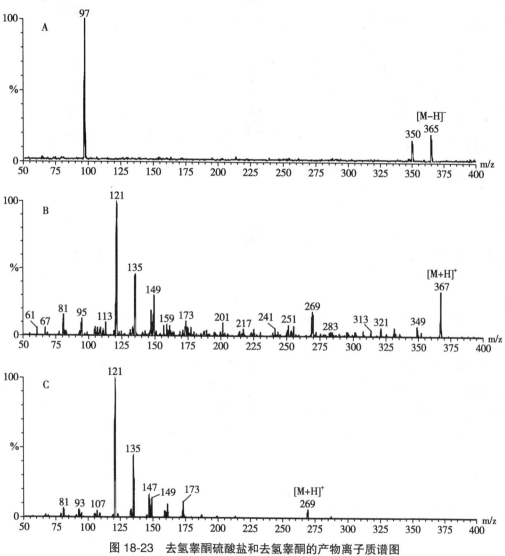

图 18-23　去氢睾酮硫酸盐和去氢睾酮的产物离子质谱图

A. 碰撞能为 30eV 的电喷雾电离负离子模式下的外延去氢睾酮硫酸盐;B. 碰撞能为 20eV 的电喷雾电离正离子模式下的外延去氢睾酮硫酸盐;C. 电喷雾电离正离子模式下的外延去氢睾酮标准品

　　为了证实 M2 的结构,采用 HPLC 法将给药前后的尿样进行分析,手动收集了与 M2 峰相对应的片段。溶剂分解后获得的结果表明了在给药后的尿样中外延去氢睾酮的存在(图 18-24),从空白尿样中收集到的碎片没有峰出现。因此,鉴定了人体中作为去氢睾酮代谢物的外延去氢睾酮硫酸盐。

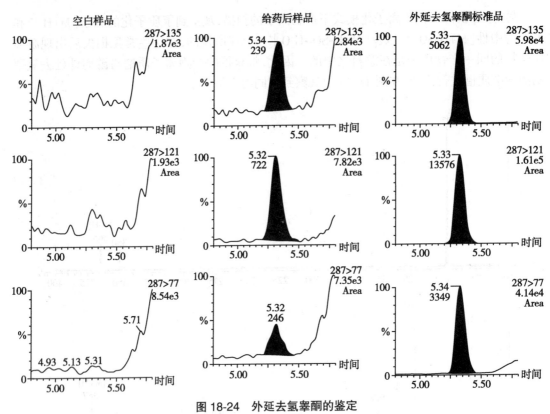

图 18-24 外延去氢睾酮的鉴定

注：左图为与空白尿样的 M2 峰相对应的高效液相色谱部分；中图为与给药后的尿样的
M2 峰相对应的高效液相色谱部分；右图为外延去氢睾酮标准品

（3）尿样的排泄研究：给予去氢睾酮 36 小时后检测出去氢睾酮硫酸盐，并且在最后收集的样本中仍能检测出外延去氢睾酮硫酸盐（图 18-25）。作为硫酸盐轭合物外排的代谢物占给药剂量的 0.01%。为了将传统代谢物与新代谢物的排泄物进行比较，采用气相色谱 - 质谱技术对尿样排泄物进行分析，对以葡萄糖醛酸结合物形式排泄的代谢物进行检测。分别在 36 和 56 小时检测到去氢睾酮葡萄糖醛酸结合物和 BM1，约占剂量的 20%。这些结果与之前的研究是一致的。

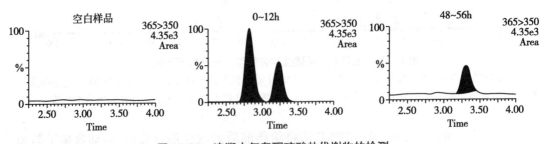

图 18-25 追溯去氢睾酮硫酸盐代谢物的检测

五、质谱技术在青霉素及其代谢物检测中的应用

青霉素（benzylpenicillin/penicillin）是一种具有抗菌活性的抗生素，是从青霉菌的培养液

内提取的一种抗生素。青霉素类抗生素指 β- 内酰胺类的一大类抗生素的总称，又可以被称为盘尼西林、青霉素 G、配尼西林、苄青霉素钾、苄青霉素钠、青霉素钾、青霉素钠。青霉素是治疗人类疾病的第一种抗生素。

青霉素的药理作用是干扰细菌的细胞壁合成。青霉素的结构和细胞壁黏肽结构的 D- 丙氨酰 -D- 丙氨酸相近，能够参与后者转肽酶的竞争，进而阻碍黏肽形成，造成了细胞壁缺损，从而使细菌丢失细胞壁渗透屏障，起到灭杀细菌的作用。

自 20 世纪 40 年代青霉素应用于临床以来，抗生素类药物在临床治疗中发挥了良好作用，但所致的过敏反应也时常发生，严重的甚至导致过敏性休克，尤其是游医郎中的不合理或非法用药，致死案例时有发生，如何解决这类案件的分析和举证问题迫在眉睫。

青霉素过敏反应的原因：青霉素性能不稳定，能够分解成青霉烯酸和青霉噻唑酸。后者能够与体内的半胱氨酸结合，形成迟发性的致敏原 - 青霉烯酸蛋白，同血清的病样反应相关，前者能够聚合形成青霉噻唑酸聚合物，与蛋白质或多肽结合形成青霉噻唑酸蛋白，属于一种速发性变应原，是过敏反应的最主要的原因。对于有过敏史或变态反应性患者，长效制剂及局部用药时发生率比较高。临床上最常见的过敏反应为 I 型免疫反应（速发型过敏反应），一般在给药后的 30~60 分钟内就可见到，"由于抗生素的给药剂量通常均较大，对于这类过敏反应案例可对抗原进行检测"。还有一些案例是在给药数小时或几天以后引起的过敏性死亡，即迟发型过敏反应。在这种情况下，药物前体可能已经代谢或降解，尤其如青霉素类抗生素，药物进入生物体后代谢快，易分解，检测时限短，此时有必要对体内青霉素类药物代谢物的分析方法进行研究，以便能够延长检测时限，从而通过检测特异性代谢产物来判断个体是否摄入过该种抗生素，为涉及抗生素类药物的医疗纠纷甚至死亡案件提供技术支持。

目前，采用一种新型的多级串联质谱法（MSⁿ）研究人血清中青霉素 G（β- 内酰胺类抗生素之一）新的次级代谢产物。在液相色谱仪中通过使用 LC/MSⁿ 的相关数据扫描，确定青霉素 G 的 7 个次级代谢物，其中第一阶段有 5 个代谢物，第二阶段有 2 个代谢物。在代谢物分析中，LC/MSⁿ 的相关数据法是一个有效的工具，能提供大量必要的结构信息来表征次级代谢物。

实例：质谱技术检测青霉素及其代谢物

化学药品及试剂：青霉素 G（纯度为 99.7%），青霉噻唑盐，HPLC 级溶剂甲醇、乙腈和甲酸，实验用水为经去离子系统净化的去离子水。青霉素 G 和青霉噻唑盐储备溶液（1000mg/ml）（储备溶液混合物的原液青霉素 G 和青霉噻唑盐都制备成 100mg/ml，然后用去离子水稀释到所需浓度。所有储备液都贮存在 0℃冰箱的暗室中）。

样品预处理：从静脉给予 100 万 U 青霉素 G 的 3 个患者中获得实际血清样品 3 份（S1、S2 和 S3），从未静脉注射青霉素 G 的 3 个不同患者体内获取 3 个空白血清样品。样品存储在 –30℃冰箱中。取每个血清样品 100μl 放入 Microcon YM-3 的过滤管中，过滤管用超纯水预洗涤，并将样品在 4℃ 12 000r/min 离心 10 分钟，吸取滤液 5μl 注入 LC-MS/MS 系统分析。

色谱条件：1100 型液相色谱分离系统（安捷伦科技，CA，美国），配备二元泵和在线脱气装置。Phenomenex Luna 系列的 C_{18} 色谱柱（150mm × 2.0mm，5μm），C_{18} 保护柱（4.0mm × 2.0mm），以 0.2ml/min 的流速分离。流动相为 0.1% 甲酸（A）和乙腈（B）。梯度洗脱开始用 95%A，保持 1 分钟；在 27 分钟时达到 20%A，保持 14 分钟；在 42 分钟返回到 95% A，并保持 8 分钟。进样量为 5μl。

质谱分析：使用装有 ESI 源的 LTQ 线性离子阱质谱仪。为了获得最佳的 MS 调谐条件，通过注射泵以 10μl/min 的速度将青霉素 G 和青霉噻唑盐溶液（1μg/ml）直接注入 ESI 源,用流动相（40%A）以 0.2ml/min 的速率通过 T 连接器。优化电离和离子传输条件如下:保护气体流速 29L/h;辅助气体流速 5L/h;喷涂电压 4kV;热毛细管温度 275℃;加热毛细管电压 41V,并且管透镜偏移为 125V。在多级串联质谱实验中,串联质谱的参数设置如下:隔离宽度为 3.00 个厚度;归一化碰撞能量为 25%;激活能为 0.25;激活时间为 30 毫秒。

结果分析:通过对青霉素 G 和青霉噻唑盐碎片进行标准的碎片分析（青霉素 G 和它的代谢产物青霉噻唑盐）来识别并阐述未知青霉素 G 代谢产物的结构。如图 18-26 所示,显示了青霉素 G 的裂解特性和通过 ESI-MS 获得的青霉噻唑盐。图 18-26（a）中,MS 光谱在 $m/z335$ 时显示出质子化分子 $[M+H]^+$ 的青霉素 G,在 MS^2 谱产物离子扫描产生的主要产物离子为 $m/z176$ 和 160,中性丢失扫描 $m/z159$（四氢噻唑环）和 $m/z160$（噻唑烷环的片段）,与图 18-26（b）中所示的 β- 内酰胺环相对应。在青霉噻唑盐的 MS 图谱图 18-26（c）中,在 m/z 为 353 时显示了质子化分子 $[M+H]^+$。MS^2 谱图表明产物离子扫描产生的主要产物离子在 $m/z309$ 和 160,分别与羧酸部分和 β- 内酰胺环裂解所丢失的 CO_2 相一致,见图 18-26（d）。该片段离子（$m/z160$）和中性丢失（$m/z159$）分别在两种情况下得到两个 MS^2 谱,这表明噻唑烷环的片段为一个重要的标志物,通过串联质谱分析法多级识别未知的次级青霉素 G 代谢产物。

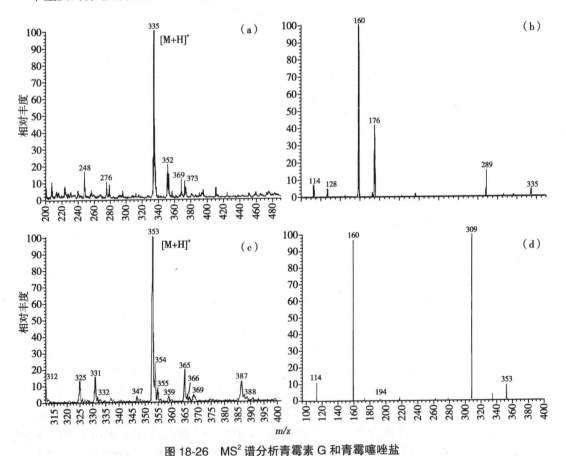

图 18-26 MS² 谱分析青霉素 G 和青霉噻唑盐

（a）MS 全扫描分析青霉素 G;（b）产物离子扫描分析 $[M+H]^+$ $m/z335$;（c）MS 全扫描分析青霉噻唑盐;
（d）产物离子扫描分析 $[M+H]^+$

体内代谢分析:使用 MS^2 谱的相关数据进行分析,每个代谢物的产生都具有丰富的碎片信息。受试者注射青霉素 G 1 小时后进行采血,获得实际血清样品。在注射 1 小时后采集血清是为了避免发生青霉素过敏。通过使用 MS^2 谱的相关数据对空白血清和受试血清样品进行分析。质量离子色谱图如图 18-27 所示。与空白样品的总离子色谱图进行比较,得到 8 个离子 *m/z*335、353、309、427、425、369、529 和 575。对 MS^2 谱的相关数据进行分析。对质谱中选择离子及其碎片离子的分析见表 18-4。结果表明在实血清样品中有 7 个(M1~M7)代谢产物被确定。通过使用标准溶液比对,M1 和 M2 被确认为青霉噻唑盐和青霉吡唑酸盐。

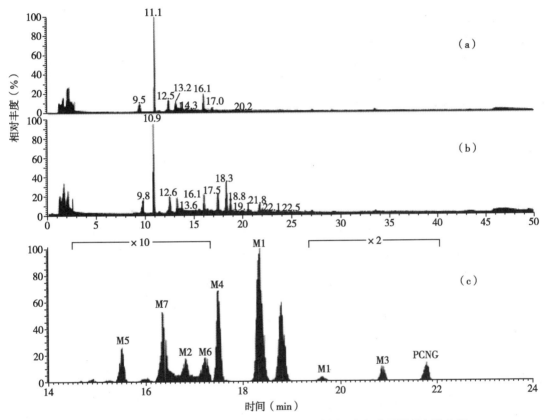

图 18-27　使用 LC/MS^n 方法的相关数据对血清样品进行离子质量色谱分析
(a) MS 全扫描分析青霉素 G;(b) 产物离子扫描分析[M+H]$^+$ *m/z* 335;(c) MS 全扫描分析青霉噻唑盐;
(d) 产物离子扫描分析[M+H]$^+$

表 18-4　青霉素 G 的色谱和质谱数据以及新的代谢物 MS^3

代谢物	保留时间(min)	[M+H]$^+$(*m/z*)	MS^2	MS^3	标记
PCN G	21.8	335	160,176		母体药物
M1(a,b)	18.4/18.8	353	309,160	292,263,174	青霉噻唑盐
M2	16.4	309	174,263,292	146,128	青霉吡唑酸盐
M3	20.9	425	266,160	114	新化合物

代谢物	保留时间（min）	[M+H]⁺（m/z）	MS²	MS³	标记
M4	17.5	427	409,225,250	132,176	新化合物
M5（a~e）	14.8/15.3/16.4/17.5/17.1	369	325,351,160		新化合物
M6（a~c）	17.3/17.8/18.2	529	511,485,336	318,160	新化合物
M7（a,b）	15.5/16.0	575	416,241,160	114	新化合物

M3 是通过在体内与甘油酮发生反应形成的，质子化的 M3 分子[M+H]⁺ m/z 为 425。M3 的 MS² 质谱展现出碎片离子 m/z 160（四氢噻唑环碎片）和其他次要的碎片如 m/z 266 的离子（中性丢失 m/z 159，四氢噻唑）和 m/z 335（中性丢失 m/z 90，甘油酮碎片离子）。MS³ 质谱离子 m/z 160 与青霉素 G 的 MS³ 质谱碎片离子相同，为此可确认代谢物与原药物的关系。

M4 是通过 M3 上的甘油酮还原后得到的，质子化的 m/z 为 427。M4 的 MS² 光谱显示出一个主要的碎片离子 m/z 250 和其他小片段（中性丢失 m/z 159 和水），如 m/z 409（水的中性丢失）、m/z 335 离子（中性丢失甘油，m/z 92）和 m/z 160（噻唑烷环的片段）。MS³ 质谱离子 m/z 160 与青霉素 G 的 MS³ 光谱相同，可以确认代谢物来源于原形药物。

对 M5（a）~M5（d）的峰进行检测，在 m/z 369 显示了同样的离子[M+H]⁺。它们的质谱呈现类似的碎片，这表明这 4 种代谢物是同分异构体。M5 的 MS² 谱 M5（a）~M5（d）通常具有特征碎片离子峰，如 m/z 325（羧基的中性丢失）、160（噻唑烷环的片段）和 351（水的中性丢失）。裂解规律类似于青霉噻唑盐（M1），除了加入的氧原子得到片段 m/z 351（水的中性丢失）。

通过监测 m/z 193（葡萄糖醛酸）的碎片离子来确定葡萄糖醛酸代谢物。如图 18-28 和图 18-29 总结了羟基 O 型葡萄糖苷酸（M6）的主要片段。图 18-28（b）表明 M6 为[M+H-193]⁺ 碎片化，m/z 336，与葡萄糖醛酸的损失相一致。此外，质子化的离子 m/z 529 的 MS² 谱中可见一个碎片离子 m/z 511（H₂O 的中性丢失）和 m/z 485（二氧化碳从中性丢失基峰的碎片离子水解的 β-内酰胺环）。碎片离子 m/z 485（529→485→）的 MS³ 光谱如图 18-28（c）所示，可见碎片离子 m/z 467（H₂O 的中性丢失）和 309（葡萄糖醛酸，m/z 176 的中性丢失）的基峰。MS⁵ 谱的离子为 m/z 309（529→485→467→309→），如图 18-28（e）所示，显示出碎片 m/z 263 和 174，与 MS³ 谱的青霉噻唑盐（M1）片段和 MS² 谱的青霉吡唑酸盐（M2）片段非常接近。图 18-24 表示 M6 的形成途径。

如图 18-30（a）所示，M7 在 m/z 575 和 288 得到[M+H]⁺ 和[M+H]²⁺，为原形药物通过胱氨酸亲核攻击 β-内酰胺环的自由氨基酸后形成的代谢物。质子化离子 m/z 575 的 MS² 谱显示 2 个碎片离子 m/z 416（中性丢失 β-内酰胺环）和 241（胱氨酸的片段）[图 18-30（b）]。与质子化离子相同，双电荷离子 m/z 288 形成的产物离子在 m/z 416 和 241，除了在 m/z 160（β-内酰胺环的片段）处增加 1 个碎片外，如图 18-30（c）所示。为了确认 m/z 288 的双重带电状态，对其进行了放大扫描分析。MS³ 光谱的离子在 m/z 160（288→160→），相同的青霉素 G 碎片图谱[图 18-30（b）]确认该代谢物来自于原形药物。据先前的研究报道，产物离子的片段在 m/z 241 时与胱氨酸是相同的。

使用 HPLC 并结合 ESI-MS^n 的相关数据对青霉素 G 的代谢物途径进行研究,我们已经调查了人类血清中青霉素 G 的体内代谢。结果显示,对 7 个代谢物进行检测、分离和鉴定,除了青霉噻唑盐(M1)和 m/z309(M2)外,以前的研究中对 M3~M7 尚未报道。根据它们的碎片,未知化合物已被证实。确定代谢物的方法见图 18-31。确定代谢物的方法见图 18-30。M2、M5 和 M6 为四元 β- 内酰胺环开裂,得到产物青霉噻唑盐(M1),其中包含 1 个自由的羧酸基团,得到极性较高的分子。M2 的形成是基于 M1 脱羧。M3 的形成是基于 M1 的羟基化得到的。M6 的形成是基于 M1 的葡萄糖醛酸苷结合作用。此外,反应性代谢物 M3 的形成是在体内与 6- 氨基青霉相互作用形成的。M4 是由 M3 开环形成的。最后,原形药物通过胱氨酸亲核攻击 β- 内酰胺环,形成代谢物 M7。本实验中,对血清中第一阶段代谢过程的 5 个代谢物和第二阶段代谢过程的 2 个代谢物进行检测,并通过多级串联质谱法进行证实。

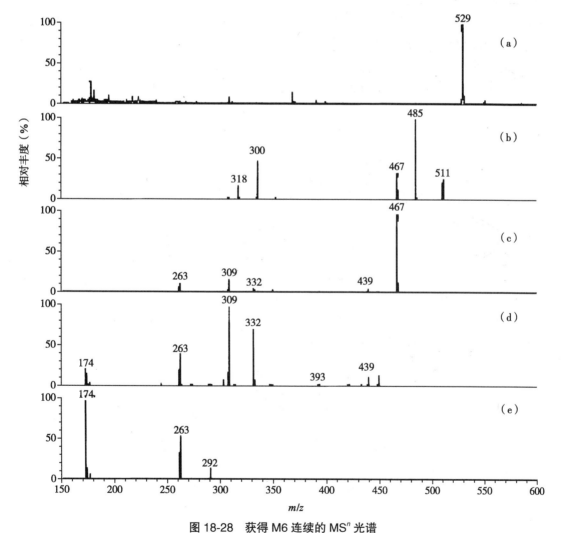

图 18-28　获得 M6 连续的 MS^n 光谱

(a) 全面扫谱;(b) MS/MS,529→;(c) MS^3,529→485→;(d) MS^4,529→485→467→;

(e) MS^5,529→485→467→309→

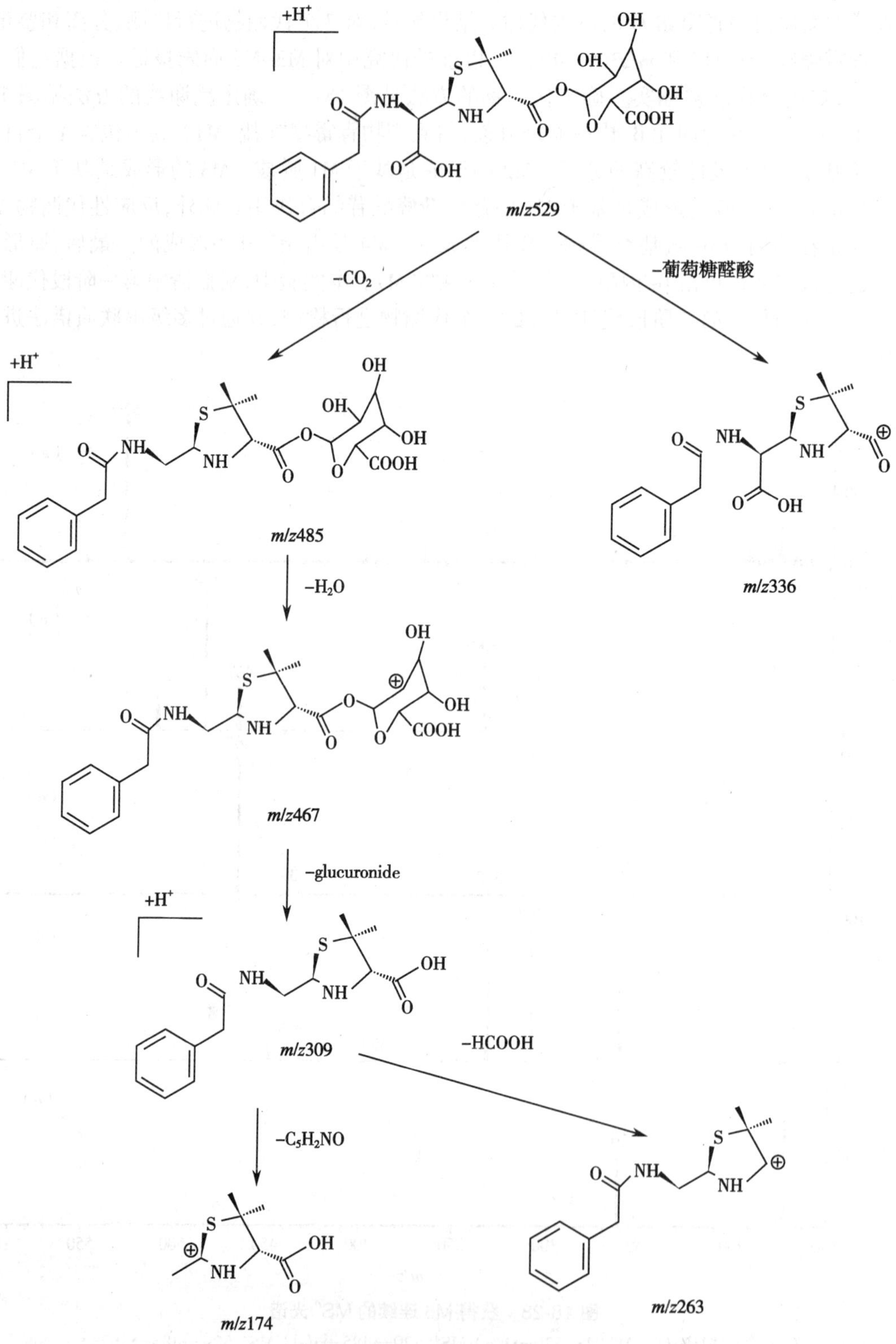

图 18-29　M6 的代谢途径

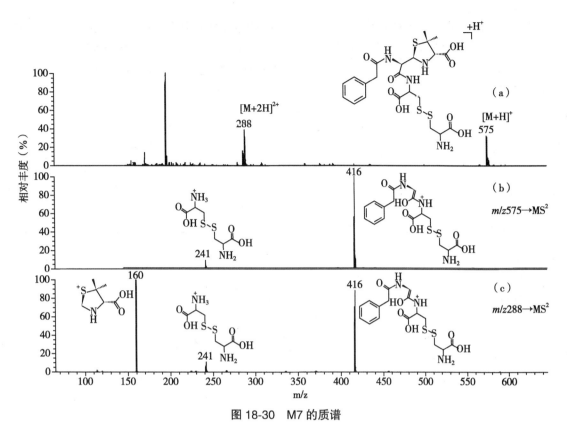

图 18-30 M7 的质谱

（a）全面扫描；（b）产物离子的光谱［M+H］⁺在 m/z575；（c）产物离子的光谱［M+2H］²⁺在 m/z288

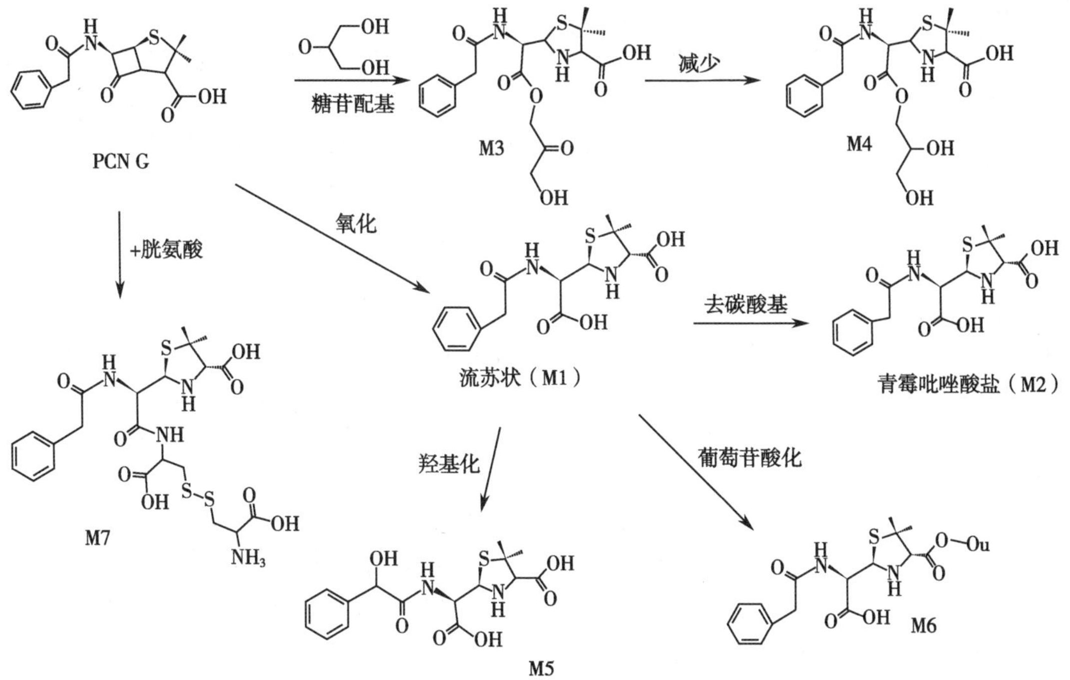

图 18-31 青霉素 G 的代谢物结构和代谢途径

　　样品分析:使用 HPLC 并结合 ESI-MS^n 的相关数据,对 3 个不同患者的血清蛋白(S1、S2 和 S3)进行分析来研究其青霉素 G 的体内代谢物。3 个样品的 MS^n 质谱分析的相关数据显示在图 18-32 中。结果表明,原形药物和候选代谢物峰都能在 3 个血清样本中发现,这进一步证明对体内代谢物所得出的相关数据进行分析是可行的。

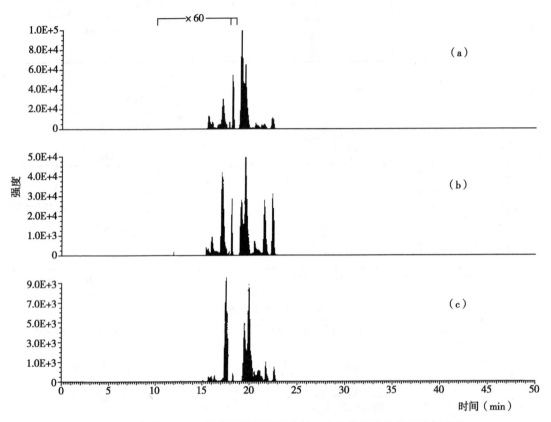

图 18-32　使用 LC/MS^n 的相关数据分析人的 3 个血清样品的总离子色谱图
(a) S1;(b) S2;(c) S3

六、质谱技术在乙醇代谢物临床检测中的应用

　　乙醇进入人体后,95%~98% 的乙醇经肝代谢,先被氧化为乙醛,再进一步被氧化为醋酸,其余部分(2%~5%)主要以原形由尿液、呼气和汗液排出体外。仅有微量的乙醇(<0.1%)与尿嘧啶核苷 -5′- 二磷 - 葡萄糖醛酸结合,最终生成乙基葡萄糖醛酸苷(ethyl glucuronide, EtG),从尿样中排出体外。同时有微量的乙醇在肝脏中代谢成乙基硫酸酯(ethyl sulfate, EtS),从尿样中排出体外。

　　乙基葡萄糖醛酸苷和乙基硫酸酯比原形乙醇的半衰期长,在体内的停留时间长,当血中的乙醇浓度低于仪器设备的检测限时,体内仍可在一定时间内检出乙基葡萄糖醛酸苷和乙基硫酸酯。由于乙基葡萄糖醛酸苷和乙基硫酸酯在体内可停留的时间比原形乙醇长,近年来越来越为人们所重视,被认为是乙醇的标志性化合物。

　　我国《中华人民共和国道路交通安全法》对酒后驾车、醉酒驾车的认定及处罚有明确的规定,但由于乙醇在体内代谢较快,当血液中的乙醇含量为 1.0mg/ml 时,6~8 小时后体内已检测不到乙醇。对于肇事逃逸后破获的案例,由于体内检测不到乙醇,不能证明肇事者是否酒后驾车;肇事者也往往声称其饮酒行为发生在事故之后;保存不当也会导致样本中的乙醇无法检测;此外,有机体的腐败也可产生较大量的乙醇,采集时的污染也能使得样本中乙醇的来源不确定,存在司法漏洞。在酒后驾车事故中,当血中测不出乙醇时,只要检出一定量的乙基葡萄糖醛酸苷和乙基硫酸酯,也被认为是酒后驾车或生前摄入乙醇。

实例:液相色谱 - 质谱法对尿液中的乙醇代谢物乙基葡萄糖醛酸苷的测定

样品:482 个尿液样本,尿样样本在 −20℃贮存。

样品处理:尿液样品用固相萃取法纯化,EtG 用 HyperSep SCX 强阴离子交换柱预浓缩。50μl 尿样或标准样品与 100μl 内标溶液(EtG-d_5 水溶液 0.55mol/L)混合,加入 200μl 水和 700μl 乙腈。将混合物通过固相萃取柱,然后用 1.0ml 水和 1.0ml 乙腈洗脱。乙腈、水和甲酸溶液(95:4:1,V/V/V)1.0ml 洗脱 EtG,洗脱部分在 30℃氮气下蒸发干燥,将残余物重新溶于 100ml 水中并转移到 0.3ml 玻璃自动进样瓶中。EtG 的绝对回收率约为 80%。在固相萃取过程中尿中的 EtG 通过 LC/MS<5.5%(总系数 CV)以下,浓度范围为 0.5~5.0mg/L。10ml 尿液或标准样品与 90ml 内部标准溶液混合转移到自动进样瓶中直接进样。

(1)LC/ESI-MS 分析:色谱条件为 Agilent 1100 LC/MS 仪,色谱柱为多孔碳纤维 Hypercarb 色谱柱(100mm × 2.1μm,5μm)(Thermo Scientific)配备 10mm × 2.0mm 的 Hypercarb 保护柱,流动相为 25mmol/L 含 5% 甲酸的乙腈,流速为 0.2ml/min,进样量为 10μl。

使用 SIM 进行 LC/MS 分析 EtG 质子化分子(m/z 221)与 EtG-d_5 内标质子化分子(m/z226)。EtS 测定的相应离子为 EtS(m/z 125)和 EtS-d_5(m/z130)。从 EtG 到 EtG-d_5 和从 EtS 到 EtS-d_5 的峰面积比决定 EtG 和 EtS 的浓度,EtG 参照标准曲线在 0.1~100mg/L(0.4450μmol/L)和 EtS 参照标准曲线在 0.05~50mg/L(0.40~400μmol/L)。通过基峰在正确的保留时间(标准样品相对保留时间 ±0.5%),信噪比(S/N)>3 测定未知尿液样本中的 EtG 和 EtS。

(2)LC/ESI-MS/MS 分析:对尿液样本进行常规测量。EtG>1mg/L 时,用 LC-MS/MS 进行定量,用 Perkin-Elmer 系列 200LC 系统相连到 Sciex API 2000 质谱仪。色谱操作条件与上述 LC/MS 分析相同,ESI 接口选择负离子模式。尿液样本的 EtG<1mg/L 时,使用更灵敏的高分辨超高效梯度 LC-MS/MS(UPLC-MS/MS)方法进行定量。

UPLC-MS/MS 系统由 Waters ACQUITYUPLC 串联 Quattro Premier XE 质谱仪,在负离子模式下操作。色谱条件:色谱柱为(100mm × 2.1mm,1.8μm),高强度的二氧化硅三官能 C18 柱配有 0.2mm 过滤器(Waters)。二元梯度水溶液(pH2.85)包含 0.1% 甲酸和 100% 乙腈,使用的流速为 0.4ml/min。

LC-MS/MS 使用选择反应监测分析 EtG 有去质子化分子(m/z 221)和两个产物离子(m/z 75 和 85),EtG-d_5 有去质子分子(m/z 226)和产物离子(m/z 85)。在 m/z 221→85 离子转换显示出最高强度,m/z 221→75 作为限量(qualifier)。尿中 EtG 的浓度用 EtG 到 EtG-d_5 的峰面积比来确定,通过参考 EtG 标准曲线 0.1~100mg/L。

通过以下条件识别未知尿液样本中的 EtG,(a)在标准品的相对保留时间(±0.5%)处有一个峰;(b)有产物离子转换并且反应 S/N>3;(c)EtG 标准溶液与未知尿样峰面积比在 ±20% 以内。比较有无事先固相萃取净化样品,用 LC/MS 和 LC-MS/MS 对五个尿样中 EtG 和 EtS 进行测定分析(表 18-5)。

表 18-5　用 LC/MS 和 LC-MS/MS 法测定尿中的 EtG 的分析方法特征

方法	尿液样品处理	实验技术	检测限（mg/L）	MS 模式和监测离子（m/z）	鉴定标准[a]	标识点
1	SPE	LC/ESI-MS/MS	<0.001	SRM，221→75（EtG；修饰）	a）正确的保留时间	4
				SRM，221→85（EtG；修饰）	b）两个产物离子有正确的相对比	
				SRM，226→85（EtG-d_5；IS[b]）		
2	IS 加水 1：10 进行稀释	LC/ESI-MS/MS	~0.003	SRM，221→75（EtG；修饰）	a）正确的保留时间	
				SRM，221→85（EtG；修饰）	b）两个产物离子有正确的相对比	
				SRM，226→85（EtG-d_5；IS）		
3	SPE	LC/ESI-MS	~0.03	SRM，221（EtG）	a）正确的保留时间	1
				SRM，226（EtG-d_5；IS）	b）去质子化分子	
4	IS 加水 1：10 进行稀释	LC/ESI-MS	~0.01	SRM，221（EtG）	a）正确的保留时间	1
				SRM，226（EtG-d_5；IS）	b）去质子化分子	
5	IS 加水 1：10 进行稀释	LC/ESI-MS	~0.01	SRM，221（EtG）	a）正确的保留时间	2
				SRM，226（EtG-d_5；IS）	b）去质子化分子	
			~0.01	SRM，125（EtS）	C）EtS 超出检测范围（作为限定）	
				SRM，130（EtS-d_5；IS）		

注：[a] 保留时间范围 ±0.5% 和产物离子比值（m/z 85/75）范围 ±20% 作为尿样标准溶液制备的标准；[b]IS= 内标物

结果分析：

（1）由固相色谱（SPE）和 LC-MS/MS 分析的尿样：最初通过 SPE 净化样品，随后进行 LC-MS/MS 分析（方法 1）。这种方法的选择性和敏感性最高，EtG 的定量限 LOD<0.001mg/L（表 18-5），因此选择它作为参考方法，对 482 份尿样进行鉴定。通过这种方法，对于化合物的适用标准识别（表 18-5），得到 4 IPs（identification points，IPS），总样品中共有 429 个（89%）标本，EtG 的浓度范围为 0.006~444mg/L。在不同的分析线路中 EtG 与 EtG-d_5 的相对保留时间为 0.9850.003（平均值 ± 标准偏差 SD，范围为 0.956~0.996），平均产物离子 m/z75/85 在 0.879~0.934（中位数为 0.835~0.937）。对 5 种精密检测 EtG 的方法进行分析，并比较其灵敏度和特异性。极限范围为 0.10~1.00mg/L，低于最低阈值的浓度值微小，因此被排除在外，剩下的 353 个尿样进行进一步计算。其中 9 个样本显示了含有的 EtG 浓度范围在 0.10~0.18mg/L，根据 SPE-LC-MS/MS 的参考方法，由于一个峰面积比在产物离子范围以外，允许偏差 20%，未满足该鉴定标准（表 18-5）的重新分析。

（2）比较对 EtG 定量的两种方法的结果：通过表 18-5 中方法 1~4 分析定量比较尿中的 EtG 含量，Bablok 回归分析表明斜率在 0.919~1.000，超过了整个浓度范围，相关系数从 0.962~0.978（$P<0.0001$，$n=429$）。降低测量范围（由 SPE 和 LC-MS/MS 测得的 EtG<2.0mg/L，$n=348$）获得相似的结果，分别为斜率 =0.900~1.000，$r=0.956~0.966$，$P<0.0001$（图 18-33）。对于某些样品，不同方法分析的分散性相对大（图 18-28d），重新分析后这些差异仍然存在。

（3）比较方法间的定性结果：在 EtG 的分析方法中，观察定性结果，比较参考方法和其他方法之间的差异。尤其在样品浓度 <0.3mg/L 时，SPE 萃取法与直接注射法相比其选择性更高。比较尿中 5 个 EtG（0.10、0.30、0.50、0.75 和 1.00mg/L）的精密度，与 SPE-LC-MS/MS 参考方法进行比较，整体结果一致（真阳性加上假阳性的频率）。直接注射的 LC-MS/MS 法的范围为 81.6%~97.2%，SPE-LC/MS 法为 90.2%~97.0%；直接注射的 LC/MS 法为 85.5%~97.7%，用于组合式直接注射的 LC/MS 法为 85.8%~97.7%，截止到最低数据（图 18-34）。

参考方法和单一 MS 法由于定量不可靠而存在差异，分析结果接近阈值，每个数据点的结果会偏离临界限（图 18-34）。在直接进样的 LC-MS/MS 法（方法 2）中，在低浓度下所有阴性结果 EtG（51% 例）的产物离子的允许偏差在 20% 外。相对较高浓度的 EtG 范围在 0.50~0.93mg/L，产物离子比允许或高或低的偏差（范围为 20.6%~30.2%）。这些结果在重新分析样品后都没有改变。

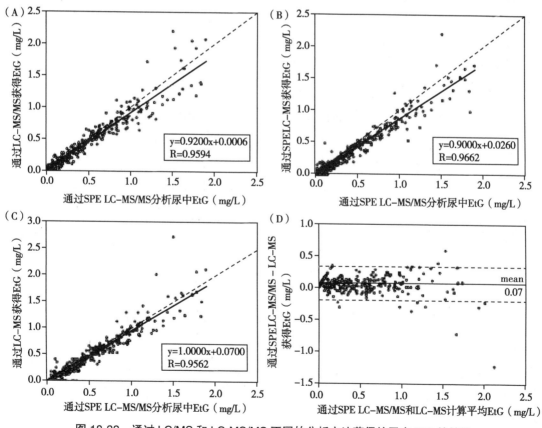

图 18-33　通过 LC/MS 和 LC-MS/MS 不同的分析方法获得的尿中 EtG 的结果

图 18-33 中按欧盟标准（4 个识别点）用 SPE-LC-MS/MS 参考方法，对 EtG 浓度 <2mg/L 的 348 个尿样进行 Bablok 回归，数据显示（A~C）通过，折线为 x=y。（D）由 SPE-LC-MS/MS 参考法和直接注射 LC/MS 方法测定 EtG 浓度 <2mg/L 的尿样得到 Bland 和 Altman 点。平均值用实线表示，等于虚线的值 ±2SD。

Cut-point<0.10mg/L EtG

	LC-MS/MS +	LC-MS/MS −		SPE LC-MS +	SPE LC-MS −		LC-MS +	LC-MS −		LC-MS+EtS +	LC-MS+EtS −
SPE LC-MS/MS +	280	23ª/52*	SPE LC-MS/MS +	318	37ª	SPE LC-MS/MS +	295	60ª	SPE LC-MS/MS +	295	60ª
SPE LC-MS/MS −	4ᵇ	70	SPE LC-MS/MS −	5ᵇ	69	SPE LC-MS/MS −	2ᵇ	72	SPE LC-MS/MS −	1ᵇ	73

ªSPELC-MS/MS=0.10-0.19mg/L
LC-MS/MS=0-0.09mg/L
*EtG≥0.10mg/L:离子化）±20%
ᵇSPELC-MS/MS=0.08-0.09mg/L
LC-MS/MS=0.12-0.17mg/L

ªSPELC-MS/MS=0.10-0.23mg/L
SPELC-MS=0-0.09mg/L
ᵇSPELC-MS/MS=0.03-0.09mg/L
SPELC-MS=0.14-0.20mg/L

ªSPELC-MS/MS=0.10-0.36mg/L
LC-MS=0-0.09mg/L
ᵇSPELC-MS/MS=0.06, 0.06mg/L
LC-MS=0.10,0.17mg/L

ªSPELC-MS/MS=0.10-0.36mg/L
LC-MS=0-0.09mg/L
ᵇSPELC-MS/MS=0.06mg/L
LC-MS=0.17mg/L

Cut-point<0.30mg/L EtG

	LC-MS/MS +	LC-MS/MS −		SPELC-MS +	SPELC-MS −		LC-MS +	LC-MS −		LC-MS+EtS +	LC-MS+EtS −
SPE LC-MS/MS +	225	15ª/15*	SPE LC-MS/MS +	233	22ª	SPE LC-MS/MS +	234	21ª	SPE LC-MS/MS +	234	21ª
SPE LC-MS/MS −	3ᵇ	171	SPE LC-MS/MS −	2ᵇ	172	SPE LC-MS/MS −	4ᵇ	170	SPE LC-MS/MS −	4ᵇ	170

ªSPELC-MS/MS=0.30-0.46mg/L
LC-MS/MS=0.12-0.29mg/L
*EtG≥0.30mg/L:离子化）±20%
ᵇSPELC-MS/MS=0.25-0.28mg/L
LC-MS/MS=0.32-0.35mg/L

ªSPELC-MS/MS=0.30-0.46mg/L
SPELC-MS=0.17-0.29mg/L
ᵇSPELC-MS/MS=0.12,0.20mg/L
SPELC-MS=0.36-0.49mg/L

ªSPELC-MS/MS=0.30-0.41mg/L
LC-MS=0-0.29mg/L
ᵇSPELC-MS/MS=0.11-0.28mg/L
LC-MS=0.33-0.41mg/L

ªSPELC-MS/MS=0.30-0.41mg/L
LC-MS=0-0.29mg/L
ᵇSPELC-MS/MS=0.11-0.28mg/L
LC-MS=0.33-0.41mg/L

Cut-point<0.50mg/L EtG

	LC-MS/MS +	LC-MS/MS −		SPELC-MS +	SPELC-MS −		LC-MS +	LC-MS −		LC-MS+EtS +	LC-MS+EtS −
SPE LC-MS/MS +	194	4ª/6*	SPE LC-MS/MS +	191	13ª	SPE LC-MS/MS +	196	8ª	SPE LC-MS/MS +	196	8ª
SPE LC-MS/MS −	2ᵇ	223	SPE LC-MS/MS −	0	225	SPE LC-MS/MS −	2ᵇ	223	SPE LC-MS/MS −	2ᵇ	223

ªSPELC-MS/MS=0.50-0.61mg/L
LC-MS/MS=0.42-0.48mg/L
*EtG≥0.50mg/L:离子化）±20%
ᵇSPELC-MS/MS=0.45,0.48mg/L
LC-MS/MS=0.56,0.66mg/L

ªSPELC-MS/MS=0.50-0.68mg/L
SPELC-MS=0.30-0.48mg/L

ªSPELC-MS/MS=0.50-0.63mg/L
LC-MS=0.32-0.49mg/L
ᵇSPELC-MS/MS=0.43,0.48mg/L
LC-MS=0.51,0.57mg/L

ªSPELC-MS/MS=0.50-0.63mg/L
LC-MS=0.32-0.49mg/L
ᵇSPELC-MS/MS=0.43,0.48mg/L
LC-MS=0.51,0.57mg/L

Cut-point<0.75mg/L EtG

	LC-MS/MS +	LC-MS/MS −		SPELC-MS +	SPELC-MS −		LC-MS +	LC-MS −		LC-MS+EtS +	LC-MS+EtS −
SPE LC-MS/MS +	145	16ª/2*	SPE LC-MS/MS +	142	21ª	SPE LC-MS/MS +	145	18ª	SPE LC-MS/MS +	145	18ª
SPE LC-MS/MS −	1ᵇ	265	SPE LC-MS/MS −	2ᵇ	264	SPE LC-MS/MS −	2ᵇ	264	SPE LC-MS/MS −	2ᵇ	264

ªSPELC-MS/MS=0.75-1.11mg/L
LC-MS/MS=0.59-0.74mg/L
*EtG≥0.75mg/L:离子化）±20%
ᵇSPELC-MS/MS=0.72mg/L
LC-MS/MS=0.92mg/L

ªSPELC-MS/MS=0.75-1.11mg/L
SPELC-MS=0.54-0.74mg/L
ᵇSPELC-MS/MS=0.72,0.72mg/L
SPELC-MS=0.76, 0.76mg/L

ªSPELC-MS/MS=0.75-0.97mg/L
LC-MS=0.54-0.74mg/L
ᵇSPELC-MS/MS=0.72,0.72mg/L
LC-MS=0.77, 0.83mg/L

ªSPELC-MS/MS=0.75-0.97mg/L
LC-MS=0.54-0.74mg/L
ᵇSPELC-MS/MS=0.72,0.72mg/L
LC-MS=0.77, 0.83mg/L

Cut−point<1.00mg/L EtG

LC−MS/MS			SPELC−MS			LC−MS			LC−MS+EtS		
	+	−		+	−		+	−		+	−
SPE +	111	14[a]	SPE +	111	14[a]	SPE +	114	11[a]	SPE +	114	11[a]
LC− MS/MS −	4[b]	300	LC− MS/MS −	2[b]	302	LC− MS/MS −	3[b]	301	LC− MS/MS −	3[b]	301

[a]*SPELC-MS/MS=1.00-1.31mg/L*
LC-MS/MS=0.65-0.96mg/L
[b]*SPELC-MS/MS=0.84-0.96mg/L*
LC-MS/MS=1.02,1.12mg/L

[a]*SPE LC-MS/MS=1.00-1.31mg/L*
SPE LC-MS=0.54-0.98mg/L
[b]*SPE LC-MS/MS=0.95,0.98mg/L*
SPE LC-MS=1.02, 1.29mg/L

[a]*SPELC-MS/MS=1.04-1.31mg/L*
LC-MS/MS=0.86-0.97mg/L
[b]*SPELC-MS/MS=0.89,0.95mg/L*
LC-MS/MS=1.02-1.13mg/L

[a]*SPE LC-MS/MS=1.04-1.31mg/L*
LC-MS=0.56-0.97mg/L
[b]*SPE LC-MS/MS=0.89-0.95mg/L*
LC-MS=1.02-1.13mg/L

图 18-34　LC/MS 和 LC-MS/MS 与 SPE-LC-MS/MS 参考方法相比在报告范围内
选择 5 个尿样 EtG 结果敏感性和特异性数据

　　SPE-LC-MS/MS 和参考方法的图形整体上是一致的,如图 18-35 所示。根据这些结果,得到尿中 EtG 的最佳分析值为 0.5mg/L。与直接进样 LC-MS/MS 的过程差异最高(18.4% 不一致),最低限为 EtG0.10mg/L。若排除由产物离子比在 20% 的阈值之外的阴性结果,0.10mg/L降低至 6.3% 表明与整体不一致。

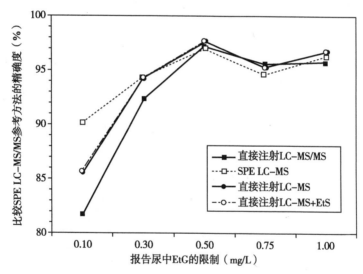

图 18-35　LC/MS 和 LC-MS/MS 程序与 SPE-LC-MS/MS 参考方法相比尿中 EtG 的总精密度

　　结论:在毒理学实验中,需要产生科学和法律上可预测的结果并反映测试的具体目的,筛选和验证分析方法,以便适合法医和临床上的需求。一些欧盟的指导方针指出质量控制标准可以通过可靠的 MS 法识别化合物。从理论上来说。尽管在毒理分析中满足这些要求是绝对必要的,然而,目前的结果以及最近的观察已经证明不一定能全部达到标准。如果该分析方法另有设计不当或操作不当,欧盟指令要求至少需要 4IPs 并不排除假阳性结果。目前的结果表明,SRM 模式中产物离子的容许限(tolerance limit)比待测化合物更高,基质效应可产生假阴性结果,导致结果偏差过大。该研究用 LC-MS/MS 方法分析尿样中的 EtG,使用低分辨率的 LC,测定程序不包含样品萃取有较高的风险。根据应用的报告限,对尿样进行准确的测定可能根据目前的标准分析方法不能获得足够高的分数。对于尿样中的 EtG,只用 MS 方法说明,报告限≥0.3mg/L,而 SPE-LC-MS/MS 的最低临界值(0.1mg/L)最可靠。

总之,这表明这种化合物的鉴定标准可能需要进一步的研究,包括样品预处理和 LC 分离的更多要求,也考虑应用报告限。消除假阳性结果的解决方案是接受具有挑战性的最终结果,如独立分析克隆样本。这一方法已经成功实施在药物测试的工作场所(SAMHSA 指导方针)。

七、质谱技术在丙泊酚及其代谢物临床检测中的应用

丙泊酚又叫异丙酚,是一种快速强效的全身麻醉剂。丙泊酚注射剂临床应用的特点是起效快,持续时间短,苏醒迅速而平稳,不良反应少。该药已广泛应用于临床麻醉及重症患者镇静。丙泊酚具有高亲脂性,高剂量注射会导致高甘油三酯血症、低血压、心动过缓、短暂性呼吸暂停等副作用,并可以诱导心肺低压;如果延长持续时间,将导致致命的后果。

丙泊酚代谢迅速,主要在肝脏进行,88% 以上以无活性的硫酸盐和(或)葡萄糖醛酸结合物从尿中排出,以原形从尿中排泄的不到 0.3%,以羟基代谢物从粪便中排泄的不到 2%。ICU 患者和麻醉患者的丙泊酚总清除率均超过肝血流,表明存在一定的肝外清除。代谢清除半衰期为 30~60 分钟,肝肾功能不全会使丙泊酚的代谢速率降低,明显影响丙泊酚的药动学。在人体中已确定的丙泊酚和其代谢产物的化学结构见图 18-36。

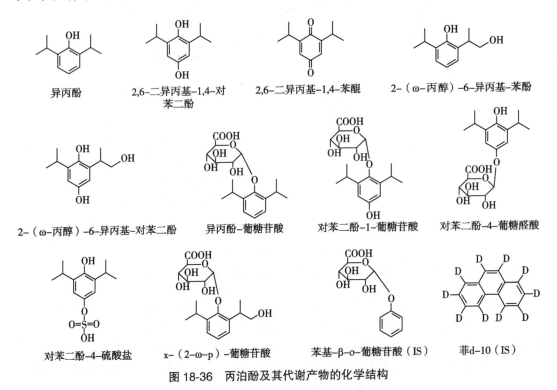

图 18-36 丙泊酚及其代谢产物的化学结构

实例: 比较 GC/MS 和 LC/MS 方法分析尿液中的丙泊酚代谢物

试剂: 乙基葡萄糖醛酸苷(EtG)和五氘代类似物(EtG-d_5,内标),去离子水。

样品来源: 从 3 个注射丙泊酚的患者体内获取尿样。丙泊酚的剂量约 1g,输注时间为 4 小时。注入丙泊酚后分别在 0、6、12、18、24 和 48 小时收集尿样,并储存在 −20℃待用。

样品处理: 尿液样本(3ml)在 105℃下用 1ml 6mol/L HCl 水解 60 分钟后用于 GC/MS 分析,

反应管冷却至室温,加入 5mol/LNaOH 中和,加入 0.2ml 硼酸盐缓冲液调 pH 至 8。

取 5ml 乙酸乙酯加入水解的各样品中并充分振摇 5 分钟以达到萃取丙泊酚及其代谢物的目的。取 1g 硫酸钠加入乙酸乙酯层以除去微量的水,转移到玻璃管中,用氮气流干燥。将干燥的残留物在 20μl1% 吡啶的乙酸乙酯中重悬,用 50μlN- 甲基 -N-(三甲基硅烷基)三氟乙酰胺(MSTFA)在 80℃下衍生 30 分钟。冷却后,将样品用 0.2ml 乙酸乙酯稀释加入 30μl(相当于 1.5μg)菲 -d_{10} 作为内标。进样量为 1μl。

将含 25μg 丙泊酚的 3ml 空白尿液分别用 6mol/LHCl 或 5mol/L NaOH 调 pH 至 3、6、8、9 和 11 进行回收率测试。通过测定 5ml 乙酸乙酯、正己烷、二乙基醚和甲苯的提取率,确定合适的萃取溶剂。水解实验将 1μg 丙泊酚 - 葡萄糖醛酸苷与 3ml 空白尿液、1ml 6mol/LHCl 混合后,将得到的溶液分别在 30、45、60、90 和 120 分钟加热至 105℃。

尿液样本(3ml)由自动吸管吸入离心管中,3000r/min 离心 10 分钟,用于 LC/MS 分析测定。该样品上清液转移至玻璃小瓶中,用甲醇 / 水(1:1,V/V)稀释 1:29,然后过滤。取 2μl 萃取溶液用于 LC-ESI/MS 分析。丙泊酚及其代谢产物通过 GC/MS 和 LC/MS 分析方法的分析描述见图 18-37。

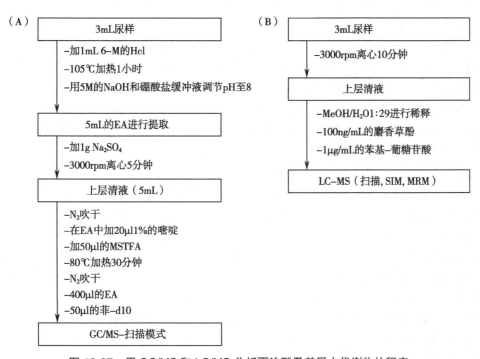

图 18-37 用 GC/MS 和 LC/MS 分析丙泊酚及其尿中代谢物的程序

GC/MS 法:用 Agilent 6890N 气相色谱仪进行 GC/MS 分析,结合 Agilent-5973 质谱仪配备有电子轰击电离源(EI)和四极杆质量分析器。

色谱条件:5% 苯基二甲基聚硅氧烷熔融石英毛细管柱(DB-5MS 30m×250μm 内径,膜厚 0.25μm)分离丙泊酚及其代谢产物。离子源温度:230℃;接口温度:300℃;分流进样(分流比 10:1);进样室温度:250℃;质量扫描范围:50~550amu;电子能量:70ev;烘箱温度设定:程序升温在 80℃ 5 分钟,然后以 20℃ /min 的速率增加至 300℃;总运行时间:20 分钟。

LC/MS 分析：采用 Agilent 1200 高效液相色谱仪与 API 3200 三重四极杆质谱仪串联分析丙泊酚及其代谢产物。

色谱条件：Phenomenex Luna C18 色谱柱（150mm × 1mm，5μm）；温度为室温；流动相为 0.1mmol/L 醋酸铵水溶液（溶剂 A）和甲醇/乙腈（50/50，V/V）（溶剂 B）；流速为 50μl/min；梯度洗脱程序为 9% B 保持 0.1 分钟，9%~15% B 保持 4 分钟，15%~90%B 保持 14 分钟溶剂成分不变，90%B 保持 7 分钟，在 25 分钟时 B 恢复到 9%，超过 10 分钟成分不变，9% B 保持 25 分钟；每个样品的总运行时间为 60 分钟；进样量为 2μl。

质谱条件：Turbo ion 喷雾电离源，负离子模式，通过 Analyst 1.5 软件进行分析（Applied Biosystems/MDS）。气体溶剂 20psi；雾化气体 50psi；燃气 50psi；离子源温度 500℃；电子电压 –4500V；入口处电势 –10V；碰撞出口电势 15V。每个 SIM 的转换停留时间为 150 毫秒。

结果分析：尿样的 GC/MS 分析过程包括酸水解、液液萃取（LLE）和 TMS 衍生作用。为了水解第二阶段的共轭代谢物，向尿液样品中加入 6mol/L 盐酸，通过酸性水解使其代谢物裂解成葡萄糖醛酸和硫酸基团。研究 PG 的标准样品在 30、45、60、90 和 120 分钟范围内，优化加酸水解反应的时间。

随着水解时间的增加，在 60 分钟之前丙泊酚的量逐渐增加，90 分钟后丙泊酚的量保持不变。加酸水解 60 分钟使定量的葡萄糖醛酸苷几乎完全裂解释放丙泊酚。

测试几种不同的有机溶剂，在不同的 pH（pH3~11）条件下提取尿样中的丙泊酚及其代谢产物。在 pH8 的水溶液中丙泊酚的回收率最高，电离最低。在 pH6.5~7.0 的环境中羟基化代谢物充分回收，因为这些化合物比丙泊酚的 pK_a 值低。在 pH7~8 时，可以从尿样中提取出丙泊酚和羟基化代谢产物，丙泊酚的回收率约 90%。在这项研究中使用的所有适合丙泊酚回收的有机溶剂会导致一些杂质也被大量回收，根据其提取产率和共萃取杂质的含量表明乙酸乙酯是最合适的溶剂。

丙泊酚及其代谢产物的 GC/MS 分析：尿液样品中的丙泊酚使用 GC/MS 方法分析，如图 18-38 所示。通过比较酸水解和未水解的尿液提取物，测定第二阶段共轭代谢物的相对量。如图 18-38A 和 B 所示，未水解的样品比酸水解的样品中丙泊酚和第一阶段代谢产物的数量低。收集 6 小时尿中的 PG 与丙泊酚比为 1.63，定量丙泊酚。由于 2-ω- 苯酚和 2-ω- 对苯二酚微量，GC/MS 分析的灵敏度低，未水解的提取代谢物中并未出现 2-ω- 苯酚和 2-ω- 对苯二酚；与此相反，在水解的提取代谢产物中出现 2-ω- 苯酚（峰 4）和 2-ω- 对苯二酚（峰 6），如图 18-38B 所示。表明在尿液中这些代谢物大多数以葡萄糖醛酸或硫酸结合的形式存在。水解提取物的 TIC 中有大量的醌类化合物（图 18-38B），即使该化合物不能形成葡萄糖苷酸共轭，在不水解的提取物的 TIC 色谱图中也未检出醌类化合物（图 18-38A）。丙泊酚代谢物不能直接形成醌类化合物，但可以通过对苯二酚酸水解后的中和反应互变异构形成。酸水解后用 5mol/LNaOH 调节 pH，这种类型的化学转化不可避免。

丙泊酚及其代谢物的检测灵敏度与 TMS 衍生物的比较：通过 2 组方法对尿样提取物进行分析，一组是直接进行分析，另一组是 TMS 衍生后进行分析。图 18-38B 和 C 分别显示从尿液样品获得未经过衍生的提取物和 TMS 衍生提取物，使用 DB-5MS 色谱柱进行分析。特别是 2-ω- 苯酚和 2-ω-2 苯二酚显示出拖尾峰，表明它们与固定相有较强的相互作用（图 18-38B）。丙泊酚羟基化代谢产物在 GC 进样口和色谱柱表面吸附明显，导致检测灵敏度降低。另一方面，所有尿液中提取的丙泊酚及其代谢物的 TMS 衍生物在 DB-5MS 柱能成功分离（图

18-38C）。衍生的代谢物比它们的游离形式峰形更锐，灵敏度更高。该 TMS 衍生物在 GC/MS 扫描模式下响应值高于丙泊酚约 1.5 倍，高于 1,4- 苯二酚 16.8 倍，高于 2-ω- 苯酚 15.1 倍，高于苯二酚 10.8 倍。图 18-38C 中的峰 7 被认为是二羟基化代谢物。在未经过 TMS 衍生的提取物中未观察到色谱峰，暂定表征为 2,6- 二异丙醇 - 苯酚 - 三 -TMS，其 EI 质谱峰的分子量为 426D。目前，这种化合物被明确证实。

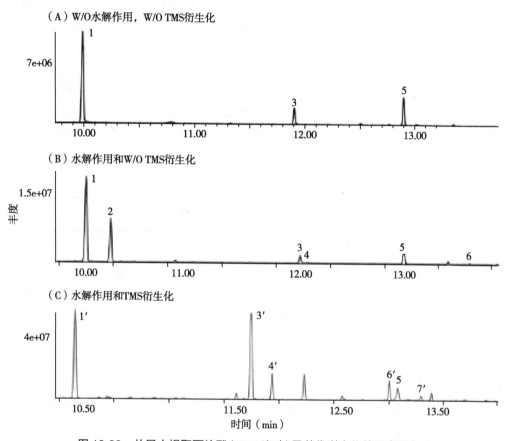

图 18-38 从尿中提取丙泊酚（TICS 流动）及其代谢产物的总离子色谱

A. 无水解；B. 用酸水解；C. 用酸水解和三甲基硅烷化的 GC/MS 扫描模式获得的峰值对应的物质如下：1. 丙泊酚；2. 1,4- 醌；3. 1,4- 苯二酚；4. 2-ω- 苯酚；5. 菲 -d_{10}；6. 2-ω- 对苯二酚。峰号代表其相应的 TMS 衍生物

TMS 衍生的提取物 TICS 没有醌类化合物出现，原因可能是在 TMS 衍生化过程中，通过烯醇化作用醌转化成对苯二酚 -OTMS$_2$。实际上，这种类型的转换将是 TMS 衍生的另一个优点，可以更好地理解丙泊酚的代谢过程。

以前的研究表明，各种酚类化合物的 TMS 衍生是有效的，不仅对于质谱鉴定而且对色谱性能也有改善。衍生物也有望抑制酚类化合物在气相入口和色谱柱表面的吸附作用，因为该吸附酚类化合物具有极性羟基基团。根据 MSTFA 传统方法也可以检测出衍生物。单独用 MSTFA 方法检测丙泊酚及其羟基化代谢产物，由于空间位阻，二异丙基在邻位羟基的亲核性低很可能无法成功衍生。在本实验中，通过将吡啶作为碱克服了这些问题。初步实验表明，在乙酸乙酯中 1% 的吡啶最合适。将 TMS 反应温度和时间也进行了优化。

电子轰击质谱识别丙泊酚及其代谢产物游离形式的各种碎片离子,如图 18-39A~E 所示。在苄基位置的烷基裂解产生的分析物的 EI 质谱具有强烈的分子离子和丰富的碎片离子。分子离子 1,4- 苯醌的裂解形成了基峰 C_3H_7 m/z149。代谢产物 2-ω-2-ω- 苯酚和对苯二酚确定存在 [$M-H_2O$]$^+$ 和 [$M-CH_2OH$]$^+$。

如图 18-39F~J 所示,每个 TMS 衍生物的 EI 质谱与它们的游离形式相比表现出的特性和明确的碎片。丙泊酚 -OTMS 和对苯二酚 -OTMS 衍生物的质谱有强分子离子和 [M-15]$^+$ 离子。2-ω- 苯酚和 2-ω- 苯二酚 TMS 衍生物表现为分子离子和强 [$M-CH_2OTMS$]$^+$ 离子。所述 2,6- 二 - 异丙醇 - 苯酚 - 三 -TMS 衍生物的质谱(图 18-39J)呈弱强度分子离子在 m/z426 和 [M-15]$^+$ m/z411,以及几个特征离子在 m/z323、321、264 和 147。这些碎片离子可以证明在其他位上发生羟基化的 2-ω- 苯酚。这种化合物的可能裂解途径见图 18-40 中的方案 1。我们不考虑这种化合物是 meta- 羟基化代谢产物如 2-ω- 羟化苯酚(邻苯二酚形式),因为它的质谱与 2- 喹啉 - 三 -TMS 是完全不同的。此代谢物可能会在 2-ω- 苯酚位上进一步羟化。

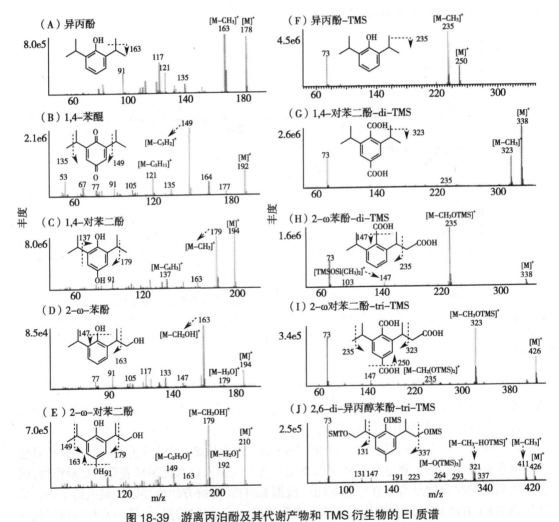

图 18-39　游离丙泊酚及其代谢产物和 TMS 衍生物的 EI 质谱

A. 异丙醇；B. 1,4- 醌；C. 1,4- 苯二酚；D. 2-ω- 苯酚；E. 2-ω- 对苯酚；F. 丙泊酚 -TMS；G. 1,4- 喹啉二 -TMS；
H. 2-ω- 苯酚 - 二 -TMS；I. 2-ω- 喹啉三 TMS；J. 2,6- 二 - 丙泊酚 - 苯酚 - 三 -TMS

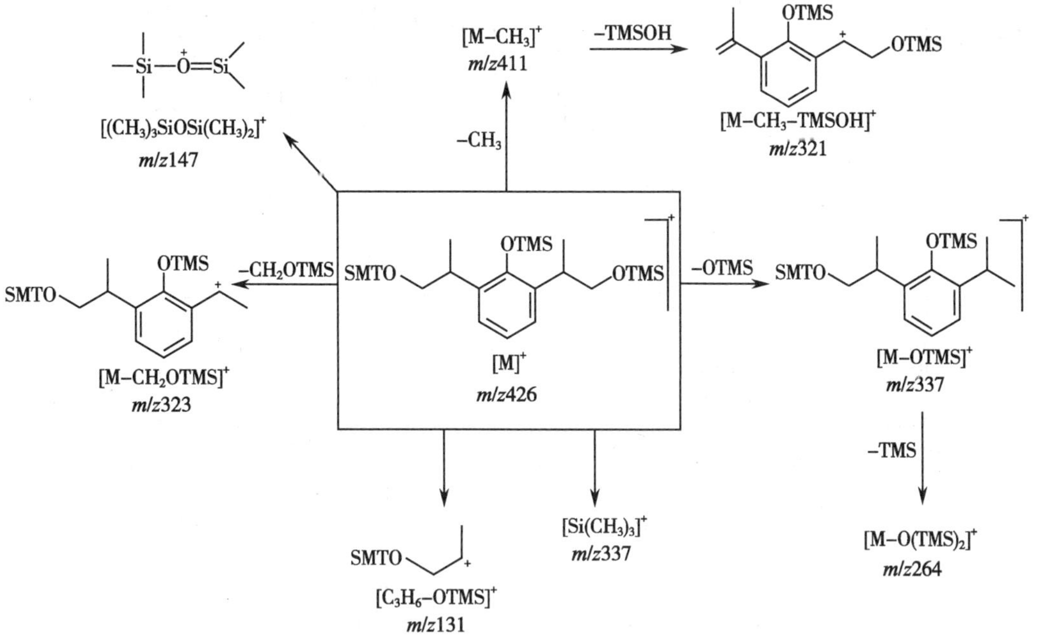

图 18-40 EI 质谱 2,6- 二异丙基苯基 - 三 -TMS 衍生物的裂解途径

LC/MS 分析丙泊酚及其代谢产物：丙泊酚及其代谢产物用 C18 高效液相色谱法分离，在这项研究中，改变流动相以改善色谱性能和检测灵敏度。对丙泊酚第二阶段的代谢产物分离（流动相为乙腈、甲醇、乙腈 - 甲醇）和离子对试剂的浓度进行了测试比较，进一步优化。乙腈 - 甲醇混合（1∶1，V/V）为流动相，虽然不能显示数据，但能提供合理的分离效率和适当的 LC 运行时间。随着甲醇含量增加，丙泊酚 Ⅱ 相代谢物的保留时间增加。乙腈含量增加，LC 运行时间减少，但一些丙泊酚的第二阶段代谢产物不能成功地分离。醋酸铵浓度对峰形和分离效率影响不明显，但可能会改变峰在 ESI 过程中丙泊酚第二阶段代谢物的响应。醋酸铵浓度增加，离子强度增强，丙泊酚第二阶段代谢物的整体检测灵敏度降低。在这项研究中，醋酸铵在 0.1mmol/L 时可获得最大反应。优化的色谱条件下，5 种代谢物在 20 分钟内成功分离和检测 TICs 没有显著干扰（图 18-41A）。

通过 LC-MS/MS 负离子模式得到从尿中提取的第二阶段代谢物的 MS/MS 谱图，如图 18-41B~F 所示。色谱峰 1~3 的 TIC 表明相同的质子化离子［M-H］⁻ 在 m/z389 与葡萄糖苷酸羟基连接在丙泊酚代谢物的三种不同的羟基位置相一致。如图 18-41B~D 中，MS/MS 谱图表明产物离子几乎相同，同离子的强度略有不同。如图 18-41B~E 所示，在 m/z193 和 175 的特征离子分别与［M- 葡糖苷酸］⁻ 和葡萄糖苷酸离子相对应。由葡萄糖醛酸部分裂解主要形成碎片离子 m/z160。图 18-42 的方案 2 中总结了这些化合物［M-H］⁻ 的裂解途径。只通过 MS/MS 测试进行化合物的识别和鉴定并不可靠。在 C₁₈-HPLC 柱的洗脱顺序可以初步确定这些异构体为 1-QG、4-QG 和 x-2-ω-PG。洗脱顺序用于指定峰 1~3 的特性。x-2-ω-PG 的色谱峰相对较少，证明与以往的研究相一致。如图 18-41D 所示，m/z163 的离子强度非常弱，表明 ω 位置发生羟基化。由于它们去质子分子和 LC 峰值丰富，峰 4 和 5 分别被指定为 4-QS 和 PG。

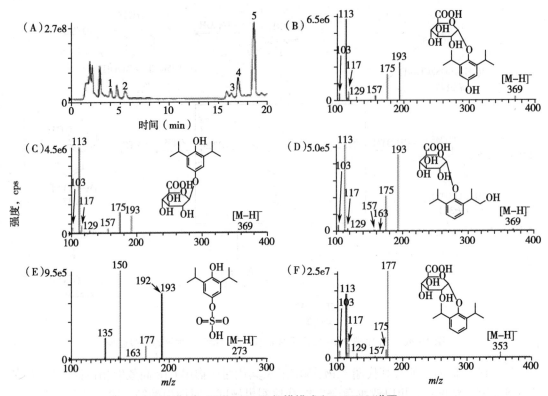

图 18-41 通过 LC/MS 扫描模式和 MS/MS 谱图

A. 尿中 TICs 提取物；B. 喹啉 -1- 葡糖苷酸；C. 喹啉 -4- 葡糖苷酸；D. x-[2-（ω- 丙醇）-6- 丙泊酚] 葡糖苷酸；
E. 喹啉 -4- 硫酸盐；F. 丙泊酚 - 葡糖苷酸

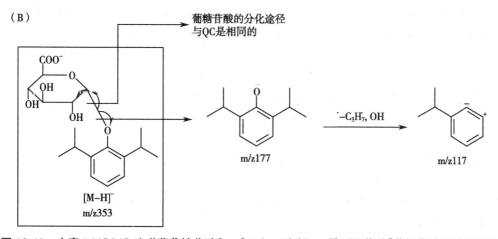

（B）

葡糖苷酸的分化途径
与QC是相同的

m/z177

$-C_3H_7$, OH

m/z117

[M−H]⁻
m/z353

图 18-42　方案 2.MS/MS 喹啉葡萄糖苷酸和 x-[2-(ω- 丙醇)-6- 异丙基苯酚]葡糖苷酸的裂解途径

（唐景玲　吴立军）

参 考 文 献

［1］Zhu X, Chen Y, Subramanian R. Comparison of Information-Dependent Acquisition, SWATH, and MS（All）Techniques in Metabolite Identification Study Employing Ultrahigh-Performance Liquid Chromatography-Quadrupole Timeof-Flight Mass Spectrometry[J]. Anal. Chem. ,2014,86（2）:1202-1209.

［2］石世学,潘勤,刘志青 . 现代质谱技术在天然药物结构和药物代谢物研究中的应用概述[J]. 分析测试学报,2004,23（5）:112-115.

［3］柴士伟,潘桂湘 . 药物代谢研究方法简述[J]. 天津中医药,2006,23（1）:83-85.

［4］吴慧,彭英,孙建国,等 . 体外代谢在新药早期评价中的应用与发展[J]. 药学学报,2013,48（7）:1071-1079.

［5］Chu I, Nomeir AA. Utility of Mass Spectrometry for In-Vitro ADME Assays[J]. Current Drug Metabolism, 2006,7（5）:467-477.

［6］高坤,孙进,何仲贵 . Caco-2 细胞模型在口服药物吸收研究中的应用[J]. 沈阳药科大学学报,2005,22（6）:73-78.

［7］邓晶晶,廖于瑕 . 液质联用技术在药物体内代谢研究中的应用[J]. 数理医药学杂志,2010,23（1）:86-88.

［8］车庆明,黄新立,李艳梅,等 . 黄芩苷的药物代谢产物研究[J]. 中国中药杂志,2001,26（11）:768.

［9］Ogawa S, Ooki S, Shinoda K, et al. Analysis of urinary vitamin D3 metabolites by liquid chromatography/tandem mass spectrometry with ESI-enhancing and stable isotope-coded derivatization[J]. Anal Bioanal Chem,2014, 406:6647-6654.

［10］Kanamori T, Tsujikawa K, Ohmae Y, et al. A study of the metabolism of methamphetamine and 4-bromo-2, 5-dimethoxyphenethylamine（2C-B）in isolated rat hepatocytes[J]. Forensic Sci Int,2005,148（2-3）:131-137.

［11］Kanamori T，Nagasawa K，Kuwayama K，et al. Analysis of 4-Bromo-2,5-Dimethoxyphenethylamine Abuser's Urine：Identification and Quantitation of Urinary Metabolites［J］. Forensic Sci，2013，58（1）：279-287.

［12］Strano RS，Anzillotti L，Castrignanò E，et al. UHPLC-MS/MS and UHPLC-HRMS identification of zolpidem and zopiclone main urinary metabolites［J］. Drug Testing and Analysis，2014，6（3）：226-233.

［13］Mistri HN，Jangid AG，Pudage A，et al. HPLC-ESI-MS/MS validated method for simultaneous quantification of zopiclone and its metabolites，N-desmethyl zopiclone and zopiclone-N-oxide in human plasma［J］. J Chromatogr B，2008，864（1-2）：137-148.

［14］Mandrioli R，Mercolini L，Raggi MA. Metabolism of benzodiazepine and non-benzodiazepine anxiolytic-hypnotic drugs：An analytical point of view［J］. Curr. Drug Metab. ，2010，11（9）：815-829.

［15］Gómez C，Pozo OJ，Geyer H，et al. New potential markers for the detection of boldenone misuse［J］. J Steroid Biochem Mol Biol，2012，132（3-5）：239-246.

［16］Ho HP，Lee RJ，Chen CY，et al. Identification of new minor metabolites of penicillin G in human serum by multiple-stage tandem mass spectrometry［J］. Mass Spectrom，2011，25（1）：25-32.

［17］Helander A，Kenan N，Beck O. Comparison of analytical approaches for liquid chromatography/mass spectrometry determination of the alcohol biomarker ethyl glucuronide in urine［J］. Rapid Communications in Mass Spectrometry，2010，24（12）：1737-1743.

［18］钟城，文世才. 气相色谱-质谱联用法在毒品检测中的应用［J］. 化学工程与装备，2014，12：229-230.

［19］Lee SY，Park NH，Jeong EK，et al. Comparison of GC/MS and LC/MS methods for the analysis of propofol and its metabolites in urine［J］. Journal of Chromatography B Analyt Technol Biomed Life Sci，2012，（900）：1-10.